国家卫生和计划生育委员会“十二五”规划教材
全国高等医药教材建设研究会“十二五”规划教材
全国高职高专院校教材

供临床医学专业用

内科学实训及学习指导

主　编　宋国华　王庸晋

副主编　王玉新　韩扣兰　包再梅

编　者（以姓氏笔画为序）

马云航（山东医学高等专科学校）
马菲菲（天津医学高等专科学校）
王玉新（厦门医学高等专科学校）
王庸晋（长治医学院）
牛晓红（长治医学院附属和济医院）
邓雪松（重庆三峡医药高等专科学校）
田字彬（青岛大学医学院）
包再梅（益阳医学高等专科学校）
向　阳（湖北民族学院临床医学院）
刘　阳（哈尔滨医科大学大庆校区）
李迎晨（大庆市龙南医院）
肖曙辉（邵阳医学高等专科学校）
沈　晨（襄阳职业技术学院）
宋国华（漯河医学高等专科学校）
张振华（沧州医学高等专科学校）
陈懿建（赣南医学院第一附属医院）
邵山红（首都医科大学燕京医学院）
赵　红（哈尔滨医科大学附属五院）
柳　波（平凉医学高等专科学校）
徐宛玲（漯河医学高等专科学校）
曹慧玲（吉林医药学院）
尉杰忠（山西大同大学）
韩扣兰（盐城卫生职业技术学院）
赖悦云（北京大学人民医院）
潘　敏（安徽医学高等专科学校）
魏　武（长治医学院附属和平医院）

秘　书　徐宛玲

人民卫生出版社

图书在版编目（CIP）数据

内科学实训及学习指导/宋国华，王庸晋主编．—北京：人民卫生出版社，2014

ISBN 978-7-117-19657-4

Ⅰ.①内…　Ⅱ.①宋…　②王…　Ⅲ.①内科学-高等职业教育-教学参考资料　Ⅳ.①R5

中国版本图书馆 CIP 数据核字（2014）第 203234 号

内科学实训及学习指导

主　　编：宋国华　王庸晋
出版发行：人民卫生出版社（中继线 010-59780011）
地　　址：北京市朝阳区潘家园南里 19 号
邮　　编：100021
E - mail：pmph @ pmph.com
购书热线：010-59787592　010-59787584　010-65264830
印　　刷：北京市艺辉印刷有限公司
经　　销：新华书店
开　　本：787×1092　1/16　**印张：**28
字　　数：699 千字
版　　次：2014 年 10 月第 1 版　2019年 1 月第 1 版第 4 次印刷
标准书号：ISBN 978-7-117-19657-4/R · 19658
定　　价：43.00 元
打击盗版举报电话：010-59787491　E-mail：WQ @ pmph.com
（凡属印装质量问题请与本社市场营销中心联系退换）

前　言

《内科学实训及学习指导》是《内科学(第7版)》的配套教材。本书以主教材为基准,内容不超越规划教材的范围,但其并不是主教材的简单重复,而是重点突出,让学生加深对内科学内容的理解,能较好地帮助学生理解教材的内容。

本配套教材分两部分。第一部分为内科学实训。结合内科学课堂讲授的主要内容,在教师的亲自指导下,以学生为主,有计划、有目的、有安排地使学生通过对"患者(标准化患者)"询问病史、体检和收集实验室、影像等有关检查资料,进行整理、报告、分析和讨论,以训练学生的基本技能和临床思维,培养学生解决实际问题的能力,为临床实习打下坚实的基础。第二部分为内科学学习指导。各章节排序与主教材相对应,内容包括各章节的学习要点、重要知识点及强化练习题,是教材的进一步补充。其中,强化练习题包括判断题、填空题、选择题、病例分析(部分章节)和思考题五种题型,考核重点与国家执业助理医师考试及校内内科学考试相吻合,着重于使学生更好地掌握内科学基础理论、基本知识和基本技能,便于学生自学和课后复习,并为今后的临床工作打下坚实的基础。

本配套教材编写过程中,承蒙各参编者所在院校的鼎力支持与协助,全体参编作者为本书的编写和质量保证付出了艰辛的劳动,学术秘书徐宛玲教授对稿件的整理做了大量细致的工作,在此一并表示真诚的谢意。

由于水平和时间有限,本配套教材难免会有不妥和疏漏之处,敬请广大师生批评指正。

宋国华　王庸晋

2014年7月

目　录

第一部分　内科学实训

第二部分　内科学学习指导

第一部分

内科学实训

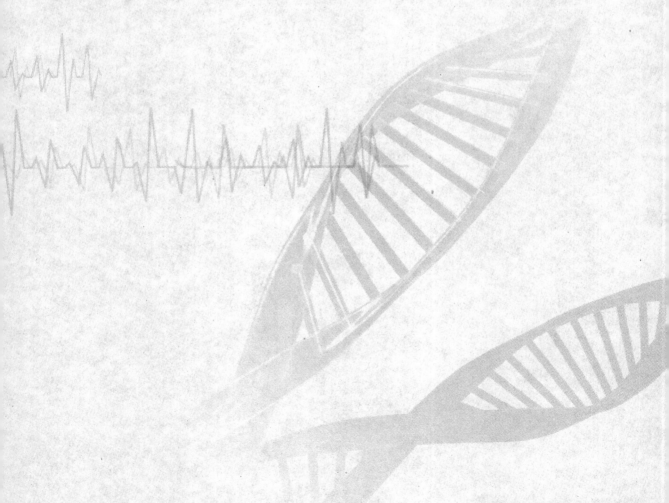

实训一　慢性阻塞性肺疾病和慢性肺源性心脏病

【目的要求】

1. 掌握慢性阻塞性肺疾病的临床表现及治疗原则。

2. 掌握慢性肺源性心脏病的临床表现、诊断标准和治疗原则。

【情景案例】

患者，女，55岁，以"反复咳嗽咳痰20年，加重伴双下肢水肿5天"为主诉入院。患者于20年前开始每遇春冬交际时出现咳嗽咳痰，多延续到次年春季。症状由轻到重，持续时间逐渐延长，偶咳黄痰和发热。因此反复住院，多用"抗生素""祛痰镇咳"药物治疗可缓解。近5天因着凉咳嗽加重，痰量明显增多(每日约200ml)，为黄脓痰，自测体温常在38.0℃左右。同时出现双下肢肿胀。院外未做治疗。既往无高血压和心脏病病史，无药物过敏史，吸烟30余年，每天15支左右。查体：T 38.3℃，P96次/分，R 18次/分，BP 136/88mmHg，急性痛苦病容，半卧位，无皮疹和发绀，浅表淋巴结未触及，巩膜不黄，颈软，颈静脉怒张，胸廓呈桶状，叩诊为过清音，双肺下野闻及中水泡音，心界不大，P2 > A2，心率96次/分，律齐，肝肋缘下约3cm，轻度压痛，肝颈静脉回流征阳性，下肢凹陷性水肿。心电图示：$RV_1 + SV_5 = 1.15mV$，$P = 0.26mV$；X线胸片示：双肺纹理增多，右肺下动脉干 = 18mm，肺动脉段高度 =4mm。

【实训步骤】

同学分组2～3人一组，分别为临床医生组、患者组、护理组、辅诊医生组。

1. 接诊安置患者。

2. 采集病史　①询问咳嗽、咳痰的诱因、持续时间、痰的性状和量、有无能引起咳嗽咳痰的其他疾病及伴随症状等；②有无心律失常、呼吸衰竭的表现；③患者起病以来的诊疗经过；④有无吸烟、饮酒及不良生活习惯；⑤有无类似疾病家族史。

3. 对患者进行体格检查　①注意呼吸有无频率及节律的变化；②脉搏的速率、节律；③有无呼吸困难及发绀；④呼吸音的强弱，有无干湿啰音及位置和性质；⑤有无心前区异常搏动，注意心浊音区大小、节律及速率，主动脉和肺动脉第二心音强弱的对比；⑥注意水肿部位程度及是否凹陷、颈静脉充盈程度、肝脏大小及肝颈静脉回流征。

4. 需做哪些辅助检查?

老师公布有关患者的实验室资料：血、尿常规、呼吸功能测定、动脉血气分析、超声心动图，心电图，X线检查、痰培养 + 药敏试验等。

5. 诊断什么病？需与哪些疾病鉴别?

以提问方式，结合实际患者示教，启发学生进一步加深了解。

(1)慢性阻塞性肺疾病的诊断标准。

(2)慢性肺源性心脏病的临床表现、诊断标准。

(3)鉴别诊断：①抓住主要症状：咳嗽、咳痰进行鉴别诊断；②抓住咳嗽咳痰和呼吸困难的伴随症状进行鉴别诊断。

6. 如何处理？写出治疗方案。

结合患者先讨论治疗原则，后讨论药物治疗，能开具患者所用药物处方，能开具患者入院时的第一次长期和临时医嘱。

(1)治疗原则:抗感染,保持呼吸道通畅、保护维持心肺功能、防治肺性脑病、呼吸衰竭、心力衰竭等严重并发症。

(2)强调急性期的基本治疗:①抗感染;②通畅气道;③氧疗。

(3)治疗措施:①抗感染(初期根据经验治疗使用抗菌药物,后细菌培养和药物敏感试验使用抗菌药物):尽量选择广谱抗菌药物,尽量使用单药;②保持气道通畅(鼓励患者咳痰、氨溴索等祛痰药物、蒸馏水雾化吸入、必要时吸痰管吸痰等);③氧气治疗(持续低浓度吸氧,保障吸氧时间 >15 小时,吸入氧气浓度 <30%);④心力衰竭(一旦发生可用半衰期短的毒毛花苷 K 0.125mg 或 0.2mg 静脉滴注);⑤呼吸衰竭(一旦发生除积极治疗原发病外,还应注意电解质平衡、适时使用呼吸兴奋剂,必要时机械通气);⑥肺性脑病(一旦发生应积极抗感染、通畅气道、保持酸碱及电解质平衡、氧气治疗、必要时机械通气等);⑦其他:对症治疗。

【思考题】

1. COPD 与慢性支气管炎和慢性肺源性心脏病是什么关系?

2. 治疗慢性阻塞性肺疾病和慢性肺源性心脏病应遵循哪些原则?

(曹慧玲)

实训二　支气管哮喘

【目的要求】

1. 掌握支气管哮喘的临床表现及诱因。

2. 掌握支气管哮喘的诊断、鉴别诊断、治疗原则及抢救措施。

【情景案例】

患者,男性,33 岁,因"反复发作胸闷、气喘 25 年,复发伴呼吸困难 3 天"入院。患者于 25 年前始反复发作气喘、呼吸困难,此后每年逢夏季梅雨、季节变化时多发,有时感冒咳嗽后复发。此次闻及油漆味诱发,自喷"喘康速"两次,不能缓解,并很快出现呼吸困难,大汗,伴频繁咳嗽、咳白色泡沫痰,量较多而急诊入院,平时缓解期无明显症状,无胸痛、咯血等病史。幼时常患"荨麻疹",其哥哥有相同病史。查体:T36.7℃,P103 次/分,R32 次/分,BP100/75mmHg,神志清,精神萎靡,呼吸困难,半卧位,气急貌,唇微绀。胸廓饱满,呼吸运动度减小,呼气费力,叩诊呈过清音,两肺弥漫性呼气性哮鸣音,伴呼气明显延长。辅助检查:血白细胞 11×10^9/L,中性粒细胞占 80%,淋巴细胞占 13%,嗜酸性粒细胞 7%,心电图示窦性心动过速。胸透示肋间隙增宽,两肺透亮度增高。

【实训步骤】

同学分组 3 ~4 人一组,分别扮演医生、患者、家属等。

1. 接诊安置患者。

2. 采集病史　①发病年龄;有无好发季节;起病的急缓;有无过敏物质接触或食用史;发病与呼吸道感染;理化因素;精神刺激及气候变化的关系;有无前驱症状如鼻痒、喷嚏等;②发作时的特征:呼吸困难的形式呼气性还是吸气性,持续时间,每年发作多少次,对平喘药物的反应,有无伴随症状如胸闷、咳嗽、咳痰(色量),有无血痰或粉红色泡沫痰,有无心悸、发绀、大汗淋漓、意识障碍、畏冷、发热等;③既往有无心脏病史(如高血压心脏病、冠心病、风湿性心脏病等)。

3. 对患者进行体格检查　①注意体温、脉搏、呼吸、血压、体位;注意胸廓,是否有三凹症，有无胸痛。②有无发绀，是否大汗淋漓。③有无呼吸困难伴哮鸣音。④呼吸音变化，有无哮鸣音、湿啰音及其分布范围。⑤有无下肢水肿及肝肿大。

4. 需做哪些辅助检查？

老师公布有关患者的实验室资料（血常规、X线检查、肺功能、血气分析）。

5. 诊断什么病？需与哪些疾病鉴别？

以提问方式，结合实际患者示教，启发学生进一步加深了解。

（1）支气管哮喘的发作特点，严重程度的分级。

（2）支气管哮喘的临床分型。

（3）鉴别诊断：①抓住主要症状-呼吸困难进行鉴别诊断；②抓住呼吸困难伴随症状进行鉴别诊断。

6. 如何处理？写出治疗方案。

结合患者先讨论治疗原则，后讨论药物治疗，并熟悉开患者入院后的第一次处方。

（1）治疗原则：①避免诱因，消除病因；②合理使用支气管扩张剂；③合理使用激素；④进行对症处理。

（2）强调急性期的基本治疗：①消除病因；②支气管解痉剂的选用；③促进排痰；④抗感染治疗。

（3）重症哮喘治疗措施：①面罩吸氧；②静脉补液，每日用量在2500～3000ml左右；③糖皮质激素（琥珀酸氢化可的松或甲泼尼龙静脉滴注）；④解痉剂（氨茶碱）；⑤抗生素；⑥纠正酸中毒和电解质紊乱。

（4）健康教育：疾病知识指导、病情观察、心理指导、用药指导、生活指导五个方面。

【思考题】

1. 此患者肺部听诊最主要的特征是什么？

2. 如何对此患者进行健康教育？

（韩扣兰）

实训三　肺　炎

【目的要求】

1. 掌握肺炎球菌肺炎的临床表现及X线胸片特征改变。

2. 掌握肺炎球菌肺炎的诊断、鉴别诊断、治疗原则。

【情景案例】

患者，男性，35岁，以“发热、咳嗽四天”为主诉入院。患者于四天前淋雨受凉后出现寒战，发热，体温最高40℃，伴咳嗽、咳痰，痰量不多，为白色黏痰。无咽痛，无肌肉及关节痛，无胸痛，无痰中带血。曾自行口服双黄连及退热止咳药后，体温仍高，在38～40℃之间波动。病后纳差，睡眠差，二便正常，体重无变化。既往体健，无药物过敏史，个人史无特殊。查体：T 38.7℃，P 100次/分，R 20次/分，BP 120/80mmHg。发育正常，营养中等，热性面容，神清，浅表淋巴结未触及肿大，巩膜无黄染，口唇无发绀，口周有单纯疱疹，咽无充血，双侧扁桃体无肿大，颈静脉无怒张，气管居中，胸廓无畸形，呼吸平稳，左上肺叩诊呈浊音，语颤增强，可闻湿性啰音，心界不大，心率100次/分，律齐，各瓣膜听诊区未闻及病理性杂音，腹软，肝脾未及，双下肢无水肿。血常规：WBC 14.7×10^9/L，中性粒细胞80%，嗜酸性粒细胞1%，淋巴细胞 19%。尿常规(－),便常规(－)。

【实训步骤】

同学分组 3～4 人一组,分别扮演医生、患者、家属等。

1. 接诊安置患者。

2. 采集病史　①询问发热前有无受凉、接触其他发热患者等诱因;询问发热的规律,发热的伴随症状;是否咳嗽,有无咳痰,痰液的性质,有无咯血;有无咽痛、肌肉关节疼痛、胸痛、气促等伴随症状。②询问有无呼吸困难、喘息、休克的表现。③患者起病以来的诊疗经过。④既往有无药物过敏史,有无慢性病史及传染病病史,有无其他阳性家族史。

3. 对患者进行体格检查　①注意体温、血压,有无高热及休克。②呼吸的节律,有无呼吸困难及发绀。③有无皮疹。④重视肺部检查:包括视诊有无胸廓改变,触诊语颤改变,叩诊是否有浊音,听诊有无干湿性啰音,啰音出现的部位。

4. 需做哪些辅助检查?

老师公布有关患者的实验室资料(血常规、尿常规、便常规等),X 线胸片或肺部 CT 检查、痰培养＋药敏试验等。

5. 诊断什么病? 需与哪些疾病鉴别?

以提问方式,结合实际患者示教,启发学生进一步加深了解。

(1)典型的肺炎球菌肺炎的主要症状,体征。

(2)肺炎球菌肺炎血常规改变,X 线胸片特征性改变,痰细菌培养＋药敏试验是确定病原学诊断及指导抗生素治疗的关键。

(3)鉴别诊断:抓住主要症状-发热、咳嗽、咳痰与早期肺脓肿、肺结核等疾病进行鉴别诊断。

6. 如何处理? 写出治疗方案。

结合患者先讨论治疗原则,后讨论药物治疗,并熟悉开患者入院后的第一次处方。

(1)治疗原则:①抗感染治疗;②对症治疗。

(2)强调抗生素的选择。

(3)治疗措施:①抗感染,合理应用抗生素;②对症治疗:退热、化痰等。

【思考题】

1. 如何鉴别肺炎球菌肺炎与早期肺脓肿?

2. 如何诊断肺炎球菌肺炎?

(李迎晨)

实训四　胸 腔 积 液

【目的要求】

1. 掌握胸腔积液的临床表现及肺部影像的特征改变。

2. 掌握渗出液、漏出液的鉴别。

【情景案例】

患者,男,22 岁,以“左下胸痛伴气短 1 月余,呼吸困难 5 天”为主诉入院。患者 1 月余前无明显诱因出现左下胸痛,呈牵拉样,与呼吸明显相关,因可忍受未予重视及诊治,胸痛缓解,但出现气短,且程度渐进加重,近 5 天出现呼吸困难,活动后尤为明显。病程中略消瘦,间断轻度干咳，无发热、乏力、盗汗。饮食、睡眠可，二便正常。既往体健。查体：T 37.0℃，P 98 次/分，R 20 次/分，BP 120/60mmHg，神清，言语无力，自动体位，浅表淋巴结未触及，口唇无发绀，咽部无充血，颈软，颈静脉无怒张，左侧胸廓饱满，左肺叩诊实音，左肺呼吸音减弱～消失，心界不大，心率 98 次/分，节律齐，腹平软，肝脾未触及，下肢无水肿。胸片：左肺中下野大片状密度均匀一致增高影，外高内低呈反抛物线状。

【实训步骤】

同学分组 3～4 人一组，分别扮演医生、患者、家属等。

1. 接诊安置患者。

2. 采集病史　①询问胸痛的特点：部位、性质、程度、诱因、出现及持续时间、发生发展与演变情况。②了解胸痛的伴随症状如发热、咳嗽、咯血、呼吸困难等。③患者发病以来的诊疗经过。④病程中患者一般情况。⑤既往病史。

3. 对患者进行体格检查　①注意血压，有无血压下降及休克。②有无呼吸困难及发绀。③胸部查体：视诊胸廓有无形态异常；触诊语颤是否减弱；叩诊呈浊音或实音；听诊呼吸音是否减弱或消失。

4. 需做哪些辅助检查？

老师公布有关患者的实验室资料（血常规、血沉，抗结核抗体、风湿三项、胸腔积液常规及生化、胸腔积液脱落细胞），X 线检查，胸部彩超检查。

5. 诊断什么病？需与哪些疾病鉴别？

以提问方式，结合实际患者示教，培养学生临床思维。胸腔积液的诊断和鉴别诊断分三个步骤：

(1) 确定有无胸腔积液：胸部彩超、肺 CT 检查可明确。

(2) 区别渗出液和漏出液。

(3) 明确胸腔积液病因。

6. 如何处理？写出治疗方案。

讨论治疗原则，强调病因治疗的重要性，并熟悉胸腔穿刺的操作步骤及注意事项。

(1) 治疗原则：针对病因治疗，胸腔积液量大需胸腔穿刺抽液缓解症状。

(2) 基本治疗：①休息；②营养支持；③对症治疗。

(3) 治疗措施：结核性胸腔积液：①抽液治疗：尽快抽尽胸腔积液以防胸膜粘连，亦可减轻毒性症状；首次抽液不能超过 700ml，每次抽液不应超过 1000ml；抽液过程中注意观察有无咳嗽、气促、呼吸困难及心悸、面色苍白、头晕伴冷汗等表现，警惕“复张后肺水肿”或“胸膜反应”并及时采取抢救措施；②抗结核治疗；③糖皮质激素：如全身中毒症状严重、胸腔积液量大，可在抗结核治疗基础上加用泼尼松 10mg，每日 3 次口服；后逐渐减量至停用。

恶性胸腔积液：①病因治疗：全身化疗；②胸穿抽液：常需反复进行，但效果多不理想，可采用胸腔插管持续引流；③化学胸膜固定术：胸腔注药抑制肿瘤细胞生长，减缓胸腔积液产生。

【思考题】

1. 渗、漏出液如何鉴别？

2. 胸穿时患者表现心悸、面色苍白、头晕伴冷汗考虑什么情况，该如何处理？

（赵　红）

实训五　慢性心力衰竭

【目的要求】

1. 掌握慢性心力衰竭的临床表现。

2. 掌握慢性心力衰竭的诊断、鉴别诊断、治疗原则。

【情景案例】

患者，男，72 岁，退休。因“活动后心慌、气短 5 年，夜间不能平卧三天”入院。患者 5 年前在劳累后出现心慌、气短，休息后自行缓解，在当地医院被诊断为高血压心脏病。三天前，因感冒后出现夜间不能平卧而来院就诊。门诊以“高血压病，心力衰竭”收入住院。

既往健康，无烟酒嗜好，有高血压病史十五年，间断服用降压药复方降压片，血压控制不佳。

体格检查：体温 36.8℃，脉搏 126 次/分，呼吸 24 次/分，血压 175/80mmHg。双下肺可闻及中小水泡音，心界向左下侧扩大，心率 136 次/分，心律不齐，可闻及第四心音奔马律，心尖区闻及 2/6 级收缩期吹风样杂音。双下肢不肿。

心电图提示：左室大伴劳损；胸片提示：肺门血管影增多，心胸比例为 0.65。

【实训步骤】

同学分组 3～4 人一组，分别扮演医生、患者、家属等。

1. 接诊安置患者。

2. 采集病史　①询问患者呼吸困难的症状。②有无纳差、水肿等右心衰表现。③患者起病以来的诊疗经过。④有无高血压病、高脂血症、糖尿病、吸烟；冠心病及其家族史。

3. 对患者进行体格检查　①血压。②脉搏与心率的比较、脉率的强弱、节律。③有无呼吸困难及发绀。④有无心前区异常搏动，注意心浊音区大小、节律及速率，心音的强弱改变，有无第四心音、舒张区奔马律，心包摩擦音。⑤左心衰竭的肺底啰音。⑥有无下肢水肿及肝肿大。

4. 需做哪些辅助检查？

老师公布有关患者的实验室资料（血常规、血糖、血脂、肝、肾功能、血电解质、ECG、X 线检查，心脏彩超检查等）。

5. 该患者诊断为什么病？需与哪些疾病鉴别？

以提问方式，结合实际患者示教，启发学生进一步加深了解。

（1）心力衰竭的临床表现，心功能的分级分期。

（2）心力衰竭的基本病因和诱因。

（3）鉴别诊断：与呼吸困难的疾病如哮喘相鉴别。

6. 如何处理？写出治疗方案。

结合患者先讨论治疗原则，后讨论药物治疗，并熟悉开患者入院后的第一次处方。

（1）治疗原则：强调针对神经体液因素长期激活所致的心室重构。

（2）治疗措施：①去除病因，控制好血压。②去除诱因，呼吸道感染。③药物治疗：ACEI、利尿剂、β 受体拮抗剂、洋地黄制剂、血管扩张剂等。

【思考题】

1. 右心衰竭的病因及临床表现有哪些？

2. 如何治疗右心衰竭？

（沈　晨）

实训六　心律失常

【目的要求】

1. 掌握常见心律失常的心电图图形诊断标准、常见心律失常的治疗原则。

2. 掌握常见心律失常的诊断、鉴别诊断、治疗原则及抢救措施。

【情景案例】

患者，男，25 岁，主因“阵发性心悸 2 年，再发 5 小时”入院。患者于 2 年前无明确诱因出现心悸，自觉心率快而齐，最高心率 170 次/分，伴头晕、胸闷、乏力、气促，每次持续 1～3 小时，呈阵发性发作，突发突止。饮食、睡眠、大小便正常。既往无高血压、冠心病、甲亢病史，无药物过敏史。无烟酒嗜好。查体：T 36℃，P 170 次/分，R 21 次/分，BP 120/75mmHg。急性痛苦病容，平卧位，无水肿、皮疹和发绀，浅表淋巴结未触及，巩膜无黄染。颈软，颈静脉无怒张。双肺呼吸音清，未闻及干湿啰音。心界不大，心率 170 次/分，律齐，未闻及杂音。腹平软，肝脾未触及，双下肢不肿。双侧巴氏征阴性。

心脏彩超：正常。心电图示：心律绝对规则，频率 170 次/分；QRS 波群形态呈室上性，P 波位于 QRS 波群之后，倒置，继发性 ST-T 改变。心肌酶：肌钙蛋白升高。

【实训步骤】

同学分组 3～4 人一组，分别扮演医生、患者、家属等。

1. 接诊安置患者。

2. 采集病史　①询问心悸发生的诱因、出现及持续时间、心率快慢、有无伴随症状如头晕、乏力、胸闷、胸痛、休克、晕厥等。②有无甲亢、高血压病、冠心病的相关表现。③患者起病以来的诊疗经过。④既往有无类似心悸发作，有无不良嗜好；有无心律失常家族史。

3. 对患者进行体格检查　①注意血压，有无高血压及休克。②脉搏的强弱、速率、节律。③有无呼吸困难及发绀。④有无心前区异常搏动，注意心浊音区大小、节律及速率，有无第一心音增强或减弱，第三、第四心音、室性奔马律，心包摩擦音，心脏杂音。⑤左心衰竭的肺底啰音。⑥有无下肢水肿及肝肿大。

4. 需做哪些辅助检查？

老师公布有关患者的实验室资料[血常规、血糖、血脂，心肌坏死标记物（肌红蛋白、肌钙蛋白、心肌酶）、甲状腺功能等]，ECG，X 线检查。

5. 诊断什么病？需与哪些疾病鉴别？

以提问方式，结合实际患者示教，启发学生进一步加深了解。

（1）阵发性室上性心动过速的特点，分类。

（2）鉴别诊断：①抓住心悸发作的特点进行鉴别诊断；②抓住阵发性室上性心动过速与阵发性室性心动过速的心电图特点进行鉴别诊断。

6. 如何处理？写出治疗方案。

结合患者先讨论治疗原则，后讨论药物治疗，并熟悉开患者入院后的第一次处方。

（1）治疗原则：尽快终止室上性心动过速的发作，避免患者并发休克、晕厥。

（2）治疗措施：①终止室上性心动过速发作（维拉帕米）；②完善术前相关检查；③择期

行射频消融治疗。

（3）预防：口服抗心律失常药物预防发作。

【思考题】

1. 如何诊断、治疗预激综合征合并房颤？

2. 如何终止室性心动过速、室性扑动、室性颤动发作？

3. 快室率房颤的治疗原则？

（王庸晋）

实训七　原发性高血压

【目的要求】

1. 掌握本病的诊断，鉴别诊断，分级及熟悉本病常见并发症。

2. 掌握本病治疗原则，常用降压药物的种类及其选用。

【情景案例】

患者，男，65岁，以“间断头晕12年，心悸气短3天，加重2小时”为主诉入院。12年前因时有头晕，发现血压升高，最高达185/110mmHg，间断口服硝苯地平、复方降压片治疗。3天前劳累后出现心悸、气短，未就诊。2小时前，突然憋醒，不能平卧，咳白色泡沫痰，急诊入院。既往史：5年前因心悸发现室性期前收缩。无慢性肾病史，父亲死于脑血管病。T 36.5℃，P 138次/分，R 36次/分，P 195/115mmHg。神清，端坐位伴大汗，口唇发绀，颈静脉无怒张，双肺满布湿啰音，心界向左扩大，心率138次/分，心尖部可闻及舒张期奔马律。腹平软，肝脾触诊不满意，双下肢无水肿。

【实训步骤】

同学分组3~4人一组，分别扮演医生、患者、家属等。

1. 接诊安置患者。

2. 采集病史　①起病缓急及病程，有无头痛、头昏、失眠、记忆力减退。②有无肢体麻木，一过性脑缺氧及偏瘫、失语等严重中枢神经系统障碍症状。③有无心悸、气促或夜间阵发性呼吸困难等心衰表现。④肾功能情况，有无多尿、夜尿，有无恶心呕吐、视力模糊等。⑤何时测量过血压，第一次血压升高时间。⑥治疗经过，用药情况，疗效及反应等。

3. 对患者进行体格检查　①脉搏、呼吸、血压。②一般情况：有无精神系统表现，体型肥胖或瘦弱、有无向心性肥胖，有无水肿，气促，发绀，有无甲状腺肿大、震颤或杂音？视力情况？③心脏大小、心尖搏动位置、强弱，主动脉瓣第二音亢进否？第一音是否低弱，心率、律？有无杂音及奔马律。④肺部有无啰音，肾区有无叩击痛，上腹部及肾区有无血管杂音。

4. 需做哪些辅助检查？

老师公布有关患者的检查资料（心电图、心脏X片、心脏超声、心功能、血脂、肾功能、电解质、三大常规等资料）。

5. 诊断什么病？需与哪些疾病鉴别？

以提问方式，结合实际患者示教，启发学生进一步加深了解。

（1）根据高血压的诊断标准进行，患者能否诊断为高血压病，根据高血压程度分级，并予原发性高血压危险度分层。

（2）常见的并发症及临床特点，患者有无脑血管痉挛，高血压危象，高血压脑病，脑血栓形成，脑出血、左心衰、尿毒症等。

(3)书写完整的高血压诊断。

(4)提出有关鉴别诊断。

6. 如何处理？写出治疗方案。

结合患者先讨论治疗原则，后讨论药物治疗，并熟悉开患者入院后的第一次处方。

治疗原则　①坐位，下肢下垂；②吸氧；③扩张血管；④镇静；⑤利尿；⑥用洋地黄控制心率；⑦使用氨茶碱舒张支气管。

【思考题】

1. 原发性高血压应与哪些继发性高血压相鉴别，怎样与肾性高血压相鉴别？

2. 治疗高血压的药物分哪几类？每类包括哪些药物？应如何进行选择？

3. 按血压水平高血压怎样分级？高血压并发症有哪些？

（宋国华）

实训八　冠状动脉粥样硬化性心脏病

【目的要求】

1. 掌握典型心绞痛发作的特点，不稳定心绞痛表现，诊断和鉴别诊断。

2. 掌握急性心肌梗死的临床表现及心电图的特征改变。

3. 掌握急性心肌梗死的诊断、鉴别诊断、治疗原则及抢救措施。

【情景案例】

1. 患者，男，58 岁，以“心前区痛一周，加重二天”为主诉入院。一周前开始在骑车上坡时感心前区痛，并向左肩放射，经休息可缓解，二天来走路快时亦有类似情况发作，每次持续 3～5 分钟，含硝酸甘油迅速缓解，为诊治来诊，发病以来进食好，大小便正常，睡眠可，体重无明显变化。既往有高血压病史 5 年，血压 150～180/90～100mmHg，无冠心病史，无药物过敏史，吸烟十几年，1 包/天，其父有高血压病史。查体：T 36.5℃，P 84 次/分，R 18 次/分，BP 180/100mmHg，一般情况好，无皮疹，浅表淋巴结未触及，巩膜不黄，心界不大，心率 84 次/分，律齐，无杂音，肺部叩诊清音，无啰音，腹平软，肝脾未触及，下肢不肿。

2. 患者，男，65 岁，以“胸骨后压榨性痛，伴恶心、呕吐 2 小时”为主诉入院。患者于 2 小时前搬重物时突然感到胸骨后疼痛，压榨性，有濒死感，休息与舌下含化硝酸甘油均不能缓解，伴大汗、恶心，呕吐过两次，为胃内容物，二便正常。既往无高血压和心绞痛病史，无药物过敏史，吸烟 20 余年，每天 1 包。查体：T 36.8℃，P 100 次/分，R 20 次/分，BP 100/60mmHg，急性痛苦病容，平卧位，无皮疹和发绀，浅表淋巴结未触及，巩膜不黄，颈软，颈静脉无怒张，心界不大，心率 100 次/分，有期前收缩 5～6 次/分，心尖部有 S4，双肺呼吸音清，无啰音，腹平软，肝脾未触及，下肢不肿。心电图示：$STV_{1\sim5}$升高，$QRSV_{1\sim5}$呈 Qr 型，T 波倒置和室性期前收缩。

【实训步骤】

同学分组 3～4 人一组，分别扮演医生、患者、家属等。

1. 接诊安置患者。

2. 采集病史　①询问胸痛的部位、性质、程度、诱因、出现及持续时间、有无放射、放射部位、频率、硝酸甘油疗效，以及胸痛的伴随症状如大汗、恶心、呕吐等。②有无心力衰竭，严重心律失常及休克的表现。③患者起病以来的诊疗经过。④既往有无类似胸痛发作，有无高血压病、高脂血症、糖尿病、吸烟；冠心病及其家族史。

3. 对患者进行体格检查　①注意血压，有无高血压及休克。②脉搏的强弱、速率、节律。③有无呼吸困难及发绀。④有无心前区异常搏动，注意心浊音区大小、节律及速率，有无第一心音减弱，第四心音、室性奔马律，心包摩擦音，心尖区收缩期杂音及收缩中、晚期喀喇音，胸骨左缘全收缩期震颤及杂音。⑤左心衰竭的肺底啰音。⑥有无下肢水肿及肝肿大。

4. 需做哪些辅助检查？

老师公布有关患者的实验室资料［血常规、血糖、血脂，心肌坏死标记物（肌红蛋白、肌钙蛋白、心肌酶等），ECG，心电图负荷试验，X线检查，心B超检查。心功能和选择性冠状动脉造影检查等］。

5. 诊断什么病？需与哪些疾病鉴别？

以提问方式，结合情景患者示教，启发学生进一步加深了解。

（1）典型心绞痛的发作特点，以及心绞痛的分型诊断，心绞痛严重程度的分级。

（2）急性心肌梗死的主要症状及心电图特征性改变，肌钙蛋白，血清酶学改变。

（3）鉴别诊断：①抓住主要症状-胸痛进行鉴别诊断；②抓住胸痛伴随症状进行鉴别诊断。

6. 如何处理？写出治疗方案。

结合患者先讨论治疗原则，后讨论药物治疗，并熟悉开患者入院后的第一次处方。

心绞痛治疗原则，发作期治疗：硝酸甘油、硝酸异山梨醇酯；缓解期治疗：硝酸酯类制剂，β受体拮抗剂、钙通道阻滞剂等。

急性心肌梗死

（1）治疗原则：冠脉再通，心肌缺血再灌注，保护维持心脏功能，挽救濒死的心肌，防止梗死扩大，缩小心肌缺血范围，及时处理严重心律失常和各种并发症，防止猝死，使患者度过急性期。

（2）强调急性期的基本治疗：①休息；②吸氧；③监测；④护理。

（3）治疗措施：①解除疼痛（哌替啶或吗啡或罂粟碱）；②溶解血栓（尿激酶或链激酶静脉内滴注溶栓，新制剂重组纤溶酶原激活剂）；③经皮腔内冠状动脉成形术（PTCA）；④消除心律失常（一旦发现室早即用利多卡因）；⑤防治休克（低分子右旋糖酐）；⑥防治心衰（血管扩张剂等）；⑦促进心肌代谢作用（维生素C、极化液）；⑧其他：抗凝、抗血小板、β受体拮抗剂、ACEI等。

（4）预防：A、B、C、D、E五个方面。

【思考题】

1. 何为无Q波心肌梗死和右室心肌梗死？
2. 如何诊断缺血性心肌病？

（宋国华）

实训九　心脏瓣膜病

【目的要求】

1. 掌握二尖瓣、主动脉瓣病变的病理生理、临床表现及诊断方法。

2. 掌握二尖瓣、主动脉瓣病变的并发症、治疗原则及手术适应证。

【情景案例】

患者，女性，50 岁，主因“劳力性心悸、气促 3 年，加重 3 天”入院。患者 3 年前于疾走、爬坡时出现心悸、气促，伴胸闷，休息后即可缓解。起初因日常生活不受限，未予重视。3 年来，患者气促、心悸、胸闷症状渐加重，活动耐力渐减退。3 天前患者“感冒”后气促、心悸、胸闷明显加重，伴咳嗽、咳白色黏痰，不伴发热、恶心、呕吐，仅能耐受轻度体力活动，夜间不能平卧。既往无高血压、糖尿病病史。既往有关节疼痛病史。查体：T 36.5℃，P 72 次/分，R 20 次/分，BP 110/60mmHg，神清，口唇略发绀，颈静脉充盈，双肺呼吸音粗，双肺底可闻及湿性啰音，心界向左下扩大，心率 110 次/分，律不齐，心尖部可闻及 3/6 级收缩期杂音及舒张期隆隆样杂音，腹平软，肝脾未及，双下肢无水肿。心电图示心房纤颤。

【实训步骤】

同学分组 3～4 人一组，分别扮演医生、患者、家属等。

1. 接诊安置患者。

2. 采集病史　①询问患者气促、心悸的诱因，伴随症状，特点，持续时间，缓解方式。②患者起病以来的诊疗经过。③询问既往有关节疼痛病史、风湿热病史、肾炎病史等。④既往相关如高血压、糖尿病、冠心病、慢性阻塞性肺疾病病史及家族史。

3. 对患者进行体格检查　①生命体征，如体温、脉搏、血压、呼吸。②脉搏的强弱、速率、节律。③有无发绀、颈静脉怒张、肝-颈静脉回流征、肝肿大、双下肢水肿。④肺部有无干湿性啰音。⑤有无心前区异常搏动，注意心浊音区大小、节律及速率，有无第一心音减弱，室性奔马律，心包摩擦音，心尖区收缩期杂音及舒张期杂音。

4. 需做哪些辅助检查？

老师公布有关患者的实验室资料。如：血常规、血糖、血脂，肝功能、肾功能、电解质、心肌坏死标记物（肌红蛋白、肌钙蛋白、心肌酶、降钙素原等），胸部 X 线检查，心脏彩超。

5. 诊断什么病？需与哪些疾病鉴别？

以提问方式，结合实际患者示教，启发学生进一步加深了解。

（1）引起呼吸困难的疾病有哪些？都有什么临床特点？

（2）心房纤颤的临床表现、心电图特点、听诊特点。

（3）心力衰竭常见的诱因有哪些？

（4）紧密联系临床表现、心脏杂音特点，考虑心脏瓣膜病可能。

（5）鉴别诊断：①抓住主要症状呼吸困难进行鉴别诊断；②抓住心脏杂音进行鉴别诊断。

6. 如何处理？写出治疗方案。

结合患者先讨论治疗原则，后讨论具体治疗措施，并熟悉开患者入院后的第一次处方。

（1）治疗原则：瓣膜病的治疗分为内科治疗和外科治疗。内科治疗的目的是改善患者的症状，为手术治疗积极做准备。在治疗过程中积极去除诱因，改善心功能，预防栓塞的发生。外科治疗为根本措施。

（2）内科治疗：预防风湿热复发，应长期使用苄星青霉素，一般应坚持至患者 40 岁甚至终生。无症状者避免剧烈体力活动，每 6～12 个月复查一次。有呼吸困难者应限制体力活动和钠盐摄入，并使用利尿剂。去除诱发急性肺水肿的因素，如预防和控制感染、纠正贫血等。如发生急性肺水肿，避免使用扩张小动脉为主的药物如硝普钠，应选用减轻心脏前负荷为主的硝酸酯类药物。当合并心房颤动伴快速心室率，方可使用洋地黄类正性肌力药物。

利尿剂可减轻肺静脉压，适用于右心衰竭和大咯血患者。慢性心房颤动、有栓塞史或超声检查有左房血栓者，如无禁忌证，均应长期服用华法林。

(3)手术治疗：人工瓣膜置换术，适用于重度二尖瓣狭窄合并二尖瓣关闭不全者、严重二尖瓣钙化、纤维化或属漏斗型者以及先天性二尖瓣畸形者。人工瓣膜分为机械瓣及生物瓣两种。机械瓣血栓栓塞发生率高，术后须终身抗凝，生物瓣耐受性差，一般10年后老化率高。

(4)预后：二尖瓣狭窄出现症状和发生心房颤动、充血性心力衰竭伴心脏扩大及有栓塞史者预后不良。从发生症状到完全致残平均7.3年。当严重肺动脉高压后，其平均生存时间为3年。死亡原因为心力衰竭(62%)、血栓栓塞(22%)和感染性心内膜炎(8%)。抗凝治疗后，栓塞发生减少。手术治疗提高了患者的生活质量和存活率。

【思考题】

1. 二尖瓣狭窄、二尖瓣关闭不全临床表现有哪些？其病理生理学基础是什么？

2. 各类型心脏瓣膜病杂音听诊特点？

(王庸晋)

实训十　消化性溃疡

【目的要求】

1. 掌握消化性溃疡的临床表现。

2. 掌握消化性溃疡的诊断、鉴别诊断、治疗原则。

【情景案例】

患者，男，75岁，以"间断上腹痛10余年，加重2周，呕血、黑便6小时"为主诉入院。患者于10余年前开始无明显诱因间断上腹胀痛，餐后半小时明显，持续2~3小时，可自行缓解。2周来加重，纳差，服中药后无效。6小时前突觉上腹胀、恶心、头晕，先后两次解柏油样便，共约700g，并呕吐咖啡样液1次，约200ml，此后心悸、头晕、出冷汗，发病来无眼黄、尿黄和发热，平素二便正常，睡眠好，自觉近期体重略下降。既往30年前查体时发现肝功能异常，经保肝治疗后恢复正常，无手术、外伤和药物过敏史，无烟酒嗜好。查体：T 36.7℃，P 108次/分，R 22次/分，BP 90/70mmHg，神清，面色稍苍白，四肢湿冷，无出血点和蜘蛛痣，全身浅表淋巴结不大，巩膜无黄染，心肺无异常。腹平软，未见腹壁静脉曲张，上腹中轻压痛，无肌紧张和反跳痛，全腹未触及包块，肝脾未及，腹水征(-)，肠鸣音10次/分，双下肢不肿。化验：Hb：82g/L，WBC 5.5×10^9/L，分类N69%，L28%，M3%，plt：300×10^9/L，大便隐血强阳性。

【实训步骤】

同学分组3~5人一组，分别扮演医生、护士、患者、家属等。

1. 接诊安置患者。

2. 采集病史根据主诉及相关鉴别询问：①发病诱因：有无季节变化、情绪因素、饮食不规律，有无服用非甾体抗炎药(NSAID)等；②腹痛的特点：腹痛的具体部位、性质、规律性，是否放射，与进食的关系，加重和缓解的因素等；③呕血与黑便：呕血的量与进食的关系，是否为喷射性，黑便的量；④伴随症状：有无发热、腹胀、反酸、嗳气；⑤饮食、睡眠、大小便和体重变化情况。诊疗经过：①是否曾到医院就诊，做过何种检查：血常规、粪常规及隐血、腹部X线平片、腹部B超、胃镜等；②治疗情况：用药、效果。相关病史：①有无药物过敏史；②与该病有关的其他病史：有无类似发作，有无胆道疾病、胰腺炎病史。有无烟酒嗜好。有无肿瘤家族史。

3. 对患者进行体格检查　①注意血压，有无低血压及失血性休克，面色是否苍白、皮肤是否湿冷。②脉搏的强弱、速率、节律。③有无出血点和蜘蛛痣、肝掌。④有无巩膜黄染。⑤腹部有无压痛及反跳痛。⑥有无移动性浊音。⑦肝脏脾脏是否增大。

4. 需做哪些辅助检查？

老师公布有关患者的实验室资料［血常规、粪常规及隐血、腹部X线平片、腹部B超、胃镜、幽门螺杆菌（Hp）检测、血生化、肝肾功能、血脂、血糖、肝炎病毒标志物］。

（1）血常规：Hb：82g/L，WBC5.5 $\times 10^9$/L，分类N69%，L28%，M3%，plt：300 $\times 10^9$/L；大便隐血强阳性；血生化、肝肾功能、血脂、血糖均正常；乙肝病毒标志物和HCV-RNA均阴性。

（2）胃镜及活组织检查：食管各段黏膜色泽正常，未见溃疡及异常隆起，贲门无异常；胃底黏膜正常，大量潴留液，胃体部黏膜轻度充血、水肿，胃角黏膜光滑无异常；胃窦部黏膜红白相间，以红为主，幽门变形，开放欠佳；球腔变形、狭小，有血迹；于胃小弯可见白苔及渗血，大小约1.2cm×1.5cm、呈类圆形，周边黏膜充血、水肿，无假憩室形成。

（3）幽门螺杆菌（Hp）检测：胃镜活检标本快速尿素酶和常规病检均提示Hp阳性。

（4）腹部X线平片：食管、胃正常，十二指肠球部变形，小弯侧有一龛影，大小约1.2cm×1.5cm，边缘尚光滑。

（5）腹部B超检查：肝、胆、胰、脾、肾大致正常。

（6）BUN9mmol/L，血生化、肝功能、血脂、血糖均正常，肝炎病毒标志物阴性。

5. 诊断什么病？需与哪些疾病鉴别？

以提问方式，结合实际患者示教，启发学生进一步加深了解。

（1）典型消化性溃疡的发作特点。

（2）消化性溃疡的主要症状、体征及血常规、便常规、潜血、胃镜、腹平片改变。

（3）鉴别诊断：①抓住主要症状-腹痛进行鉴别诊断；②抓住呕血、黑便伴随症状进行鉴别诊断。

6. 如何处理？写出治疗方案。

结合患者先讨论治疗原则，后讨论药物治疗，并熟悉开患者入院后的第一次处方。

（1）急救措施：①抗休克、积极补充血容量（遵循先胶后晶、先盐后糖、先快后慢的原则）应放在首位。②绝对卧床休息、活动性出血期间禁食、严密监测生命征和出血情况。③对非曲张静脉上消化道出血，止血措施包括应用抑制胃酸分泌药物、内镜、手术、介入治疗。

（2）消化性溃疡治疗：消除病因、解除症状、愈合溃疡、防止复发、避免并发症。

【思考题】

1. 如何诊断消化性溃疡？
2. 消化性溃疡的治疗原则。

（马菲菲）

实训十一　肝硬化及肝性脑病

【目的要求】

1. 掌握肝硬化的病因、临床表现、诊断要点及治疗原则。

2. 掌握肝性脑病的临床表现、分期、诊断、鉴别诊断及防治方法。

【情景案例】

患者，男，55岁，以“黑便7天，迟钝、少言2天”为主诉入院。7天前开始解黑便，伴乏力、腹胀，无腹痛及呕吐，未诊治，2天前开始出现神经精神状态改变，少言，反应迟钝。既往患乙型病毒性肝炎病史15年，未正规治疗，无精神病史。查体：T 36℃，P 78次/分，R 16次/分，BP 120/80mmHg。神志恍惚，言语不清，不能正确回答问题，不能完成简单的计算，面色灰暗，巩膜轻度黄染，颈部有数个蜘蛛痣，心肺检查未见异常，腹部饱满，可见腹壁静脉曲张，肝脏未触及，脾肋下3cm，移动性浊音阳性，腱反射亢进，肌张力增强，扑翼样震颤阳性。辅助检查：血常规 Hb 120g/L，WBC 3.5×10^9/L，N 67%，L 33%，PLT 55×10^9/L；大便隐血(+++)；肝功能 TB 48μmol/L，DB 27μmol/L，A/G 25/36g/L，ALT 45U/L，AST 62U/L，GGT 212U/L，ALP 238U/L；HBsAg(+)，HBeAg(+)，anti-HBc(+)；AFP阴性。

【实训步骤】

同学分组3～4人一组，分别扮演医生、患者、家属等。

1. 接诊安置患者。

2. 采集病史　①询问黑便的诱因、总量、性质、出现及持续时间、频率及其他伴随症状如发热、头晕、心慌、乏力、食欲缺乏、腹胀、腹痛、恶心、呕吐、呕血、出血倾向等。②神经精神症状的诱因、出现及持续时间。③患者起病以来的诊疗经过。④既往有无黑便病史，有无类似神经精神症状发作史，有无肝脏疾病、消化性溃疡、脑血管病、高血压、冠心病、糖尿病、精神病史及相关家族史。

3. 对患者进行体格检查　①面容特征是否存在肝病病容，巩膜是否黄染。②注意观察脉搏的强弱、速率、节律及血压变化、有无低血压及休克等。③有无肝掌、蜘蛛痣及男性乳房发育。④有无腹壁静脉曲张。⑤是否有腹水：液波震颤、移动性浊音、水坑试验。⑥有无下肢水肿及肝脾肿大。⑦有无肌力、肌张力改变，能否引出锥体束征及扑翼样震颤。

4. 需做哪些辅助检查？

老师公布有关患者的实验室资料（血常规、粪常规及潜血、肝功能、肝炎全套、血氨、血浆氨基酸，脑电图、诱发电位、临界视觉闪烁频率，心理智能测验，头部CT、MRI检查等）。

5. 诊断什么病？需与哪些疾病鉴别？

以提问方式，结合实际患者示教，启发学生进一步加深了解。

(1)肝硬化的临床表现、诊断要点及治疗原则。

(2)典型肝性脑病的主要诊断依据及分期。

(3)鉴别诊断：①以主要症状黑便进行鉴别诊断；②以神经精神症状进行鉴别诊断。

6. 如何处理？写出治疗方案。

结合患者首先讨论治疗原则，然后讨论药物治疗，并熟悉开患者入院后的第一次处方。

(1)治疗原则：积极治疗原发肝病，去除引发肝性脑病的诱因、维护肝功能、促进氨代谢清除是治疗肝性脑病的主要措施。

(2)强调及早识别及去除肝性脑病发作的诱因：①纠正电解质和酸碱平衡紊乱；②止血和清除肠道积血；③预防和控制感染；④慎用镇静药和损伤肝功能的药物；⑤保持大便通畅，避免大量蛋白质饮食，警惕低血糖等。

(3)治疗措施：①营养支持（限制蛋白质的摄入，采用植物蛋白，保证热能供应和维生素补充）；②减少肠内有毒物质的生成和吸收（清洁肠道，口服不吸收双糖减少氨的产生和吸收，口服抗生素抑制肠道内细菌生长，补充益生菌等）；③促进体内氨的代谢；④调节神经递质（γ-氨基丁酸/苯二氮䓬受体拮抗剂氟马西尼、左旋多巴）；⑤基础疾病治疗（改善肝功能，阻断肝外门体分流，人工肝支持，肝移植）。

【思考题】

1. 肝硬化腹水发生的机制及主要治疗措施是什么？

2. 何为自发性细菌性腹膜炎？诊断标准和治疗措施是什么？

（田字彬）

实训十二 上消化道出血

【目的要求】

1. 掌握上消化道出血的诊断、鉴别诊断及抢救措施。

2. 掌握上消化道出血程度及有无继续出血的判断。

【情景案例】

患者，男，45岁，以“反复黑便3周，呕血1天”为主诉入院。3周前自觉上腹部不适，排成形黑便，1～2次/天，未诊治。1天前进食辛辣质硬食物后，觉上腹不适加重伴恶心，排出柏油样便约600g，2小时前呕鲜血约500ml，当即晕倒，家人急送入院。发病以来乏力明显，睡眠可、饮食差，体重大致正常，无发热。既往体检HBsAg（+），有“胃溃疡”病史10年，常用抑酸剂。否认高血压、心脏病史，否认结核史、药物过敏史。查体：T 37℃，P 120次/分，R 19次/分，BP 90/70mmHg。皮肤苍白，无出血点，面颊可见蜘蛛痣3枚，浅表淋巴结无肿大，结膜苍白，巩膜可疑黄染，双肺呼吸音清，心率120次/分，律齐，各瓣膜听诊区未闻及杂音，腹饱满，未见腹壁静脉曲张，全腹无压痛、肌紧张，肝脏未及，脾肋下10cm，质硬，表面光滑无压痛，肝浊音界第Ⅶ肋间，移动性浊音阳性，肠鸣音10次/分，Hb 48g/L。

【实训步骤】

同学分组3～4人一组，分别扮演医生、患者、家属等。

1. 接诊安置患者。

2. 采集病史 ①询问黑便及呕血的诱因、总量、性质，出现及持续时间、频率及其他伴随症状如发热、头晕、心慌、乏力、食欲缺乏、腹胀、腹痛、恶心、呕吐、出血倾向等。②有无休克的表现。③患者起病以来的诊疗经过。④既往有无类似黑便、呕血病史，有无肝脏疾病、消化性溃疡等疾病病史及相关家族史。

3. 对患者进行体格检查 ①面容特征，是否存在肝病病容，巩膜是否黄染，是否呈贫血貌。②注意观察脉搏的强弱、速率、节律及血压变化、有无低血压及休克等。③腹部有无腹壁静脉曲张，有无压痛、反跳痛，有无肿块，Murphy征是否阳性。④有无肝掌、蜘蛛痣、男性乳房发育等。⑤是否有腹水：液波震颤、移动性浊音。⑥有无下肢水肿及肝脾肿大。

4. 需做哪些辅助检查？

老师公布有关患者的实验室资料（血常规、血凝常规、生化全套，ECG，胃镜、结肠镜、胶囊内镜，X线钡剂造影、超声、CT、MRI）。

5. 诊断什么病？具体诊断流程是什么？

以提问方式结合实际患者示教，启发学生进一步加深了解。

（1）如何确立上消化道出血的诊断。

(2)评估出血严重程度并判断周围循环状态。

(3)判断出血是否停止。

(4)判断出血部位及明确出血病因。

6. 如何处理？写出治疗方案。

结合患者首先讨论治疗原则，然后讨论药物治疗，并熟悉开出患者入院后的第一次处方。

(1)治疗原则：抗休克、迅速补充血容量治疗应放在一切医疗措施的首位。

(2)强调急性期的一般急救措施：①卧位休息；②保持呼吸道通畅；③吸氧；④禁食；⑤监测。

(3)治疗措施：①积极补充血容量；②止血（食管胃底静脉曲张破裂出血：药物止血可选用生长抑素、奥曲肽、特利加压素、垂体加压素等；气囊压迫止血；内镜治疗；经颈静脉肝内门-体分流术介入治疗。非曲张静脉出血：抑制胃酸分泌，内镜治疗、介入治疗、手术治疗等）。

【思考题】

1. 如何判定消化道出血是否停止？

2. 上消化道出血时出现哪些情况提示预后不良？

（田字彬）

实训十三　肾小球疾病

【目的要求】

1. 掌握肾病综合征概念、病理类型及临床表现、并发症。

2. 掌握肾病综合征的诊断、鉴别诊断和治疗。

【情景案例】

李某，女，62岁，10余年前出现解泡沫尿，伴双下肢水肿。14天前查尿常规：尿蛋白（+++），隐血（++）；24小时尿蛋白定量4.5g；肝肾功能：白蛋白24.00g/L，尿素氮4.98mmol/L，肌酐54.40μmol/L；血脂总胆固醇6.40mmol/L，甘油三酯1.21mmol/L，低密度脂蛋白2.41mmol/L，泌尿系统彩超：双肾、膀胱未见明显异常回声。目前查体：血压104/70mmHg。神志清楚，心肺腹无明显阳性体征。双下肢中度凹陷性水肿。

【实训步骤】

同学分组3~4人一组，分别扮演医生、患者、家属等。

1. 接诊安置患者。

2. 采集病史　①询问水肿的诱因、性质、程度、出现及持续时间及病情发展快慢。②有无关节疼痛、皮肤淤点淤斑、骨痛、贫血等表现。③患者起病以来的诊疗经过。④既往有无高血压病、糖尿病及其家族史。

3. 对患者进行体格检查　①注意水肿部位及程度。②注意肺部情况，有无呼吸音低等。③注意腹腔情况，有无移动性浊音。④注意有无贫血、皮肤有无淤点淤斑。⑤注意面部有无盘状红斑等。

4. 需做哪些辅助检查？

老师公布有关患者的实验室资料（血常规、尿常规、24小时尿蛋白定量、尿红细胞位相、肝肾功能及电解质、血清病毒学等），ECG，X线检查，泌尿系彩超等检查，肾穿刺活检病理等）。

5. 诊断什么病？需与哪些疾病鉴别？

以提问方式，结合实际患者示教，启发学生进一步加深了解。

（1）典型肾病综合征的诊断依据、临床表现及病理类型等。

（2）肾病综合征的并发症、治疗等。

（3）鉴别诊断：①抓住主要症状水肿进行鉴别诊断；②抓住水肿伴随症状进行鉴别诊断。

6. 如何处理？写出治疗方案。

结合患者先讨论治疗原则，后讨论药物治疗，并熟悉开患者入院后的第一次处方。

（1）一般治疗：肾病综合征患者应注意休息，避免劳累和感染，水肿明显或有并发症宜卧床休息，并需注意预防深静脉血栓形成。饮食上应选择易消化、清淡、优质蛋白饮食。

（2）对症治疗：①利尿消肿；②治疗高凝状态和血栓、栓塞性并发症；③降血脂治疗；④急性肾损伤的处理。

（3）病因治疗：①肾上腺糖皮质激素；②免疫抑制剂。

（4）ACEI/ARB 的应用。

（5）中医药治疗。

【思考题】

1. 肾病综合征的诊断依据及临床表现。

2. 肾病综合征的病理类型。

（王玉新）

实训十四　尿路感染

【目的要求】

1. 掌握尿路感染的临床表现和急、慢性肾盂肾炎、膀胱尿道炎的临床特点。

2. 掌握急、慢性肾盂肾炎和膀胱尿道炎的诊断、鉴别诊断及治疗方法。

【情景案例】

患者，女性，42 岁，农民，已婚。全身酸痛伴尿频、尿痛和发热 2 天。2 天前感劳累疲乏，全身酸痛不适，伴尿急、尿频、尿痛，排尿不尽感，恶心无呕吐，测体温 38. 5℃，遂来院急诊，查尿常规：蛋白（＋＋）、潜血（＋＋＋）、葡萄糖（＋＋＋）、亚硝酸盐阳性，镜检红细胞：3562 个/μl，白细胞 12053 个/μl；血常规：白细胞 22. 6 × 10^9/L，N：91%，L：9%；尿微量白蛋白 95. 3mg/L；尿 β_2 微球蛋白测定 0. 564mg/L；血生化：血糖 13. 06mmol/L，血尿素氮 8. 15mmol/L，血肌酐 65. 1μmol/L，胱抑素 C 1. 09mg/L；肝功及血脂、肌酶等正常。尿培养待结果。以“尿道感染”“糖尿病”收住院。患者既往有“糖尿病”病史 3 年，口服降糖药治疗。个人史、家族史、月经婚育史无特殊。体格检查 T 37. 8℃，P 90 次/分，R 21 次/分，BP 110/70mmHg。营养发育正常，神志清，急性病容。颜面无水肿。双肺呼吸音清，无干湿性啰音。心率 90 次/分，心律齐，无杂音。腹平坦，肝脾未触及，腹水征（－）。双肾区叩击痛，双下肢无水肿。

【实训步骤】

同学 3 ~5 人为一组，一同学扮演患者，其他同学做医生，并衣帽整齐，且备体温计、血压计、听诊器等常用器械。

1. 接诊安置患者。

2. 采集完整病史　①首先提取患者的主诉，即患者的主要不适(症状)和这些症状发生了多长时间；②询问本次患病经过(现病史)包括患病诱因，发病过程及诊疗经过；③询问既往患何种慢性疾病(糖尿病)及治疗情况，既往有无尿路感染类似发作史；④询问个人史、家族史及月经婚育史。

3. 体格检查　①体温、脉搏、呼吸、血压的检查；②营养、发育、意识、体位的描述；③皮肤、黏膜、表浅淋巴结的检查；④心肺腹部(肝脾触诊)，按望、触、叩、听顺序检查并描述；⑤脊柱、四肢等检查；⑥专科检查：包括双肾区叩击痛检查，上(腹直肌外缘平脐处)、中(左、右髂前上棘水平腹直肌外缘)输尿管压痛点压痛检查。

4. 辅助检查　①尿路感染的定性诊断(尿常规诊断依据)；真性细菌尿的依据：即清洁中段尿培养菌落数≥10^5/ml，无症状者需连续两次清洁中段尿培养菌落数≥10^5/ml 且属同一菌种；膀胱穿刺尿培养阳性。②定位诊断：即上下尿路感染的区分，(血和尿 β_2 微球蛋白测定，尿溶菌酶测定，尿中白细胞管型和尿细菌抗体包裹检查)；③了解感染中毒症状的程度(血常规)；④了解肾、输尿管、膀胱的功能状态(行 B 超等检查)；⑤了解尿路感染的基础疾病，如糖尿病、全身重症疾病(HIV 感染、心肝肾器质性疾病、癌肿等)。

5. 诊断与鉴别诊断：

(1)列出诊断依据：①症状与体征；②尿路感染的定性依据；③尿路感染定位依据：④病原学诊断；⑤导致尿路感染的基础疾病。

(2)鉴别诊断：①淋球菌性尿道炎；②前列腺炎；③尿道综合征。

6. 治疗：

(1)治疗原则：①消灭致病菌；②对症治疗；③去除导致尿路感染的根本疾病；④防止复发。

(2)治疗措施：①休息，多饮水、勤排尿，使每日尿量 3000ml；②根据致病菌及药敏试验选择有效抗菌药物；③对症治疗，包括高热、水、电解质紊乱等；④疗效观察。

(3)预防：对易感人群进行健康教育。

【思考题】

1. 单纯性尿路感染和复杂性尿路感染有何不同?

2. 如何追踪观察尿路感染患者预后?

(马云航)

实训十五　慢性肾衰竭

【目的要求】

1. 掌握慢性肾衰竭诊断、分期及治疗。

2. 熟悉慢性肾脏病临床表现及鉴别诊断。

【情景案例】

陈某，男，50 岁，6 年前体检时查生化示：尿素氮 4.91mmol/L，肌酐 120μmol/L，尿酸 517μmol/L，未重视。2 年前发现解泡沫尿，夜尿增多，仍未重视。21 个月前突发眩晕、呕吐，当地医院测血压 200/102mmHg，查尿常规：尿蛋白(+++)，隐血(+/-)；生化：尿素氮 7.5mmol/L，肌酐 239μmol/L，尿酸 549μmol/L，不规律口服降压药及中药，未监测血压。10 个月前复查血常规：血红蛋白 101g/L；生化：尿素 10.7mmol/L，肌酐 322.1μmol/L；甲状旁腺激素:414.1pg/ml;双肾彩超:双肾弥漫性受损改变。3个月前出现食欲减退、夜间睡眠欠佳。查体:血压160/90mmHg。慢性面容、贫血貌。心肺腹无明显阳性体征。双下肢无水肿。

【实训步骤】

同学分组3～4人一组,分别扮演医生、患者、家属等。

1. 接诊安置患者。

2. 采集病史　①询问肾功能异常发现的时间及进展快慢等。②有无恶心、呕吐、贫血、皮肤瘙痒、牙龈出血等表现。③患者起病以来的诊疗经过。④既往有无慢性肾小球肾炎、高血压病、糖尿病及其家族史。

3. 对患者进行体格检查　①注意患者有无慢性面容,贫血貌。②血压情况。③有无夜间不能平卧等肺水肿表现。④心脏有无扩大。⑤有无下肢水肿。

4. 需做哪些辅助检查?

老师公布有关患者的实验室资料(血常规、尿常规、肝肾功能及电解质、甲状旁腺激素、铁蛋白及铁饱和度等),ECG,X线检查,泌尿系彩超及心脏彩超等。

5. 诊断什么病?需与哪些疾病鉴别?

以提问方式,结合实际患者示教,启发学生进一步加深了解。

(1)慢性肾脏病的分期、慢性衰竭的临床表现。

(2)慢性肾衰竭的诊断依据及治疗。

(3)鉴别诊断:①抓住病因进行鉴别诊断;②抓住症状进行鉴别诊断。

6. 如何处理?写出治疗方案。

结合患者先讨论治疗原则,后讨论药物治疗,并熟悉开患者入院后的第一次处方。

(1)慢性肾脏病早中期防治对策和措施:①积极控制高血压;②控制蛋白尿,将蛋白尿控制<0.5g/24h,可改善疾病预后、包括延缓病程进展和提高生存率;③ACEI/ARB的应用;④严格控制血糖;⑤基础疾病的治疗;⑥其他:积极防治促进肾功能进展的危险因素,如感染、水电解质紊乱、肾毒性药物;积极纠正贫血、应用他汀类药物、戒烟,可能对肾功能有一定保护作用。

(2)营养治疗:①限制蛋白饮食;②高热量摄入;③必需氨基酸的应用;④其他:如控制水、钠及钾的摄入、补充微量元素的摄入等。

(3)并发症治疗:纠正水、电解质及酸碱平衡失调;钙磷代谢紊乱与肾性骨营养不良的治疗;高血压的治疗;贫血的治疗;控制感染等。

(4)胃肠吸附疗法。

(5)肾脏替代治疗:血液透析;腹膜透析;肾移植等。

【思考题】

1. 慢性肾衰的临床表现。

2. 慢性肾衰竭的治疗。

(王玉新)

实训十六　缺铁性贫血、再生障碍性贫血

【目的要求】

1. 掌握缺铁性贫血的临床表现及诊断。

2. 掌握再生障碍性贫血的临床表现、诊断和治疗措施。

【情景案例一】

患者女性,22 岁,以“面色苍白、乏力 1 年,加重半个月”为主诉入院。患者 1 年来无明显诱因逐渐出现面色苍白、乏力,但能照常上班,未予治疗,近半月来加重来诊,患者发病以来进食睡眠可,不挑食,大小便正常,尿色无改变,无便鲜血及黑便,体重无明显变化。既往体健,无胃病和肝、肾疾病及痔疮史,无药物过敏史,无偏食和烟酒嗜好,未婚,月经 14 岁初潮,量一直偏多,近两月来更明显,家族史中无类似患者。查体:T 36.5℃,P 90 次/分,R 18 次/分,BP 120/80mmHg,贫血貌,无皮疹和出血点,全身浅表淋巴结未触及,巩膜无黄染,睑结膜和口唇苍白,舌乳头正常,甲状腺不大,心肺腹未见明显异常阳性体征,肝脾肋下未及,双下肢无水肿,有匙状指。辅助检查:Hb 70g/L,RBC 3.1×10^{12}/L,Ret 0.012,MCV 68fl,MCHC 29%,MVH 24 pg,WBC 5.4×10^{9}/L,分类:N 70%,L 26%,M 4%,Plt 250×10^{9}/L,尿常规(-),隐血(-),粪常规(-),隐血(-)。

【实训步骤一】

同学分组 3~4 人一组,分别扮演医生、患者、家属等。

1. 接诊安置患者。

2. 采集病史 ①注意询问患者的不适主诉,贫血表现(面色苍白、乏力)的急缓、病程长短、近期是否加重,以及是否有其他伴随症状,如:血尿、黑便、月经过多、上腹部不适、发热等。②患者起病以来的诊疗经过。③注意询问患病以来患者的精神食欲如何?大小便是否正常?睡眠如何?体重有无下降?④注意询问既往史、个人史(注意询问有无挑食)、婚姻史、月经史(注意询问有无月经过多)以及家族史等。

3. 对患者进行体格检查 ①注意观察患者皮肤黏膜颜色有无改变(着重观察睑结膜、口唇、舌及甲床有无苍白)、有无黄疸、出血点及结节或斑块;毛发有无光泽,指甲是否扁平粗糙,有无匙状指。②舌乳头是否正常,有无舌炎、口角炎。③胸骨有无压痛。④浅表淋巴结、肝、脾有无肿大。⑤心肺腹有无异常等。

4. 需要做哪些辅助检查。

老师公布患者相关的实验室资料[(血涂片红细胞形态、血清铁、铁蛋白和总铁结合力、骨髓检查及骨髓铁染色)、妇科检查(包括 B 超,必要时诊刮,以明确月经过多的原因)]。

5. 诊断什么病?需与哪些疾病鉴别?

以提问方式,结合实际患者示教,启发学生进一步加深了解。

(1)根据病史、临床表现及相关的检查,缺铁性贫血的诊断并不困难,诊断标准为:①有导致缺铁的病因和临床表现;②小细胞低色素性贫血:Hb、MCV、MCH、MCHC 均减低,成熟红细胞形态可有明显低色素性表现;③铁代谢检查异常:SI、TS、SF 均减少,骨髓铁染色显示细胞内铁和细胞外铁减少或消失,TIBC、FEP 增高;④铁剂治疗有效。

(2)鉴别诊断:①抓住主要症状-贫血进行鉴别诊断;②抓住贫血伴随症状进行鉴别诊断。

6. 如何处理?写出治疗方案。

结合患者先讨论治疗原则,后讨论药物治疗,并熟悉开患者入院后的第一次处方。

(1)治疗原则及方案:

1)病因治疗:治疗缺铁性贫血必须去除病因才能达到彻底治愈,否则单纯补充铁剂可使血象暂时恢复,临床症状得以缓解,但不能获得彻底治愈。病因治疗中最常见、最重要的是针对各种慢性失血病因的治疗。月经过多引起的 IDA 应调理月经，积极治疗妇科疾病。

2）铁剂治疗：铁剂是纠正缺铁性贫血的主要治疗方法，分口服和注射给药两种途径，口服铁剂方便、安全，是治疗本病首选用药途径。首选下列一种铁剂口服：①硫酸亚铁 0.3g，每天 3 次；②富马酸亚铁 0.2g，每天 3 次；③琥珀酸亚铁 0.2g，每天 3 次；④葡萄糖酸亚铁 0.3g，每天 3 次；⑤多糖铁复合物 150mg，每天 2 次，4 周后改 150mg，每天 1 次；⑥硫酸亚铁控释片，每片含硫酸亚铁 525mg，每天 1 片。若出现下列情况可选用左旋糖酐铁，深部肌内注射。①口服铁剂有明显胃肠道反应，患者不能耐受时；②吸收障碍；③急需补充铁剂者；④失血量较多，仅通过口服铁剂仍无法尽快补偿者。

（2）预防：积极寻找和防止各种导致慢性失血的原发疾病。

【思考题】

1. 缺铁性贫血的临床表现是什么？

2. 如何诊断缺铁性贫血？

【情景案例二】

患者男性，32 岁，以“面色苍白、乏力伴出血倾向 8 个月，加重半月”为主诉入院。患者 8 个月来无明显原因逐渐出现苍白、乏力，间断双下肢皮肤出血点，有时刷牙出血，曾在当地医院检查有贫血（血常规具体不详），间断服用中药，未见好转，近半月来加重来诊，发病以来进食、睡眠好，不挑食，大小便正常，体重无明显变化。既往体健，无胃病和肝肾疾病及痔疮史，无药物过敏史，为农民，无放射线和毒物接触史，吸烟 10 年，每日 1 包，偶尔饮酒，无偏食习惯，已婚，家族史中无类似患者。查体：T 36℃，P 98 次/分，R 18 次/分，BP 120/80mmHg，贫血貌，下肢和前胸可见散在出血点，全身浅表淋巴结未触及，巩膜无黄染，睑结膜和口唇苍白，舌乳头正常，甲状腺不大，胸骨无压痛，心肺未见异常，腹平软，肝脾肋下未及，双下肢无水肿。辅助检查：Hb 52g/L，RBC 1.7×10^9/L，Ret 0.002，WBC 3.1×10^9/L，分类：N 30%，L 66%，M 4%，Plt 25×10^9/L，中性粒细胞碱性磷酸酶（NAP）阳性率 85%，积分 205 分，尿常规（－），隐血（－），粪常规（－），隐血（－），尿 Rous 试验（－）。

【实训步骤二】

同学分组 3～4 人一组，分别扮演医生、患者、家属等。

1. 接诊安置患者。

2. 采集病史　①注意询问患者的不适主诉，贫血和出血表现（面色苍白、乏力、双下肢皮肤出血点、刷牙时出血等）发生的急缓、病程的长短、近期是否加重，以及是否有其他伴随症状，如发热等。②患者起病以来的诊疗经过。③注意询问患病以来患者的精神食欲如何？大小便是否正常？睡眠如何？体重有无下降？④注意询问既往史、个人史、婚姻史以及家族史等。

3. 对患者进行体格检查　①注意观察患者皮肤黏膜颜色有无改变（着重观察睑结膜、口唇、舌及甲床有无苍白）、有无黄疸、出血点及结节或斑块；②舌乳头是否正常；③胸骨有无压痛；④浅表淋巴结、肝、脾有无肿大；⑤心肺腹有无异常等。

4. 需要做哪些辅助检查？

老师提供患者的相关实验室资料（包括血涂片红细胞形态、骨髓检查及骨髓铁染色、骨髓活检、骨髓干细胞培养、血清铁、铁蛋白和总铁结合力、Ham 实验和免疫功能检测、T 淋巴细胞亚群测定、肝肾功能检查等）。

5. 诊断什么病？需与哪些疾病鉴别？

以提问方式，结合实际患者示教，启发学生进一步加深了解。

(1)再生障碍性贫血典型的临床表现，及血象、骨髓象改变。

(2)鉴别诊断：①抓住主要不适主诉进行鉴别诊断；②抓住相关辅助检查（如血象、骨髓象、Ham 实验和免疫功能检测、骨髓活检等）进行鉴别。

6. 如何处理？写出治疗方案。

先讨论再生障碍性贫血的治疗原则，后结合患者的实际情况选择合理的治疗方案。

(1)治疗原则：包括支持及对症治疗、促造血治疗、免疫治疗、造血干细胞移植以及中医中药治疗。再障患者无论是重型再障（SAA）或非重型再障（NSAA），联合治疗均比单一用药疗效好。SAA 用抗淋巴细胞球蛋白（ALG）或抗胸腺细胞球蛋白（ATG）加环孢素和雄激素或造血细胞因子治疗，有条件者应尽早进行造血干细胞移植。

(2)治疗措施：①支持及对症治疗：包括成分输血以纠正贫血和控制出血等，一旦出现感染应及时应用抗生素控制感染。②促造血治疗：应用雄激素（丙酸睾酮、司坦唑醇、十一酸睾酮及达那唑等）、造血生长因子[粒系集落刺激因子（G-CSF）或粒-单系集落刺激因子（GM-CSF）以及促红细胞生成素（EPO）等]。③免疫治疗：包括免疫抑制剂 ALG 或 ATG、环孢素（CsA）以及大剂量甲泼尼龙短程冲击等和免疫调节剂（如胸腺素、小剂量免疫球蛋白以及左旋咪唑）治疗。

【思考题】

1. 如何诊断再生障碍性贫血？

2. 再生障碍性贫血的治疗措施有哪些。

（魏 武）

实训十七 白 血 病

【目的要求】

1. 掌握白血病的临床表现及实验室检查。

2. 掌握白血病的诊断、鉴别诊断、治疗原则。

【情景案例】

患者，女，32 岁，以“头昏、乏力 3 月余，加重 1 周”为主诉入院。患者自诉 3 个月前无明显诱因出现头昏、乏力不适，伴有右膝关节肿痛不适，予以对症支持治疗后症状好转。2014 年 5 月 1 日因贫血加重在外院查血常规 WBC 103.62×10^9/L，HBG 53g/L，PLT 32×10^9/L；骨髓涂片检查提示骨髓增生以淋巴细胞为主，原淋 + 幼淋占 45%。此次入院，精神饮食尚可，大小便正常。平素健康，无药物过敏史及异体输血史。查体：T 36.8℃，P 100 次/分，R 20 次/分，BP 100/60mmHg，神志清楚，全身皮肤黏膜苍白，无皮疹和发绀，全身颈部、腋窝浅表淋巴结可触及肿大，巩膜不黄，颈软，颈静脉无怒张，心界不大，心率 100 次/分，律齐，肺清无啰音，腹平软，肝脾未触及，双下肢无水肿。

【实训步骤】

同学分成 3~4 人一组，分别扮演医生、患者、家属等。

1. 接诊安置患者。

2. 采集病史 ①询问头昏、乏力的部位、性质、程度、诱因、出现及持续时间、频率，以及头昏的伴随症状如关节疼痛、咳嗽、咳痰、恶心、呕吐等。②有无贫血、发热及出血的表现。

③患者起病以来的诊疗经过。④既往有无类似头晕、乏力，有肝炎结核等传染病史及家族遗传病史。

3. 对患者进行体格检查　①注意有无全身浅表淋巴结的肿大及淋巴结的部位、大小、数目、硬度、活动度或粘连情况等。②全身皮肤黏膜有无出血点及淤斑。③有无胸骨压痛。④有无肝脾肿大。⑤肺部呼吸音的性质、强弱，有无干、湿性啰音等。

4. 需做哪些辅助检查？

老师公布有关患者的实验室资料如血分析、骨髓细胞学检查、免疫学检查、染色体及基因改变、CT检查，腹部B超检查等。

5. 诊断什么病？需与哪些疾病鉴别？

以提问方式，结合实际患者示教，启发学生进一步加深了解。

(1)骨髓增生异常综合征的主要临床表现及分型，以及主要的血象及骨髓象诊断标准。

(2)某些感染引起的白细胞异常，抓住其原发感染灶及结合血分析，骨髓象的检查结果。

(3)鉴别诊断：①抓住主要实验室检查进行鉴别诊断；②抓住伴随症状进行鉴别诊断。

6. 如何处理？写出治疗方案。

结合患者先讨论治疗原则，后讨论药物治疗，并熟悉开患者入院后的第一次处方。

治疗原则：

(1)一般治疗：①紧急处理高白细胞血症，当白细胞数 $\geq 100\times10^9/L$，应紧急使用血细胞分离机，单采清除过高的白细胞，同时给予化疗和水化。②防治感染。③成分输血支持。④防治高尿酸血症肾病。⑤维持营养。

(2)抗白血病治疗：

1)化疗：①诱导缓解治疗：VP方案是基本治疗方案，VDLP方案是大多数急淋采用的诱导方案；②缓解后治疗，包括缓解后强化巩固、维持治疗和中枢系统白血病防治。

2)造血干细胞移植。

3)中枢神经系统白血病的防治。

【思考题】

1. 急性白血病的分型标准？

2. 急性白血病治疗原则？

（陈懿建）

实训十八　特发性血小板减少性紫癜

【目的要求】

1. 掌握特发性血小板减少性紫癜(ITP)的诊断标准和治疗原则。

2. 熟悉血小板减少性紫癜的临床表现、分型及实验室检查特点。

【情景案例】

刘某，女，18岁，因“全身皮肤出血点伴月经量增多3天”就诊。患者3天前开始无明显诱因出现全身皮肤多发出血点，月经量明显增多并伴有大血块，无发热，无关节疼痛，二便正常。既往体健，两周前曾有发热等上呼吸道感染症状。查体：T 36.8℃，P 78次/分，R 20次/分，BP 110/70mmHg，全身皮肤散在淤斑和出血点，浅表淋巴结无肿大，胸骨无压痛，肝脾肋下未及。血常规检查WBC $5.0\times10^9/L$，Hb 115g/L，Plt $15\times10^9/L$。外周血涂片分类：中性分叶核粒细胞60%，淋巴细胞33%，单核细胞4%，嗜酸性粒细胞3%，未见原始及幼稚细胞。

【实训步骤】

同学分组3～4人一组，分别扮演医生、患者、家属等。

1. 接诊安置患者。

2. 采集病史　①询问皮肤黏膜出血的部位、诱因、出现及持续时间，询问月经的周期和具体月经量，有无牙龈出血和鼻出血，有无血尿和血便，有无发热，有无关节痛、口干眼干以及反复口腔溃疡等自身免疫系统疾病的表现。②有无乏力、心慌气短等贫血的表现。③患者起病以来的诊疗经过。④既往有无类似出血情况，有无自身免疫系统疾病、贫血史、高血压病、糖尿病、肝炎等病史，家族中其他人有无出血病史以及其他疾病史等(还应注意询问起病前有无特殊用药史，有无毒物接触史)。

3. 对患者进行体格检查　①注意皮肤有无黄染，有无蜘蛛痣，有无皮肤异常扩张的毛细血管团，皮肤黏膜出血的部位及出血范围，有无血肿，口腔有无血疱。②浅表淋巴结有无肿大。③胸骨有无压痛。④肝脾有无肿大，有无腹水。⑤有无关节畸形和下肢水肿。

4. 需做哪些辅助检查?

老师公布有关患者的实验室资料(血常规、血涂片分类、抗核抗体、ENA抗体、抗双链DNA抗体、补体、免疫球蛋白、心磷脂抗体、骨穿等)。

5. 诊断什么病? 需与哪些疾病鉴别?

以提问方式，结合实际患者示教，启发学生进一步加深了解。

(1)血小板减少性疾病的出血特点，与血管性疾病及凝血障碍性疾病的出血特点有何区别?

(2)ITP的骨髓细胞形态学特点是什么?

(3)鉴别诊断:①与常见的可引起血小板减少的血液系统疾病相鉴别:如骨髓增生异常综合征、再生障碍性贫血、急性白血病、自身免疫性溶血性贫血合并特发性血小板减少性紫癜(Evans综合征)等。②与可引起血小板减少的其他疾病鉴别:如脾功能亢进、系统性红斑狼疮等，分析鉴别要点。

6. 如何处理? 写出治疗方案。

结合患者先讨论治疗原则，后讨论药物治疗，并熟悉开患者入院后的第一次处方。

(1)治疗原则:①一般治疗:应绝对卧床休息，严密观察，防止外伤，避免使用降低血小板数量及抑制血小板功能的药物。②糖皮质激素治疗:常规口服1mg/(kg·d)醋酸泼尼松。如果出血严重广泛或疑有或已发生颅内出血，或近期将实施手术，可考虑大剂量甲泼尼龙1g/d静脉注射，3～5次为一疗程。③脾切除术:适用于肾上腺糖皮质激素常规治疗3～6个月无效者;肾上腺糖皮质激素治疗虽有效，但停药或减量后复发，或需较大剂量泼尼松30mg/d口服维持者;或对肾上腺糖皮质激素治疗有禁忌者。④免疫抑制剂治疗:适用于肾上腺糖皮质激素和脾切除疗效不佳或对肾上腺糖皮质激素治疗及脾切除有禁忌证者。⑤其他辅助治疗:包括达那唑、氨肽素、重组人血小板生成素(TPO)、白细胞介素-Ⅱ和中医药等，对提升血小板有一定疗效。

(2)治疗措施:①糖皮质激素治疗:常规口服醋酸泼尼松1mg/(kg·d)。如果出血严重且广泛或疑有或已发生颅内出血，或近期将实施手术，可考虑大剂量甲泼尼龙1g/d静脉注射，3～5次为一疗程。②出血严重者在使用激素的同时给予大剂量丙种球蛋白0.4g/(kg·d)静脉滴注，连续5天。③其他:激素使用过程中注意定期监测血糖、血压，补钙治疗预防骨质疏松。④激素治疗无效或激素依赖或激素禁忌时考虑给予脾脏切除术或环孢素等免疫抑制剂治疗。

【思考题】

1. 如何诊断 ITP?

2. 试述 ITP 时血小板减少(血小板 $<20\times10^9/L$)急症的处理原则?

（赖悦云）

实训十九　甲状腺功能亢进症

【目的要求】

1. 掌握甲状腺功能亢进症的临床表现,诊断和鉴别诊断。

2. 掌握甲状腺功能亢进症的药物治疗原则。

3. 掌握甲状腺功能亢进症危象的诊断及防治原则。

【情景案例】

1. 患者,女性,48 岁,主因心悸、怕热、多汗 1 月余入院。1 月余前患者无明显诱因出现心悸、怕热、多汗、手抖等症状,伴乏力,易怒,失眠等。查体:神清,双侧甲状腺Ⅰ度肿大,质中,可闻及血管杂音,心率 94 次/分,律齐,无杂音,肺、腹无异常,双下肢不肿,双手细颤征(+)。

2. 患者,女性,20 岁,主因心悸、多汗、多食、消瘦 2 年,发热、咽痛 1 周入院。患者 2 年前无诱因出现心悸、怕热、多汗、多食易饥但体重下降 20 余斤(10kg),伴有大便次数增多,为糊状稀便,平素情绪易激动。就诊于当地医院查 FT_3、FT_4增高,TSH 降低,患者院外不规律口服"甲巯咪唑 5mg,每日 2 次和普萘洛尔 10mg,每日 2 次"治疗。1 周前,患者受凉感冒,发热,体温 38.6℃,纳差、恶心、呕吐。于当地诊所予以消炎、退热治疗(具体不详),并停用甲巯咪唑和普萘洛尔,效不佳。体温高达 41℃,伴畏寒、寒战,遂急来医院。查体:T 40.6℃,P 156 次/分,R 30 次/分,BP100/56mmHg,急性病容,烦躁,呼之可应,对答正确,双眼球突出,咽红,扁桃体Ⅲ度肿大,可见脓性分泌物,颈软,双侧甲状腺Ⅱ度肿大,可闻及持续性血管杂音,双肺呼吸音清,心率 156 次/分,律齐,无杂音,腹软无压痛,肝脾肋下未触及,双下肢无水肿,双侧腱反射存在,病理反射未引出。

【实训步骤】

同学分组 3~4 人一组,分别扮演医生、患者、家属等。

1. 接诊安置患者。

2. 采集病史　①询问症状发生及持续时间。②多食、体重下降者有无多饮、多尿等症状。③患者起病以来的诊疗经过。④甲亢心患者有无心力衰竭,严重心律失常及休克的表现。⑤甲亢危象者有无诱因。⑥有无前驱上呼吸道感染史及甲状腺疾病家族史。

3. 对患者进行体格检查　①有无中枢神经系统症状,有无体温升高,注意血压,有无收缩压升高和脉压增大等征象。注意脉搏的强弱、速率、节律。②有无贫血、突眼及眼征。③甲状腺体征:甲状腺肿大程度、质地、有无压痛及血管杂音。④有无心衰的肺底啰音,有无心脏扩大、心律失常及心脏杂音。⑤有无肝肿大、黄疸及肠鸣音增加。⑥有无胫前黏液性水肿。⑦有无双手细颤征。

4. 需做哪些辅助检查?

老师公布有关患者的实验室资料（血常规、血沉、血糖、血脂，甲状腺激素及抗体水平、ECG、X线检查、甲状腺彩超、心脏彩超检查。甲状腺摄碘率、甲状腺同位素扫描等检查）。

5. 诊断什么病？需与哪些疾病鉴别？

以提问方式，结合情景患者示教，启发学生进一步加深了解。

（1）甲状腺功能亢进症的病因分类及发病机制。

（2）典型甲状腺功能亢进的临床表现，特殊临床类型。

（3）甲亢危象的临床表现及诊断标准。

（4）鉴别诊断：①抓住主要症状-心悸、怕热、多汗、手抖进行鉴别诊断；②抓住多食、体重下降等症状进行鉴别诊断。

6. 如何处理？写出治疗方案。

结合患者先讨论治疗原则，后讨论药物治疗，并熟悉开患者入院后的第一次处方。

（1）甲状腺功能亢进症治疗：①一般治疗休息、营养等。饮食中忌碘的意义。②硫脲类和咪唑类药物的作用机制及适应证，用法、疗程以及副作用和注意事项。③概述^{131}I治疗的适应证、禁忌证和并发症。④概述手术治疗的适应证、禁忌证和并发症及术前准备（详细内容归外科讲）。⑤各种对症及辅助支持治疗包括镇静催眠药、受体拮抗剂、B族维生素等的使用。

（2）甲状腺功能亢进症危象的防治：①治疗原则：去除诱因，防治基础疾患。尤其注意积极防治感染，做好手术前准备。及时预防危象的诱因，早期发现和早期治疗可预防或终止病情的发展。②阐明大剂量硫脲类和碘剂、肾上腺素能受体拮抗剂、肾上腺皮质激素等药物应用的原理及用法，其他辅助治疗在防治危象中的重要意义。

【思考题】

1. 弥漫性毒性甲状腺肿（Graves病）的发病机制。
2. 甲亢的临床表现及实验诊断依据。
3. 甲亢各种疗法的适应证。抗甲状腺药物治疗的方法及注意事项。

（牛晓红）

实训二十　糖　尿　病

【目的要求】

1. 掌握糖尿病的临床表现及实验检查内容及改变的临床意义。
2. 掌握糖尿病的诊断、治疗原则。
3. 掌握糖尿病酮症酸中毒、高渗非酮症昏迷的诊断及抢救措施。

【情景案例】

患者，女，13岁，160cm、46kg。“多尿、多饮、多食、乏力1月，恶心、呕吐2天，神志不清2小时”入院。既往体健，无特殊药物服用史。体检：T36.8℃，P104次/分，R 16次/分，BP 80/60mmHg，浅昏迷，呼吸深大，呼气有烂苹果味，眼窝深陷，皮肤干燥，营养差，浅表淋巴结未触及，甲状腺不大，未闻及血管杂音，肺部检查无异常，心率104次/分，律齐，无心脏杂音，腹凹陷、软，无压痛及反跳痛，肝脾肋下未触及，肠鸣音4次/分，双下肢不肿。实验室检查：血糖22.3mmol/L、血Na^+ 145mmol/L、血K^+ 5.0mmol/L、BUN 8.6mmol/L、Ccr 63μmol/L，尿糖（++++）、尿酮（+++），CO_2CP 6mmol/L。

【实训步骤】

同学分组3～4人一组，分别扮演医生、患者、家属等。

1. 接诊安置患者。

2. 采集病史　①询问多饮、多食的诱因、程度、出现及持续时间；多尿的量，尿液的颜色、性状；恶心、呕吐的诱因如饮食不洁、摄入过多等，呕吐的程度、呕吐物的颜色、性状、有无胆汁、隔夜宿食，呕吐出现及持续时间等。神志不清的诱因如外伤、中毒等，神志不清变化的过程。②有无脱水、休克的表现。③患者起病以来的诊疗经过。④既往有无类似发作，有无饥饿、节食问题，有无糖尿病史和家族发病情况。⑤有无服用特殊药物史。

3. 对患者进行体格检查　①进一步监测血压，注意血压的变化，检查有无休克征象。②脉搏的强弱、速率、节律。③有无脱水征象。④进一步检查判断意识障碍的程度，密切观察瞳孔变化。

4. 需做哪些辅助检查？

老师公布有关患者的实验室资料（尿糖和尿酮，血糖和血酮、血 Na^+、血 K^+、BUN、Ccr，血气分析：pH、CO_2CP 等）。

5. 诊断什么病？需与哪些疾病鉴别？

以提问方式，结合实际患者示教，启发学生进一步加深了解。

（1）依据典型1型糖尿病的三多一少"多尿、多饮、多食、消瘦"和乏力的疾病特点，1型糖尿病多见于青少年，常并发酮症酸中毒，血糖达标等进行诊断。

（2）糖尿病急性酮症酸中毒的临床表现特点：原有糖尿病病情加重、出现胃肠道表现，呼气的烂苹果味，脱水貌，少尿、低血压休克征象，烦躁、意识不清等神经精神症状。

（3）鉴别诊断：抓住主要症状-"三多一少"、恶心、呕吐、意识不清的临床表现及实验室检查的血糖、血酮阳性等的异常变化进行诊断和鉴别诊断。

6. 如何处理？写出治疗方案。

结合患者先讨论治疗原则，后讨论药物治疗，并熟练开出患者入院后的第一次处方。

（1）治疗原则：积极补液、小剂量胰岛素持续静脉点滴0.1U/(kg·h)、纠正水、电解质、酸碱平衡紊乱，加强病情观察，预防和治疗重要脏器损伤。

（2）强调补液、胰岛素使用及纠正酸中毒的注意事项。

（3）治疗过程密切监测尿糖和尿酮、血糖和血酮、血 Na^+、血 K^+、血气分析：pH、CO_2CP 等的变化情况。

（4）治疗措施：①快速补液：先补生理盐水，当血糖降至13.9mmol/L时换成糖盐水，初2小时入液1000～2000ml；②小剂量胰岛素持续静脉点滴（0.1U/kg·h），血糖降至13.9mmol/L时，胰岛素用量减至每小时1.0～2.0U，血糖渐降且不升高，可改为皮下常规治疗；③见尿后补充氯化钾；④pH＜7.1时静脉输入碳酸氢钠；⑤防治心衰、肾衰等；⑥加强病情监测，做好护理等。

（5）病情稳定后，制定饮食治疗、体育锻炼、病情的自我监测和胰岛素治疗方案。

【思考题】

1. 何为糖尿病酮症酸中毒，如何诊断和治疗？

2. 如何诊断糖尿病？

（柳　波）

实训二十一　类风湿关节炎

【目的要求】

1. 掌握类风湿关节炎的临床表现及 X 线改变。

2. 掌握类风湿关节炎的诊断、鉴别诊断、治疗原则及药物治疗。

【情景案例】

患者，女性，55 岁，以“多关节肿痛 3 年，加重半年”为主诉入院。患者于 3 年前开始无明显诱因出现双腕关节区肿胀、疼痛，呈持续性钝痛，起初疼痛不甚剧烈，未予以重视，后疼痛逐渐累及双手近指、掌指、双腕、双肘、双肩、双膝、双踝、双足跖趾关节区，时有双手近指、双腕、双膝关节肿胀，痛甚时不能下地行走，日常生活受限，伴晨僵（每天可持续 1 小时以上），曾在院外自购中药治疗（具体用药不详）后症状未见明显缓解，且疼痛易反复发作，并逐渐出现双手变形，双腕活动受限，于半年前渐出现多处关节变形加重伴活动不利，脱穿衣服困难。起病以来，患者精神、睡眠、饮食一般，大便、小便正常，体力稍下降，体重无明显改变。既往有“胃炎”史，未经积极正规治疗，否认手术外伤史，否认其他药物及食物过敏史。查体：T 36.4℃，P 72 次/分，R 18 次/分，BP 110/78mmHg。全身皮肤黏膜无黄染，浅表淋巴结未扪及肿大。双肺呼吸音清，未闻及明显干湿性啰音，HR72 次/分，律齐，未闻及病理性杂音。腹软，无压痛及反跳痛，肝脾肋下未及，双肾区无叩击痛，双下肢无水肿。双肩上举、外展受限，压痛。双肘平伸 130 度，双手握力下降，双腕饱满，压痛，掌背屈均受限。双手尺偏畸形，双手示指、中指、无名指近指、第三、四掌指肿大，压痛。双侧“4”征阴性。双膝骨擦音、骨擦感伴浮髌试验（+）。双踝及双足跖趾关节区压痛。生理反射存在，病理征未引出。

【实训步骤】

同学分组 3～4 人一组，分别扮演医生、患者、家属等。

1. 接诊安置患者。

2. 采集病史　①询问关节疼痛的部位、性质、程度、诱因、出现及持续时间，加重及缓解因素，以及伴随症状如肿胀、晨僵等。②有无关节外如心脏、肺、肾脏、胃肠道等损害的表现。③患者起病以来的诊疗经过。④既往史及其家族史。

3. 对患者进行体格检查　①心肺腹查体。②注意关节压痛的部位、受累关节数及关节活动度，有无关节畸形。③有无皮下结节。④有无双膝骨擦音、骨擦感。⑤浮髌试验，双侧“4”征试验。

4. 需做哪些辅助检查？

老师公布有关患者的实验室资料[血常规、尿常规、大便常规、血沉、C-反应蛋白、免疫全套、类风湿因子定量、抗 CCP 抗体（+/-）、RF 定性等，以及心电图、X 线等检查。]

5. 诊断什么病？需与哪些疾病鉴别？

以提问方式，结合实际患者示教，启发学生进一步加深了解。

（1）类风湿关节炎的诊断主要依据病史及临床表现，结合血清学及影像学检查。

（2）RA 的分类标准（美国风湿病学会 1987 年修订的 RA 分类标准；2010 年 ACR/EULAR关于 RA 新的分类标准），关节功能分级。

（3）鉴别诊断：①抓住主要症状-关节肿痛进行鉴别诊断；②抓住伴随症状进行鉴别诊

断。注意与骨关节炎、银屑病关节炎、强直性脊柱炎、系统性红斑狼疮、反应性关节炎等的鉴别。

6. 如何处理？写出治疗方案。

类风湿关节炎治疗的主要目的在于减轻关节炎症反应，抑制病变发展及不可逆骨质破坏，尽可能保护关节和肌肉的功能，最终达到病情完全缓解或降低疾病活动度的目标。

(1)治疗原则：患者教育、早期治疗、联合用药、个体化治疗方案以及功能锻炼。

(2)一般治疗：关节肿痛明显者应强调休息及关节制动，而在关节肿痛缓解后应注意早期开始关节的功能锻炼，此外，理疗、外用药等辅助治疗可快速缓解关节症状。

(3)药物治疗：给予改善循环、抗风湿(甲氨蝶呤、来氟米特片、柳氮磺吡啶)、抗炎止痛、护胃、纠正贫血及关节腔穿刺、局部理疗等对症治疗。

【思考题】

1. 类风湿关节炎的分类诊断标准？
2. 类风湿关节炎的主要关节外表现？

(向　阳)

实训二十二　系统性红斑狼疮

【目的要求】

1. 掌握系统性红斑狼疮的特征性临床表现。
2. 掌握系统性红斑狼疮的诊断、鉴别诊断及治疗原则。

【情景案例】

患者，女，28 岁，以“面部皮疹 1 月，双下肢水肿 1 周”为主诉入院。患者于 1 月前无明显诱因出现面部红斑，以双颊颧部呈蝶形分布于面部，伴瘙痒，日晒后加重。1 周前开始出现反复双下肢及颜面部水肿，尿中少量泡沫。病程中伴有双手部分掌指、近指关节疼痛，脱发及头痛、头昏。无明显咳嗽、咳痰、胸闷气促、发热、血尿、口腔溃疡、腹痛、腹泻等症状。既往无特殊病史，无药物过敏史。查体：T 36.8℃，P 80 次/分，R 20 次/分，BP 150/90mmHg，颜面部可见沿鼻翼两侧分布的蝶形红斑皮疹，眼睑水肿，浅表淋巴结未触及，巩膜不黄，颈软，双肺呼吸音清无啰音，腹平软，肝脾未触及。左手 2、3 近指，右手 3 近指，4 掌指关节肿胀、压痛，双下肢轻度凹陷性水肿。24 小时尿蛋白 3.1g。抗核抗体谱提示：ANA(+)、抗 dsDNA(+)、抗 Sm 抗体(+)。

【实训步骤】

同学分组 3~4 人一组，分别扮演医生、患者、家属等。

1. 接诊安置患者。

2. 采集病史　①询问皮疹的部位、性质、程度、诱因。②有无关节肿痛、脱发、光过敏、口腔溃疡、尿液改变如泡沫尿、血尿及出血倾向等。③有无多器官系统性损害表现。④患者起病以来的诊疗经过。⑤既往有特殊病史，月经及妊娠史。

3. 对患者进行体格检查　①注意皮疹的部位、性质。②各关节有无肿胀压痛。③有无脱发。④注意血压情况，有无高血压。⑤有无颜面部及下肢水肿。

4. 需做哪些辅助检查？

老师公布有关患者的实验室资料(血常规、尿常规、24 小时尿蛋白定量、血糖、血脂，肝肾功能,抗核抗体谱,免疫球蛋白、补体等),心电图,胸部X线检查,心脏及腹腔B超检查。

5. 诊断什么病?需与哪些疾病鉴别?

以提问方式,结合实际患者示教,启发学生进一步加深了解。

(1)系统性红斑狼疮的特征性临床表现。

(2)系统性红斑狼疮的主要症状及抗核抗体谱的特征性改变,血尿常规的改变。

(3)鉴别诊断:①抓住皮疹的主要症状进行鉴别诊断;②抓住皮疹伴随关节和水肿进行鉴别诊断。

6. 如何处理?写出治疗方案。

结合患者先讨论治疗原则,后讨论药物治疗,并熟悉开患者入院后的第一次处方。

(1)治疗原则:控制病情,防治并发症,保护各主要脏器功能。

(2)治疗措施:①激素和免疫抑制剂作为基础治疗以控制狼疮活动;②控制血压,降低蛋白尿,保护肾脏功能;③患者健康教育,正确认识和积极配合疾病治疗。

【思考题】

1. 什么是系统性红斑狼疮的特征性临床表现?

2. 系统性红斑狼疮会造成哪些系统损害?

（向　阳）

实训二十三　急性脑血管疾病

【目的要求】

1. 掌握脑梗死和脑出血的临床表现及影像的特征。

2. 掌握脑梗死和脑出血的诊断、鉴别诊断、治疗原则及抢救措施。

【情景案例】

患者,男性,86岁。“突发眩晕伴呕吐9小时”为主诉入院。患者9小时前于睡眠中突发眩晕醒来,家人认为其“眩晕病”复发未送其就医。于2小时前眩晕加重,伴有呕吐3次,诉后枕部疼痛,遂来院就诊。患者病程中神志清楚,饮食差,大小便正常。既往有高血压病史40年,无药物食物过敏史,吸烟30余年,已戒20余年。查体:神清,双侧瞳孔等大等圆,光反射灵敏,直径约3mm,水平眼震(+),四肢肌力肌张力正常,生理反射存在,病理征(-),脑膜刺激征(-),不能站立,左指鼻试验(+)。

【实训步骤】

同学分组5~6人一组,分别扮演医生、护士、患者、家属等。

1. 接诊安置患者。

2. 采集病史　①询问眩晕的诱因、出现及持续时间、病程等,以及是否伴随症状如发热、耳鸣、视力改变及平衡失调等,呕吐是否为喷射状,询问头痛的部位、性质及持续时间,有无意识障碍,有无失语、失认等。②有无急性感染、颅脑疾病及外伤、心血管疾病、严重肝肾疾病、糖尿病等病史及晕车、晕船、服药史。③患者发病以来的诊疗经过。④既往有无类似眩晕及头痛发作,有无高血压病、高脂血症、糖尿病、吸烟;急性脑血管病及家族史。

3. 对患者进行体格检查　①注意意识状况改变,有无嗜睡、昏睡或昏迷。②观察瞳孔大小及对光反射是否灵敏。③注意生命体征的变化,有无高血压及高热,有无呼吸困难及发绀,有无脉率缓慢。④注意患者四肢肌力有无减退,肌张力有无变化。⑤有无面部及四肢感觉障碍。⑥检查共济失调:闭目难立征、指鼻试验、对指试验、快速轮替动作等,先睁眼做,再闭眼做。

4. 需做哪些辅助检查?

老师公布有关患者的实验室资料(血常规、血糖、血脂等),ECG,X 线胸片检查。头颅 CT(显示左侧小脑高密度影)。

5. 诊断什么病? 需与哪些疾病鉴别?

以提问方式,结合实际患者示教,启发学生进一步加深了解。

(1)脑出血的发作特点。

(2)急性小脑出血的主要症状、体征及头颅 CT 的特征性改变。

(3)鉴别诊断:①抓住主要症状-眩晕进行鉴别诊断;②与其他部位脑出血进行(基底节-内囊、脑干、脑叶出血)鉴别诊断;③与其他急性脑血管病(TIA、脑梗死、蛛网膜下腔出血)进行鉴别诊断。

6. 如何处理? 写出治疗方案。

结合患者先讨论治疗原则,后讨论药物治疗,并熟悉开患者入院后的第一次处方。

(1)治疗原则:挽救生命,减少神经功能残疾,降低复发率。

(2)强调急性期的基本治疗:①安静卧床休息;②严密观察生命体征、瞳孔及意识变化;③保持呼吸道通畅;④吸氧(动脉血氧饱和度 90% 以上);⑤加强护理,保持肢体功能位。

(3)治疗措施:①降低颅内压(20% 甘露醇,呋塞米等);②调控血压:当收缩压 > 200mmHg 或平均动脉压 > 150mmHg 时,要用静脉持续降压药物积极降压;当收缩压 > 180mmHg 或平均动脉压 > 130mmHg 时,可用间断或持续静脉降压药物来降低血压;如果没有颅内压最高的证据,降压目标为 160/90mmHg 或平均动脉压 110mmHg。可适当给温和的降压药,血压不宜降得过低;③注意维持水、电解质及酸碱平衡,防止压疮、肺部感染、尿路感染等并发症;④必要时手术治疗。

(4)预防:防治高血压。

【思考题】

出血性脑血管病和缺血性脑血管病的鉴别要点?

（潘　敏）

实训二十四　癫　痫

【目的要求】

1. 掌握癫痫的临床表现。

2. 掌握癫痫的诊断、鉴别诊断、治疗原则及抢救措施。

【情景案例】

患者,男性,14 岁。以“发作性抽搐 2 年”入院。患者 2 年前无明显诱因下出现突然倒地,神志不清,面色青紫,双眼球上窜,双上肢弯曲,双下肢伸直,全身肌肉由强直到阵挛性收缩,瞳孔散大,对光反射消失,伴舌咬伤,口鼻流出泡沫或血沫,尿失禁,每次持续 3 ~ 7 分钟不等。清醒后感到头痛、乏力。发作时脑电图显示双侧大脑半球弥漫性痫性放电。临床诊断为“癫痫(全身性强直-阵挛性发作)”,不规则服用抗癫痫药物。近半年来发作频繁,遂来医院就诊。患者发作缓解期无异常表现,睡眠可,二便正常。

【实训步骤】

同学分组3~4人一组,分别扮演医生、患者、家属等。

1. 接诊安置患者。

2. 采集病史　①询问发作时的情况,第一次发作时的年龄,发作的诱因、持续时间,有无发热、头痛、呕吐、腹泻等。②发作时有无意识丧失、口吐血沫及小便失禁等表现。③患者发病以来的诊疗经过。④有无其他疾病,有无颅脑外伤等病史,是否顺产,出生时有无窒息史,家族中有无类似发作史。

3. 对患者进行体格检查　①注意发作时瞳孔、意识及生命体征的变化。②有无感觉及运动功能障碍。③生理反射是否正常。④有无病理反射和脑膜刺激征等。

4. 需做哪些辅助检查?

老师公布有关患者的实验室资料(血常规、肝功能、肾功能、血糖等),头颅CT,头颅MRI,EEG、ECG,胸片等。

5. 诊断什么病?需与哪些疾病鉴别?

以提问方式,结合实际患者示教,启发学生进一步加深了解。

(1)癫痫全面性强直阵挛性发作的发作特点,以及癫痫的病因分类,国际抗癫痫联盟癫痫发作的分类。

(2)癫痫全面性强直阵挛性发作主要症状及脑电图特征性改变。

(3)鉴别诊断:①抓住发作特点与其他类型的癫痫(失神发作、部分运动性发作、复杂部分性发作等)进行鉴别诊断;②与其他疾病(晕厥、假性癫痫发作、发作性睡病、TIA等)进行鉴别诊断。

6. 如何处理?写出治疗方案。

结合患者先讨论治疗原则,后讨论药物治疗,并熟悉开患者入院后的第一次处方。

(1)治疗原则:①确定是否用药:一般认为首次发作如果症状较轻、对患者的影响很小、脑电图检查正常、不能确诊为癫痫时,可暂不服药而观察一段时间。但若首次痫性发作能确诊为癫痫,且脑部有病变或首次痫性发作脑电图有明确癫痫样放电者,均应早期开始治疗。②正确选择药物:根据癫痫发作类型、药物治疗反应及患者的年龄、全身状况、耐受性、经济情况等综合考虑。

(2)强调发作期的一般治疗:①防止跌伤、自伤或伤人,防止骨折或脱臼。②防止窒息及舌咬伤。③吸氧。④监测意识、瞳孔、生命体征变化。⑤加强护理。

(3)治疗措施:①控制癫痫发作:根据癫痫发作类型,选用适当的抗癫痫药物(丙戊酸纳、卡马西平、苯巴比妥)等。②寻找癫痫发作的病因:进行必要的各种检查,如脑电图、头颅CT或头颅MRI,如发现有血管畸形、肿瘤等,给予相应的治疗。③长期服用抗癫痫药物,要定期测定药物血浓度、肝功、白细胞等,以防药物的毒性作用。

【思考题】

1. 癫痫的诊断步骤?

2. 癫痫药物治疗的原则是什么?

(潘　敏)

实训二十五　精神分裂症

【目的要求】

1. 掌握精神分裂症的临床表现及分型。

2. 掌握精神分裂症的诊断、鉴别诊断、治疗原则及预防措施。

【情景案例】

李某,男,42岁,一年前因生意失败,借住在父母家。入院半年前的一个深夜,患者发现对面楼里有灯光照到自己的房间。此后渐渐发现街坊邻里常常“话里有话”,内容多牵涉患者的隐私,开始怀疑自己的房间被人录音、摄像。入院前三个月,患者听到脑子里有一个自称“国家安全部少校”的人同自己讲话,声称他已成为“全国一号嫌犯”,正在对他实施全面监控。后又出现一个自称是“老书记”的女声为患者辩解,说患者是一个好同志。“少校”与“书记”就患者的许多方面都发表针锋相对的意见,令患者不胜其烦。入院前半个月,患者多次走访各个政府部门,要求“澄清事实”、“洗脱罪名”。并计划给世界各大报章写信,申诉自己“受人迫害”的经过。

【实训步骤】

同学分组10人一组,分别扮演医生、患者、家属等。

1. 接诊安置患者。

2. 采集病史　①病史采集应尽量客观、全面和准确:可从不同的家属或其他知情者处了解患者不同时期、不同侧面的情况,相互核实,相互补充。事先应向他们说明病史准确与否关系诊治结果,提醒供史者注意资料的真实性,并应了解供史者与患者接触是否密切,对病情了解程度,是否掺杂了个人的感情成分,或因种种原因有意无意地隐瞒了或夸大了一些重要情况,对可靠程度应给予适当的估计。如家属对病情的看法有严重分歧,则应分别加以询问,了解分歧的原因何在。如提供病史者对情况不了解,还应请知情者补充病史。并应收集患者的日记、信件、图画等材料以了解病情。②采集病史时,应该收集有关人格特点的资料如人际关系:与家人相处如何;有无异性或同性朋友,朋友多或少,关系疏远或密切;与同事和领导或同学、老师的关系如何等;习惯:有无特殊的饮食、睡眠习惯;有无特殊的嗜好或癖好;有无吸烟、饮酒、药物使用等习惯;兴趣爱好:业余或课余的闲暇活动,有无情趣和爱好,爱好是否广泛有无特殊的偏好;占优势的心境:情绪是否稳定;是乐观高兴还是悲观沮丧;有无焦虑或烦恼;内向或情感外露;是否容易冲动或激惹;是否过分自信或自卑,是否害羞或依赖;对外界事物的态度和评价。此外询问患者对自己的看法和别人对他的评价。了解患者在特定情景下的行为和在工作与社会活动中的表现,亦有助于了解患者的人格特点。③采集病史时询问的顺序:在门诊由于患者和家属最关心的是现病史,且受时间限制,一般先从现病史问起。住院病史的采集则多从家族史、个人史、既往史谈起,在对发病背景有充分了解的情况下更有利于现病史的收集。但可根据具体情况灵活掌握。④患者起病以来的诊疗经过。⑤既往有无类似的精神异常表现。⑥有无心、肝、肺、肾、脑部疾病及其精神疾病家族史。

3. 记录病史　应如实描述,但应进行整理加工使条理清楚、简明扼要,能清楚反映疾病的发生发展过程以及各种精神症状特点。对一些重要的症状可记录患者原话。记录时要避免用医学术语。对病史资料医护人员应保密,切勿作为闲谈资料,这也是医德的重要内容。

4. 对患者进行体格检查(略)。

5. 精神检查的内容

(1)外表与行为:①外表:包括体格、体质状况、发型、装束、衣饰等。②面部表情:如紧锁的眉头、哀怨的眼神提示抑郁的心情。③活动的量和性质:躁狂患者总是活动过多,不安分;抑郁患者少动而迟缓;焦虑的患者表现出运动性的不安,或伴有震颤。④社交性行为:了解患者与周围环境的接触情况,是否关心周围的事物,是主动接触还是被动接触,合作程度如何。⑤日常生活能力:患者能否照顾自己的生活,如自行进食、更衣、清洁等。

(2)言谈与思维:①言谈的速度和量:有无思维奔逸、思维迟缓、思维贫乏、思维中断等。②言谈的形式与逻辑思维逻辑结构:如有无思维松弛、破裂、象征性思维、逻辑倒错或词语新作。患者的言谈是否属于病理性赘述,有无持续性言语等。③言谈内容是否存在妄想:妄想的种类、内容、性质、出现时间、是原发还是继发、发展趋势、涉及范围、是否成系统、内容是荒谬还是接近现实,与其他精神症状的关系等。是否存在强迫观念及与其相关的强迫行为。

(3)情绪状态:情感活动可通过主观询问与客观观察两个方面来评估。客观表现可以根据患者的面部表情、姿态、动作、讲话语气、自主神经反应(如呼吸、脉搏、出汗等来判定。主观的体验可以通过交谈,设法了解患者的内心世界。可根据情感反应的强度、持续性和性质,确定占优势的情感是什么,包括情感高涨、情感低落、焦虑、恐惧、情感淡漠等;情感的诱发是否正常,如易激惹;情感是否易于起伏变动,有无情感脆弱;有无与环境不适应的情感如情感倒错。如果发现患者存在抑郁情绪,一定要询问患者是否有自杀观念,以便进行紧急风险干预。

(4)感知:有无错觉,错觉的种类、内容、出现时间和频率,与其他精神症状的关系;是否存在幻觉,幻觉的种类、内容、出现的条件、时间与频率,与其他精神症状的关系及影响。

(5)认知功能:①定向力包括自我定向如姓名、年龄、职业,以及对时间(特别是时段的估计)、地点、人物及周围环境的定向能力。②注意力评定是否存在注意减退或注意涣散,有无注意力集中方面的困难。③意识状态根据定向力、注意力(特别是集中注意的能力)及其他精神状况,判断是否存在意识障碍及意识障碍的程度。④记忆评估瞬时记忆、近记忆和远记忆的完好程度,是否存在遗忘、错构、虚构等症状。⑤智能根据患者的文化教育水平适当提问。包括一般常识、专业知识、计算力、理解力、分析综合能力及抽象概括能力。必要时可进行专门的智能查测。

(6)自知力:经过病史的采集和全面的精神状况检查,医生还应大致了解患者对自己精神状况的认识,可以就个别症状询问患者,了解患者对此的认识程度;随后医生应该要求患者对自己整体精神病况做出判断,可由此推断患者的自知力,并进而推断患者在今后诊疗过程中的合作程度。

6. 需做哪些辅助检查?

老师公布有关患者的实验室资料如血常规、ECG、X 线检查和 CT 检查等。

7. 诊断什么病? 需与哪些疾病鉴别?

以提问方式,结合患者示教,启发学生进一步加深了解。

(1)患者的症状特点及其他资料,诊断考虑精神分裂症偏执型。

(2)讨论精神分裂症的主要症状(幻觉、妄想、思维形式障碍、行为障碍等)及分型。

(3)鉴别诊断:①抓住被害妄想进行鉴别诊断;②抓住被害妄想的伴随症状进行鉴别诊断。

8. 如何处理？写出治疗方案。

结合患者先讨论治疗原则，后讨论具体治疗措施。

(1)治疗原则：精神分裂症的首选的治疗措施是抗精神病药物治疗；必要时考虑(如兴奋躁动、冲动伤人、木僵或亚木僵、拒食、出走、精神分裂症疾病过程中或病后较为严重的抑郁情绪等)电抽搐治疗；综合健康教育、工娱治疗、心理与社会干预等措施可以减少患者复发、提高患者生活质量和社会适应能力。

(2)治疗措施：①使用一种非典型抗精神病药物(如利培酮、齐拉西酮、氯氮平、奥氮平、喹硫平、阿立哌唑)进行治疗，治疗时应该系统而规范，必须强调早期、足量(个体化的最低有效剂量)、足疗程、单一用药、个体化用药，治疗程序包括急性治疗期(至少4～6周)、巩固治疗期(至少6个月)、维持治疗期；抗精神病药物使用之前均应常规检查血压、心率、血象和心、肝、肾功能及血糖、血脂，并在用药期间要定期复查对比，发现问题及时分析处理。②进行心理与社会干预治疗如行为治疗(社会技能训练)、家庭干预、社区服务。

【思考题】

1. 精神检查有哪些内容？

2. 精神分裂症的主要症状及治疗原则和措施有哪些？

(肖曙辉)

第二部分

内科学学习指导

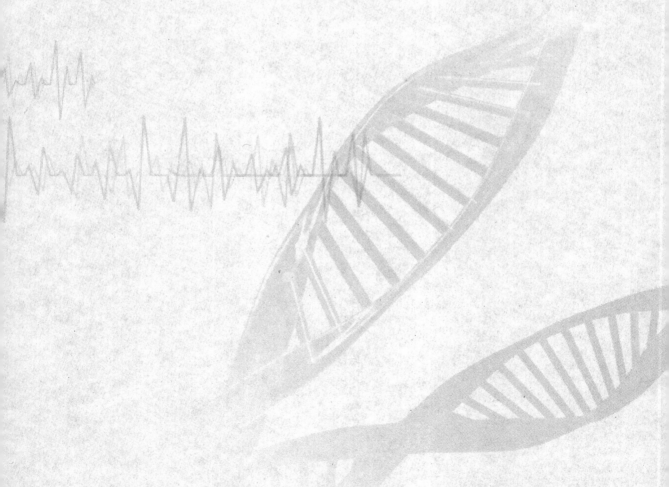

第一篇　绪　论

略。

第二篇 呼吸系统疾病

第一章

总 论

一、学习要点

掌握呼吸系统疾病的常见症状和常用诊断方法。
熟悉呼吸系统疾病的治疗概况。
了解呼吸系统疾病的常见病因。

二、重要知识点

(一)呼吸系统疾病的常见病因

由于呼吸系统与外界环境息息相关,所以呼吸系统疾病多与环境因素有关,最常见的因是生物学因素,其中细菌为首位,其次是大气污染、冷空气等。

(二)呼吸系统疾病的主要症状

咳嗽、咳痰、咯血、呼吸困难和胸痛。

(三)常用的诊断方法

问诊和体格检查,其次是影像学、血液学、细菌学及相关的器械检查。

(四)治疗重点

合理使用抗菌药物、解除气道痉挛及祛痰镇咳等对症处理。

(韩扣兰)

第二章

慢性阻塞性肺疾病和慢性肺源性心脏病

一、学习要点

掌握慢性支气管炎(慢支)、慢性阻塞性肺疾病(COPD)及慢性肺源性心脏病(肺心病)之间的关系。

熟悉慢支、COPD和肺心病的诊断标准和急性发作期的治疗原则。

了解慢支和COPD的预防方法。

二、重要知识点

(一)流行病学特点

慢支是一种常见病和多发病,寒冷地区多见,农村多于城市,COPD是中国农村死亡率最高的疾病之一。慢支发病后,如果不采取积极治疗措施,数年后可进展为COPD,进而可以发展成为肺心病,威胁患者生命。因此,如果以COPD为中心,慢支是它的上游疾病,肺心病是它的下游疾病。

(二)慢支的诊断标准

咳嗽、咳痰或伴喘息,每年发作持续3个月,连续2年或以上。排除可引起上述症状的其他疾病(如肺结核、支气管扩张、支气管肺癌、心脏病、支气管哮喘、间质性肺疾病等)时,可作出诊断。如每年发作不足3个月,有明确的客观检查依据也可诊断。

(三)COPD的诊断标准

临床表现主要为慢性咳嗽、咳痰和(或)呼吸困难;存在不完全可逆性气流受限是诊断COPD的必备条件。肺功能测定指标是诊断COPD的"金标准"。

(四)肺心病的诊断标准

在患慢支、COPD或其他慢性肺胸疾病或肺血管疾病的基础上,逐渐出现肺动脉高压,右室肥大,伴或不伴右心衰竭,且排除能引起右心肥大的其他心脏疾病。

(五)治疗原则

控制感染、合理使用支气管舒张剂、纠正心衰和呼衰、防治并发症及对症治疗。

三、强化练习题

(一)判断题

1. 肺心病最主要的病因是COPD
2. 慢支的诊断主要依据影像学、细菌学等辅助检查方法
3. COPD是以气流不完全可逆为特征的一组疾病

4. COPD 病情严重程度的评估主要依靠呼吸困难
5. 慢支的病变可累及黏膜、黏膜下层和肌层及其周围组织

(二)填空题

1. 慢支临床分为________、________、________三期。
2. 肺动脉高压形成的主要原因是________、________。
3. 肺心病代偿期的主要表现是________,失代偿期的主要表现是________、________。
4. 肺心病心衰时使用强心剂的选择原则是________、________。
5. 肺心病的主要致死原因是________、________、________、________等。

(三)选择题

A1 型题

1. 慢支加重最主要的诱因是
   A. 感染　B. 吸烟　C. 酗酒
   D. 疲劳　E. 免疫力低下
2. 慢支最主要的临床表现是
   A. 气短　B. 长期反复咳嗽咳痰　C. 胸痛
   D. 咯血　E. 长期发热
3. 导致肺心病最常见的原发病是
   A. 重症肺结核　B. 支气管哮喘　C. 慢性支气管炎
   D. 支气管扩张　E. 尘肺
4. 肺心病治疗中,不属于强心剂的用药指征是
   A. 呼吸衰竭好转,心衰仍存在　B. 利尿后心衰不能纠正　C. 伴左心衰
   D. 伴快速房颤　E. 伴二氧化碳潴留
5. 引起二氧化碳潴留的主要机制是
   A. 动静脉分流　B. 肺泡通气不足　C. 无效腔通气
   D. 通气/血流比例失调　E. 弥散障碍
6. COPD 病理生理改变的标志是
   A. 气体交换异常　B. 黏液高分泌　C. 肺动脉高压
   D. 肺过度通气　E. 呼气气流受限
7. COPD 并发肺心病急性加重时,最重要的治疗措施是
   A. 应用利尿剂　B. 应用呼吸兴奋剂　C. 应用抗菌药物
   D. 应用血管扩张剂　E. 应用强心剂
8. 在肺心病的发病过程中,以下哪一项不是引起肺动脉高压的重要因素
   A. 血容量增加　B. 低氧血症　C. 血液黏滞度增加
   D. 电解质紊乱　E. 肺血管解剖结构改变
9. 肺心病最常见的心律失常是
   A. 房性期前收缩　B. 心房纤颤　C. 心房扑动
   D. 室性心动过速　E. 室性期前收缩
10. COPD 的主要特征是
    A. 大气道阻塞　B. 小气道阻塞　C. 双肺哮鸣音
    D. 桶状胸　E. 胸片示肺野透光度增加

A2 型题

11. 女性，60 岁，吸烟 30 余年，慢性咳嗽、咳痰 20 余年，近 1 年劳累后气短。查体：双肺呼吸音减弱，肺下界位于右锁骨中线第 7 肋间，双肺底可闻细湿啰音。最可能的诊断是

A. 大叶性肺炎　　B. 肺气肿　　C. 胸腔积液
D. 支气管哮喘　　E. 气胸

12. 男性，70 岁，慢性喘息型支气管炎病史 25 年，近 8 年来间断出现双下肢水肿，一周前咳嗽和喘息加重，难以入睡，时有躁动。以下处理错误的是

A. 祛痰　　B. 利尿　　C. 抗感染　　D. 镇静剂　　E. 吸氧

A3 型题

（13～16 题共用题干）

女性，60 岁，反复咳嗽、咳痰 30 年，心悸、气短、下肢间歇性水肿 5 年，加重伴发热一周。查体：体温 38.4℃，脉搏 110 次/分，呼吸 26 次/分，口唇发绀，双肺叩诊过清音，中下肺野闻及细湿啰音，心律齐，可闻及 2/6 级收缩期杂音，双下肢水肿。

13. 该病最可能的诊断是

A. 慢支　　B. 慢性阻塞性肺气肿　　C. 肺炎
D. 心肌病　　E. COPD 和慢性肺源性心脏病

14. 为明确诊断首选的辅助检查是

A. 胸部 X 线检查　　B. 动脉血气分析　　C. 心电图检查
D. 血脂测定　　E. 痰培养及药物敏感试验

15. 主要治疗措施是

A. 控制感染与改善呼吸功能　　B. 祛痰镇咳
C. 解痉平喘　　D. 强心利尿
E. 低浓度吸氧

16. 如病情突然恶化，出现昏睡或昏迷，动脉血气分析 $PaO_2$50mmHg，$PaCO_2$80mmHg，此时首先考虑的是

A. ARDS　　B. 脑出血　　C. 肺性脑病
D. 脑栓塞　　E. 阿斯综合征

B1 型题

（17～18 题共用备选答案）

A. 胸部 X 线检查　　B. 心电图　　C. 动脉血气分析
D. 肺功能　　E. 胸腔 B 超

17. 如患者呼吸困难突然加重，单侧呼吸音明显减弱，应立即进行的检查

18. 如患者呼吸困难突然加重，最不能承受的检查

（四）病例分析

男性，75 岁，因反复咳嗽、咳痰 30 年，加重伴发热 5 天入院。查体：体温 38.6℃，脉搏 100 次/分，呼吸 22 次/分，血压 140/86mmHg。口唇发绀，球结膜充血、水肿。颈静脉充盈。桶状胸，叩诊过清音，肺肝界位于右锁骨中线第 8 肋间，双肺下野闻及中湿啰音。心界向左扩大，心尖搏动位于左锁骨中线第 5 肋间外 1cm。肝肋下 3cm，肝-颈静脉回流征阳性。双膝以下压陷性水肿。辅助检查：WBC 10.2×10^9/L，N 85%；PaO_2 55mmHg，$PaCO_2$60mmHg。

（五）思考题

1. 慢支的临床特点和诊断标准是什么？
2. COPD 的严重程度是怎样分级的？
3. 如何诊断慢性肺源性心脏病？

四、参考答案

（一）判断题

1. √　2. ×　3. √　4. ×　5. √

（二）填空题

1. 急性发作期；慢性迁延期；临床缓解期
2. 动脉血氧分压下降；动脉血二氧化碳分压上升
3. 原发病表现；呼吸衰竭；心力衰竭
4. 半衰期短；低剂量
5. 肺性脑病；呼吸衰竭；DIC；MODS

（三）选择题

1. A，流行病学调查显示感染是慢支最重要的诱发因素。
2. B，慢支的主要表现是咳嗽、咳痰或伴有喘息，其中咳嗽是最主要表现。
3. C，引起肺心病的主要病因是 COPD，而慢支又是 COPD 最主要原因。
4. E，肺心病失代偿期心衰时，可以选择性地应用强心剂，但二氧化碳潴留最重要的处理措施是通畅气道，用强心剂是无效的。
5. B，肺泡通气不足是引起二氧化碳潴留最主要机制，其他 4 项与缺氧关系不大。
6. E，COPD 的定义就是伴有不完全可逆性气流阻塞的一类疾病。
7. C，COPD 急性加重期最重要的原因是感染，因此应该首先予以抗感染治疗。
8. D，引起肺动脉高压最根本的因素是低氧血症和肺血管解剖结构改变，低氧可引发血容量与血液黏滞度增加，与电解质紊乱关系不大。
9. A，肺心病最常见的心律失常是房性期前收缩和室上性心动过速。
10. B，COPD 是由多种有害因素长期刺激终末细支气管的病变，结果造成不完全可逆的小气道阻塞。大中气道气流受阻常见于慢支，双肺哮鸣音常见于支气管哮喘，桶状胸和肺野透光度增加可见于各种肺气肿。
11. B，患者有慢支病史，有慢支临床表现，查体有肺气肿征。
12. D，患者为老年男性，根据病史可以初步诊断为慢支急性发作期、肺心病可能性大。首先应抗感染治疗，辅以祛痰、利尿、吸氧治疗。但应避免使用镇静剂，以防呼吸抑制，加重通气功能障碍。
13. E，根据病史和体检，最可能的诊断是 COPD 和肺心病。
14. A，胸部 X 线检查可以判定是否有肺部感染、是否有肺气肿、是否有肺动脉高压，因此作为首选。
15. A，由于近一周病情加重并且出现发热，首先考虑感染。
16. C，在 COPD 和肺心病的基础上出现意识障碍，血气分析出现明显的高二氧化碳血症，应该首先考虑肺性脑病。
17. A，突然出现呼吸困难，可能并发气胸，应首先进行 X 线检查。

18. D,在考虑气胸的基础上,患者是难以承受肺功能检测的。

(四)病例分析

分析步骤:

1. 诊断及诊断依据

(1)初步诊断:慢支(急性加重期),COPD,肺心病(失代偿期)。

(2)诊断依据:①患者慢性咳嗽、咳痰病史30年,无其他重要疾病史,符合慢支的诊断条件。近5天加重伴体温增高,双肺下野闻及中湿啰音,血象偏高,表明有感染存在,可判断为急性加重期。②有慢支的病史,有桶状胸、叩诊过清音、肺肝界位于右锁骨中线第8肋间等肺气肿体征。③肺心病(失代偿期):有慢支和COPD表现和体征,颈静脉充盈、心界向左扩大、心尖搏动位于左锁骨中线第5肋间外1cm、肝肋下3cm、肝-颈静脉回流征阳性,可判断有肺心病和心衰。$PaO_2$55mmHg,$PaCO_2$60mmHg,可判断有呼衰。

2. 进一步检查

(1)X线胸片:了解肺部是否有感染、是否有肺动脉高压表现,进一步印证肺气肿和心脏增大。

(2)患者情况允许后做肺功能检查,了解COPD程度。

(3)痰培养和药物敏感试验,以确定合理使用抗菌药物。

3. 治疗原则

(1)抗感染(先经验用药,待药物敏感试验结果调整抗菌药物)。

(2)改善通气,纠正二氧化碳潴留。

(3)持续低流量吸氧,改善缺氧。

(4)祛痰等对症治疗。

(韩扣兰)

第三章

支气管哮喘

一、学习要点

掌握支气管哮喘的临床表现及诊断依据。

熟悉支气管哮喘的病情分级、能够对支气管哮喘患者进行诊断，并进行分级治疗。加强哮喘患者的教育与管理，提高生活质量。

了解支气管哮喘的常见病因及发病机制。

二、重要知识点

(一) 哮喘发病的危险因素

包括遗传因素和环境因素。

(二) 诊断标准

反复发作喘息、气急、胸闷或咳嗽，多有诱发因素；发作时在双肺可闻及散在或弥漫性哮鸣音；症状和体征可经治疗缓解或自行缓解；除引起上述症状的其他疾病外；临床表现不典型者，至少具备以下 1 项试验阳性：①支气管激发试验或运动激发试验；②支气管舒张试验阳性，FEV_1 增加≥12%，且 FEV_1 增加绝对值≥200ml；③呼气流量峰值(PEF)日内(或 2 周)变异率≥20%。

(三) 病情严重程度的分级(表 2-3-1)

表 2-3-1 病情严重程度的分级

分级	临床特点
间歇状态(第 1 级)	症状＜每周 1 次 短暂出现 夜间哮喘症状≤每月 2 次 FEV_1 占预计值%≥80%或 PEF≥80%个人最佳值，PEF 或 FEV_1 变异率＜20%
轻度持续(第 2 级)	症状≥每周 1 次，但＜每日 1 次 可能影响活动和睡眠 夜间哮喘症状＞每月 2 次，但＜每周 1 次 FEV_1 占预计值%≥80%或 PEF≥80%个人最佳值，PEF 或 FEV_1 变异率 20%～30%
中度持续(第 3 级)	每日有症状 影响活动和睡眠 夜间哮喘症状≥每周 1 次 FEV_1 占预计值%60%～79%或 PEF60%～79%个人最佳值，PEF 或 FEV_1 变异率＞30%

续表

分级	临床特点
重度持续（第4级）	每日有症状 频繁出现 经常出现夜间哮喘症状 体力活动受限 FEV_1 占预计值% <60%或 PEF <60%个人最佳值，PEF 或 FEV_1 变异率 >30%

（四）急性发作时病情严重程度的分级（表2-3-2）

表2-3-2　哮喘急性发作时病情严重程度的分级

临床特点	轻度	中度	重度	危重
气短	步行、上楼时	稍事活动	休息时	
体位	可平卧	喜坐位	端坐呼吸	
讲话方式	连续成句	单词	单字	不能讲话
精神状态	可有焦虑，尚安静	时有焦虑或烦躁	常有焦虑、烦躁	嗜睡或意识模糊
出汗	无	有	大汗淋漓	
呼吸频率	轻度增加	增加	常 >30次/分	
辅助呼吸肌活动及三凹征	常无	可有	常有	胸腹矛盾运动
哮鸣音	散在，呼吸末期	响亮、弥漫	响亮、弥漫	减弱、乃至无
脉率（次/分）	<100	100～120	>120	脉率变慢或不规则
奇脉	无，<10mmHg	可有，10～25mmHg	常有，>25mmHg（成人）	无，提示呼吸肌疲劳
最初支气管扩张剂治疗后PEF占预计值或个人最佳值%	>80%	60%～80%	<60%或<100L/min或作用持续时间<2小时	最初支气管扩张剂治疗后PEF占预计值或个人最佳值%
PaO_2（吸空气，mmHg）	正常	≥60	<60	<60
$PaCO_2$（mmHg）	<45	≤45	>45	>45
SaO_2（吸空气，%）	>95	91～95	≤90	≤90
pH				降低

（五）哮喘常用治疗药物

控制性药物包括吸入糖皮质激素、白三烯调节剂、长效 β_2受体激动剂、缓释茶碱、色甘酸钠等；缓解性药物包括速效 β_2受体激动剂、全身用糖皮质激素、吸入性抗胆碱能药物、短效茶碱及短效口服 β_2受体激动剂等。

(六)哮喘控制水平分级(表2-3-3)

表2-3-3 控制水平分级

	完全控制（满足以下所有条件）	部分控制（在任何1周内出现以下1～2项特征）	未控制（在任何1周内）
白天症状	无(或≤2次/周)		
活动受限	无	有	
夜间症状/憋醒	无	有	出现≥3项部分控制特征
需要使用缓解药的次数	无(或≤2次/周)	2次/周	
肺功能（PEF或FEV_1）	正常或≥正常预计值（本人最佳值）的80%	<正常预计值（本人最佳值）的80%	
急性发作	无	≥每年1次	在任何1周内出现1次

三、强化练习题

(一)填空题

1. 支气管哮喘是由________、________和________等多种细胞核和________参与的慢性气道炎症性疾病。

2. 支气管哮喘的发病与变态反应有关,已被公认的主要为________。

3. 哮喘的病理改变主要为支气管阻塞,包括:________、________、________、________。

4. 非典型性哮喘发作可以________或________为唯一的临床表现,无喘息症状者又称为“________”。

5. 多数人认为哮喘与________、________、________、及________等因素相互作用有关。

6. 哮喘临床表现为发作性伴有________或发作性胸闷和咳嗽。

7. 哮喘急性发作期可分为________、________、________。

8. 哮喘发作时可并发________、________、________。

9. 对缓解气道痉挛作用最快的是________,________是当前治疗哮喘最有效药物。

(二)选择题

A1型题

1. 哮喘的主要临床特征是
   A. 发作性的伴有哮鸣音的呼气性呼吸困难　B. 与感染关系最为密切
   C. 早期可出现Ⅱ型呼吸衰竭　D. 为限制性通气障碍
   E. 常常演变为慢性支气管炎

2. 哮喘的本质是
   A. 自身免疫性疾病　B. 气道平滑肌可逆性痉挛
   C. 气道慢性炎症反应　D. 肥大细胞M胆碱能受体功能亢进
   E. 气道平滑肌β_2受体功能低下

3. 哮喘发作时,对缓解气道痉挛作用最快的是
   A. 糖皮质激素　B. β_2受体激动剂　C. 色甘酸钠

D. 氨茶碱　　E. 白三烯调节剂

4. 选择性 β_2受体激动剂是

A. 肾上腺素　B. 沙丁胺醇　C. 酮替芬　D. 地塞米松　E. 氨茶碱

5. 哮喘患者剧咳后突然出现胸痛、呼吸困难，大汗、烦躁不安等症状，首先考虑

A. 急性左心衰　B. 哮喘重度发作　C. 自发性气胸

D. 肺炎　E. 胸膜炎

6. 有关哮喘的实验室检查哪项是错误的

A. 发作时嗜酸性粒细胞数可增高

B. 痰液检查可见较多嗜酸性粒细胞、夏-科结晶和透明的哮喘珠

C. 发作时呼吸功能检查有关呼吸流速的全部指标均显著下降

D. 胸部 X 线检查双肺透亮度增加

E. 血气分析均有缺氧和 $PaCO_2$降低

7. 糖皮质激素治疗重症哮喘的主要作用机制中，下列哪项不正确

A. 拮抗胆碱能受体

B. 抑制细胞因子的生成

C. 增强平滑肌细胞肾上腺素受体的反应性

D. 抑制炎症介质的释放

E. 降低气道反应性

8. 倍氯米松是

A. 茶碱类　B. β_2受体激动剂　C. 抗胆碱能类

D. 糖皮质激素　E. 抗过敏药

9. 色甘酸钠的主要作用机制是

A. 阻断迷走神经 M 胆碱受体　B. 抑制磷酸二酯酶，使细胞内 cAMP 含量

C. 激活腺苷酸环化酶　D. 保护肥大细胞溶酶体膜

E. 使封闭抗体增加

10. 氨茶碱的主要作用机制是

A. 阻断迷走神经 M 胆碱受体　B. 抑制磷酸二酯酶，使细胞内 cAMP 含量

C. 激活腺苷酸环化酶　D. 保护肥大细胞溶酶体膜

E. 使封闭抗体增加

11. 重症哮喘急性发作控制后可长期应用控制哮喘发作的药物是

A. 口服氨茶碱　B. 口服泼尼松

C. 口服抗生素　D. 单用吸入激素

E. 口服沙丁胺醇(联合吸入激素)

12. 下列哪项不是哮喘的诱因

A. 尘螨　B. 花粉　C. 油漆　D. 病毒感染　E. 遗传

13. 支气管哮喘急性发作患者血气分析二氧化碳分压增高提示

A. 病情缓解　B. 出现呼吸性碱中毒　C. 病情恶化

D. 没有临床意义　E. 出现急性左心衰

14. 支气管哮喘急性发作时肺部叩诊呈

A. 鼓音　B. 浊音　C. 清音　D. 过清音　E. 实音

15. 支气管哮喘与心源性哮喘难以鉴别时，宜用
A. 沙丁胺醇（舒喘灵）　B. 毛花苷丙（西地兰）或毒毛花苷
C. 氨茶碱　D. 哌替啶
E. 地塞米松

16. 在吸入糖皮质激素治疗哮喘的副作用中，下列哪项错误
A. 下丘脑-垂体-肾上腺轴的抑制　B. 声音嘶哑
C. 咽部不适　D. 菌群失调
E. 口腔白色念珠菌感染

A2 型题

17. 男性，20 岁，自幼患哮喘。闻油漆后气急 6 小时就诊。此时不宜做下列哪项检查
A. 呼气流速测定　B. 血清 IgE　C. 皮肤变应原试验
D. 胸部 X 线检查　E. 嗜酸性粒细胞检测

18. 女性，37 岁，支气管哮喘急性发作时体格检查发现过度充气体征，与肺气肿相似，此时最好的鉴别方法是
A. X 线检查　B. 肺通气功能检测
C. 高分辨率 CT　D. 急性发作期前后肺功能及胸片对比
E. 支气管舒张试验

19. 女性，62 岁，吸烟 40 年，吸气性呼吸困难 1 个月。体检：肺部可闻及吸气相喘鸣音。以下诊断最不可能的是
A. 喉头水肿　B. 支气管哮喘　C. 肺癌
D. 异物　E. 喉、气管炎症

20. 男性，22 岁，既往有支气管哮喘史，突发呼吸困难，烦躁不安，大汗，持续 4 小时，静脉滴注氨茶碱不能缓解。查体：BP120/80mmHg，心率 120 次/分，两肺满布哮鸣音，紧急处理应选择
A. 静脉滴注甲泼尼龙　B. 静脉滴注硝酸甘油　C. 静脉注射呋塞米
D. 大剂量青霉素静脉滴注　E. 静脉注射毛花苷丙

21. 女性，21 岁，反复发作性喘息 9 年，多于夏季发作。3 天前参观真菌种植基地后出现呼吸困难，夜间不能平卧，吸入 β_2受体激动剂呼吸困难不能缓解来诊。诊断为支气管哮喘急性发作期，了解病情最简便和客观的方法是
A. 测定峰流速（PEF）　B. 测定最大通气量　C. 胸片
D. 心电图　E. 动脉血气分析

A3 型题

（22～23 题共用题干）

女性，40 岁，自幼起咳嗽、咳痰、喘息，多为受凉后发作。发作时大汗，强迫端坐位，双肺闻及哮鸣音，静脉使用“氨茶碱”“地塞米松”可完全缓解。此后反复出现夜间轻微喘息，每周 3 次以上，不能入睡。近 2 天因着凉喘息症状加重，PEF 变异率为 35%。查体：心率 102 次/分，双肺闻及哮鸣音。

22. 最可能的诊断是
A. 支气管哮喘急性发作期　B. 支气管哮喘慢性持续期　C. 喘息型支气管炎
D. 哮喘并发自发性气胸　E. 哮喘并发心功能不全

23. 首选治疗是

A. 糖皮质激素　　B. 茶碱类　　C. 白三烯调节剂

D. β_2受体激动剂　　E. 色甘酸钠

（24～26 题共用题干）

女性,16 岁。呼吸困难、胸闷、干咳 2 小时余。查体:呼吸 28 次/分,两肺满布哮鸣音。病前晒棉絮,出现鼻痒、打喷嚏。过去有类似发作史。

24. 茶碱的平喘作用原理是

A. 激活腺苷环化酶,使 cAMP 形成增加

B. 抑制鸟苷环化酶,使 cGMP 形成减少

C. 抑制磷酸二酯酶,使 cAMP 形成增加

D. 抑制 α-肾上腺素能受体,防止 ATP 分解为 ADP

E. 抑制免疫过程中多个阶段,减少抗体生成

25. 下列哪项措施错误

A. 氨茶碱静脉滴注　　B. 吸氧　　C. 呋塞米静脉注射

D. 使用抗生素　　E. 静脉滴注甲泼尼龙

26. 该患者突发胸痛,呼吸困难加重,最可能发生的并发症是

A. 心肌梗死　　B. 气胸　　C. 纵隔气肿　　D. 肺不张　　E. 酸碱失衡

（三）病例分析

女性,25 岁。咳嗽、发热 3 天,喘息 2 天。

患者 7 岁时进食鱼虾后突然发生呼吸困难,咳嗽喘鸣,不能平卧,经治疗缓解。后曾多次发作,不能自行缓解。2 天前受凉后出现咽痛、咳嗽、发热,以干咳为主,最高体温 37.6℃。口服“布洛芬、阿莫西林”后发热症状明显改善,但咳嗽症状改善不明显。2 天前出现喘息,夜间明显,自觉呼吸时有“喘鸣音”。常常于夜间憋醒。接触冷空气或烟味后症状可加重。既往患“荨麻疹”。无烟酒嗜好。其父患湿疹多年。

查体:T 36.8℃,P 114 次/分,R 26 次/分,BP 130/80mmHg,强迫端坐位,意识清楚,口唇发绀,颈静脉无充盈。两肺满布哮鸣音。心界不大,HR114 次/分,律齐,未闻及杂音。腹软,肝脾肋下未触及,双下肢无水肿,未见杵状指。

辅助检查:血常规:WBC9.6 $\times 10^9$/L,N80%,L12%,E7%（正常值 0.5～5%）,Hb135g/L,PLT280 $\times 10^9$/L。胸片未见明显异常。请分析该患者初步诊断,鉴别诊断,进一步检查,治疗原则。

（四）思考题

1. 支气管哮喘诊断标准。
2. 支气管哮喘常见并发症。

四、参考答案

（一）填空题

1. 嗜酸性粒细胞;肥大细胞;T 淋巴细胞;细胞组分
2. I 型变态反应
3. 平滑肌收缩;血管扩张;导致黏膜水肿;黏液分泌增多
4. 发作性胸闷;顽固性咳嗽;咳嗽变异性哮喘

5. 变态反应;气道炎症;气道高反应性;神经调节失衡
6. 哮鸣音的呼气性呼吸困难
7. 轻度;中度;重度;危重
8. 气胸;纵隔气肿;肺不张
9. β_2受体激动剂;糖皮质激素

(二)选择题

1. A	2. C	3. B	4. B	5. C	6. E	7. A	8. D	9. D	10. B
11. E	12. E	13. C	14. D	15. C	16. A	17. C	18. E	19. B	20. A
21. A	22. A	23. D	24. C	25. C	26. B				

(三)病例分析

分析步骤:

1. 诊断及诊断依据

(1)初步诊断:支气管哮喘(中度急性发作期);上呼吸道感染。

(2)诊断依据:

支气管哮喘:①青年女性,急性病程。②患者咳嗽、喘息,喘息以夜间为著,对刺激性气体或冷空气敏感。3 天前咽痛,咳嗽,发热。2 天前出现喘息,夜间明显,自觉呼吸时有“喘鸣音”。③既往有类似发作史和“荨麻疹”病史,本次发作可能因感染诱发。④查体示脉搏增快、强迫端坐位和双肺满布哮鸣音,符合中度急性发作期的标准。⑤血嗜酸性粒细胞明显升高。

2. 鉴别诊断　①急性支气管炎:往往为病毒感染引起支气管黏膜炎症,可有发热、咳嗽,偶可出现喘息,病情常常呈自限性。但一般无明显的昼轻夜重,无明显变应原接触史及过敏性疾病史。血嗜酸性粒细胞一般不高。②COPD:是一种重要的慢性呼吸系统疾病,可表现为咳嗽、喘息。但多见于中老年人,常有长期大量吸烟史。以慢性咳嗽、咳痰为主要表现,胸片可有肺气肿表现。患者青年女性,无吸烟史,无慢性咳嗽,咳痰病史,考虑可能性小。③急性左心衰竭:患者多有基础心脏病,可有呼吸困难、喘息,肺部哮鸣音等表现,体检常见心脏扩大、奔马律等体征。X 线胸片可见心脏增大,肺淤血等表现。④嗜酸性粒细胞肺浸润症:患者可有发热,喘息,血嗜酸性粒细胞升高,但多有明确接触史,病情较轻,胸片可见多发淡薄斑片影,患者缺乏接触史,胸片亦不符,考虑可能性小,必要时肺活检以进一步除外。

3. 进一步检查　①肺功能(支气管激发试验或舒张试验);②血气分析;③ECG;④IgE;⑤变应原皮试。

4. 治疗原则　①吸入糖皮质激素联合使用支气管舒张剂(β_2受体激动剂,茶碱,抗胆碱药物)。②吸氧。③抗感染治疗。④病情监测和健康教育。

(韩扣兰)

第四章

支气管扩张

一、学习要点

掌握支气管扩张症的临床表现。

熟悉支气管扩张症的病因、发病机制及辅助检查、诊断与治疗。

了解支气管扩张症的病理改变。

二、重要知识点

(一)病因和发病机制

1. 支气管肺组织感染。

2. 支气管阻塞。

3. 支气管先天性发育障碍和遗传因素。

4. 全身性疾病。

(二)病理

发生支气管扩张的主要原因是炎症。

(三)临床表现

1. 症状　①慢性咳嗽、大量脓痰;②反复咯血;③反复肺部感染;④慢性感染中毒症状。

2. 体征　早期或干性支气管扩张可无异常肺部体征。典型者在下胸部、背部可闻及固定、持久的局限性粗湿啰音,有时可闻及哮鸣音。部分慢性患者伴有杵状指(趾),病程长者可有贫血和营养不良,出现肺炎、肺脓肿、肺气肿、肺心病等并发症时可有相应体征。

(四)实验室和其他检查

1. 实验室检查　白细胞总数与分类一般正常,急性感染时白细胞总数及中性粒细胞计数可增高。贫血者血红蛋白减少,血沉可增快。

2. X线检查胸片　可见肺纹理粗重紊乱,出现多个不规则环形透光阴影或蜂窝状、卷发状阴影。合并急性感染时阴影内可见小的液平面,提示支气管囊状扩张。

3. 支气管镜检查　直视下可明确出血部位和原因,观察支气管病变,抽排分泌物,清除堵塞,局部止血。

(五)诊断和鉴别诊断

根据慢性咳嗽、大量脓痰、反复咯血;结合儿童时期呼吸系统感染病史以及肺部固定性局限性湿啰音;X线检查肺纹理粗乱或呈蜂窝状、卷发状,胸部CT或支气管造影可见柱状及囊状扩张的支气管可作出诊断。注意与慢性支气管炎、肺脓肿、肺结核、先天性肺囊肿、弥漫性泛细支气管炎鉴别。

（六）治疗

支气管扩张症的治疗原则是控制感染，促进痰液引流，必要时手术切除。

1. 控制感染是急性感染期的主要治疗措施。

2. 清除痰液是控制感染和减轻全身中毒症状的关键。

3. 咯血治疗大咯血必须积极抢救。最重要的环节是防治窒息。

4. 外科手术适用于反复呼吸道感染或大量咯血，内科久治无效，病变范围不超过两叶肺，心肺功能良好者。大咯血危及生命时，部分患者须急症手术抢救。

三、强化练习题

（一）判断题

1. 支气管扩张与机体免疫功能失调无关
2. 炎症是发生支气管扩张的主要原因
3. 支气管扩张发生在直径大于 2mm 大小的近端支气管
4. 支气管扩张是由支气管壁肌肉和弹性组织破坏引起的
5. 支气管扩张可发展为肺心病

（二）填空题

1. 支气管扩张的主要临床表现为________、________和反复咯血。
2. 支气管扩张的痰液静置后分三层，分别为________、________和________。
3. 支气管扩张的主要发病原因是________、________、________、________。
4. 支气管扩张治疗时，体位引流每日________次，每次________分钟。

（三）选择题

A1 型题

1. 支气管扩张最常见的病因是
   A. 肺结核　B. 肿瘤压迫
   C. 肺囊性纤维化　D. 严重的支气管肺感染和支气管阻塞
   E. 支气管内结石
2. 支气管扩张最有意义的体征是
   A. 局限性哮鸣音　B. 局限性湿啰音　C. 贫血貌
   D. 消瘦　E. 杵状指（趾）
3. 干性支气管扩张是指
   A. 干咳为主
   B. 仅有早晨咳嗽及咳痰
   C. 纤维支气管镜检见支气管黏膜干燥、萎缩
   D. 仅有反复咯血，一般无咳嗽、咳痰
   E. 病变局限于上叶
4. 支气管扩张引起大咯血的原因为
   A. 支气管动脉先天性解剖畸形
   B. 支气管动脉与肺动脉终末支扩张血管瘤破裂
   C. 合并重度支气管扩张
   D. 支气管发生囊性扩张

E. 支气管黏膜溃疡

5. 慢性咳嗽、大量脓痰、反复咯血最多见于

A. 慢性支气管炎　B. 支气管肺癌　C. 支气管扩张　D. 肺结核　E. 肺炎

6. 较常出现杵状指(趾)的呼吸系统疾病是

A. 慢性支气管炎　B. 阻塞性肺气肿　C. 支气管哮喘　D. 支气管扩张症　E. 支原体肺炎

7. 支气管扩张的 X 线片显示

A. 两肺多发性结节阴影　B. 右下肺炎性浸润伴空洞液平　C. 右下肺透亮度增高　D. 左下肺环状、卷发状阴影　E. 左下肺实变阴影

8. 男性,37 岁,幼年曾患有麻疹,以后反复咳嗽、咳脓痰,近 5 年来反复出现咯血。体检时最可能发现的体征是

A. 无异常体征　B. 双肺哮鸣音　C. 固定持久的局限性粗湿啰音　D. 散在干、湿啰音,咳嗽后减少　E. 局限性哮鸣音

9. 女,22 岁,2 年来反复痰中带血,间有大口咯血。体格检查无异常体征,X 线胸片示左下肺纹理增粗、紊乱,最可能的诊断是

A. 风心病二尖瓣狭窄　B. 慢性支气管炎　C. 支气管扩张症　D. 支气管肺癌　E. 肺结核

10. 男,34 岁,确诊支气管扩张 5 年,半天前突然咯血数十口,应首选的治疗药物是

A. 呼吸兴奋剂　B. 止咳剂　C. 镇静剂　D. 凝血剂　E. 垂体后叶素

(四)病例分析

患者,女性,21 岁,因反复咯血,咳脓痰五年,再发三天入院。五年前受凉后出现咳脓痰,每天量约 40ml,伴咯鲜血,量约每日 50 ~ 80ml,无高热,盗汗,胸痛。在当地抗感染治疗好转。以后反复发作。近三天再次出现上述症状而入院。查体:一般情况可,浅表淋巴结不大,双肺可闻及湿啰音。心腹部未见异常。实验室资料:血常规:WBC $8.6\times10^9/L$,N 82%,L 16%。X 线:双下肺蜂窝状阴影,小点片状密度增高阴影。请分析该患者初步诊断,鉴别诊断,进一步检查,治疗原则。

(五)思考题

1. 支气管扩张的主要治疗方法是什么?

2. 支气管扩张有哪些主要临床表现?

四、参考答案

(一)判断题

1. ×　2. √　3. √　4. √　5. √

(二)填空题

1. 慢性咳嗽;咳大量脓痰

2. 上层为泡沫;中层为黏液或脓性黏液;底层为坏死组织

3. 支气管肺组织的感染；支气管阻塞；支气管先天性发育障碍和遗传因素；全身性疾病

4. 2～4 次；15～30 分钟

（三）选择题

1. D，支气管肺感染和阻塞是支气管扩张最常见的病因。

2. B，典型支气管扩张患者在下胸部、背部可闻及固定、持久的局限性粗湿啰音。

3. D，干性支气管扩张是指病变多发于上叶，引流好，痰量不多或无痰。

4. B，支气管动脉与肺动脉终末支扩张血管瘤破裂是引起咯血的主要原因。

5. C，支气管扩张的临床表现为慢性咳嗽、大量脓痰、反复咯血。

6. D，慢性支气管扩张患者伴有杵状指（趾）。

7. D，支气管扩张胸部平片可见肺纹理粗重紊乱，出现多个不规则环形透光阴影或蜂窝状、卷发状阴影。

8. C，病史提示患者为支气管扩张，而支气管扩张典型体征为下胸部、背部可闻及固定、持久的局限性粗湿啰音。

9. C，年轻女性慢性咳痰、反复咯血，支气管扩张的可能性大。

10. E，支气管扩张咯血治疗首选药物为垂体后叶素。

（四）病例分析

分析步骤：

1. 诊断及诊断依据

（1）初步诊断：支气管扩张。

（2）诊断依据：①患者为一年轻女性；②有反复咯血，咳脓痰史；③近三天再次出现上述症状而入院；④查体：双肺可闻及湿啰音；⑤血常规：WBC $8.6 \times 10^9/L$，N 82%，L 16%；⑥X 线：双下肺蜂窝状阴影，小点片状密度增高阴影。

2. 需做支气管造影进一步检查确诊。

（韩扣兰）

第五章

肺炎和肺脓肿

一、学习要点

掌握肺炎链球菌肺炎；支原体肺炎及肺脓肿的临床表现；诊断依据及治疗。

熟悉金葡球菌肺炎；革兰阴性菌肺炎及军团菌肺炎的病因及临床表现。

了解肺炎和肺脓肿的分类，肺炎的诊断程序。

二、重要知识点

肺炎概述

（一）分类

1. 按病因　细菌性肺炎、病毒性肺炎、非典型病原体肺炎、真菌性肺炎、非感染因素肺炎等。

2. 按解剖部位　大叶性肺炎、支气管肺炎和间质性肺炎。

3. 按感染来源

（1）社区获得性肺炎（CAP）：是指在医院外罹患的感染性肺实质炎症，包括具有明确潜伏期的病原体感染而在入院后平均潜伏期内发病的肺炎。

（2）医院获得性肺炎（HAP）：是指患者在入院时不存在、也不处于感染潜伏期，而于入院 48 小时后在医院（包括老年护理院、康复院）内发生的肺炎。

（二）诊断

肺炎的诊断：包括临床诊断和病原学诊断。此外，还应对肺炎的严重程度作出评估。出现下列征象中 1 项或以上者可诊断为重症肺炎，需积极救治：①意识障碍；②呼吸频率≥30 次/分；③PaO_2 < 60mmHg，PaO_2/FiO_2 < 300，需行机械通气治疗；④动脉收缩压 < 90mmHg；⑤并发脓毒性休克；⑥胸部 X 线显示双侧或多肺叶受累，或入院 48 小时内病变扩大≥50%；⑦少尿：尿量 < 20ml/h，或 < 80ml/4h，或并发急性肾衰竭需要透析治疗。

（三）治疗

选择合适的抗菌药物是治疗成功的关键，包括经验性治疗和针对病原体治疗。经验性治疗应考虑患者的年龄、基础疾病情况、发病诱因（如是否有误吸、有无特殊接触史等）、发病环境、住院时间长短、肺炎的严重程度以及近期应用抗生素等情况。

青壮年、无基础疾病的 CAP 患者，可用青霉素类、第一代或第二代头孢菌素和氟喹诺酮类（如左氧氟沙星、莫西沙星等）。由于我国肺炎球菌对大环内酯类耐药率很高，故考虑该菌所致 CAP 时不宜单独应用大环内酯类药物。但大环内酯类对非典型病原体肺炎（肺炎支原体、军团菌肺炎）具有良好的效果。老年人、有基础疾病或需要住院的 CAP，可单用第二、三代头孢菌素、β-内酰胺类/β-内酰胺酶抑制剂或联合大环内酯类，也可单用氟喹诺酮类。HAP 常用第二、三代头孢菌素、β-内酰胺类/β-内酰胺酶抑制剂、氟喹诺酮类或碳青霉烯类。

肺炎球菌肺炎

1. 病因和发病机制　病原菌为肺炎球菌，革兰阳性球菌，致病力是由于其具有高分子多糖体的荚膜对组织的侵袭作用。正常人鼻咽部可有肺炎链球菌寄生，但只有在机体免疫力降低时，有毒力的肺炎链球菌才可入侵肺内而发病。

2. 病理　典型的肺炎球菌肺炎肺部病理改变经历四期：充血期、红色肝样变期、灰色肝样变期和消散期。

3. 临床表现

(1)症状：起病急骤，寒战、高热、咳嗽、咳痰和胸痛。痰呈铁锈色或黏液脓性。

(2)体征：急性热病容，面颊绯红，可出现口鼻周围单纯疱疹。实变期肺部体征如叩诊浊音、语颤增强及病理性支气管呼吸音等；消散期可闻及湿啰音。胸膜受累可闻及胸膜摩擦音。

4. 诊断要点

(1)有受凉、淋雨或上呼吸道感染等诱因。

(2)急性起病，高热、寒战。

(3)咳嗽、咳铁锈色痰或黏液脓性痰，气急、胸痛。

(4)具备肺实变的体征或有水泡音。

(5)X 线可见叶、段性均匀的大片密度增高阴影。

(6)白细胞计数增高或中性粒细胞比例增高。

(7)血或痰培养出肺炎链球菌可确诊。

5. 治疗

(1)一般治疗：患者应卧床休息，多饮水，高热患者以物理降温为主，对症处理。

(2)抗菌药物治疗：及早应用青霉素。轻症可肌内注射，重症可给静脉滴注，或改用第一、二代头孢菌素。对青霉素过敏者，或耐青霉素的菌株感染，可用氟喹诺酮类药物口服或静脉滴注，或头孢噻肟、头孢曲松等药物。多重耐药菌株感染者可选用万古霉素、注射用替考拉宁。

(3)感染性休克的治疗：包括抗感染和抗休克治疗。抗休克治疗包括：①扩容：选用胶体液和晶体液，先快后慢、见尿补钾。扩容治疗要求达到患者神志转清，口唇红润、肢端温暖、发绀消失，收缩压 >90mmHg，尿量 >30ml/h；②血管活性药物：去甲肾上腺素或多巴胺是目前临床首选的血管升压药，尽可能通过中心静脉给药；③纠正水、电解质和酸碱紊乱；④糖皮质激素有利于缓解中毒症状，改善病情及回升血压；⑤维护重要脏器的功能。

其他病原体肺炎

1. 葡萄球菌肺炎　由葡萄球菌引起的肺部化脓性炎症。病理改变为多处小叶或大叶肺实变、化脓及组织破坏。起病急骤，高热、寒战，咳嗽、咳多量脓性痰，亦可带血丝或呈粉红色乳状痰，全身中毒症状重。易并发脓胸和脓气胸，好发于年老体弱者。血白细胞常显著增高。胸部 X 线表现为炎性阴影常伴有空洞或张力性囊肿，X 线阴影的易变性为其重要特征。细菌培养出葡萄球菌可确诊。治疗选用半合成青霉素或头孢菌素，联合使用氨基糖苷类有较好的疗效。若为耐甲氧西林的金黄色葡萄球菌(MRSA)，应选用万古霉素、去甲万古霉素或注射用替考拉宁。

2. 革兰阴性杆菌肺炎　是医院获得性肺炎中常见类型，致病菌有肺炎克雷伯杆菌、铜绿假单胞菌、流感嗜血杆菌等，病情较重。痰的性质依致病菌不同各有特点。血象可增高、正常或减低。痰和血培养有革兰阴性杆菌生长可确诊。胸部X线可为累及双肺中下肺野的小叶浸润影、肺段或肺叶实变。治疗给予半合成青霉素或第二、三代头孢菌素，联合氨基糖苷类或喹诺酮类药物。耐药菌株选用含β-内酰胺酶抑制剂的复合制剂、第四代头孢菌素或亚胺培南-西司他汀。

3. 军团菌肺炎　由嗜肺军团杆菌引起的以肺炎为主的全身性疾病。年老体弱、合并基础病者易患本病。呈亚急性或急性起病，寒战、高热，并迅速呈衰竭状态；临床表现有咳嗽、少量黏液痰或血痰，胸痛，肺部可闻及湿啰音，可有相对缓脉。血象增高，血沉增快，常有低钠血症，可有肝肾功能异常。胸部X线表现为局部斑片状浸润，继而有肺实变，常位于下叶，可有小脓肿形成，累及胸膜伴胸腔积液。确诊常用血清抗体检测。治疗首选红霉素，重症可联合应用利福平。青霉素及头孢菌素类抗生素治疗无效。

4. 肺炎支原体肺炎　CAP为非细菌性肺炎的常见病因。多数缓慢起病，常先有鼻塞、流涕、咽痛等上呼吸道感染症状，呼吸道症状轻，以持久的刺激性干咳为特点，体征较少。血象多正常，肺部病变呈片状或融合性支气管肺炎、间质性肺炎或细支气管炎。显示出体征与X线表现不平行。血清肺炎支原体特异性抗体测定对诊断有意义。抗生素首选红霉素，也可用左氧氟沙星和莫西沙星。青霉素及头孢菌素类抗生素治疗无效。预后较好。

肺脓肿

(一)概述

肺脓肿是由多种病原菌引起的肺组织化脓性坏死性炎症，早期为肺组织化脓性感染，继而坏死、液化形成脓肿。

(二)病因、发病机制及病理

根据感染途径肺脓肿分三类：

1. 吸入性肺脓肿　最多见，为需氧菌及厌氧菌的混合感染。带菌分泌物被吸入下呼吸道，阻塞支气管，病原菌繁殖所致。好发于右肺；在仰卧时，好发于上叶后段及下叶背段；坐位时误吸，则易发生于下叶后基底段。

2. 血源性肺脓肿　细菌栓子经血流到达肺部形成，致病菌多为金黄色葡萄球菌、表皮葡萄球菌及链球菌，多发生于两肺并常位于肺的边缘。

3. 继发性肺脓肿　继发于其他疾病，如某些细菌性肺炎、支气管扩张、肺囊肿、支气管肺癌、肺结核空洞等继发化脓感染，或肺邻近器官的化脓性病变。

病理改变：早期肺泡充血，大量中性粒细胞浸润，肺组织缺血坏死，继而坏死组织液化形成脓肿，脓液经相通的支气管咳出，形成空洞和气液平面。若治疗有效，坏死组织排净，脓腔缩小，病变愈合或仅留少许纤维组织。急性期感染未能及时控制，迁延3个月以上者为慢性肺脓肿，坏死组织残存于脓腔中，炎症持续不退，空洞长期不能闭合。

(三)临床表现

吸入性肺脓肿发病前大多有口咽部感染性疾病，或手术、劳累、受凉等诱因。急性起病，畏寒、发热，体温可高达39～40℃，呈弛张热，伴有咳嗽、咳痰，初期为黏液痰或黏液脓性痰，约7～10天后咳出大量脓性腥臭痰，之后体温下降，全身中毒症状减轻。可有痰中带血或中等量咯血。血源性肺脓肿先有原发病引起的脓毒血症的表现，经数日至2周才出现呼吸系统症状，咳嗽，痰量不多，很少咯血。肺脓肿病变范围大，位置贴近胸壁时叩诊可呈浊音，局部可听到湿啰音或病理性支气管呼吸音，形成大脓腔可有空瓮音。慢性肺脓肿常有杵状指（趾）、消瘦和贫血。

（四）辅助检查

白细胞计数及中性粒细胞比例明显增高，可伴有核左移和中毒颗粒。痰涂片革兰染色、痰细菌培养及药敏试验，有助于确定病原体。X 线表现大片浓密阴影内有空洞及液平面，或多发性小片状、结节状阴影及张力性含气囊肿。

（五）诊断和鉴别诊断

根据发病危险因素、临床表现高热、咳嗽、咳大量脓痰，血白细胞计数及中性粒细胞比例增高，X 线显示肺野大片浓密炎性阴影，其中可见脓腔及气液平面等表现，肺脓肿不难诊断。

需与下列疾病鉴别：

1. 细菌性肺炎　通常无大量脓臭痰和空洞形成，经有效治疗一般 2 周痊愈。

2. 肺结核空洞　肺结核起病缓慢、病程长，继发感染之前常有结核中毒症状。X 线显示空洞壁较厚，空洞内一般无液平面，其周围可见到结核卫星病灶，或结核播散病灶。痰中可找到抗酸杆菌。

3. 肺囊肿继发感染　其感染中毒症状及病灶周围炎症较肺脓肿轻，感染控制后胸片可见边缘光滑的薄壁空洞。

4. 支气管肺癌　癌组织阻塞支气管，可导致远端肺化脓性感染并形成脓肿，或癌性空洞继发感染，均应与肺脓肿鉴别。癌性空洞常为偏心空洞，内壁凸凹不平，一般无液平面，周围炎性反应少。

（六）治疗

急性肺脓肿的治疗原则是积极抗感染和充分引流。吸入性肺脓肿联用抗厌氧菌药物，疗程宜长，一般需 8～12 周，停药指征为 X 线上空洞和炎症消失，或仅残留少许稳定的索条状阴影。血源性肺脓肿要及时处理原发病灶。内科治疗无效，反复感染或有其他并发症可考虑手术治疗。

三、强化练习题

（一）判断题

1. 肺炎球菌肺炎体温和血常规恢复正常，临床症状明显改善后可停药

2. 葡萄球菌的致病物质主要是毒素与酶，致病力可用血浆凝固酶来测定

3. 革兰阴性杆菌肺炎好发于免疫功能低下的患者及医院获得性感染

4. 诊断支原体肺炎的主要依据是血培养

5. 吸入性肺脓肿常为单发，好发于右肺

6. 原发性肺脓肿最常见的病原菌是厌氧菌

7. 肺脓肿均有大量脓臭痰

8. 急性肺脓肿停用抗生素的指征是临床症状完全消失且血常规正常

（二）填空题

1. 按解剖部位分类，肺炎可分为________、________和________。

2. 葡萄球菌的感染来源有________和________。

3. 医院获得性肺炎是指在入院时不存在________、________也不处于感染潜伏期，而于

入院后在医院内发生的肺炎。

4. 肺炎球菌、葡萄球菌和克雷伯杆菌肺炎特征性的痰分别为________、________和________。

5. 根据感染途径可将肺脓肿分为________、________和________。

6. 仰卧位时吸入性肺脓肿的好发部位是________和________。

7. 痰液体位引流是利用________的作用使脓液从外周气道到大气道，经过反射排出体外。

8. 吸入性肺脓肿的抗菌治疗应持续________周，直至 X 线显示脓腔及炎性病变消散。

(三) 选择题

A1 型题

1. 容易并发脓气胸的肺炎是
   A. 肺炎球菌肺炎　B. 肺炎支原体肺炎　C. 肺炎杆菌肺炎
   D. 病毒性肺炎　E. 金黄色葡萄球菌肺炎

2. 肺炎球菌肺炎主要的致病因素是
   A. 多糖体荚膜的侵袭力　B. 细菌的内毒素　C. 细菌的外毒素
   D. 细菌有杀白细胞素　E. 细菌迅速繁殖

3. 医院内获得性肺炎中，最常见的致病菌是
   A. 肺炎球菌　B. 葡萄球菌　C. 革兰阴性杆菌
   D. 厌氧菌　E. 真菌

4. 诊断支原体肺炎的主要依据是
   A. 临床表现　B. X 线特异表现
   C. 血细菌培养　D. 支原体抗体滴度呈 4 倍以上增高
   E. 红霉素试验性治疗

5. 肺炎球菌肺炎伴感染性休克患者，首选补充血容量的液体为
   A. 生理盐水　B. 5% 葡萄糖　C. 10% 葡萄糖
   D. 低分子右旋糖酐　E. 林格液

6. 肺炎球菌肺炎痰呈铁锈色与哪一病理分期有关
   A. 水肿期　B. 充血期　C. 红色肝样变期
   D. 灰色肝样变期　E. 消散期

7. 大叶性肺炎实变期不应出现的体征是
   A. 胸膜摩擦音　B. 肺部叩诊浊音　C. 气管向健侧移位
   D. 可听到湿啰音　E. 可听到支气管呼吸音

8. 肺炎球菌肺炎具有特征性的呼吸道症状是
   A. 寒战和高热　B. 咳黏液脓性痰　C. 咳铁锈色痰
   D. 患侧胸部疼痛　E. 气急和发绀

9. 成人社区获得性肺炎最常见的病原菌是
   A. 肺炎球菌　B. 流感嗜血杆菌　C. 嗜肺军团菌
   D. 铜绿假单胞菌　E. 肺炎支原体

10. 引起大叶性肺炎最常见病原菌为
    A. 溶血性链球菌　B. 结核菌　C. 肺炎球菌

D. 葡萄球菌 E. 肺炎克雷伯杆菌

11. 金葡菌肺炎最具特征的 X 线表现是
A. 肺段实变伴脓肿形成 B. 浸润阴影易变伴气囊腔形成
C. 肺实变伴多发性蜂窝样改变 D. 多发性肺浸润影
E. 肺段实变伴液气胸

12. 最易引起脓气胸的肺炎是
A. 克雷伯杆菌肺炎 B. 军团菌肺炎 C. 肺炎球菌肺炎
D. 支原体肺炎 E. 金黄色葡萄球菌肺炎

13. 克雷伯杆菌肺炎治疗时首选哪种药物为佳
A. 氨基糖苷类 B. 大环内酯类 C. 磺胺类
D. 青霉素类 E. 喹诺酮类

14. 治疗肺炎链球菌肺炎首选的抗菌药物是
A. 氧氟沙星 B. 红霉素 C. 青霉素 D. 链霉素 E. 环丙沙星

15. 急性肺脓肿最具特征的症状是
A. 畏寒高热 B. 咳嗽伴咯血 C. 呼吸困难
D. 咳大量脓臭痰 E. 咳嗽伴胸痛

16. 关于吸入性肺脓肿的临床特点，下列哪项不正确
A. 最常见的病原菌为金黄色葡萄球菌
B. 病原体自口及鼻吸入是发病的主要原因
C. 70% ~90% 的病例为急性发病
D. 并非所有肺脓肿患者都能在肺部发现异常体征
E. 多数肺脓肿的感染对青霉素治疗敏感

17. 肺脓肿患者经抗生素积极治疗 3 个月多，脓腔直径为 6cm，有咯血、量多。首选治疗是
A. 根据痰细菌培养结果，选用敏感抗生素 B. 加强体位引流
C. 气管内滴注抗菌药物 D. 经纤维支气管镜灌洗治疗
E. 手术治疗

18. 肺脓肿早期的 X 线表现与下列哪种疾病最相似
A. 肺囊肿 B. 支气管肿瘤 C. 支原体肺炎
D. 细菌性肺炎 E. 肺结核

19. 急性肺脓肿停用抗生素的指征是
A. 体温正常 B. 脓腔液平消失 C. 肺部体征消失
D. 咳嗽咳痰消失 E. 病灶消失，有纤维条索影

20. 坐位时吸入性肺脓肿的好发部位是
A. 下叶背段或上叶后段 B. 下叶基底段 C. 上叶前段
D. 中叶内侧段 E. 舌叶

21. 有关肺脓肿的治疗，下列哪项正确
A. 大多数厌氧菌对青霉素耐药不宜使用
B. 林可霉素、甲硝唑治疗无效
C. 抗生素有效持续 4 ~6 周

D. 有效抗生素静脉滴注 1～2 天可改肌内注射

E. 有效抗生素宜持续 8～12 周左右

A2 型题

22. 男性，20 岁，诊断为肺炎球菌肺炎。目前口渴无尿，四肢厥冷，血压 80/60mmHg，心率 120 次/分。治疗首选

A. 血管活性药物　　B. 静脉滴注乳酸钠

C. 静脉注射毛花苷丙　　D. 静脉滴注低分子右旋糖酐

E. 静脉滴注糖皮质激素

23. 男，30 岁，1 周前皮肤疖挤压排脓，高热、寒战、咳嗽 3 天。听诊两肺呼吸音增强，血白细胞 180×10^9/L，中性 91%，胸片两肺多发性圆形密度增高阴影，部分可见气液平面。诊断应考虑

A. 肺炎球菌肺炎　　B. 支气管囊肿继发感染　　C. 血源性肺脓肿

D. 肺念珠菌病　　E. 克雷伯杆菌肺炎

A3 型题

（24～25 题共用题干）

男，45 岁。发热、咳脓痰 1 周，胸片右下背段浸润阴影，用青霉素治疗体温稍下降，但痰量增多，为脓血痰，有臭味，胸片大片浸润阴影中出现空腔。

24. 治疗中需加用

A. 红霉素　　B. 甲硝唑　　C. 卡巴克洛（安络血）

D. 祛痰药　　E. 阿米卡星

25. 如果作体位引流，应采取的体位是

A. 头低仰卧位　　B. 右侧卧位　　C. 左侧卧位

D. 坐位　　E. 头低俯卧位

（26～27 题共用题干）

男，32 岁，3 天前淋雨，次日出现寒战、高热，继之咳嗽，咳少量黏液脓性痰，伴右侧胸痛。查体：体温 39.0℃，急性病容，口角和鼻周有疱疹。心率 110 次/分，律齐。血白细胞 11×10^9/L，胸片示右上叶大片状密度增高影。

26. 最可能的诊断是

A. 急性肺脓肿　　B. 干酪性肺炎　　C. 葡萄球菌肺炎

D. 肺炎支原体肺炎　　E. 肺炎球菌肺炎

27. 若患者对青霉素过敏，宜选用的有效抗菌药物是

A. 庆大霉素　　B. 阿米卡星　　C. 链霉素

D. 左氧氟沙星　　E. 阿莫西林

B1 型题

（28～29 题共用备选答案）

A. 青霉素　　B. 磺胺类药物　　C. 大环内酯类药物

D. 头孢菌素类药物　　E. 万古霉素

28. 治疗 MRSA 肺炎最有效的药物为

29. 治疗支原体肺炎应首选

（四）病例分析

病历摘要：患者，男性，32 岁，3 天前淋雨，次日出现寒战、高热，继之咳嗽，咳少量黏液痰，伴右侧胸痛。查体：体温 39.0℃，急性病容，口角和鼻周有疱疹，双侧胸廓对称，右肺前 3～5 肋叩诊呈浊音，余为清音，听诊左肺呼吸音清，右肺可闻及管状呼吸音，心率 110 次/分，律齐。辅助检查：血常规：WBC 13.2×10^9/L，N 86%，L 14%。请分析该患者初步诊断，鉴别诊断，进一步检查，治疗原则。

（五）思考题

1. 什么是社区获得性肺炎和院内获得性肺炎？
2. 重症肺炎是怎样定义的？
3. 怎样救治休克性肺炎？

四、参考答案

（一）判断题

1. √　2. √　3. √　4. ×　5. √　6. √　7. ×　8. ×

（二）填空题

1. 大叶性肺炎；小叶性肺炎；间质性肺炎
2. 原发吸入性感染；继发血源性感染
3. 48 小时
4. 铁锈色；粉红色乳状；砖红色胶冻样痰
5. 吸入性；继发性；血源性
6. 上叶后段；下叶背段
7. 重力
8. 8～12 周

（三）选择题

1. E，金黄色葡萄球菌毒力强，易破坏肺组织，造成脓气胸。

2. A

3. C，医院获得性肺炎，因其感染环境、患者基础疾病状况特殊，使得革兰阴性杆菌感染比例明显高于其他。

4. D，支原体抗体测定，若抗体滴度呈 4 倍以上增高，对支原体肺炎有诊断价值。

5. D，感染性休克的扩容治疗补液原则为先胶体后晶体。

6. C，红色肝变期，大量红细胞充满肺泡腔，与痰液一起经支气管咳出，可表现为铁锈色痰。

7. C，肺实变时肺组织体积不会发生变化，因而气管纵隔不会产生移位。

8. C，肺炎球菌肺炎病理改变经历四期，其中红色肝变期，大量红细胞充满肺泡腔，与痰液一起经支气管咳出，可表现为铁锈色痰。

9. A，目前我国 CAP 最常见的病原体仍是肺炎球菌。

10. C，大叶性肺炎指炎症初起在肺泡，经肺泡间孔扩展，累及肺段的一部分或整个肺段、肺叶，通常并不累及支气管。肺炎球菌感染后侵入肺泡的细菌生长繁殖，引起肺泡充血水肿及少量浆液渗出，并经肺泡间孔向邻近蔓延，波及整个肺段或叶，引起肺组织实变。

11. B，金葡菌肺炎病理改变为多处小叶或大叶肺实变、化脓及组织破坏，形成单个或多发性肺脓肿（血源性感染），因细支气管受阻常伴发气囊腔。

12. E，金葡菌易引起肺组织化脓及组织破坏，形成单个或多发性肺脓肿（血源性感染），感染波及胸膜可形成脓胸或脓气胸。

13. A，氨基糖苷类药物对革兰阴性杆菌的抗菌力强，且目前耐药尚少，可作首选，但应用时应注意肾、耳毒性。

14. C，青霉素目前仍是治疗肺炎链球菌肺炎的首选药物，但仍需注意是否为耐青霉素肺炎球菌及患者的过敏史。

15. D，肺脓肿因由组织液化坏死，脓液经相通的支气管咳出后，表现为大量脓痰，因常有厌氧菌感染，痰呈腥臭味。

16. A，吸入性肺脓肿的致病菌常见厌氧菌，金葡菌为血源性肺脓肿的主要致病菌。

17. E，肺脓肿经抗生素积极治疗3个月以上，脓腔不闭合，而且有咯血，说明内科治疗无效，是外科手术的指征。

18. D，肺脓肿的早期X线表现为病变部位大片致密影，与细菌性肺炎很相似，需鉴别。

19. E，急性肺脓肿停用抗生素的指征为脓腔闭合，仅留纤维条索影，而非单纯临床症状的消失，这样才能保证病灶中的致病菌全部消灭，达到治愈。

20. B，坐位时由于重力作用，误吸的致病菌容易侵入下叶后基底段支气管。

21. E，抗菌药物应用疗程宜长，一般需8～12周，至临床症状完全消失，X线显示脓腔及炎性病变完全消散或仅残留条索状纤维阴影。

22. D，该患者目前并发感染性休克，首先应补液扩容治疗，一般先胶体液，因此选用静脉滴注低分子右旋糖酐。

23. C，皮肤感染病灶多为葡萄球菌引起，因不适当的挤压，使细菌入血，经血液播散于肺组织，形成多发化脓性病灶，形成血源性肺脓肿。

24. B，该患者为吸入性肺脓肿，痰液臭味，表明有厌氧菌感染，应加用甲硝唑抗厌氧菌治疗。

25. E，患者的病灶在右肺下叶背段，位置靠下靠后，因此体位引流时采用头低俯卧位，脓液才可在重力的作用下流出。

26. E，患者青壮年，有淋雨受凉史，寒战、高热、咳嗽咳痰、胸痛，血象高，X线肺野内大片致密影，据这些特点诊断为肺炎球菌肺炎。

27. D，除青霉素类外，对肺炎球菌有效的药物还有头孢菌素类、氟喹诺酮（左氧氟沙星和莫西沙星）。

28. E，MRSA为耐甲氧西林的金黄色葡萄球菌，治疗时应选用万古霉素、去甲万古霉素和注射用替考拉宁。

29. C，支原体肺炎抗生素首选红霉素，也可用左氧氟沙星和莫西沙星，青霉素及头孢菌素类抗生素治疗无效。

（四）病例分析

分析步骤：

1. 诊断及诊断依据

（1）初步诊断：肺炎链球菌肺炎。

（2）诊断依据：①青年男性，急性起病；②有淋雨受凉的诱因；③临床症状为高热、寒战，咳嗽，咳黏液痰，伴右侧胸痛；④体征：急性病容，口角和鼻周有疱疹，右肺3～5肋叩诊呈浊音，听诊右肺可闻及管状呼吸音；⑤辅助检查：血常规：WBC13.2 × 10^9/L，中性粒细胞比例高，胸片示：右肺中下野片状密度增高影，边界清楚。

2. 鉴别诊断

（1）其他感染性肺炎：金黄色葡萄球菌肺炎临床表现重，痰量较多且为脓性，可因败血症而伴有多发迁徙性脓肿，X 线表现常伴有单个或多个脓肿。革兰阴性杆菌肺炎常发生于老年、慢性疾病的患者，多数为院内感染。病毒或支原体肺炎的病情通常较轻，血白细胞计数常无明显增高。

（2）肺结核：浸润型肺结核与轻型肺炎症状相似，但前者起病缓慢，全身症状如高热不明显，X 线表现多在肺尖。干酪性肺炎也可表现高热、乏力等症状，但病程较长，X 线显示在高密度阴影中可见不规则的多个空洞或对侧播散病灶，痰细菌检查可找到抗酸杆菌，抗感染治疗无效。

（3）急性肺脓肿：早期临床表现与肺炎球菌肺炎相似，但随着病程进展，咳出大量脓臭痰，X 线显示脓腔及液平面。致病菌多为金黄色葡萄球菌、肺炎克雷伯杆菌或其他革兰阴性杆菌、厌氧菌，病程长，完全吸收需 8 周以上。

3. 进一步检查

（1）尿常规、血电解质、肝肾功能等。

（2）痰培养 + 药敏。

（3）复查正位及右侧位胸片，以利于了解病情进展情况及定位。

4. 治疗原则

（1）卧床休息，监测体温、脉搏、呼吸和血压，降温、吸氧、止咳化痰等对症治疗。

（2）积极控制感染，如无过敏史，首选青霉素静脉滴注。

（3）维护重要脏器的功能，注意防治并发症。

（曹慧玲）

第六章

胸膜疾病

第一节 胸腔积液

一、学习要点

掌握胸腔积液的临床表现、漏出液和渗出液的鉴别。

熟悉本病的常见病因及发病机制；良性、恶性胸腔积液的鉴别。

了解结核性胸膜炎的治疗和预防。

二、重要知识点

（一）临床表现

1. 症状　主要为胸痛、呼吸困难，结核性胸膜炎常伴有结核中毒症状。

2. 体征　少量积液时无明显体征，或可触及胸膜摩擦感、听到胸膜摩擦音。中等量或大量积液时，患侧胸廓饱满，肋间隙增宽，呼吸运动受限，触觉语颤减弱或消失，叩诊呈浊音或实音，听诊呼吸音减弱或消失。大量积液时可伴有气管、纵隔移向健侧。

（二）漏出液和渗出液的鉴别（见教材表 2-6-1）

（三）X 线检查

患侧可见上缘外高内低，凹面向上的弧形均匀的高密度阴影。

（四）诊断与鉴别诊断

根据发病年龄、病史、临床表现、实验室检查，一般不难作出诊断。须与恶性胸腔积液及引起胸腔漏出液的相关疾病鉴别。

（五）治疗

少量胸腔积液需针对病因治疗，中等量或大量胸腔积液时应胸穿抽液，结核性胸膜炎需应用抗结核药物治疗，同时在使用有效抗结核药物基础上可应用糖皮质激素。

（六）胸腔穿刺抽液注意事项

由于结核性胸膜炎胸腔积液蛋白含量高，容易引起胸膜粘连，故应尽快抽尽胸腔内积液。一方面可胸腔积液化验以明确诊断，另一方面可减轻毒性症状，同时促使肺脏复张以解除压迫症状，改善呼吸，还可以防止发生胸膜增厚粘连。每周抽胸水 2 ~ 3 次，首次抽液不超过 700ml，以后每次不宜超过 1000ml，而且要缓慢抽吸，过快、过多抽液可使胸腔压力骤降，易发生复张性肺水肿或循环衰竭，故在抽液过程中应密切观察血压、脉搏等情况，如有胸闷、心悸、出汗、面色苍白、脉搏细数、四肢发凉等“胸膜反应”的症状时，应立即停止抽液，使患者平卧,必要时皮下注射0.1%肾上腺素0.3~0.5ml,并密切观察病情变化。如发生复张后肺水肿,立即进行相应的抢救。一般情况下,抽液后不必胸腔内注射抗结核药物,结核性脓胸用生理盐水或2%碳酸氢钠溶液冲洗脓腔后注入异烟肼400~600mg或链霉素0.5~1.0g,必要时可注射尿激酶10~20IU,防止胸膜粘连。

三、强化练习题

(一)判断题

1. 中等量胸腔积液典型X线胸腔积液征象,患侧可见上缘外低内高,凹面向上的弧形均匀的高密度阴影

2. 漏出液蛋白含量高,容易引起胸膜粘连,故应尽快抽尽胸腔内积液

3. 结核性胸膜炎治疗需常规应用糖皮质激素

4. 胸膜腔是位于肺和胸壁之间的一个潜在的腔隙

5. 诊断结核性胸膜炎最重要的手段是超声波检查

(二)填空题

1. ________是干性胸膜炎的重要体征。

2. 结核性渗出性胸膜炎中等或大量胸腔积液时,可在有效抗结核药物的基础上加用________。

3. 每次胸腔穿刺抽液量不宜超过________ml,否则可引起复张性________。

(三)选择题

A1 型题

1. 最可能引起漏出液的疾病是

A. 恶性肿瘤　B. 结核病　C. 食管破裂　D. 胸导管阻塞　E. 肝硬化

2. 胸片见右肺均匀的高密度影,肺尖稍透亮,纵隔左移的最可能原因是

A. 大量气胸　B. 大叶性肺炎　C. 干酪性肺炎
D. 大量胸腔积液　E. 巨大占位性病变

3. 不引起血性胸腔积液的疾病是

A. 肿瘤　B. 外伤　C. 结核　D. 肾病综合征　E. 肺梗死

4. 结核性渗出性胸膜炎与恶性胸腔积液最主要的鉴别是

A. 全身中毒症状的轻重　B. 是否为血性胸腔积液　C. 胸腔积液增长速度
D. 肺内有无结核病灶　E. 胸腔积液常规及细胞学和细菌学检查

5. 结核菌进入胸膜腔,发生结核性渗出性胸膜炎,主要是由于

A. 机体免疫力低下
B. 进入胸膜腔耐药的结核菌数量过多
C. 结核菌侵入时,机体处于高过敏状态
D. 结核菌侵入时,机体缺乏变态反应
E. 巨噬细胞吞噬能力减低

A2 型题

6. 男,60岁,胸闷、气短2周,体检:心率120次/分,血压157/98mmHg,端坐位,双下肺呼吸音减弱。胸片示心影增大,双侧肋膈角钝。予诊断性胸穿后胸腔积液化验:外观淡黄色,密度(比重)1.012,蛋白23g/L,红细胞$15\times10^6/L$,白细胞$10\times10^6/L$,尿常规检查示蛋白

阴性。诊断最可能是

A. 结核性胸膜炎　B. 癌性胸膜炎　C. 心源性胸腔积液　D. 肾性胸腔积液　E. 细菌性胸膜炎

7. 男,56 岁,痰中带血伴胸痛、消瘦 1 个月,胸片右侧中等量胸腔积液,胸腔积液为血性,蛋白 36g/L,Rivalta 试验阳性,白细胞 51.0×10^7/L,淋巴细胞 0.70,最可能是

A. 漏出性胸腔积液　B. 结核性胸膜炎　C. 化脓性胸膜炎　D. 癌性胸腔积液　E. 结缔组织病肺部表现

8. 女,28 岁,午后发热 1 周伴干咳、左胸痛,活动后气急 2 天。胸透提示左侧胸腔积液,胸腔积液为草黄色渗出液,胸腔积液:密度 1.024,白细胞 920×10^6/L,淋巴细胞 65%,最可能的诊断

A. 肺炎合并胸膜炎　B. 结核性胸膜炎　C. 化脓性胸膜炎　D. 癌性胸膜炎　E. 肺栓塞合并胸腔积液

A3 型题

(9~11 题共用题干)

男,30 岁,发热咳嗽伴右侧胸痛 1 周,气急 2 天。体检:气管左移,右第 3 前肋以下叩诊浊音,呼吸音减弱,近浊音区闻及管状呼吸音,无啰音。

9. 最可能的诊断

A. 右大叶性肺炎　B. 右渗出性胸膜炎　C. 右下肺不张　D. 右侧胸膜增厚　E. 右下肺结核空洞

10. 为明确诊断首选的检查

A. 胸部 X 线　B. 血常规　C. 痰细菌学检查　D. PPD 试验　E. 胸部 B 超

11. 下列哪项检查对病因诊断最有价值

A. 血常规　B. 胸液检查　C. 痰病原菌检查　D. 血沉　E. PPD 试验

(12~13 题共用题干)

男,20 岁,诊断左侧胸腔积液,行胸腔穿刺抽液,抽取草黄色液体 30ml,患者突感头晕心悸,脸色苍白,四肢凉,脉细弱。

12. 患者最可能出现

A. 麻醉药反应　B. 胸膜反应　C. 肺水肿　D. 气胸　E. 纵隔摆动

13. 此时应立即给予的处理

A. 停止抽液,平卧观察血压　B. 胸穿抽气　C. 皮下注射 0.1% 肾上腺素　D. 静脉推注毛花苷丙　E. 高浓度吸氧

B1 型题

(14~15 题共用备选答案)

A. 胸液乳白色,加入乙醚变清　B. 胸液蛋白 12g/L,淀粉酶 600U　C. 胸液蛋白 45g/L、CEA 增高　D. 胸液蛋白 42g/L、LDH 300U/L　E. 胸液蛋白 15g/L、LDH 100U/L

14. 肺结核伴胸腔积液

15. 肺癌伴胸腔积液

(四)思考题

良恶性胸液如何鉴别?

四、参考答案

(一)判断题

1. × 2. × 3. × 4. √ 5. ×

(二)填空题

1. 胸膜摩擦音
2. 糖皮质激素
3. 1000;肺水肿

(三)选择题

1. E,可以引起胸腔漏出液的疾病有充血性心力衰竭、缩窄性心包炎、血容量增加、上腔静脉或奇静脉受阻,低蛋白血症、肝硬化、肾病综合征、急性肾小球肾炎、黏液性水肿等。

2. D,大量胸腔积液时,患侧肺野大部呈均匀浓密阴影,可仅见肺尖透亮,气管和纵隔均向健侧移位。

3. D,血性胸腔积液是渗出液,而肾病综合征是引起漏出液的病因。

4. E,胸腔积液常规及细胞学和细菌学检查是结核性渗出性胸膜炎与恶性胸腔积液最主要的鉴别方法。

5. C,当人体处于高敏感状态时,胸膜对结核毒素的高度反应所致的渗出。

6. C,患者双侧胸腔积液,胸腔积液符合漏出液的特点。心源性胸腔积液是引起漏出液的病因。肾性胸腔积液多为低蛋白所致,尿常规多数蛋白阳性。

7. D,患者实验室检查符合渗出液的特点,癌性胸腔积液是引起渗出液的病因。

8. B,患者病史符合结核病的临床表现,胸腔积液为渗出液。

9. B,患者发热咳嗽伴胸痛1周,气急2天,提示有炎症存在。体检:气管左移,右第3前肋以下叩诊浊音,呼吸音减弱,近浊音区闻及管状呼吸音,无啰音,提示有胸腔积液。故诊断为右渗出性胸膜炎。

10. A,胸部X线检查是首选的检查方法。

11. B,检查患者胸液是渗出液还是漏出液,对病因诊断最有价值。

12. B,患者突感头晕心悸,脸色苍白,四肢凉,脉细弱。提示发生了胸膜反应。

13. A,发生了胸膜反应停止抽液,平卧观察血压。

14. D,结核性胸腔积液胸液为渗出液 LDH >200U/L。

15. C,肺癌性胸腔积液,胸液癌胚抗原增高。

第二节 气 胸

一、学习要点

掌握气胸的概念、临床分型、临床表现以及治疗方法。

熟悉气胸的X线征象、诊断要点及鉴别诊断。

了解气胸的病因分类。

二、重要知识点

(一)概念

任何原因造成气体进入胸膜腔称为气胸。因肺部疾病使肺组织及脏层胸膜破裂,或因靠近肺表面的肺大疱、微小气肿泡自发破裂,而使气体进入胸膜腔称自发性气胸。

(二)临床分型

根据胸膜破裂口情况及破裂后对胸膜腔压力的影响可分为三种类型。

1. 闭合性(单纯性)气胸
2. 开放性(交通性)气胸
3. 张力性(高压性)气胸

(三)临床表现

1. 症状　气胸的症状取决于胸膜腔内积气量多少、发生的快慢、临床类型及基础肺功能状况。典型的症状为突发胸痛,继之出现刺激性咳嗽、呼吸困难。张力性气胸常出现剧烈胸痛,严重呼吸困难,烦躁不安,端坐呼吸,发绀,出冷汗,窒息感,甚至出现呼吸衰竭、休克和意识障碍。

2. 体征　少量积气无明显体征,当积气量多时,可有气管向健侧移位,患侧胸廓饱满,呼吸动度减弱,肋间隙增宽、语音震颤减弱,叩诊呈过清音或鼓音,呼吸音减弱或消失。右侧气胸时肺、肝界下移,左侧气胸时心界叩不出,患者多喜健侧卧位。

3. X线胸片　是确诊气胸的重要方法,典型表现为肺组织向肺门萎陷,表面呈纤细的弧形分界线,称为气胸线,气胸线以外透光度增高,肺纹理消失,大量胸腔积气可见全肺萎陷成团块状或分叶状并压向肺门,伴纵隔及心脏移向健侧。

(四)诊断及鉴别诊断

根据发病前有运动、提举重物、屏气、剧咳等诱因,或慢性阻塞性肺疾病、肺结核病史,突发胸痛、气急、刺激性干咳或烦躁不安、大汗、极度呼吸困难,查体有胸腔积气的体征,X线有胸腔积气可确诊。应与支气管哮喘、阻塞性肺气肿、急性心肌梗死、肺血栓栓塞症、肺大疱等鉴别。

(五)治疗

一般治疗和胸腔抽气或闭式引流减压治疗。

三、强化练习题

(一)判断题

1. 小量气胸(<20%)患者需首选胸腔闭式引流术治疗
2. 不断有气泡从长玻璃管中逸出是提示水封瓶闭式引流通畅的指标
3. 气胸患者胸穿抽气时首选腋前线第4~5肋间
4. 引流胶管内有渗出液存留是提示水封瓶闭式引流通畅的指标
5. 患者咳嗽时有气泡逸出是提示水封瓶闭式引流通畅的指标

(二)填空题

1. 根据自发性气胸的病因可将其分为______和______。

2. 自发性气胸的临床类型有________、________和________。

3. 气胸的常规排气部位是________或________。

（三）选择题

A1 型题

1. 特发性气胸与继发性气胸最主要的区别是
   A. 有无肺的基础疾病　B. 发病的年龄　C. 发病的诱因
   D. 有无张力性气胸　E. 复发率的高低

2. 关于气胸治疗不正确的是
   A. 小量气胸，无明显症状暂不抽气　B. 气胸箱测压排气适用于各类气胸
   C. 交通性气胸应做闭式引流排气　D. 张力性气胸应尽快将胸腔内气体抽尽
   E. 吸氧有利于胸腔内气体的吸收

3. 当肺压缩面积超过多少时，一般需排气治疗
   A. 5%　B. 10%　C. 15%　D. 20%　E. 25%

4. 气胸的典型症状是
   A. 突发性胸闷、咳粉红色泡沫痰　B. 突发性胸痛、咳嗽和呼吸困难
   C. 胸痛、咳嗽和咳脓臭痰　D. 发热、咳痰、咳嗽和呼吸困难
   E. 咯血、胸闷和呼吸困难

A2 型题

5. 女性，67 岁，慢性咳嗽、咳痰 15 年，活动后气短 6 年，2 日前剧咳后突然左胸疼痛，呼吸困难，大汗、不能平卧，此患者最可能的诊断是
   A. 肺栓塞　B. 急性心肌梗死　C. 自发性气胸
   D. 夹层动脉瘤　E. 左侧胸膜炎

（四）思考题

自发性气胸有哪些类别？

四、参考答案

（一）判断题

1. ×　2. √　3. ×　4. ×　5. √

（二）填空题

1. 特发性；继发性

2. 闭合性；交通性；张力性

3. 锁骨中线外侧第 2 肋间；腋前线第 4 ~ 5 肋间

（三）选择题

1. A，有无肺的基础疾病是特发性气胸与继发性气胸最主要的区别。

2. D，张力性气胸正确的治疗是尽快行胸腔闭式引流排气。

3. D，当肺压缩面积超过 20% 时，一般需排气治疗。

4. B，气胸的典型症状是突发性胸痛、咳嗽和呼吸困难。

5. C，患者有 COPD 病史，在剧咳诱因作用下，突然左胸疼痛，呼吸困难，大汗、不能平卧，提示并发了自发性气胸。

（赵　红）

第七章

间质性肺疾病

一、学习要点

掌握间质性肺炎的临床表现及诊断依据。

熟悉特发性肺纤维化的临床表现和诊断标准。

了解间质性肺炎的常见病因及发病机制。

二、重要知识点

（一）间质性肺疾病的概念

肺间质性疾病（ILD）是一组主要累及肺间质、肺泡腔，导致肺泡-毛细血管功能单位丧失的弥漫性肺疾病。ILD 的主要特征表现为：进行性加重的呼吸困难、限制性通气功能障碍伴弥散功能降低和低氧血症以及影像学上的双肺弥漫性病变。病程大多缓慢进展，逐渐丧失肺泡-毛细血管功能单位，发展为弥漫性肺纤维化和蜂窝肺，最终因呼吸功能衰竭而死亡。

（二）间质性肺炎发病机制

ILD 包括 200 多种急性和慢性肺部疾病，大多数疾病的病因还不明确，炎症细胞、免疫细胞、肺泡上皮细胞和成纤维细胞及其分泌的介质和细胞因子，在引起肺间质纤维化的发病上起重要作用。

（三）间质性肺炎的分类

ILD 根据病因、临床和病理特点，2002 年美国胸科学会和欧洲呼吸学会将 ILD 分为四类：已知原因的 ILD；特发性间质性肺炎；肉芽肿性 ILD；少见的 ILD。

（四）间质性肺炎的诊断

临床诊断某种 ILD 是一个动态的过程。需要临床、放射、病理科的医生密切合作，根据所获得的完整资料对先前诊断进行验证和修订。

1. 病史及临床表现

（1）病史：重要的既往病史包括心脏病、结缔组织疾病、肿瘤、脏器移植等；药物应用史，特别是一些可以诱发肺纤维化的药物；家族史；吸烟史；职业或家居环境暴露史；宠物嗜好或接触史。这些对于明确病因有重要作用。

（2）症状：大多数呈隐匿起病，进行性呼吸困难是最常见的症状。其次是咳嗽，多为持续性干咳。若患者还伴有全身症状如发热、盗汗、乏力、消瘦、皮疹、肌肉关节疼痛等通常提示可能存在结缔组织疾病。

（3）体征：①爆裂音或 Velcro 啰音；②杵状指（趾）；③肺动脉高压和肺心病体征；④系统疾病体征。

2. 胸部X线检查　大多数ILD患者的X线胸片显示弥漫性浸润性阴影。主要表现为两肺弥漫性的磨玻璃状、结节状、细网状,也可呈多发片状或大片状阴影;后期可见区域性的囊性病变(蜂窝肺),大小4～10mm。多数ILD可有肺容积减少。肺部高分辨率CT(HRCT)是ILD诊断的重要工具。ILD的HRCT表现为:弥漫性结节影、磨玻璃样变、肺泡实变、小叶间隔增厚、胸膜下线、网格影伴囊腔形成或蜂窝状改变,常伴牵拉性支气管扩张或肺结构改变。

3. 肺功能　ILD患者以限制性通气功能障碍和气体交换障碍为主要特征,限制性通气功能障碍表现为肺容量包括肺总量、肺活量和残气量均减少,肺顺应性下降。气体交换障碍表现为一氧化碳弥散量减少,肺泡-动脉氧分压差增加,低氧血症。

4. 实验室检查　常规进行全血细胞学、尿液、生物化学、肝肾功能、红细胞沉降率检查、结缔组织疾病相关的自身抗体如抗核抗体(ANA)、类风湿因子(RF)等检查。酌情行巨细胞病毒或肺孢子菌、肿瘤细胞等检查。上述这些检查对ILD的病因或伴随疾病有提示作用。

5. 纤维支气管镜检查　纤维支气管镜检查并进行支气管肺泡灌洗或经支气管肺活检,对于了解弥漫性肺部渗出性病变的性质,鉴别ILD具有一定的帮助。通过支气管肺泡灌洗液的细胞学、细菌学、生化及炎症介质的检测。

6. 外科肺组织活检　外科肺活检是诊断ILD的重要手段。除了具有典型临床影像表现的特发性肺间质纤维化(IPF)病例及诊断明确的病例外,肺活检对于确定临床病理类型是必要的。

(五)特发性肺纤维化

特发性肺纤维化(IPF)是一种原因不明的慢性、进行性、纤维化性间质性肺疾病,组织学和(或)胸部HRCT特征性表现为普通型间质性肺炎,好发于老年人。IPF是临床上最常见的特发性间质性肺炎。

1. 病因　IPF的病因迄今仍不清楚。目前认为IPF与肺泡上皮反复发生微小损伤后的异常修复有关。

2. 病理　普通型间质性肺炎是IPF的特征性病理改变类型。其特征性病理改变是:病变呈斑片状分布,主要累及胸膜下外周肺腺泡或小叶。低倍镜下病变呈时相不一,表现纤维化、蜂窝状改变,间质性炎症和正常肺组织并存,致密的纤维瘢痕区伴散在的成纤维细胞灶。早期肺泡隔充血、炎性细胞浸润,病变进展区域可见肺泡毛细血管损伤、血管床减少,大量胶原纤维、成纤维细胞出现,终末表现为肺泡结构完全破坏,气道囊性扩张(蜂窝肺)。

3. 临床表现

(1)症状:起病隐匿,多在50岁以后发病,主要症状为活动性呼吸困难,进行性加重,常伴干咳,继发感染时痰液增多并呈脓性。全身症状不明显,可伴有乏力、消瘦,部分患者有关节疼痛,很少发热。

(2)体征:呼吸浅快,约50%的患者可见杵状指(趾),90%的患者可在双肺基底部闻及吸气末细小Velcro啰音,晚期出现明显发绀、肺动脉高压、右心功能不全征象。

4. 诊断

(1)确诊标准:IPF的诊断遵循以下标准:①ILD(间质性肺疾病),但除外了其他原因(如环境、药物、结缔组织病等);②HRCT表现为UIP(普通间质性肺炎)型;③联合HRCT和外科肺活检病理表现诊断UIP。

(2)IPF急性加重诊断标准:①一个月内发生无法解释的呼吸困难加重;②低氧血症加重或气体交换功能严重受损;③新出现的肺泡浸润影;④排除了肺感染、肺栓塞、气胸或心力衰竭等。

(3)无外科肺活检时,临床诊断标准,需要符合下列所有4条主要指标和3条以上的次要指标。

主要指标:①除外已知原因的ILD,如某些药物毒性作用、职业环境接触史和结缔组织病等;②肺功能表现异常,包括限制性通气功能障碍[肺活量(VC)减少,而FEV_1/FVC正常或增加]和(或)气体交换障碍[静态/运动时$P(A-a)O_2$增加或DLco降低];③胸部HRCT表现为双下肺和胸膜下分布为主的网状改变或伴蜂窝肺,可伴有极少量磨玻璃样阴影;④经纤维支气管镜肺活检(TBLB)或支气管肺泡灌洗液(BALF)检查不支持其他疾病的诊断。

次要诊断条件:①年龄>50岁;②隐匿起病或无明确原因的进行性呼吸困难;③病程≥3个月;④双肺听诊可闻及吸气性Velcro啰音。

5. 治疗　肺移植是目前最有效的治疗方法。目前尚无有效治疗IPF的药物,对于IPF急性加重目前大多采用较大剂量糖皮质激素治疗,但无循证医学证据。患者应尽可能进行肺康复训练,静息状态下存在明显低氧血症的患者应长程氧疗。积极治疗并发症,对症治疗减轻患者痛苦,加强患者教育与自我管理。

三、强化练习题

(一)填空题

1. 弥漫性肺间质疾病是指发生于________和________的疾病。

2. 间质性肺疾病的主要特征表现为:________、________伴________和________以及影像学上的双肺弥漫性病变。

3. 间质性肺疾病根据病因、临床和病理特点,2002年美国胸科学会和欧洲呼吸学会将ILD分为________、________、________、________四类。

4. 间质性肺疾病患者的肺功能改变的主要特征为________和________。

5. 目前治疗特发性肺纤维化最有效的方法是________。

(二)选择题

A1型题

1. 对于特发性肺纤维化急性期患者最有效的治疗是

A. 支气管扩张剂治疗　B. 抗感染治疗　C. 持续吸氧
D. 糖皮质激素治疗　E. 支气管肺泡灌洗

2. 下列哪种检查是确诊特发性肺纤维化的"金标准"

A. 肺活检　B. 胸部X线　C. HRCT
D. 纤维支气管镜　E. 血生化检查

3. 肺间质是指

A. 支气管、肺泡、间质腔
B. 呼吸性支气管、肺泡管、肺泡囊
C. 各级支气管和肺泡结构
D. 肺泡间、终末气道上皮以外的支持组织,包括血管和淋巴组织
E. 呼吸性支气管、肺泡管、肺毛细血管

4. 特发性肺纤维化的主要突出临床症状是

A. 咳嗽、咯黄痰　B. 干咳,进行性呼吸困难　C. 咳嗽、活动后胸痛

D. 发热、活动后气促　E. 多发性关节痛、气促

5. 间质性肺疾病主要累及

A. 肺泡壁　B. 小血管

C. 小气道　D. 叶间胸膜

E. 肺泡上皮基膜和毛细血管基膜之间的肺组织和基质成分

A2 型题

6. 患者女性，33 岁，反复发热伴双膝关节疼痛 4 个月，近 1 个月来出现咳嗽、伴气促。体检：面部蝶形红斑，双下肺少量小水泡音。胸片示双下肺弥漫网格影，最可能的诊断是

A. 支气管扩张　B. 浸润性肺结核　C. 特发性肺纤维化

D. 系统性红斑狼疮肺损害　E. 结节病

A3 型题

（7～8 题共用题干）

一男性患者，65 岁，吸烟史 25 年，活动性呼吸困难进行性加重三个月，近一个月来咳嗽剧烈，刺激性干咳，无咳痰，自行口服红霉素及镇咳药物治疗半个月无效。X 线胸片示：两肺弥漫性磨玻璃状改变。

7. 该患者最有可能的诊断是

A. 肺脓肿　B. 中心型肺癌　C. 间质性肺炎

D. 肺炎支原体肺炎　E. 慢性支气管炎

8. 为明确诊断还需要选择下列哪一项检查？

A. 肺部高分辨 CT　B. 抗核抗体检查　C. 支气管镜检查

D. 血培养　E. 血常规检查

（三）病例分析

患者王某，男性，65 岁，“活动后气短伴干咳 1 年，加重 2 周”入院。

患者 1 年前起无明显诱因出现活动后气短，休息后可缓解。伴有干咳，无胸痛，无咯血，无低热、盗汗，自行口服止咳药物后咳嗽症状能缓解。1 年来患者活动后气短症状逐渐加重，2 周前无明显诱因咳嗽较前加剧，咳少量白色稀薄痰，活动后气短明显加重，轻微活动就出现呼吸困难，无寒战、无发热，无盗汗，无胸痛。病程中一般状态可，体重无明显减轻。否认肝炎、结核等传染病史，否认药物、食物过敏史，感染支气管哮喘、高血压、冠心病、糖尿病等病史。无家族性遗传病病史。既往曾是办公室文员，现退休在家，家族饲养小狗 3 年，吸烟 20 年，每日 1 包，现戒烟 5 年。

查体：患者一般状态稍差，意识清晰，精神弱，查体合作，口唇发绀，双下肺可闻及吸气末捻发音，心界不大，心率 96 次/分，律齐，各瓣膜听诊区未闻及病理性杂音，腹部平坦，腹软，无压痛及反跳痛，肝脾肋下未触及，双下肢无水肿。可见杵状指(趾)。

辅助检查：①血常规：白细胞 $10.1 \times 10^9/L$，中性粒细胞 84%，淋巴细胞 16%，血红蛋白 131g/L，血小板 $312 \times 10^9/L$。②尿常规：正常。③血沉 28mm/h。④血气分析（未吸氧）：pH7.388，$PaCO_2$ 40.1mmHg，PaO_2 51.6mmHg，SaO_2 85.8%。⑤肺功能：FVC 占预计值%：54%，FEV_1/FVC：78%，FEV_1 占预计值%：84%，TLC 占预计值%：60%，RV/TLC：42%，DLCO 占预计值%：45%。⑥胸部 HRCT：双下肺胸膜下小叶间隔增厚，可见部分蜂窝肺和牵拉性支气管扩张，有小片状的磨玻璃影。支气管肺泡灌洗液：细胞总数 1.2×10^8，细胞活性 85%，巨噬细胞 84%，淋巴细胞 3%，嗜中性粒细胞 10%，嗜酸性粒细胞 3%；未见含铁血黄素细胞，

无肿瘤细胞，抗酸杆菌阴性。抗核抗体：1∶100，ENA 七项阴性，类风湿因子阴性，补体 C3：70mg/dl，C4：15mg/dl。抗中性粒细胞胞浆抗体阴性。请分析该患者初步诊断，鉴别诊断，进一步检查，治疗原则。

（四）思考题

1. 间质性肺疾病根据病因、临床和病理特点，2002 年美国胸科学会和欧洲呼吸学会将 ILD 分为哪四类？

2. 间质性肺疾病的 HRCT 有哪些特征表现？

3. 特发性肺纤维化的主要临床表现有哪些？

四、参考答案

（一）填空题

1. 肺泡壁；肺泡周围组织
2. 进行性加重的呼吸困难；限制性通气功能障碍；弥散功能降低；低氧血症
3. 已知原因的 ILD；特发性间质性肺炎；肉芽肿性 ILD；少见的 ILD
4. 限制性通气功能障碍；气体交换障碍
5. 肺移植

（二）选择题（可简要解析）

1. D　2. A　3. D　4. B　5. E　6. D　7. C　8. A

（三）病例分析

分析步骤：

1. 诊断及诊断依据

（1）初步诊断：特发性肺纤维化，Ⅰ型呼吸衰竭

（2）诊断依据：①老年男性，50 岁以后发病，起病隐匿，病程超过 3 个月。②表现为进行性加重的活动后呼吸困难和干咳。③查体：双下肺可闻及吸气末捻发音，可见杵状指（趾）。④胸部 HRCT：双下肺胸膜下小叶间隔增厚，可见部分蜂窝肺和牵拉性支气管扩张，有小片状的磨玻璃影。⑤肺功能提示限制性通气障碍和弥散障碍。⑥支气管肺泡灌洗液检查未提示其他诊断。⑦除外药物、职业、和全身疾病所致肺间质改变。

2. 鉴别诊断

（1）慢性阻塞性肺疾病

（2）肺癌

（3）支气管扩张

（4）药物、职业和全身疾病如结缔组织疾病所致肺间质疾病

3. 治疗原则

（1）肺移植是目前最有效的治疗方法。

（2）目前尚无有效治疗 IPF 的药物，对于 IPF 急性加重目前大多采用较大剂量糖皮质激素治疗，但无循证医学证据。

（3）患者应尽可能进行肺康复训练，静息状态下存在明显低氧血症的患者应长程氧疗。

（4）积极治疗并发症，给予对症治疗减轻患者痛苦，加强患者教育与自我管理。

（赵　红）

8

第八章

肺动脉高压和肺血栓栓塞症

一、学习要点

掌握肺动脉高压概念、诊断标准、肺血栓栓塞症的定义、临床表现、诊断及治疗原则。

熟悉肺动脉高压分类、肺血栓栓塞症的病因、鉴别诊断。

了解肺动脉高压的发生机制、治疗。

二、重要知识点

(一)肺动脉高压

1. 概念　肺动脉高压(pulmonary hypertension,PH)属于肺循环疾病,是由多种病因和发病机制引起的以肺血管阻力进行性增加为主要特征的临床病理生理综合征。

2. 诊断标准　在海平面、静息状态下,右心导管测量所得平均肺动脉压(mPAP)≥25mmHg。对于动脉性肺动脉高压(pulmonary arterial hypertension,PAH),除上述标准外,还需满足肺毛细血管楔压(PCWP)或左心室舒张末压＜15mmHg。超声心动图是筛查 PH 最重要的无创检查方法,其拟诊 PH 的推荐标准为肺动脉收缩压＞50mmHg。

(二)肺血栓栓塞症

1. 概念　肺栓塞(PE)是以各种栓子阻塞肺动脉系统为其发病原因的一组疾病或临床综合征的总称,包括肺血栓栓塞症、脂肪栓塞综合征、羊水栓塞、空气栓塞等。

(1)肺血栓栓塞症(PTE):为来自静脉系统或右心的血栓阻塞肺动脉或其分支所致的疾病,以肺循环和呼吸功能障碍为其主要临床和病理生理特征。PTE 为 PE 最常见的类型,占 PE 中的绝大多数。

(2)创伤后脂肪栓塞综合征:是严重创伤(特别是长管状骨骨折)后,以意识障碍、皮肤淤斑、进行性低氧血症、呼吸窘迫为特征的综合征,以闭合性多发长骨骨折更易发生。

2. 病因及危险因素　肺栓塞按栓子的性质分为血栓栓子和非血栓栓子。血栓栓子约占 82.2%。下肢深静脉血栓(DVT)是肺血栓的主要来源之一。PTE 的危险因素包括任何可以导致静脉血液淤滞、静脉系统内皮损伤和血液高凝状态的因素。原发性危险因素由遗传变异引起。继发性危险因素包括骨折、严重创伤、手术、恶性肿瘤、口服避孕药、充血性心力衰竭、房颤,因各种原因的制动或长期卧床、长途航空、乘车旅行和高龄等。

3. 病理生理

(1)循环系统:栓子阻塞肺动脉后通过机械阻塞及神经体液因素和低氧所引起:①肺动脉高压,继而右心扩大与右心衰竭;②右心室扩大使室间隔左移,左心室功能受损,导致心排出量下降,引起体循环低血压或休克;③主动脉内低血压和右房压升高,使冠状动脉灌注压下降，心肌低灌注。

(2)呼吸系统：出现低氧血症和低碳酸血症，其原因：①栓塞部位肺血流减少，肺泡死腔量增大；②肺内血流重新分布，通气/血流比例失调；③神经体液因素引起支气管痉挛；④肺泡表面活性物质分泌减少，肺泡萎陷，呼吸面积减小，肺顺应性下降等。

由于肺组织同时接受肺动脉、支气管动脉和肺泡内气体三重氧供，故肺动脉阻塞时较少出现肺梗死。

4. 临床表现　呼吸困难是最常见的症状，可有咳嗽、咯血、胸痛、晕厥、猝死等。呼吸急促是最常见的体征，亦可有发绀、心动过速、低血压或休克、P_2亢进、三尖瓣区收缩期杂音、颈静脉充盈、怒张、搏动增强，双下肢不对称肿胀等。

5. 诊断步骤　PTE 的诊断可遵循疑诊、确诊和求因三步进行。疑诊检查包括动脉血气分析、血浆 D-二聚体、心电图、胸部 X 线片、超声心动图及 DVT 的相关检查。螺旋 CT 或电子束 CT 造影、核素肺通气/灌注扫描、磁共振肺动脉造影(MRPA)和经导管肺动脉造影是确诊检查项目。诊断 PTE 后应积极进行相关检查，寻找 PTE 的成因和危险因素，从而更有效地进行治疗和预防复发。

6. 治疗

(1)一般治疗：应密切监测呼吸、心率、血压、心电图及血气分析等变化，双下肢制动，吸氧等。

(2)溶栓治疗：溶栓主要用于 2 周内的新鲜血栓栓塞。溶栓治疗指征：①大面积肺栓塞；②次大面积肺栓塞。溶栓治疗的绝对禁忌证：有活动性内出血；近期自发性颅内出血。相对禁忌证：2 周内的大手术、分娩、器官活检或不能以压迫止血部位的血管穿刺；2 个月内的缺血性脑卒中；10 天内的胃肠道出血；血小板计数低于 $100 \times 10^9/L$；妊娠；细菌性心内膜炎及出血性疾病。溶栓治疗的主要并发症为出血。

(3)抗凝治疗：是基本治疗方法，常用的抗凝药物为肝素、低分子肝素、华法林。亚急性感染性心内膜炎、恶性高血压、脑血管病、近期手术及有潜在出血性疾病患者忌用。

三、强化练习题

(一)判断题

1. ELISA 法测定 D-二聚体含量低于 500μg/L，可基本除外急性 PTE
2. 呼吸困难是肺栓塞后最常见的症状
3. 肺巨大血栓栓塞可导致休克，甚至猝死
4. 仅凭 X 线胸片即可确诊或排除肺栓塞
5. 下肢深静脉和盆腔静脉血栓是肺血栓的主要来源

(二)填空题

1. 肺动脉高压的诊断标准是海平面、静息状态下，右心导管测量所得平均肺动脉压(mPAP)________。

2. 诊断肺栓塞的经典方法为________。

3. 肺栓塞三联征________、________和________。

4. ________与________实质上为一种疾病过程在不同部位、不同阶段的表现，两者合称为静脉血栓栓塞症。

5. 常用的抗凝药物有________、________和________。

（三）选择题

A1 型题

1. 溶栓治疗的主要并发症是

A. 过敏反应　B. 心动过速　C. 粒细胞减少　D. 出血　E. 低蛋白血症

2. 关于肺血栓栓塞症的病理生理机制，下列说法正确的是

A. 右心腔来源的血栓所占比例最多

B. 一般认为栓塞不发生于右叶和下肺叶

C. 引起肺动脉血栓的栓子多来源于下腔静脉系统

D. 肺动脉的血栓栓塞多是单一部位的

E. 发生栓塞后不可能在栓塞局部继发血栓形成

3. 诊断肺血栓栓塞症的"金标准"为

A. 核素肺通气/灌注扫描　B. 超声心动图　C. 肺动脉造影

D. 血浆 D-二聚体　E. CTPA

4. 患者有下肢深静脉血栓，出现肺动脉栓塞多为

A. 血栓　B. 癌栓　C. 脂肪栓　D. 空气栓　E. 羊水栓

5. 关于肺栓塞的叙述错误的是

A. 形成肺栓塞的栓子可分为血栓栓子和非血栓栓子

B. 骨折、恶性肿瘤、口服避孕药均是肺栓塞的继发性危险因素

C. 呼吸急促是肺栓塞最常见的体征

D. 发生肺栓塞时，动脉血气分析无异常改变

E. 仅凭心电图不能确诊或排除肺栓塞

A2 型题

6. 患者骨盆骨折后 48 小时，出现呼吸困难，伴意识障碍、胸片双肺斑片状阴影，可能为

A. 血栓　B. 癌栓　C. 脂肪栓　D. 空气栓　E. 羊水栓

A3 型题

（7～9 题共用题干）

男性，55 岁，16 天前无明显诱因发生呼吸困难、咯血，曾晕厥 1 次。呼吸 34 次/分，心率 106 次/分，律齐，肺动脉瓣区第二音亢进，双下肢水肿，右侧为著。既往有糖尿病史 10 年。胸片未见异常，心电图正常。

7. 最有可能诊断是

A. 心肌梗死　B. 肺栓塞　C. 气胸

D. COPD 急性期　E. 支气管哮喘

8. 进一步所做的检查中哪项可以确诊

A. 心电图　B. 心脏超声　C. 血气分析

D. 胸片　E. CT 肺动脉造影

9. 可先给予以下哪项治疗

A. 尿激酶　B. 低分子肝素　C. 抗生素　D. 硝酸酯类　E. 胰岛素

B1 型题

（10～11 题共用备选答案）

A. 遗传变异　B. 口服避孕药　C. 房颤

D. 长期卧床　　　　　　　　E. 肺结核

10. 属于肺栓塞原发性危险因素

11. 不属于肺栓塞危险因素

(四)病例分析

患者男性,50 岁,右下肢骨折 18 天,大便后突然出现右胸痛,呼吸困难。体检:呼吸急促,30 次/分,口唇发绀,双肺呼吸音清,$P_2 > A_2$,心率 106 次/分,律齐,三尖瓣区闻及收缩期杂音,右下肢肿胀。既往体健。

辅助检查:血气分析示 PaO_2 由原来的 94mmHg 降到 57mmHg(未吸氧),$PaCO_2$ 30mmHg。胸片右侧肋膈角变钝。超声心动图示右房、右室轻度扩大,估测肺动脉压 52mmHg。请分析该患者可能的诊断?其诊断依据?需进一步做哪些检查?临床与哪些疾病鉴别?该疾病的治疗原则?

(五)思考题

1. 肺血栓栓塞症的主要临床表现有哪些?
2. 如何诊断肺血栓栓塞症?
3. 溶栓治疗的适应证、禁忌证有哪些?

四、参考答案

(一)判断题

1. √　　2. √　　3. √　　4. ×　　5. √

(二)填空题

1. ≥25mmHg
2. 肺动脉造影
3. 胸痛;咯血;呼吸困难
4. 深静脉血栓形成;肺血栓栓塞症
5. 肝素;低分子肝素;华法林

(三)选择题

1. D
2. C,肺动脉血栓绝大多数来源于下腔静脉系统,尤其是下肢深静脉。
3. C,CTPA、V/Q 等检查均可确诊 PTE,但目前仍认为肺动脉造影是“金标准”。
4. A
5. D,肺栓塞时常出现低氧血症和低碳酸血症。
6. C,脂肪栓塞综合征多见于长管状骨骨折后,表现意识障碍、呼吸困难、血小板减少等症状,胸片肺脏呈“云雾状”“暴风雪状”影像。
7. B,突发呼吸困难,伴咯血,晕厥;呼吸、心率增快,肺动脉瓣区第二音亢进,双下肢不对称肿胀;心电图、胸片无其他疾患。
8. E,CTPA 为确诊检查。
9. B,溶栓时间窗 14 天内,高度疑诊 PTE 可先给予抗凝治疗。
10. A
11. E

(四)病例分析

分析步骤:

1. 诊断及诊断依据

(1)初步诊断:肺血栓栓塞症,肺动脉高压,急性肺源性心脏病,Ⅰ型呼吸衰竭。

(2)诊断依据:①男性,50岁,既往体健;②有骨折、卧床史;③用力后突然出现胸痛,呼吸困难;④体征:呼吸急促,呼吸频率30次/分,发绀,心率106次/分,$P_2 > A_2$,三尖瓣区闻及收缩期杂音及右下肢肿胀;⑤辅助检查:血气分析PaO_2 57mmHg,$PaCO_2$ 30mmHg。超声心动图示肺动脉高压,而无其他心脏病。

2. 鉴别诊断

(1)冠状动脉粥样硬化性心脏病:胸痛主要表现为发作性心前区闷痛,有压迫感,紧缩性,部分患者有濒死感,心肌梗死时心电图和心肌酶水平有特征性动态变化。冠脉造影可见冠状动脉粥样硬化、管腔阻塞证据。一般无严重低氧血症,无胸腔积液及肺动脉高压。

(2)肺炎:可有呼吸困难,咳嗽等症状,累及胸膜出现胸痛;常有感染中毒症状如高热,外周血白细胞增高、中性粒细胞比例增加,胸片可见肺部阴影、肺不张。抗感染治疗有效。

(3)主动脉夹层:疼痛剧烈,多有高血压病史,胸片常显示纵隔增宽,心血管超声和胸部CT造影可发现主动脉夹层征象。

3. 进一步检查

(1)心电图,血浆D-二聚体,凝血检查。

(2)确诊检查如CTPA、肺通气/灌注扫描、选择性肺动脉造影,可酌情选择。

(3)下肢深静脉超声等。

4. 治疗原则

(1)一般治疗:密切监测呼吸、心率、血压、心电图及血气分析等变化,绝对卧床休息,双下肢制动,保持大便通畅,避免用力。

(2)吸氧,胸痛严重可予镇痛。

(3)抗凝治疗,并监测凝血指标,以保证抗凝效果。

(4)定期复查。

(赵　红)

第九章

睡眠呼吸暂停低通气综合征

一、学习要点

掌握睡眠呼吸暂停低通气综合征的概念、分型、临床表现。

熟悉睡眠呼吸暂停低通气综合征严重度分级、诊断标准、治疗原则。

了解睡眠呼吸暂停低通气综合征的病因、发病机制。

二、重要知识点

(一)概念

睡眠呼吸暂停低通气综合征(SAHS)是指在夜间7小时睡眠中,反复发作呼吸暂停30次以上或每小时睡眠中的睡眠呼吸暂停和低通气次数(AHI)或睡眠呼吸紊乱指数(RDI)超过5次以上。

(二)分型及严重程度

1. 分型　①阻塞型;②中枢型;③混合型。

2. SAHS严重程度划分标准　①轻度:AHI(呼吸紊乱指数)5~15(次/小时),夜间最低SaO_2(%)85~90;②中度:AHI>15~30,夜间最低SaO_2(%)80~<85;;③重度:AHI>30,夜间最低SaO_2(%)<80。

(三)临床表现

1. 症状　阻塞型SAHS(OSAHS)的主要症状为睡眠打鼾同时伴有呼吸间歇。呼吸暂停时可突然被憋醒,突然坐起或有身体翻动,四肢乱动等。呼吸间歇后引起缺氧,口唇发绀、脉搏不齐。患者晨起后易出现血压升高,并有晨起头痛、白天嗜睡、困倦乏力,某些患者易出现烧心、胸骨后疼痛、记忆力下降、智力减退、注意力不易集中、睡眠遗尿和阳痿等症状。

2. 体征　可以有肥胖、短颈、下颌畸形、鼻甲肥大、鼻息肉、扁桃体肥大、软腭低垂、悬雍垂肥大、咽腔狭窄、舌体肥大等。

(四)诊断

多导睡眠图检查是诊断SAS的"金标准"。

(五)治疗

1. 一般治疗　减肥;戒酒和避免应用镇静、安眠剂;氧疗。

2. 药物治疗　疗效不确定,不作为常规治疗。

3. 持续气道正压通气治疗。

4. 睡眠时戴口腔矫治器或舌托。

5. 外科手术治疗。

三、强化练习题

(一)判断题

1. 阻塞型睡眠呼吸暂停时上气道阻塞的位置只在咽部
2. 多导睡眠图是诊断 SAS 的金标准
3. OSAHS 患者睡眠时发生间断的呼吸暂停及低通气,导致反复的低氧血症和高碳酸血症

(二)填空题

睡眠呼吸暂停综合征分为三型________、________ 和________。

(三)选择题

A1 型题

1. 中度睡眠呼吸暂停低通气综合征划分标准为:
   A. AHI 5 ~ 15,最低 SaO_2 >85%
   B. AHI 5 ~ 20,最低 SaO_2 >80%
   C. AHI >15 ~ 30,最低 SaO_2 80% ~85%
   D. AHI >41,最低 SaO_2 ≤79%
   E. AHI >30,最低 SaO_2 ≤80%
2. 呼吸暂停是指口和鼻气流停止至少几秒以上:
   A. 5 秒以上　B. 10 秒以上　C. 15 秒以上
   D. 20 秒以上　E. 25 秒以上

A3 型题

(3 ~4 题共用题干)

患者男性,35 岁,身高 1.70m,体重 95kg,3 年来睡眠时打鼾伴有呼吸间歇,四肢乱动。晨起头痛,白天嗜睡,注意力不集中。既往无高血压、心脏病史。查体:血压 150/95mmHg,双肺呼吸音清,未闻及干湿啰音,心率 86 次/分,律齐,腹部无异常,下肢无水肿。

3. 该患者最可能的诊断是:
   A. 原发性高血压　B. 神经症
   C. 中枢型睡眠呼吸暂停综合征　D. 阻塞型睡眠呼吸暂停综合征
   E. 甲状腺功能减退症
4. 为明确诊断首选哪项辅助检查:
   A. 动态血压监测　B. 心电图　C. 多导睡眠图
   D. 动脉血气分析　E. 脑电图

四、参考答案

(一)判断题

1. ×　2. √　3. √

(二)填空题

阻塞型;中枢型;混合型

（三）选择题

1. C，AHI＞15～30，最低 SaO_2 80%～85%。

2. B，呼吸暂停是指口和鼻气流停止至少10秒以上。

3. D，阻塞型睡眠呼吸暂停综合征的患者白天表现为晨起头痛，白天嗜睡，精力不集中。夜间表现为睡眠时打鼾伴有呼吸间歇，四肢乱动。

4. C，多导睡眠图检查是诊断阻塞型睡眠呼吸暂停综合征的"金标准"。

（邵山红）

第十章

呼吸衰竭

一、学习要点

掌握呼吸衰竭的定义和分类方法；慢性呼吸衰竭的临床表现和处理原则。

熟悉急性呼吸窘迫综合征的概念；呼吸衰竭的病因。

了解呼吸衰竭的发病机制和病理生理改变；急性肺损伤与急性呼吸窘迫综合征的诊断标准和处理原则。

二、重要知识点

(一)呼吸衰竭

1. 分类　按血气分析分型见表2-10-1。

表2-10-1　呼吸衰竭

分型	Ⅰ型呼衰（低氧血症型）	Ⅱ型呼衰（高碳酸血症型）
血气结果	$PaO_2<60mmHg$，$PaCO_2$正常或降低	$PaO_2<60mmHg$，$PaCO_2\geq 50mmHg$
机制	肺换气功能障碍	肺泡通气功能障碍
常见疾病	严重肺部感染、炎症，急性呼吸窘迫综合征、急性肺栓塞等	COPD最常见

2. 临床表现　①呼吸困难；②发绀；③缺氧和二氧化碳潴留均可引起精神症状，严重二氧化碳潴留可导致肺性脑病的发生，表现为神志淡漠、肌肉震颤、抽搐、昏睡甚至昏迷；④可有心律失常、血压下降；长期缺氧、二氧化碳潴留，可导致肺动脉高压，右心衰竭；⑤可出现上消化道出血，肝、肾功能异常等。

3. 辅助检查

(1)主要是动脉血气分析，常用的动脉血气指标正常值及临床意义见表2-10-2。

表2-10-2　动脉血气指标正常值及临床意义

指标	正常值	临床意义
pH	7.35～7.45	视情况而定，超出正常范围即为失代偿。总体指标
动脉血氧分压(PaO_2)	95～100mmHg	<60mmHg作为呼衰诊断指标
动脉血二氧化碳分压($PaCO_2$)	35～45mmHg	>50mmHg为通气不足，可以作为呼衰诊断指标；<35mmHg可能为通气过度
动脉血氧饱和度(SaO_2)	97%	对合理氧疗和考核氧疗效果起积极作用
碳酸氢根(HCO_3^-)	20～27mmol/L	缓冲体内固体酸

(2)不同酸碱失衡类型的血气改变(表2-10-3)

表2-10-3　不同酸碱失衡类型的血气改变

分类	呼酸	呼碱	代酸	代碱
pH	↓	↑	↓	↑
$PaCO_2$	↑	↓		
HCO_3^-			↓	↑
BE			↓	↑

4. 治疗

(1)保持气道通畅:是纠正呼吸衰竭的重要措施。①清除气道分泌物;②湿化气道、化痰祛痰;③解痉平喘;④建立人工气道,并给予机械通气辅助呼吸。

(2)氧疗:是治疗呼吸衰竭必需的措施。I型呼衰以缺氧为主,不伴有 CO_2 潴留,应吸入较高浓度(大于35%)的氧,使 PaO_2 提高到60mmHg或 SaO_2 在90%以上。缺氧伴 CO_2 潴留的Ⅱ型呼衰,则应持续低浓度吸氧(小于35%)。

(3)增加通气量、减少 CO_2 潴留:如患者有明显嗜睡,在气道通畅的基础上,可给予呼吸兴奋剂,应用过程中应密切观察病情变化,如无效及时进行机械通气,根据病情选择无创或有创机械通气。

(4)纠正水电解质紊乱和酸碱失衡。

(5)治疗原发病:呼吸道感染是慢性呼吸衰竭失代偿最常见的诱因,故病因治疗首先是根据敏感致病菌选用有效抗生素,积极控制感染。

(二)急性呼吸窘迫综合征

1. 定义　急性呼吸窘迫综合征(ARDS)是指由心源性以外的各种肺内外致病因素导致的急性、进行性缺氧性呼吸衰竭。其早期阶段为急性肺损伤(ALI)。重度的ALI即ARDS(ARDS是ALI的晚期阶段)。导致ARDS的原发病或高危因素包括直接肺损伤因素和间接肺损伤因素。

2. 病理和病理生理　病理改变为肺微血管通透性增高而导致的肺水肿及肺泡内透明膜形成。从而引起通气/血流比例失衡,氧弥散障碍和肺顺应性降低,导致进行性顽固性低氧血症。

3. 临床表现　突发的呼吸频数、极度呼吸困难,不同程度咳嗽、痰量少,顽固性低氧血症及神志改变。体征随病情进展出现吸气“三凹征”,口唇、甲床发绀及肺部闻及支气管呼吸音、细小水泡音。

4. 诊断　①发病的高危因素;②急性起病,呼吸频数和(或)呼吸窘迫;③低氧血症:ALI时氧合指数≤300mmHg(1mmHg=0.133kPa);ARDS时氧合指数≤200mmHg;④胸部X线检查两肺浸润阴影;⑤肺毛细血管楔压(PCWP)≤18mmHg或临床上能除外心源性肺水肿。凡符合以上五项可诊断为ALI或ARDS。

5. 治疗

(1)纠正缺氧:采取有效措施,尽快提高 PaO_2。一般需要高浓度给氧,使 PaO_2≥60mmHg或 SaO_2≥90%。轻症者可以面罩给氧,重症者多需机械通气。

(2)机械通气:一旦诊断为ARDS,应尽早进行机械通气。机械通气的目的是提供充分的通气和氧合，以支持器官功能。主要措施包括给予合适水平的呼气末正压（PEEP）和小潮气量。

PEEP 的调节：适当水平的 PEEP 可使萎陷的小气道和肺泡再开放，使用 PEEP 时应注意：对血容量不足的患者，应补充足量的血容量以代偿回心血量的不足，但是不能过量以免加重肺水肿。

小潮气量：ARDS 机械通气采用小潮气量，即 6～8ml/kg，旨在将吸气平台控制在 30～35cmH_2O 以下，防止肺泡过度扩张。合并代谢性酸中毒时需适当补碱。

6. 液体管理　在保证血容量足够、血压稳定的前提下，要求出入液体量呈轻度负平衡。

三、强化练习题

（一）判断题

1. Ⅱ型呼吸衰竭主要是因肺泡有效通气量不足，使动脉血氧分压下降，不伴二氧化碳分压升高
2. Ⅰ型呼吸衰竭治疗时，应吸入高浓度氧以纠正严重的低氧血症
3. ARDS 治疗时应大量补液，优先选用胶体液
4. 患者呼吸衰竭已昏迷，大量痰液阻塞气道，此时使用呼吸兴奋剂是错误的
5. 急性呼吸窘迫综合征（ARDS）时 $PaO_2/FiO_2 \leqslant 300$
6. Ⅱ呼吸衰竭的血气诊断标准是 $PaO_2 < 50mmHg$，$PaCO_2 < 60mmHg$

（二）填空题

1. 原来呼吸功能正常的人因突发的病因所致的呼吸衰竭称________。
2. 缺氧和二氧化碳潴留的发生机制有________、________、________和________。
3. 肺心病慢性呼吸衰竭患者发生肺性脑病的常见诱因是急性呼吸道________、吸氧浓度________、使用________药物。
4. 呼吸衰竭时纠正缺氧和 CO_2 潴留的先决条件是保持________通畅。
5. 呼吸衰竭治疗的必需措施是________。
6. ________是发生呼吸衰竭时临床最早出现的症状。
7. 发绀是________的典型症状。
8. 严重________可导致肺性脑病的发生。
9. ARDS 的病理生理改变最终导致进行性顽固性________。
10. ARDS 的病理改变主要表现为________及肺泡内________形成。

（三）选择题

A1 型题（单个最佳选择题）

1. 支气管哮喘患者发生Ⅰ型呼吸衰竭最主要的机制是
   A. 肺泡通气量减少　B. 通气/血流比例失调　C. 弥散障碍
   D. 肺内分流　E. 氧耗量增加
2. Ⅱ型呼吸衰竭是指
   A. $PaO_2 < 60mmHg$，$PaCO_2 > 40mmHg$　B. $PaO_2 > 60mmHg$，$PaCO_2 < 50mmHg$
   C. $PaO_2 < 60mmHg$，$PaCO_2 > 50mmHg$　D. $PaO_2 < 60mmHg$，$PaCO_2 > 45mmHg$
   E. $PaO_2 < 60mmHg$，$PaCO_2 < 50mmHg$

3. 下列哪些不符合 ARDS 表现
   A. PaO_2 <60mmHg　B. $PaCO_2$ <35mmHg　C. 氧合指数 >300
   D. 肺内分流增加　E. $P(A-a)O_2$增加
4. Ⅱ型呼吸衰竭的患者肺功能改变主要是
   A. 动-静脉样分流增加　B. 肺泡通气功能障碍　C. 通气/血流比例失调
   D. 弥散功能障碍　E. 机体氧耗量增加
5. 呼吸衰竭时发生二氧化碳潴留的主要机制是由于
   A. 通气/血流比例失调　B. 弥散障碍　C. 肺组织通气不足
   D. 动静脉分流　E. 无效腔通气
6. 呼吸衰竭的患者临床上出现最早的症状是
   A. 胸部疼痛　B. 呼吸困难　C. 咯血　D. 发绀　E. 精神错乱
7. 呼吸衰竭的血气诊断标准是
   A. 动脉血氧含量低于 9mmol/L
   B. 动脉血氧饱和度(SaO_2)低于 90%
   C. pH <7.35
   D. 动脉血二氧化碳分压($PaCO_2$)高于 50mmHg
   E. 动脉血氧分压(PaO_2)低于 60mmHg
8. 呼吸衰竭最主要的临床表现是
   A. 呼吸费力伴呼气延长　B. 呼吸频率增快　C. 呼吸困难与发绀
   D. 神经精神症状　E. 双肺有大量湿啰音
9. 引起Ⅰ型呼吸衰竭的常见病因是
   A. 肺部广泛炎症　B. 慢性支气管炎　C. 慢性阻塞性肺疾病
   D. 肺源性心脏病　E. 上呼吸道阻塞
10. 机械通气治疗急性呼吸窘迫综合征最有效的措施为
   A. 低浓度持续吸氧　B. 高浓度吸氧　C. 正压机械通气
   D. 呼气末正压通气　E. 应用糖皮质激素
11. 关于呼吸衰竭的治疗,下列哪项提法不正确
   A. 增加肺泡通气量才能纠正呼吸性酸中毒
   B. 采用 PEEP 方式有利于改善换气功能
   C. 呼吸兴奋剂可用于有呼吸肌病变及肺间质纤维化的患者
   D. 氧疗应使 PaO_2在 60mmHg 以上,SaO_2为 90% 以上
   E. 在合并心衰时,如有血氧饱和度上升,则有使用利尿剂的指征
12. ARDS 与心源性肺水肿最主要鉴别是
   A. 呼吸困难与体位有关　B. 啰音部位　C. 低氧程度
   D. 肺毛细血管楔压　E. 有无心脏疾病史
13. 下列各项组合中,能准确判断酸中毒性质严重程度和代偿情况的是
   A. 动脉血和尿的 pH　B. 动脉血 pH 和 HCO_3^-　C. 动脉血和静脉血 pH
   D. 动脉血和静脉血 $PaCO_2$　E. 静脉血和尿的 pH
14. 缺 O_2和 CO_2潴留对中枢神经系统可产生的影响,不包括
   A. 出现烦躁不安、谵妄　B. 出现神志不清、昏迷　C. 导致脑组织碱中毒

D. 导致脑细胞内水肿　E. 导致脑间质水肿

15. 呼衰可作鼻或口鼻面罩机械通气的患者是

A. 轻中度呼衰，神志尚清，能配合的患者　B. 病情严重，神志清，不合作的患者

C. 昏迷的患者　D. 呼吸道有大量分泌物的患者

E. 需长期机械通气支持的患者

A2 型题

16. 男性，67 岁，肺源性心脏病急性加重期患者。血气分析：pH 7.25，$PaCO_2$ 9.3kPa（70mmHg），HCO_3^- 30mmol/L；对其酸碱失衡的治疗措施应为

A. 静脉滴注 5% 碳酸氢钠　B. 静脉滴注盐酸精氨酸　C. 给予利尿剂

D. 补充氯化钾　E. 改善通气功能

17. 男，70 岁，有慢性阻塞性肺疾病史。咳嗽、气促加重一周，血气分析：pH 7.29，$PaCO_2$ 75mmHg，PaO_2 55mmHg，BE 4.5mmol/L。应诊断为

A. 失代偿性呼吸性酸中毒　B. 代偿性呼吸性酸中毒

C. 失代偿性呼吸性碱中毒　D. 代偿性呼吸性碱中毒

E. 代谢性酸中毒

A3 型题（病例组型最佳选择题）

（18～20 题共用题干）

男，76 岁，有慢性阻塞性肺疾病史。近 2 周咳嗽加重，脓痰伴气急。今晨起神志恍惚。体检：血压 140/95mmHg，嗜睡，球结膜充血水肿，口唇发绀，两肺可闻及喘鸣音和湿性啰音，心率 116 次/分，律齐，腹部（－），双下肢无水肿，神经系统检查未发现定位体征。

18. 最可能的诊断

A. 脑血管意外　B. 肺性脑病　C. 急性左心衰竭

D. 右心衰竭　E. 高血压危象

19. 为明确诊断首选哪项辅助检查

A. 脑 CT　B. 心电图　C. 动脉血气分析

D. 脑电图　E. 肾动脉造影

20. 此时最主要的处理为

A. 降压药＋祛痰剂　B. 氧疗＋镇静剂　C. 利尿剂＋强心剂

D. 吸入丙酸倍氯米松　E. 氧疗＋呼吸兴奋剂

B1 型题

（21～22 题共用备选答案）

A. 机械通气过度　B. 慢性呼吸衰竭合并休克　C. 大量利尿剂

D. 慢阻肺合并呼吸道感染　E. 应用强心剂

21. 可引起呼吸衰竭加重的是

22. 可引起呼吸性碱中毒的是

（四）病历分析

病历摘要：患者，女性，67 岁，主因慢性咳嗽，咳痰 20 年，活动后气短 10 余年，间断双下肢水肿 3 年，加重 2 周入院。2 周前受凉后咳嗽，咳痰、气短加重，在家自己服用抗生素，未见明显效果，1 天前出现烦躁不安，神志恍惚，嗜睡。查体：体温 37.4℃，呼吸频率 26 次/分，脉搏 110 次/分，血压 130/75mmHg，口唇发绀，桶状胸，颈静脉充盈，两肺底闻及细湿啰音和散

在干啰音，剑突下可见心脏搏动，心率 110 次/分，律齐，双下肢水肿。辅助检查：血气分析：pH 7.25，PaO_2 45mmHg，$PaCO_2$ 80mmHg，BE 3mmol/L，HCO_3^- 36mmol/L。请分析该患者初步诊断，鉴别诊断，进一步检查，治疗原则。

四、参考答案

（一）判断题

1. × 2. √ 3. × 4. √ 5. × 6. ×

（二）填空题

1. 急性呼吸衰竭
2. 通气不足；通气/血流比例失调；弥散障碍和氧耗量增加
3. 感染；过高；催眠镇静
4. 气道
5. 吸氧
6. 呼吸困难
7. 缺氧
8. 二氧化碳潴留
9. 低氧血症
10. 肺水肿；透明膜

（三）选择题

1. B，Ⅰ型呼吸衰竭主要机制是通气/血流比例失调。
2. C，Ⅱ型呼吸衰竭指缺氧并伴有二氧化碳潴留。
3. C，ARDS 氧合指数 <200。
4. B，肺泡通气功能障碍引起缺氧及二氧化碳潴留。
5. C，通气不足是引起二氧化碳潴留的主要原因。
6. B，呼衰缺氧刺激呼吸中枢引起呼吸加快，患者感受呼吸困难。
7. E，呼吸衰竭的血气诊断标准是 PaO_2 低于 60mmHg，伴或不伴 $PaCO_2$ 高于 50mmHg。
8. C，呼衰缺氧引起呼吸困难和发绀。
9. A，肺部广泛炎症引起通气/血流比例失调，弥散功能障碍，是引起Ⅰ型呼吸衰竭的常见病因。
10. D，呼气末正压(PEEP)通气模式可有效扩张陷闭肺泡，改善氧合。
11. C，呼吸肌病变属于泵衰竭，此时应用呼吸兴奋剂无效；肺间质纤维化通气功能应正常，因此使用呼吸兴奋剂增加通气，并不能有效改善其导致的呼衰。
12. D，肺毛细血管楔压增高是心衰肺水肿的标志性特点。
13. B，动脉血气分析中 pH 越低酸中毒越严重，HCO_3^- 可反映碱指标代偿的情况。
14. C，缺氧和二氧化碳潴留直接引起的是酸中毒，与脑组织碱中毒无关。
15. A，鼻或口鼻面罩机械通气属无创机械通气，适用于神志清，能配合，呼吸道通畅的患者。
16. E，该病例主要表现呼吸性酸中毒，二氧化碳潴留所致，因此改善通气，排出过多二氧化碳是主要治疗措施。
17. A，该病例为 COPD 急性加重并发呼衰，pH <7.29，$PaCO_2$ 75mmHg，BE >3mmol/L，因

此诊断失代偿性呼吸性酸中毒。

18. B，COPD 急性加重，出现神志改变，尚未发现神经定位体征，因此最先考虑肺性脑病。

19. C，血气分析可明确呼吸衰竭的类型和严重程度，对肺性脑病诊断具有重要意义。

20. E，纠正呼衰是主要治疗措施。

21. D，COPD 急性加重是呼衰加重的常见原因。

22. A，机械通气过度，引起二氧化碳排出过多，导致呼吸性碱中毒。

（四）病历分析

分析步骤：

1. 诊断及诊断依据

本例初步印象：慢性阻塞性肺疾病，肺源性心脏病急性加重期；Ⅱ型呼吸衰竭；肺性脑病；右心功能不全。

诊断依据

（1）老年女性，缓慢起病，病程长（20 年）。

（2）主要表现慢性咳嗽，咳痰，活动后气短及双下肢水肿。此次系受凉后上述症状加重，并出现神志改变。

（3）体征：体温 37.4℃，呼吸频率 26 次/分，口唇发绀，桶状胸，颈静脉充盈，两肺细湿啰音及干啰音，剑突下心尖搏动，双下肢水肿。

（4）辅助检查：血气分析示：pH 7.25，PaO_2 45mmHg，$PaCO_2$ 80mmHg，BE 3mmol/L，HCO_3^- 36mmol/L。

2. 鉴别诊断　本例患者较典型，神志改变应除外脑梗死；完善有关心脏的检查，注意是否合并冠心病。

3. 进一步检查

（1）胸部 X 片。

（2）血尿常规，血电解质，肝、肾功能。

（3）痰培养 + 药敏。

（4）心电图，心脏彩超。

4. 治疗原则　积极控制感染，合理使用抗菌药物。持续低流量吸氧。通畅呼吸道，改善呼吸功能，可使用祛痰药、支气管舒张剂。酌情使用呼吸兴奋剂，效果不好及时机械通气。积极处理并发症，纠正酸碱失衡。

（邵山红）

第三篇　循环系统疾病

第一章

总　论

略。

第二章

心力衰竭

一、学习要点

掌握慢性心力衰竭临床表现及治疗措施,掌握急性左心衰的临床表现及治疗措施。

熟悉慢性心力衰竭的基本病因及诱因,实验室检查及鉴别诊断。

了解心衰的发病机制,舒张性心力衰竭。

二、重要知识点

(一)慢性心力衰竭

1. 病因

(1)基本病因:原发性心肌损害导致心肌收缩力下降。冠心病心肌梗死,糖尿病心肌病是心肌损害导致心衰的最常见原因。此外心脏前、后负荷过重也是导致心衰的常见病因。

(2)诱因:感染,特别是呼吸道感染;心律失常,特别是心房颤动;体力劳累或情绪激动等是诱发心衰发生或加重的最常见诱因。

2. 代偿机制　心肌损伤后通过 Frank-Starling 机制,心肌肥厚及神经-体液调节机制,使心功能在一定范围内维持相对正常水平。

3. 发病机制　心肌质量、心室容积增加和心室形状的改变(横径增加呈球状)等心室重塑是心衰发生、发展的基本机制;此外多种内源性神经内分泌和细胞因子的激活,加重心肌损伤和心功能恶化,两者形成恶性循环。

4. 临床表现

(1)左心衰:主要表现为肺循环淤血和心排出量降低。呼吸困难是左心衰最基本的临床表现,肺淤血程度不同表现为不同程度呼吸困难,最早是体力活动时出现劳累性呼吸困难,而后为减轻呼吸困难取半坐位或坐位即端坐呼吸,后出现夜间阵发性呼吸困难即心源性哮喘,最后出现咳粉红色泡沫痰即急性肺水肿。咳嗽、咳痰、咯血是支气管和肺泡黏膜淤血所致。心排血量降低还导致器官、组织灌注不足,引起乏力、疲倦、头昏、嗜睡、夜尿及少尿等。体征主要有两肺底湿性啰音,心率增快、P_2亢进,心尖区舒张期奔马律等。

(2)右心衰:以体循环淤血为主要表现。胃肠道及肝淤血可致食欲减退、恶心、呕吐、腹胀、肝区钝痛;肾淤血引起尿少。体征有右心衰最早出现的颈静脉充盈或怒张,肝-颈静脉回流征阳性,肝大,身体最低垂部水肿,胸腔积液,腹水,剑突下或三尖瓣听诊区右室奔马律等。

5. 辅助检查　血浆 B 型利钠尿多肽(BNP)的测定对区分心源性或肺源性呼吸困难具有重要意义,胸部 X 线检查肺淤血、Kerley B 线征象,超声心动图通过分别测定左室射血分数和 E/A 比值,评价心脏收缩和舒张功能。

6. 诊断

(1)诊断确立:根据原有心脏病,肺循环和(或)体循环淤血症状体征,BNP明显升高、超声心电图心脏收缩舒张功能异常等可诊断。

(2)心衰类型:收缩性心衰和舒张性心衰。

(3)心衰程度:根据纽约心功能分级,具体见第一章第四节《循环系统疾病的诊断》。

7. 鉴别诊断

(1)心源性哮喘与支气管哮喘鉴别:BNP检测可作为一项重要的检测指标。

(2)右心衰引起的水肿、腹水与心包积液、缩窄性心包炎、肝硬化所致水肿、腹水鉴别。

8. 治疗

(1)病因治疗:纠正病因及诱因。

(2)一般治疗:降低心脏的负荷,鼓励心衰患者做适度运动,改善生活方式,正确评价氧疗的作用。

(3)药物治疗:利尿剂、血管紧张素转换酶抑制剂(ACEI)或血管紧张素受体拮抗剂(ARB)以及β受体拮抗剂,能改善患者的长期预后,洋地黄制剂能有效减轻症状。

1)ACEI:治疗心衰的基石,是标准治疗必不可少的药物。适用于NYHA心功能Ⅰ~Ⅳ级所有的患者,改善并延缓心室及血管的重塑,降低死亡率,应终生应用,但应注意在部分特殊患者中禁用。

2)利尿剂:唯一可控制心衰液体潴留并治疗心衰的药物,是治疗心衰的基础,所有有液体潴留证据或原先有过液体潴留的心衰患者,均应给予利尿剂治疗,但应注意避免导致电解质紊乱、血容量不足等情况。

3)β受体拮抗剂:长期使用β受体拮抗剂,可改善慢性稳定性心衰患者的预后并降低其病死率。NYHA心功能Ⅱ、Ⅲ级,部分稳定的心功能Ⅳ级患者,除非有禁忌证或不能耐受,均必须应用β受体拮抗剂。

4)洋地黄:正性肌力,负性频率,负性传导,是唯一不增加心衰死亡率的正性肌力药。适用于心功能Ⅱ至Ⅳ级的心衰患者,对于有适应证的患者,洋地黄类药物可改善心衰症状,而禁忌证患者则不能使用洋地黄类,用之不慎易引起洋地黄中毒,应该正确处理洋地黄中毒。

5)醛固酮拮抗剂:小剂量(20mg,每天1~2次)的螺内酯可抑制心血管重构,改善远期预后,适用于NYHA心功能Ⅳ级的患者。

6)血管扩张剂:改善临床症状,发挥良好的短期效应,目前仅用于急性心衰或慢性心衰急性加重时短期应用。

7)抗凝和抗血小板药物:高危患者治疗可能可以获益。

(4)器械治疗:心脏再同步化治疗(CRT)有助提高心室收缩。

(5)舒张性心力衰竭的治疗:积极治疗病因,利尿剂、硝酸酯类药物减轻肺淤血,控制适宜的心室率,维持窦性心律,钙离子阻滞剂改善左室舒张早期充盈,是舒张性心衰治疗的主要药物,单纯舒张性心衰不宜应用正性肌力药物。

(二)急性左心衰

1. 病因及发病机制　急性弥漫性心肌损害、心脏急性负荷过重、严重心律失常等使心脏收缩力突然严重减弱,心排血量急剧降低,肺静脉压及肺毛细血管压升高,液体渗出到肺间质和肺泡内引起急性肺水肿。

2. 临床表现 严重呼吸困难，端坐呼吸、烦躁不安，咳粉红色泡沫样血痰。听诊两肺满布湿性啰音和哮鸣音，可闻及舒张期奔马律。

3. 药物治疗 属内科危重急症，需紧急抢救处理。取坐位，高流量吸氧，吗啡静脉注射，呋塞米快速静脉注射，使用血管扩张剂和洋地黄类，以及静脉使用氨茶碱和激素等。

4. 病因治疗 改善心肌供血，解除心脏机械梗阻，纠正血流动力学紊乱等。

三、强化练习题

（一）判断题

1. 右心衰以体循环淤血为主要临床表现
2. 洋地黄制剂适用于收缩性和舒张性心力衰竭
3. 左室射血分数少于 40% 为收缩性心力衰竭
4. 利尿剂是治疗充血性心力衰竭的基础用药
5. 临床上患者一般只存在左心衰或右心衰中的一种类型
6. BNP 检测可应用于心衰诊断，BNP 正常可基本除外心源性呼吸困难

（二）填空题

1. 引起心力衰竭的基本病因有________、________、________、________。
2. 左心衰引起的呼吸困难有________、________、________、________。
3. 心力衰竭的代偿机制有________、________和________。
4. 正常人 BNP 水平是________。
5. 心衰患者需慎用 ACEI 药物的情况有________、________、________。

（三）选择题

A1 型题

1. 左心衰时下列哪种症状、体征最常出现
   A. 劳累性呼吸困难　B. 腹胀、食欲减退、恶心、呕吐　C. 咳嗽
   D. 水肿　E. 肝大
2. 右心衰竭与肝硬化的鉴别要点是
   A. 下肢水肿　B. 肝大　C. 肝-颈静脉回流征阳性
   D. 食欲减退、恶心、呕吐　E. 腹水形成
3. 洋地黄中毒多见的心律失常是
   A. 室上性心动过速　B. 室性期前收缩二联律　C. 心房纤颤
   D. 房室传导阻滞　E. 房性期前收缩
4. 下列哪项是引起左心衰竭的常见病因
   A. 心房颤动　B. 心肌梗死　C. 慢性肺部疾病
   D. 肺部感染　E. 甲状腺功能亢进
5. 诱发心力衰竭因素中最常见的为
   A. 有效循环血容量增加　B. 心律失常　C. 过度劳累或情绪激动
   D. 严重贫血或大出血　E. 感染
6. 左心衰最早出现的症状为
   A. 白色浆液性泡沫痰　B. 急性肺水肿　C. 夜间阵发性呼吸困难
   D. 劳累性呼吸困难　E. 尿量减少

7. 近年来，在慢性心力衰竭治疗中常用的依那普利属哪一类药物

A. 血管紧张素转换酶抑制剂（ACEI）　B. 多巴胺类

C. 血管紧张素Ⅱ受体拮抗剂　D. 磷酸二酯酶抑制剂

E. β受体拮抗剂

8. 老年患者，常于夜间发作哮喘，伴频繁咳嗽，咳出泡沫痰，有时带血性，双肺底闻及湿性啰音。以下哪一种疾病可能性大

A. 心源性哮喘　B. 支气管哮喘　C. 过敏性肺炎

D. 肺癌　E. 喘息型支气管炎

9. 右心衰一般最早出现的体征是

A. 身体下垂部水肿　B. 咳嗽、咳痰、咯血　C. 颈静脉充盈或怒张

D. 劳累性呼吸困难　E. 肝大

10. 左心衰竭患者在出现全心衰时呼吸困难减轻的原因最可能的是

A. 体循环淤血　B. 肺动脉压降低　C. 血压下降

D. 右室心排出量减少　E. 左室收缩力相对增强

11. 诊断急性肺水肿最特异的是

A. 端坐呼吸　B. 口唇发绀，全身大汗　C. 血压升高，心率加快

D. 咳粉红色泡沫样痰　E. 肺部闻及水泡音

12. 对右心衰诊断最有帮助的体征是

A. 肝脏肿大　B. 口唇发绀　C. 水肿

D. 单侧胸腔积液　E. 肝颈静脉回流征阳性

13. 以下哪种药物适用于心功能Ⅰ～Ⅳ级

A. 利尿剂　B. β受体拮抗剂

C. 血管紧张素转换酶抑制剂　D. 洋地黄制剂

E. 血管扩张剂

14. 以下哪种疾病为洋地黄使用的禁忌证

A. 扩张型心肌病　B. 风湿性心脏病　C. 急性心肌炎

D. 肥厚型梗阻性心肌病　E. 缺血性心肌病

A2 型题

15. 68 岁高血压女性患者，突然心悸、气促，咳粉红色泡沫痰。查体：血压 206/100mmHg，心率 136 次/分，双肺满布干、湿性啰音。除其他治疗外，还应选用下列哪组药物

A. 毛花苷丙（西地兰）、硝酸甘油、异丙肾上腺素

B. 毒毛苷 K、硝普钠、普萘洛尔

C. 胍乙啶、酚妥拉明、毛花苷丙（西地兰）

D. 硝酸甘油、毛花苷丙（西地兰）、多巴胺

E. 硝普钠、毛花苷丙（西地兰）、呋塞米

（四）病例分析

患者，女性，72 岁，因发现血压高 10 年，胸闷、气促 2 年，加重伴咳嗽 2 周入院。10 年前诊断高血压病，最高 220/100mmHg，平时不规则用药，血压未控制，2 年前开始出现干体力活劳累后胸闷、气促，活动耐量逐渐下降，2 周前受凉后胸闷、气促症状加重，夜间有时不能平卧。查体：血压 200/110mmHg，半卧位，颈静脉无怒张，双下肺闻及中量湿啰音，心界左下扩

大,心率110次/分,律齐,心前区无杂音,肝肋下未触及,四肢肌力正常,双下肢无水肿。

辅助检查:WBC 11.2×10^9/L,N 80%,L 20%。心电图示左室肥厚伴劳损。超声心动图示左室肥大,收缩功能减退,EF 36%。请分析该患者初步诊断,鉴别诊断,进一步检查,治疗原则。

(五)思考题

1. 如何理解患者在左心衰时出现呼吸困难、右心衰时出现腹胀水肿等症状?

2. 心衰的代偿机制和失代偿机制是什么?

四、参考答案

(一)判断题

1. √　2. ×　3. √　4. √　5. ×　6. √

(二)填空题

1. 心肌病变;心肌代谢障碍;压力负荷过重;容量负荷过重

2. 劳力性呼吸困难;端坐呼吸、夜间阵发性呼吸困难;急性肺水肿

3. Frank-Starling 机制;心肌肥厚;神经-体液机制

4. 小于100pg/ml

5. 双侧肾动脉狭窄;血肌酐水平显著升高;高钾血症;低血压

(三)选择题

1. A,腹胀、食欲减退、恶心、呕吐、水肿、肝脏肿大在右心衰时均较常见,而咳嗽虽是左心衰症状,但并不是最常见。

2. C,食欲减退、恶心、呕吐、下肢水肿、肝脏肿大和腹水形成在右心衰竭与肝硬化时均可出现。肝-颈静脉回流征阳性是右心衰的特征性体征。

3. B,室性期前收缩是洋地黄中毒常见的心律失常,以频发多源性室性期前收缩呈二联律最常见。

4. B,心房颤动,肺部感染,慢性肺病及甲状腺功能亢进是左心衰竭的常见诱因,慢性肺部疾病主要引起右心室压力负荷增加,导致右心衰竭。

5. E,感染为最常见的诱因,尤以呼吸道感染为最多见。

6. D,劳累性呼吸困难是左心衰最早出现的症状。

7. A,血管紧张素转换酶抑制剂(ACEI)依那普利等是近年来在慢性心衰治疗中常用的药物。

8. A,心源性哮喘与支气管哮喘临床表现有时难以区分,但前者常发生于夜间平卧时,白色浆液性泡沫痰、痰中血丝为其特点,可资鉴别。

9. C,颈静脉充盈或怒张是右心衰最早出现的体征,肝大多发生于右心衰的早期,水肿为右心衰的重要体征,咳嗽、咳痰及劳累性呼吸困难是左心衰症状。

10. D,左心衰呼吸困难产生的原因主要是肺循环淤血,当右心衰竭时,右心室输出量下降,使肺循环淤血减轻。

11. D,备选答案在急性肺水肿中均可存在,但只有咳粉红色泡沫样痰仅在急性肺水肿中表现,A、B、C、E也可出现在其他疾病中。

12. E,选项A、B、C、D均不是右心衰所特有体征,可分别见于其他疾病。

13. C,利尿剂、β受体拮抗剂、洋地黄制剂及血管扩张剂均不适用于心功能Ⅰ级患者,

而 ACEI 可用于改善心功能Ⅰ～Ⅳ级患者的心室重塑。

14. D,洋地黄为正性肌力药,可加重肥厚型梗阻性心肌病左室流出道梗阻,引起猝死。

15. E,严重高血压导致急性心衰肺水肿发作时,降压、扩张动静脉、强心、利尿是较好的治疗方案。

(四)病例分析

分析步骤:

1. 诊断及诊断依据

(1)初步诊断:高血压病 3 级(极高危),高血压心脏病,心脏扩大,心功能Ⅳ级,肺部感染。

(2)诊断依据:①女性,72 岁;②10 年高血压,平时未控制,近 2 年出现胸闷、气促,此次因感染诱发加重 2 周;③主要临床症状:胸闷、气促,活动明显,休息可以改善,夜间不能平卧;④体征:血压 200/110mmHg,半卧位,双下肺闻及中量湿啰音,心界左下扩大;⑤生化检查:WBC $11.2 \times 10^9/L$,N 80%,L 20%;⑥辅助检查:心电图示左室肥厚伴劳损。超声心动图示左室肥大,收缩功能减退,EF 36%。

2. 鉴别诊断

(1)风湿性心脏病:多有心脏杂音,出现心律失常,根据心脏杂音及超声心动图检查等有助于鉴别。

(2)冠心病:起病慢,可有反复活动性胸闷痛,症状进行性加重,根据胸痛特点、胸痛发作时心电图变化,必要时动态心电图、运动平板负荷试验等有助于鉴别。

(3)扩张型心肌病:该患者临床症状主要表现为心力衰竭,因此病因诊断要与扩张型心肌病鉴别。扩张型心肌病发生于任何年龄,起病缓,早期表现为左心衰竭,感染可诱发,后多伴有右心衰竭表现,心脏以全心扩大为主,超声心动图上可有全心扩大、室壁薄、搏动减弱等特征,结合该患者多年高血压病史,可以鉴别排除该病。

3. 进一步检查

(1)胸部及心脏 X 线片。

(2)化验:血尿常规、血电解质、肝肾功能、心肌酶谱、甲状腺功能等。

(3)动态心电图、运动平板心电图等。

4. 治疗原则

(1)休息,限制钠盐摄入,限制体力活动。

(2)控制心衰,给予强力降压、利尿减轻心脏负荷,可用 ACEI,心衰改善后应用 β 受体拮抗剂延缓心脏重塑等。

(3)适当给予抗生素治疗。

(4)口服降压药,坚持长期服药控制血压。

(宋国华　徐宛玲)

第三章

心 律 失 常

一、学习要点

掌握常见心律失常的病因、临床表现、诊断和治疗原则。

熟悉常见心律失常心电图特征。

了解心律失常的发病机制。

二、重要知识点

(一)概述

1. 概念　包括心脏冲动的以下任一方面的异常:①冲动起源;②节律;③频率;④传导速度;⑤激动顺序。

2. 心律失常形成机制

(1)冲动形成异常。

(2)冲动传导异常:①折返;②传导功能障碍。

3. 抗快速性心律失常药物按其对动作电位的主要效应可分为四大类。

(1)Ⅰ类为钠通道阻滞剂:包括$Ⅰ_a$类、$Ⅰ_b$类和$Ⅰ_c$类。

(2)Ⅱ类为β受体拮抗剂。

(3)Ⅲ类为钾通道阻滞剂。

(4)Ⅳ类为钙离子阻滞剂。

(二)期前收缩

1. 心电图表现

(1)房性:①提前出现P′波,P′R间期≥0.12秒;②QRS波群形态正常。

(2)房室交界性:①提前出现的逆行P′波,可在QRS波群之前、之后及之中;②QRS波群形态正常。

(3)室性:提前出现宽大畸形的QRS波群,时限多≥0.12秒,伴继发性ST-T改变,之前无相关P波。

2. 治疗

(1)对于无器质性心脏病且无明显症状的期前收缩,一般不需要特殊治疗。

(2)对于无器质性心脏病但有明显症状的期前收缩,可用β受体拮抗剂等对症治疗。

(3)急性心肌缺血时发生的频发、多源性、多形性、R-on-T或成对室性期前收缩,首选静脉应用利多卡因或胺碘酮。

(三)心动过速

1. 非阵发性心动过速

(1)分为房性、交界性和室性三种。

(2)发作时心率逐渐加快,终止时心率逐渐减慢,节律较规则。

(3)频率多在 60~140 次/分之间。

(4)常见于心脏病患者,偶见于正常人。

(5)患者多无症状,心律相对规整。

(6)治疗:心室率多接近于正常,本身通常不需要治疗,治疗原发病即可。

2. 阵发性心动过速

(1)分类:分为阵发性房性、房室交界性和室性心动过速三种。

(2)定义:阵发性、迅速而规则的异位心律,由 3 个或 3 个以上连续发生的期前收缩所组成。房性和房室交界性不易鉴别,可统称为阵发性室上性心动过速。

(3)病因:室上性常见于无器质性心脏病的年轻人,室性常见于有严重器质性心脏病患者。

(4)临床表现:①突发突止,心律规整;②可出现心悸、头晕、胸闷等症状,室性心动过速易导致血压下降等情况发生。

(5)治疗:①阵发性室上速:刺激迷走神经;静脉注射维拉帕米等药物;经食管心房超速起搏;出现血流动力学改变时同步直流电复律;导管射频消融根治术;②阵发性室速:急性发作时静脉应用利多卡因或胺碘酮;药物治疗无效或伴有血流动力学改变者应立即选用同步直流电复律;口服 β 受体拮抗剂、美西律、普罗帕酮或胺碘酮预防发作;导管射频消融根治术。

3. 尖端扭转性室速

(1)QRS 波群的振幅和波峰呈周期性改变,QT 间期常 >0.5 秒。

(2)发作终止时可有一段短暂的心室停顿,可能诱发室扑和室颤。

(3)治疗:停止使用使 QT 间期延长的药物,提高基础心率(异丙肾上腺素或起搏器),同时静脉使用硫酸镁。

(四)扑动和颤动

1. 心房扑动

(1)病因:正常人、心脏病或甲亢等。

(2)临床表现:与心室率有关,可出现心悸、头晕、呼吸困难等症状。不稳定,易向窦性心律或房颤转变。

(3)心电图特征:①P 波消失,代之以大小、形态、间距均规整的锯齿状扑动波,频率 250~300 次/分,扑动波之间无等电位线;②心室律是否规则与传导比率是否恒定有关;③QRS 波形态多正常。

(4)治疗:①同步直流电复律是最有效的终止心房扑动的方法;②控制心室率可以用洋地黄、β 受体拮抗剂或维拉帕米等;③药物复律首选药物胺碘酮;④导管射频消融术可以根治房扑。

2. 心房颤动

(1)病因:各种心肺疾病、甲亢和预激综合征患者等,随年龄增加而发病增加。无明显病因者称为孤立性房颤。

(2)分类:分为急性(初次发作1～2天)和慢性房颤,而慢性房颤又分为阵发性(<7天)、持续性(>7天)和永久性心房颤动(不能复律或不能维持窦律的房颤)。

(3)临床表现:①与心室率有关,可出现心悸、头晕、呼吸困难等症状;②心律绝对不整、心音强弱不一、脉搏短绌是其特征性体检发现;③易形成血栓,导致动脉系统栓塞,以脑栓塞多见。

(4)心电图特征:①P波消失,代之以大小不等、形态不一、节律不整的频率为350～600次/分的f波;②R-R间期绝对不等;③QRS波形态正常。

(5)治疗:①复律:指征:<1年,心脏不明显增大,基本病因或诱因已祛除。方法:首选同步直流电复律,其次可选胺碘酮进行药物复律,转复后继续服用胺碘酮等预防复发。抗凝治疗:"前三后四",即复律前3周及复律后4周应用华法林,将INR维持在2.0～3.0。②室率控制:如不能复律则控制心室率,药物包括洋地黄、β受体拮抗剂或钙拮抗剂,可联合使用;控制目标:安静时心率60～80次/分,轻微运动后心率不超过100次/分。③抗凝治疗:老年、心脏瓣膜病、高血压病、糖尿病、冠心病、左心房扩大或有栓塞病史的高危患者应服用华法林抗凝治疗。无以上危险因素或不适于应用华法林的患者,可应用阿司匹林抗栓治疗。④导管射频消融术:特别适用于药物疗效不佳的阵发性房颤患者。

3. 预激合并房颤或房扑

(1)心电图特点:QRS波可为宽大畸形,可见预激波。

(2)临床表现:房颤或房扑如经旁道前传,心室率可能极快,导致晕厥或猝死。

(3)治疗:禁用洋地黄、β受体拮抗剂或钙拮抗剂等能加强旁道传导功能的药物,首选电复律或胺碘酮。

(4)射频消融术:为预激合并房扑或房颤的首选治疗措施。

4. 心室扑动和心室颤动

(1)病因:常见于冠心病,尤其是急性心肌梗死。

(2)性质:致命性心律失常。

(3)心电图特征:①心室扑动:无法分辨QRS波群、ST段与T波,代之以波幅大而规则的正弦图形,频率180～300次/分;②心室颤动:无法分辨QRS波群、ST段与T波,代之以波形、振幅与间距均极不规则的心室颤动波,频率150～500次/分。

(4)临床表现:意识丧失、抽搐、呼吸停止甚至死亡。听诊心音消失、触不到脉搏、血压亦无法测到。

(5)治疗:紧急非同步电复律。

(五)病态窦房结综合征

1. 病因各种原因导致窦房结功能减退,常见的有冠心病、心肌病等。

2. 临床表现主要临床表现是心、脑、肾等器官灌注量不足的表现。

3. 辅助检查

(1)心电图:①持续而显著的窦性心动过缓(心率<50次/分);②窦性停搏与窦房传导阻滞;③窦房传导阻滞与房室传导阻滞同时并存;④心动过缓/心动过速综合征。

(2)阿托品试验:阳性提示窦房结功能低下,但阴性结果不能排除本征。

(3)固有心率的测定:是检测窦房结功能的重要方法。阳性提示窦房结功能低下。

(4)窦房结恢复时间及窦房传导时间的测定:窦房结恢复时间(SNRT)显著超过高限(如>2000毫秒)者有参考价值。

4. 治疗

(1)若无心动过缓的有关症状,可定期随诊观察。

(2)对于有症状的患者,应给予病因及对症处理。

(3)症状明显且上述治疗无效者,安置永久人工心脏起搏器。

(六)房室传导阻滞(AVB)

1. 病因

(1)迷走神经张力增高时可出现不完全性房室传导阻滞。

(2)最常见的病因为器质性心脏病。

(3)其他病因包括洋地黄中毒、高钾血症、心脏手术、甲状腺功能减退症等。

2. 临床表现　可无症状,可有心悸与心搏脱漏感。也可因组织器官灌注不足而出现疲乏、晕厥、心绞痛、心衰等症状。如心室率过慢导致阿-斯综合征。

3. 心电图表现

(1)一度 AVB:PR 间期超过 0.20 秒,无 QRS 波群脱落。

(2)二度 AVB:①Ⅰ型:PR 间期进行性延长,直至 QRS 波群脱落,最常见的房室传导比例为 3:2 或 5:4。②Ⅱ型:PR 间期恒定不变,可正常亦可延长,有间歇性的 P 波与 QRS 波群脱落,常呈 2:1 或 3:2 传导。

(3)三度 AVB:①P 波与 R 波无关;②P 波频率大于 QRS 波频率;③QRS 波群形态取决于阻滞部位。如阻滞位于希氏束及其附近,心室率约 40～60 次/分,QRS 波群正常;如位于室内传导系统的远端,心室率可在 40 次/分以下,QRS 波群增宽,心室率亦常不稳定。

4. 治疗

(1)病因治疗:①急性心肌炎或急性心肌梗死引起者可用糖皮质激素;②迷走神经张力过高引起者可用阿托品 0.5～1.0mg 肌注;③高钾血症或酸中毒引起者纠正可用乳酸钠静脉滴注或推注;④药物引起者应立即停药。

(2)一度或二度Ⅰ型 AVB,应避免应用抑制房室传导的药物。

(3)二度Ⅱ型及三度 AVB:症状明显、心室率<40 次/分者应安装人工心脏起搏器。

三、强化练习题

(一)判断题

1. 一度与二度Ⅰ型房室传导阻滞应给予抗心律失常治疗。

2. 窦性心动过缓,心率不低于 50 次/分,常不需要治疗。

3. 最易发生房室传导阻滞的心肌梗死是广泛前壁心肌梗死。

4. 三度房室传导阻滞,反复发作阿-斯综合征,最适宜的治疗是注射阿托品。

5. 刺激迷走神经可以纠正阵发性室上性心动过速。

6. 二度Ⅱ型及三度房室传导阻滞,阻滞部位在双束支,心室率缓慢,曾有 Adams-Stokes 综合征发作,治疗首选安置临时或永久性人工心脏起搏器。

(二)填空题

1. 最易引起房颤的疾病是________。

2. 刺激迷走神经可以纠正________心律失常。

3. 急性心肌梗死出现室性期前收缩首选________。

4. 治疗尖端扭转型室速首选________。

5. 最易发生房室传导阻滞的心肌梗死是________。

(三)选择题

A1 型题

1. 慢性心房纤颤伴快速心室率,首先治疗措施是
   A. 药物复律,使之恢复为窦性节律　B. 积极治疗,预防栓塞并发症
   C. 控制诱发因素　D. 积极治疗原发病因
   E. 减慢心室率,使心室率控制在 60~80 次/分
2. 下列哪项心电图表现是确诊室性心动过速的最重要依据
   A. 可见心室夺获与室性融合波　B. QRS 宽大畸形
   C. R-R 间期相等　D. P 与 QRS 波无关
   E. 心室率在 100~250 次/分
3. 下列哪项不是心房纤颤的心电图特征
   A. P 波消失　B. f 波频率约为 350~600 次/分
   C. QRS 波形态通常正常　D. 心率通常为 100~160 次/分
   E. R-R 间期规则
4. 治疗尖端扭转型室速时不宜选用下列哪种药物
   A. 镁盐　B. 普萘洛尔　C. 普罗帕酮
   D. 异丙肾上腺素　E. 利多卡因
5. 下列哪项有利于室性心动过速与室上性心动过速的鉴别
   A. 心室率 160 次/分　B. 心脏增大
   C. 过去发现室性期前收缩　D. 心电图 QRS 波宽大畸形
   E. 心电图有心室夺获及室性融合波
6. 非阵发性交界性心动过速最常见于下列哪种情况
   A. 正常人　B. 下壁心肌梗死　C. 心肌炎
   D. 内源性儿茶酚胺增加　E. 洋地黄中毒
7. 下列哪一项不是病态窦房结综合征的心电图表现
   A. 持续而显著的窦性心动过缓(心率 <50 次/分)且并非由于药物所致
   B. 可出现窦性停搏与窦房阻滞
   C. 窦房阻滞可与房室传导阻滞同时存在
   D. 表现为心动过缓-过速综合征,即缓慢心律失常与快速房性心律失常交替
   E. 可见心室夺获与室性融合波
8. 窦性心动过缓时出现期前收缩可用何药治疗
   A. 维拉帕米(异搏定)　B. 奎尼丁　C. 洋地黄
   D. 阿托品　E. 苯妥英钠
9. 阵发性室上性心动过速发作时,用刺激迷走神经方法治疗,下列哪项不正确
   A. 双侧颈动脉窦按摩　B. Valsalva 动作　C. 压迫眼球
   D. 面部浸于冰水中　E. 刺激悬雍垂
10. 洋地黄中毒引起的下列心律失常中,哪项用钾盐治疗是错误的
    A. 室性心动过速　B. 多源性室性期前收缩
    C. 非阵发性交界区心动过速　D. 室上性阵发性心动过速

E. 房室传导阻滞

A2 型题

11. 64 岁,女性,近 2 年,偶有心悸感,无黑矇及晕厥发作,多次查心电图均为房颤,心率 65～89 次/分,关于心律失常需进行如何治疗

A. 口服地高辛　B. 静注毛花苷丙(西地兰)　C. 安置人工心脏起搏器

D. 胺碘酮复律　E. 以上都不是

12. 女性,53 岁,早饭后感上腹部疼痛,伴恶心、呕吐、出汗、烦躁不安来诊,测血压 80/50mmHg,心率 45 次/分,心电图示急性下壁心肌梗死,三度房室传导阻滞。处理此种严重心律失常的首要措施应是

A. 激素　B. 升压药　C. 强心剂

D. 溶栓治疗　E. 预置临时人工心脏起搏器

13. 女性,65 岁,急性下壁、正后壁心肌梗死,当晚意识突然丧失,抽搐,心电图发现有窦性停搏和三度房室传导阻滞,此时应首先考虑哪项措施

A. 扩血管药物　B. 异丙肾上腺素　C. 安装临时起搏器

D. 抗凝治疗　E. 阿托品

14. 男性,60 岁,高血压病多年,近来心悸,检查心电图示Ⅱ导联可见提前出现的、宽大畸形的 QRS 波群,其前无相关 P 波,代偿完全,诊断为

A. 室性期前收缩　B. 房性期前收缩　C. 结性期前收缩

D. 二度Ⅰ型房室传导阻滞　E. 三度房室传导阻滞

15. 女性,16 岁,近 2 周偶然发现心律不齐,心电图检查为窦性心律,在同一导联上最大的 P-P 间期与最小的 P-P 间期相差 >0. 12 秒,最可能的诊断是

A. 窦性心律不齐　B. 房性期前收缩　C. 窦性静止

D. 二度房室传导阻滞　E. 窦房阻滞

16. 男性,58 岁,突发心悸,晕厥,ECG 示:宽大畸形 QRS 波群心动过速,QRS 波振幅和波峰方向呈周期性改变,围绕等电位线扭转,诊断

A. 室上性心动过速伴室内差异性传导　B. 窦性心动过速

C. 阵发性室性心动过速　D. 尖端扭转型室性心动过速

E. 加速性室性自主心律

17. 男,68 岁,近一月经常发作心悸、胸闷、短暂黑矇,行 24 小时 Holter(动态心电图)示心率 40～64 次/分,平均 52 次/分,短阵房性心动过速,频率 120～130 次/分,最长 RR 间期为 2. 5 秒,其诊断应考虑

A. 窦性停滞　B. 心动过缓-心动过速综合征　C. 房室传导阻滞

D. 短阵房性心动过速　E. 窦性静止

18. 男,72 岁,昨夜突然昏厥,急诊心电图如下,诊断为

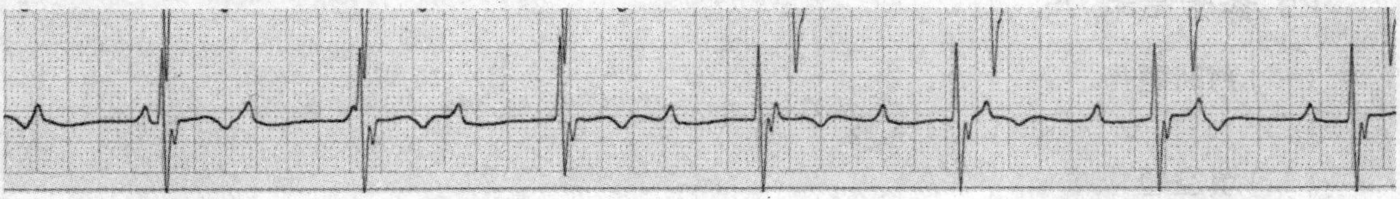

A. 窦性心动过缓　B. 窦房传导阻滞

C. 二度Ⅰ型房室传导阻滞　　D. 二度Ⅱ型房室传导阻滞

E. 三度房室传导阻滞

19. 女性,42 岁,诊断为风心病,二尖瓣狭窄,快速房颤,应用地高辛 0.25mg/d 1 个月,心室率突然转为规则,55 次/分,提示

A. 已转为窦性心动过缓　　B. 已达到洋地黄化

C. 仍应用洋地黄,给予维持量　　D. 可能为洋地黄中毒

E. 转为心房扑动伴有房室传导阻滞

20. 男性,30 岁,阵发性心悸 2 年,每次突然发生,持续 30 分钟 ~1 小时不等。查体心率 200 次/分,律齐,ECG 示:QRS 波形正常,P 波不能明确查见,诊断为

A. 心房颤动　　B. 窦性心动过速　　C. 心房扑动

D. 阵发性窦性心动过速　　E. 阵发性室上性心动过速

A3 型题

(21 ~23 题共用题干)

患者,女,40 岁,黑矇 5 年,伴胸闷、乏力,近 1 年加重。查体:心界不大,心率 45 次/分,节律不齐,双肺无啰音,下肢无水肿。

21. 心电图示 PP 间期显著延长,最长 2.7 秒,其间无 P 波及 QRS 波,长 PP 间期与基本窦性 PP 间期无倍数关系,可能是

A. 窦性心动过缓　　B. 窦性心动不齐　　C. 一度窦房传导阻滞

D. 二度窦房传导阻滞　　E. 窦性停搏

22. 首选哪项检查协助诊断

A. 阿托品试验　　B. 食管调搏　　C. 心内电生理检查

D. 右心导管　　E. Holter 监测

23. 阿托品试验阳性,该患者最佳治疗方案

A. 静点阿托品　　B. 静点异丙肾上腺素　　C. 安置人工心脏起搏器

D. 应用麻黄碱　　E. 应用氨茶碱

(四)病例分析

男性,55 岁,患冠心病心绞痛 10 余年,此次诊断为急性心肌梗死,突感头晕、心悸、胸闷,血压 90/60mmHg,心率 110 次/分,节律不是绝对匀齐,心尖部第一心音强弱不等,ECG 房率慢于室率,两者无固定关系,QRS 波增宽为 0.12 秒,可见室性融合波。分析该患者初步诊断,写出诊断依据,鉴别诊断,进一步检查,治疗原则。

(五)思考题

1. 心律失常分为哪几类?

2. 阵发性室上性心动过速与室性心动过速的鉴别诊断?

四、参考答案

(一)判断题

1. ×　2. √　3. ×　4. ×　5. √　6. √

(二)填空题

1. 风心病二尖瓣狭窄

2. 阵发性室上性心动过速

3. 利多卡因

4. 硫酸镁

5. 下壁心肌梗死

（三）选择题

A1 型题

1. E，慢性房颤，应控制心室率，预防血栓栓塞。新发房颤应积极复律治疗。

2. A，心室夺获及室性融合波是室性心动过速特有的心电图表现。

3. E，房颤时，R-R 间期不规则。

4. D，尖端扭转型室速首选硫酸镁。异丙肾上腺素会加重病情。

5. E，心室夺获及室性融合波是室性心动过速特有的心电图表现。

6. E，非阵发性交界性心动过速常见于洋地黄中毒。

7. E，心室夺获及室性融合波是室性心动过速特有的心电图表现。

8. D，阿托品用来治疗心动过缓。

9. A，阵发性室上性心动过速发作，刺激迷走神经可终止发作。按摩颈动脉窦时，不宜双侧同时按摩，避免心搏骤停。

10. E，因钾浓度增高对心肌有抑制作用，可使心脏停搏于舒张早期。患者心律失常如室性期前收缩；房室传导阻滞；心室颤动以至心搏骤停。

A2 型题

11. E，暂不需特殊治疗。观察，必要时行动态心电图。

12. E，下壁心肌梗死常合并房室传导阻滞，严重者需安置临时人工心脏起搏器。随着病情恢复，房室传导阻滞可消失或减轻。

13. C，此患者心肌梗死是并发窦房结、房室结功能障碍，可安装临时起搏器。待病情恢复后，窦房结、房室结功能可恢复正常。

14. A，室性期前收缩心电图可见提前出现的、宽大畸形的 QRS 波群，其前无相关 P 波，代偿完全。

15. A，窦性心律不齐：心电图示窦性心律，在同一导联上最大的 P-P 间期与最小的 P-P 间期相差 >0.12 秒。

16. D，尖端扭转型室性心动过速：心电图示宽大畸形 QRS 波群心动过速，QRS 波振幅和波峰方向呈周期性改变，围绕等电位线扭转。

17. B，心动过缓-心动过速综合征：在窦性心动过缓基础上，发生阵发性室上性心动过速。

18. E，图中心电图示：房室分离。考虑三度房室传导阻滞。

19. D，快室率房颤，口服地高辛后可能出现地高辛中毒，可表现为房室传导阻滞，不规则的心率突然转为规则。

20. E，根据题示，患者考虑阵发性室上性心动过速发作，给予维拉帕米治疗有效。

A3 型题

21. E，PP 间期显著延长，最长 2.7 秒，其间无 P 波及 QRS 波，长 PP 间期与基本窦性 PP 间期无倍数关系。根据此心电图，考虑窦性停搏。

22. A，窦性停搏可用阿托品试验确诊，如为阳性可确诊。

23. C，患者病史长，且阿托品试验阳性，窦性停搏诊断成立，需要安置永久人工心脏起搏器。

（四）病例分析

分析步骤：

1. 诊断及诊断依据

（1）初步诊断：冠心病急性心肌梗死室性心动过速

（2）诊断依据：心率110次/分，节律不是绝对匀齐，心尖部第一心音强弱不等，ECG房率慢于室率，两者无固定关系，QRS波增宽为0.12秒，可见室性融合波。

2. 鉴别诊断

（1）阵发性室上性心动过速：心电图大多表现为QRS波群形态正常，R-R间期规则，心率快。特点为阵发性发作，突发突止，发作持续时间不等，可发生于任何年龄段。患者可有心悸、焦虑、紧张、胸闷、头晕、晕厥等，长时间发作可诱发低血压状态、心绞痛、心力衰竭，伴心肌酶肌钙蛋白升高，心脏听诊可闻及心率多在160～250次/分，律齐，S_1强度不变。刺激迷走神经、药物、射频消融可治疗。

（2）非阵发性房室交界性心动过速：即加速的房室交界性心律，发作开始与终止时心率呈逐渐变化，而非突发突止，常见于洋地黄中毒。QRS波群频率常为70～150次/分；QRS波群时间、形态正常；逆行P′波可出现于QRS波群之前、之中或之后；发作与终止时心率呈逐渐变化；可见房室分离、窦性心律心室夺获或融合波。常无需特殊治疗，但需密切观察。

3. 进一步检查

（1）血常规，电解质，心肌酶，血糖，血脂。

（2）心电图，胸片，心脏彩超，动态心电图。

4. 治疗原则

（1）抗心律失常，纠正电解质紊乱。

（2）尽快开通罪犯血管，溶栓或介入治疗。

（王庸晋）

第四章

原发性高血压

一、学习要点

掌握高血压的定义、分级和分组、临床类型及其临床表现、诊断和鉴别诊断、治疗和预防。

熟悉高血压危象的临床表现、发病机制和诊疗特点。

了解高血压的流行病学资料、病因和发病机制。

二、重要知识点

(一)高血压的定义

非药物状态下、非同日≥2 次测量的平均值作为依据,收缩压≥140mmHg 和(或)舒张压≥90mmHg。正常血压为 <120/80mmHg,高血压前期为(120 ~ 140)/(80 ~ 90)mmHg。95%的高血压为原发性高血压。

(二)高血压的分级

1 级高血压:(140 ~ 159)/(90 ~ 99)mmHg。

2 级高血压:(160 ~ 179)/(100 ~ 109)mmHg。

3 级高血压:≥180/110mmHg。

(三)危险度分层(表 3-4-1)

表 3-4-1 高血压的危险度分层

其他危险因素和病史	血压(mmHg)		
	1 级高血压	2 级高血压	3 级高血压
无其他危险因素	低危	中危	高危
1 ~ 2 个危险因素	中危	中危	极高危
≥3 个危险因素或靶器官损害或糖尿病	高危	高危	极高危
并存的临床情况	极高危	极高危	极高危

(四)病因及发病机制

不十分清楚,为多种因素及多种发病机制所致。

(五)临床表现

1. 良性高血压 可无症状或出现非特异性症状。

2. 恶性高血压　①中青年多见，发病急骤，进展迅速；②舒张压多高于 130mmHg，靶器官损害重；③病理上以肾小动脉纤维素样坏死为特征。

3. 高血压危象　包括高血压急症和次急症。高血压急症是指血压严重升高，同时伴进行性靶器官功能不全，包括高血压脑病、颅内出血、AMI、急性左心衰、主动脉夹层动脉瘤等；高血压次急症是指血压严重升高但未伴靶器官功能障碍。

4. 老年人高血压　①收缩压升高为主，脉压增加，与老年人大动脉弹性减退及顺应性下降有关；②血压波动大，容易出现直立性低血压。

5. 难治性高血压　①改善生活方式 +3 种药物治疗 3 个月仍不能将收缩压和舒张压控制在目标范围，称为难治性高血压；②原因包括治疗依从性差、未改善生活方式、容量负荷大、使用升压药物、有继发性因素。

（六）诊断

1. 高血压的诊断　反复多次测定血压。

2. 排除继发性高血压　包括肾实质性疾病、肾血管疾病、嗜铬细胞瘤、原发性醛固酮增多症、库欣综合征、大动脉炎、主动脉缩窄等。

3. 危险程度分组　按危险程度将高血压患者分为低危、中危、高危和极高危四组，分别表示 10 年内将发生心脑血管病事件的概率为 <15%、15% ~20%、20% ~30% 和 >30%。参见表 3-4-1。

（七）治疗

1. 治疗目的　通过控制血压及治疗所有可逆的危险因素，旨在降低长期心血管疾病发病和死亡的危险。

2. 提倡综合治疗　即治疗包括改善生活方式和药物治疗两方面的内容，并强调对危险因素的控制。改善生活方式适应于所有高血压患者，包括：减轻体重，减少钠盐摄入，补充钙和钾盐，减少脂肪摄入，限制饮酒，增加运动。

3. 药物治疗

（1）药物治疗的对象：高血压 2 级或以上患者；高血压合并糖尿病或者已经有心、脑、肾器官损害和并发症；凡血压持续升高 6 个月以上，改善生活行为后血压仍未控制者；高危和极高危患者。

（2）血压控制的目标值：一般患者血压降至 <140/90mmHg 以下，糖尿病或慢性肾病合并高血压则降至 130/80mmHg 以下，老年收缩期高血压，收缩压降至 140 ~150mmHg，舒张压 <90mmHg，但不低于 65 ~70mmHg。

（3）常用降压药物：

1）利尿剂：①种类：噻嗪类、袢利尿剂、保钾利尿剂等三类药物；②机制：降低细胞外液容量，心排血量降低；③缺点：影响血脂、血糖、电解质和尿酸的代谢；④适用于轻中度高血压、老年人收缩期高血压、心衰伴高血压。

2）β 受体拮抗剂：①机制：抑制中枢和周围的 RAAS；②缺点：心衰、哮喘、病窦综合征、房室传导阻滞、外周动脉疾病者不宜使用；③适用于心率较快的中青年患者、合并心绞痛及心梗后高血压患者。

3）钙离子阻滞剂：①种类：二氢吡啶类及非二氢吡啶类药物；②机制：阻滞 L 型钙离子通道，从而使血管平滑肌松弛，心肌收缩力降低；③特点：降压迅速，作用稳定；④缺点：不宜用于具有明显心力衰竭、窦房结功能低下及心脏传导阻滞患者；⑤适用于中重度高血压者，尤其是老年收缩期高血压者。

4）血管紧张素转换酶抑制剂（ACEI）类：①机制：抑制血管紧张素转换酶（ACE）使血管紧张素Ⅱ受体（ATⅡ）生成减少；②特点：逆转心室重塑，减少内在交感神经兴奋；③缺点：高钾血症、妊娠、双侧肾动脉狭窄者禁用。常见不良反应为干咳；④适用于各种程度高血压，对伴心衰、左室肥厚、心梗、糖耐量异常或糖尿病者尤适宜。

5）ATⅡ受体拮抗剂：适应证与ACEI类相同，不引起干咳。

6）α受体阻滞药：最常见的不良反应是直立性低血压。其优点是不影响糖脂代谢。

4. 合理联合使用降压药物　高血压患者通常需长期服药。可根据血压水平、危险因素、靶器官损害程度和并发症选择一种或几种药物联合用药。比较合理的两种降压药配合方案是：利尿剂与β受体拮抗剂；利尿剂与ACEI或ARB；二氢吡啶类钙拮抗剂与β受体拮抗剂；钙拮抗剂与ACEI或ARB。三种药物联合方案中除有禁忌证外必须有利尿剂。

5. 选择合适的降压药物

（1）合并心力衰竭，宜选ACEI、ARB类或利尿剂。

（2）老年收缩期高血压，宜选利尿剂、长效二氢吡啶类钙离子阻滞剂。

（3）合并糖尿病、蛋白尿或轻、中度肾功能不全者，选ACEI类或ARB、利尿剂、长效二氢吡啶类钙离子阻滞剂。

（4）心梗后患者，选无内在拟交感作用的β受体拮抗剂和ACEI类。稳定性心绞痛者，除上述药物外，可选钙离子阻滞剂。

（5）伴脂代谢异常者，选α受体拮抗剂，不宜用β受体拮抗剂及利尿剂。

（6）妊娠者，可用甲基多巴，不宜用ACEI类及ATⅡ受体拮抗剂。

（7）合并支气管哮喘、抑郁症、糖尿病者不宜用β受体拮抗剂；痛风者不宜用利尿剂；合并心脏起搏传导障碍者不宜用β受体拮抗剂及非二氢吡啶类钙离子阻滞剂。

6. 高血压急症的治疗　主张静脉给药，1小时内MBP降低25%，2～6小时内控制在160/110mmHg，48小时内控制在正常范围。脑梗死一般不需降压，主动脉夹层SBP迅速降到100mmHg。药物包括硝普钠、硝酸甘油、硝苯地平、尼卡地平、地尔硫䓬和拉贝洛尔等。

三、强化练习题

（一）判断题

1. 高血压急症时应尽量使用静脉药物降压，有时也可使用口服降压药物，使血压迅速降低

2. 合并支气管哮喘、抑郁症、糖尿病患者可用β受体拮抗剂

3. 高血压合并糖尿病患者降压目标为130/80mmHg以下，同时还要更加严格地控制血糖，以将其对心脑血管系统的危害性降至最小

4. 钙离子阻滞剂可能会引起胎儿生长迟缓、羊水过少、新生儿肾衰，亦可能引起胎儿畸形，不宜选用

5. 所有高血压患者只要一经确诊，就需要积极进行药物治疗，以减少对靶器官的损害

（二）填空题

1. 理想血压是指SBP＜________mmHg，DBP＜________mmHg。

2. 高血压的并发症主要是靶器官受累，包括________、________、________和________。

3. 肾功能不全的降压目标为：血压＜________mmHg；当尿蛋白＞________g/d时，血压应控制在＜________mmHg。

4. β受体拮抗剂禁用于________、________、________和________。

5. 常用降压药可分为以下5类________、________、________、________、________。

6. 高血压病患者的肾功能受累最早表现________。

7. 恶性或急进性高血压病理上以________为特征。

（三）选择题

A1型题

1. 高血压早期病理变化主要是
   A. 出现动脉内膜增生，管腔变窄　B. 高血压出现即有各脏器缺血改变
   C. 细小动脉痉挛　D. 动脉内膜钙化
   E. 动脉内膜粥样硬化斑块的出现

2. 男性，40岁，血压为148/96mmHg，其父在45岁时查出高血压。此患者危险分层应为
   A. 高危　B. 低危组　C. 极高危组　D. 无危险组　E. 中危组

3. 原发性高血压的主要病理生理是
   A. 心排出量升高　B. 交感神经兴奋性增加　C. 肾素分泌过多
   D. 周围血管阻力增加　E. 血管内皮细胞过多分泌内皮素

4. 用于高血压的心血管危险分层的危险因素不包括
   A. 肥胖　B. 饮酒　C. BMI≥28kg/m^2
   D. 胆固醇＞5.7mmol/L　E. 吸烟

5. 我国高血压病引起的死亡原因最常见的是
   A. 心力衰竭　B. 脑血管意外　C. 尿毒症
   D. 高血压危象　E. 伴发冠心病

6. 老年性高血压的降压标准为
   A. SBP＜130mmHg，DBP＜75mmHg　B. SBP＜130mmHg，DBP＜90mmHg
   C. SBP＜150mmHg，DBP＜90mmHg　D. SBP＜150mmHg，DBP＜75mmHg
   E. SBP＜125mmHg，DBP＜5mmHg

7. 关于高血压的流行病学调查以下哪项因素未确定与发病有关
   A. 年龄　B. 体重　C. 钠盐　D. 性别　E. 饮酒

8. 男，50岁，突然头痛、恶心、呕吐，测血压220/130mmHg，应首选
   A. 口服依那普利　B. 静脉使用呋塞米　C. 口服美托洛尔
   D. 静脉使用硝普钠　E. 口服厄贝沙坦

9. 急进性高血压患者，一般功能损害最为严重的器官是
   A. 心脏　B. 大脑　C. 肾脏　D. 眼底血管　E. 肺

10. 嗜铬细胞瘤所致高血压，首选哪种降压药
    A. 血管紧张素转换酶抑制剂　B. 钙拮抗剂
    C. 酚妥拉明　D. 血管紧张素Ⅱ受体拮抗剂
    E. 利尿剂

11. 某男性患者26岁。一年来阵发性剧烈头痛、面色苍白、大汗、心悸，测血压200/

100mmHg。发作间期血压正常，无症状。为明确病因，应首先考虑作下列哪项检查

A. 肾动脉造影

B. 血浆肾素活性测定

C. 24 小时尿 17-羟和 17-酮类固醇测定

D. 测定 24 小时尿儿茶酚胺和 3-甲氧基 4-羟基苦杏仁酸

E. 甲状腺功能测定

12. 老年高血压患者脉压增大的原因是

A. 老年人心输出量较少　　B. 老年人循环血量较少

C. 老年人大动脉弹性降低　　D. 老年人小动脉弹性降低

E. 老年人血黏度增高

13. 常见高血压的并发症为

A. 糖尿病　　B. 心、脑、肾和周围血管病变　　C. 夹层动脉瘤

D. 眼底血管痉挛　　E. 慢性肾炎

14. 老年人高血压的最主要特点是

A. 多属轻中型，恶性者罕见

B. 以单纯收缩压升高为多见

C. 大部分系动脉粥样硬化导致动脉弹性降低

D. 周围血浆肾素活性降低

E. 血压波动明显

15. 高血压脑病时最常见的症状是

A. 一过性脑缺血　　B. 意识丧失、抽搐　　C. 脑出血

D. 偏瘫、失语　　E. 头痛、头晕

16. 高血压伴有低钾首先应考虑

A. 皮质醇增多症　　B. 原发性醛固酮增多症

C. 嗜铬细胞瘤　　D. 继发于慢性肾炎的高血压

E. 肾动脉狭窄

17. 治疗嗜铬细胞瘤所致的血压升高，首选

A. 哌唑嗪　　B. 酚妥拉明　　C. 硝苯地平

D. β 受体拮抗剂　　E. 氨苯蝶啶

18. 下列哪种疾病不是继发性高血压的原因

A. 先天性肾畸形　　B. 慢性肾盂肾炎　　C. 原发性醛固酮增多症

D. 肾上腺皮质功能减退　　E. 嗜铬细胞瘤

19. 高血压患者心脏超声示室间隔与左室后壁之比达 1∶4，下列何种药物最佳

A. 氢氯噻嗪　B. 依那普利　C. 阿替洛尔　D. 维拉帕米　E. 地尔硫䓬

20. 下列疾病中，不伴有高血压的疾病是

A. 急性肾炎　　B. 急性肾盂肾炎　　C. 主动脉缩窄

D. 嗜铬细胞瘤　　E. 肾动脉狭窄

21. 男性，45 岁，发现高血压病 2 年，近日血压 170/110mmHg，心率 110 次/分，血浆肾素增高，首选哪种药物治疗

A. 氢氯噻嗪　B. 硝苯地平　C. 美托洛尔　D. 硝酸甘油　E. 地西泮

22. 最易发生向心性肥厚的疾病是
A. 甲状腺功能亢进　B. 严重贫血　C. 维生素 B_1 缺乏症
D. 高血压病　E. 主动脉瓣关闭不全

23. 患者，女性，26 岁，血压为 220/120mmHg，疑为肾动脉狭窄所致，最有助于诊断的是
A. 降压药物治疗效果不佳　B. 眼底检查示视网膜动脉狭窄
C. 病程短，病情进展快　D. 尿蛋白（+++）
E. 上腹部闻及血管杂音

24. 最有助于高血压性心脏病诊断的是
A. 主动脉瓣区收缩期杂音　B. 主动脉瓣区第 2 心音亢进　C. 心界向左下扩大
D. 血压显著升高　E. 主动脉瓣关闭不全

A2 型题

25. 高血压患者生气后，血压升至 250/120mmHg，发生癫痫样抽搐、呕吐、意识模糊等中枢神经系统功能障碍的表现，头部 CT 未见异常，最可能的诊断是
A. 脑出血　B. 高血压脑病　C. 蛛网膜下腔出血
D. 脑梗死　E. 短暂性脑缺血发作

26. 男性，30 岁，夜尿多，乏力。查体：血压 120/100mmHg，血 Na^+ 142mmol/L，血 K^+ 2mmol/L，血 pH 7.5，尿 K^+ 350mmol/24h，诊断最可能的是
A. 高血压病　B. 嗜铬细胞瘤　C. 原发性醛固酮增多症
D. 皮质醇增多症　E. 肾动脉狭窄

B1 型题

（27～30 题共用备选答案）
A. 肾性高血压　B. 嗜铬细胞瘤　C. 原发性醛固酮增多症
D. 皮质醇增多症　E. 大动脉炎

27. 继发性高血压最常见的原因
28. 女性，24 岁，多饮、多尿、乏力，螺内酯试验阳性
29. 男性，42 岁，反复水肿 10 年，血肌酐 485μmol/L
30. 男性，45 岁，2 年来常突然头痛、心悸、出汗，血压达 220/130mmHg，1～2 小时后症状自行消失

（四）病例分析

1. 患者，女，45 岁，胸部撕裂样剧痛 3 小时，晕厥一次入院，既往有高血压病史，未服降压药，查体：血压 180/120mmHg，脉搏 75 次/分，呼吸稍促，气管居中，双肺呼吸音正常，心界不大，心音有力，主动脉瓣区可闻及舒张期杂音。

分析该患者初步诊断，写出诊断依据，鉴别诊断，进一步检查，治疗原则。

2. 患者，男，36 岁，阵发性心悸、头痛 2 个月入院。患者 2 月开始突然出现头痛，大汗，心悸，面色苍白等症状，测血压 220/130mmHg，持续 1～2 小时消失，反复发作。本次入院查体：一般情况可，血压 130/80mmHg，发育正常，双肺呼吸音清晰，心音有力，心界不大，心率 72 次/分，双肾区未闻及杂音。分析该患者初步诊断，写出诊断依据，鉴别诊断，进一步检查，治疗原则。

（五）思考题

1. 高血压常见的靶器官损伤多见于哪几个部位？即高血压的病理改变。

2. 对高血压的治疗有哪些体会或认识？

四、参考答案

（一）判断题

1. ×　　2. ×　　3. √　　4. ×　　5. ×

（二）填空题

1. 120mmHg；80mmHg

2. 心脏；脑；肾脏；血管

3. 130/80；1；125/75

4. 哮喘；病窦综合征；房室传导阻滞；外周动脉疾病

5. 利尿剂；β 受体拮抗剂；钙通道阻滞剂；血管紧张素转换酶抑制剂；血管紧张素Ⅱ受体拮抗剂

6. 夜尿增多

7. 肾小球动脉纤维素样坏死

（三）选择题

1. C，高血压早期全身小动脉痉挛；多年后内膜增生，内膜下玻璃样变，中层平滑肌细胞和纤维组织增生，使管壁变厚变硬，管腔变窄；长期高血压及伴随的危险因素可促进大、中动脉粥样硬化的形成及发展。

2. E，该患者的血压分级为 1 级，有一个心血管危险因素，即早发的心血管病家族史，故为高血压 1 级中危组。

3. D，关于高血压的发病机制不十分清楚，目前认为原发性高血压是由多种因素和机制的共同参与下，包括交感神经兴奋性增加、肾素分泌过多及内皮功能障碍等，使血压的调节功能失调致使周围血管阻力增加所致。

4. B，用于高血压危险程度分级的心血管病危险因素包括：年龄、吸烟、血脂异常、早发心血管疾病家族史、肥胖、缺乏体力活动和 C 反应蛋白≥10mg/L。

5. B，我国人群流行病学调查表明，脑卒中是威胁我国人民健康的重大疾病，在我国，脑卒中发病是冠心病的 5 倍。因此，我国心血管病防治的重点是积极控制血压，预防脑卒中。

6. C，老年人的降压目标：收缩压降至 150mmHg 以下，舒张压小于 90mmHg，但不低于 65～70mmHg。

7. E，原发性高血压是与遗传和环境两方面有关的多因素疾病。研究显示，高血压与遗传、年龄、性别、肥胖、饮食、精神压力，甚至打鼾等因素有关。

8. D，高血压急症应进入监护室，降压目标是静脉输注降压药，1 小时使平均动脉血压迅速下降但不超过 25%，在以后的 2～6 小时内血压降至约 160/100～110mmHg。常用降压药为静脉使用硝普钠等。

9. C，急进性高血压进展迅速，预后不佳，多死于肾衰竭，也可死于脑血管意外及心力衰竭。

10. C，嗜铬细胞瘤间歇或持续释放过多肾上腺素、去甲肾上腺素与多巴胺。典型的发作表现为阵发性血压升高伴心动过速、头痛、出汗、面色苍白。α 受体拮抗剂治疗效果好。

11. D，嗜铬细胞瘤典型的发作表现为阵发性血压升高伴心动过速、头痛、出汗、面色苍白。尿与血儿茶酚胺及其代谢产物苦杏仁酸（VMA）的检测可明确是否存在儿茶酚胺分泌亢进。超声或 CT 检查可作出定位诊断。

12. C,半数以上老年高血压患者以收缩压升高为主,即收缩压≥140mmHg,舒张压<90mmHg。这与老年人大动脉弹性减退,顺应性下降有关。

13. B,随着血管的病变持续存在,各重要脏器发生继发性改变,其中以心、脑、肾等最为突出。

14. B,老年人高血压半数以上收缩压升高为主,与老年人大动脉弹性减退,顺应性下降有关。其次,因老年人压力感受器敏感性下降,用药后易出现直立性低血压。

15. E,高血压脑病属于高血压急症中较常见的一种,常见症状为头痛头晕,有的甚至出现意识障碍。

16. B,原发性醛固酮增多症以长期高血压伴低钾血症为特征,可有肌无力、周期性麻痹、烦渴、多尿等症状。血压大多为轻、中度升高。检测血钾水平作为筛查方法。

17. B,嗜铬细胞瘤释放过多肾上腺素、去甲肾上腺素与多巴胺,表现为阵发性血压升高伴心动过速、头痛、出汗、面色苍白。α 受体拮抗剂治疗效果好。

18. A,常见的继发性高血压包括肾实质性疾病、肾血管疾病、嗜铬细胞瘤、原发性醛固酮增多症、库欣综合征、大动脉炎、主动脉缩窄等。

19. B,ACEI 具有改善胰岛素抵抗和减少尿蛋白作用,在肥胖、糖尿病和心脏、肾脏靶器官受损的高血压患者具有相对较好的疗效,特别适用于伴有心力衰竭、心肌梗死后、左室肥厚、糖耐量减退或糖尿病肾病的高血压患者。

20. B,常见的继发性高血压包括肾实质性疾病、肾血管疾病、嗜铬细胞瘤、原发性醛固酮增多症、库欣综合征、大动脉炎、主动脉缩窄等。

21. C,β 受体拮抗剂适用于各种不同严重程度高血压,尤其是心率较快的中青年患者或合并心绞痛患者,对老年人高血压疗效相对较差。

22. D,压力负荷导致心肌肥厚,容量负荷导致心腔扩大。除高血压之外,其他四种情形均为容量负荷增加。

23. E,肾血管性高血压是继发性高血压的第二位原因。部分患者在脐上闻及向单侧传导的血管杂音,肾功能进行性减退和肾脏体积缩小是晚期患者的主要表现。

24. C,压力负荷、儿茶酚胺与血管紧张素Ⅱ等生长因子均能刺激心肌细胞肥大和间质纤维化,导致左心室肥厚和扩大,最终可导致心力衰竭,称为高血压心脏病。

25. B,长期高血压使小动脉微小动脉瘤形成,血压骤升时可致破裂出血。高血压促成脑动脉粥样硬化,引起短暂性脑缺血发作、脑动脉血栓形成。血压极度升高可致高血压脑病。

26. C,原发性醛固酮增多症以长期高血压伴低钾血症为特征,血压大多为轻、中度升高,检测血钾水平作为筛查方法。

27. A,肾实质性高血压是最常见的继发性高血压,以慢性肾小球肾炎最为常见。其发生主要是由于肾单位大量丢失,导致水钠潴留和细胞外容量增加,以及肾脏 RASS 激活与排钠激素减少。高血压又进一步升高肾小球内囊压力,加重肾脏病变,形成恶性循环。

28. C,原发性醛固酮增多症以长期高血压伴低钾血症为特征,检测血钾水平作为筛查方法。血浆醛固酮与血浆肾素活性比值大于 50,高度提示原发性醛固酮增多症。

29. A,肾实质性高血压是最常见的继发性高血压,以慢性肾小球肾炎最为常见。

30. B,肿瘤间歇或持续释放过多肾上腺素、去甲肾上腺素与多巴胺。典型的发作表现为阵发性血压升高伴心动过速、头痛、出汗、面色苍白。

（四）病例分析

1. 分析步骤

（1）初步诊断：高血压病3级极高危，主动脉夹层。

（2）进一步检查：主动脉CT成像或MRI或主动脉超声、肌钙蛋白、心电图、胸片。

（3）治疗原则：控制血压，若为主动脉夹层，可行支架植入或手术治疗。

2. 分析步骤

（1）初步诊断：继发性高血压，嗜铬细胞瘤？

（2）进一步检查：尿VMA，肾上腺彩超或CT。

（3）治疗原则：发作时可用酚妥拉明等治疗；如诊断及部位明确，则需手术治疗。

（宋国华）

第五章

冠状动脉粥样硬化性心脏病

一、学习要点

掌握心绞痛和心肌梗死的临床表现、诊断和鉴别诊断、防治措施。

熟悉动脉硬化和冠心病的病因、发病机制和病理。

了解无症状型、缺血性心肌病型及猝死型冠心病。

二、重要知识点

（一）冠心病分型

与 1979 年 WHO 所颁布的冠心病分型有所不同。

1. 急性冠脉综合征（acute coronary syndrome, ACS） 包括不稳定型心绞痛、急性非 ST 段抬高性心肌梗死、急性 ST 段抬高性心肌梗死或心源性猝死。约占所有冠心病患者的 30%。

2. 慢性冠脉疾病（chronic coronary artery disease, CAD） 包括稳定性心绞痛型、冠脉正常的心绞痛（X 综合征）、无症状性心肌缺血和缺血性心力衰竭（缺血性心肌病型）。

本章重点介绍心绞痛和心肌梗死，其他类型仅作了解。

（二）稳定型心绞痛（stable angina pectoris）

1. 发病机制

（1）狭窄的冠状动脉不能在运动或缺氧时扩张，导致心肌的供氧与耗氧失衡，引起心肌急剧和暂时的缺血缺氧。

（2）在缺血缺氧的状态下，心肌积聚过多的代谢产物如乳酸等，刺激心脏的自主神经，经 $T_{1\sim5}$ 交感神经节和相应的脊髓段传至大脑，产生疼痛感觉。

（3）这种痛觉反映在与自主神经进入相同脊髓段水平的脊神经所分布的区域，即胸骨后、两臂的前内侧与小指，多不在心脏部位。

2. 临床表现以发作性胸痛为主要表现。①部位：胸骨体上段或中段之后，可放射到左臂内侧达环指和小指；②性质：压迫、发闷、紧缩；③诱发因素：劳累、情绪激动、饱餐后；④时间：3 ~5 分钟；⑤缓解方式：停止原来的活动、含服硝酸甘油后在几分钟内缓解。

3. 心绞痛分级 Ⅰ 级，一般体力活动不受限；Ⅱ 级，一般体力活动轻度受限；Ⅲ 级，一般体力活动明显受限；Ⅳ 级，休息时可发生心绞痛。

4. 辅助检查

（1）心电图：ST 段压低 >1mm（心内膜下缺血）及 T 波倒置；变异型心绞痛发作时 ST 段抬高。

（2）运动负荷试验：阳性标准为3个“1”：相邻2个导联ST段水平或下斜性下降≥1mm，持续1分钟，发作间歇≥1分钟。

（3）核医学检查：MIBI可随血流被心肌细胞摄入，运动后或腺苷负荷后冠状动脉供血不足的部位出现缺血区。

（4）冠状动脉造影：管腔直径狭窄>75%会严重影响血供，<75%的不是犯罪血管。是诊断冠心病的“金标准”。

5. 鉴别诊断

（1）其他原因导致的缺血性胸痛：主动脉狭窄、肥厚型心肌病、冠状动脉畸形痉挛、心肌桥、急性心肌梗死等。

（2）肋间神经痛、骨质疏松、胸膜炎、食管病变、心脏神经症等。

6. 治疗

（1）一般治疗：应卧床休息，必要时吸氧。

（2）止痛治疗：药物主要包括硝酸酯类、β受体拮抗剂和钙拮抗剂，疼痛剧烈者可给予吗啡5～10mg。

（3）预防心肌梗死：包括抗血小板药物及他汀类调脂药物。

（4）对于保守治疗效果不佳者，行选择性冠状动脉造影，考虑介入治疗或外科搭桥。

（三）急性冠脉综合征

1. 定义　近年来提出的急性冠脉综合征（acute coronary syndrome，ACS）的概念包括不稳定性心绞痛、ST段抬高型心肌梗死（STEMI）和非ST段抬高型心肌梗死（NSTEMI），现在将稳定性心绞痛以外的缺血性心绞痛统称之为不稳定性心绞痛（UA）。

该概念的提出强调了它们具有共同病理基础即不稳定的粥样斑块，只是继发了不同程度的血栓形成，从而出现不同的临床结果；也表明了不稳定性心绞痛患者在临床上的不稳定性和进展至心肌梗死的危险性，必须予以足够的重视。

2. 区分UA与NSTEMIUA与NSTEMI的ECG表现相似，同属非ST段抬高的ACS。两者的区别主要是根据血中心肌坏死标记物的测定。

3. UA的危险分层

（1）低危组：发作时ST段下移≤1mm，持续时间<20分钟。

（2）中危组：就诊前一个月内（但48小时内未发）发作1次或数次，静息心绞痛及梗死后绞痛，发作时ST段下移>1mm，持续时间<20分钟。

（3）高危组：就诊前48小时内反复发作，静息心绞痛ST段下移>1mm，持续时间>20分钟。

4. UA的治疗

（1）与稳定型心绞痛的治疗相似。

（2）不同的是UA的治疗还强调针对不稳定斑块的抗血栓治疗，包括双重抗血小板治疗（阿司匹林和氯吡格雷）和抗凝（低分子肝素）治疗。

（3）对部分病情严重、药物治疗效果不佳的患者，在有条件的医院应行经皮冠状动脉造影及介入治疗或外科手术治疗。

（四）心肌梗死

1. 定义　由缺血引起的任何大小的心肌坏死，均定义为心肌梗死。

2. 分类

(1)根据ST段抬高与否分为ST段抬高型心梗(STEMI)和非ST段抬高型心梗(NSTEMI)。

(2)根据发病机制和病理进行临床分类:2007年10月ESC、SCCA、AHA和WHF专家组共同制定并发表了关于"心肌梗死全球统一定义"的专家联合共识。将心肌梗死分为以下五型:

1型:自发性心肌梗死。

2型:继发于缺血的心肌梗死如冠状动脉痉挛、冠状动脉栓塞、贫血、心律失常、高血压或低血压等。

3型:突发的心源性死亡。

4型:①4a型:与PCI相关的心肌梗死;②4b型:伴发于支架血栓形成的心肌梗死。

5型:与CABG相关的心肌梗死。

3. 不同的冠状动脉闭塞影响不同部位的心脏血供

(1)左冠主干:左心室广泛前壁。

(2)左前降支:左心室前壁、心尖部、前间壁、二尖瓣前乳头肌。

(3)左回旋支:左心室高侧壁、左心房,可能累及房室结。

(4)右冠:膈面、后间隔、右心室,可累及窦房结和房室结。

4. 病理生理 急性心肌梗死导致的心衰称为泵衰竭。Killip分级:Ⅰ级无心衰,Ⅱ级有心衰,Ⅲ级急性肺水肿,Ⅳ级心源性休克。

5. 临床表现

(1)前兆:不稳定心绞痛。

(2)症状:胸痛部位和性质类似心绞痛,但持续时间长,休息和硝酸甘油无效。

(3)伴随症状:可伴有恶心、呕吐、心悸、头晕、晕厥及急性左心衰表现,严重者可出现心源性休克。

(4)并发症:左心功能不全、心律失常、乳头肌功能障碍、心脏破裂、室壁瘤、附壁血栓或栓塞、梗死后综合征。

6. 辅助检查

(1)心电图:STEMI有动态演变过程:①超急性期:T波异常高尖;②急性期:出现病理性Q波、ST弓背向上抬高;③亚急性期:ST段开始回落,逐渐至基线水平;④慢性期:ST段恢复。可根据出现特征性改变的导联来判断梗死部位:①前间壁:V1 ~ V3;②前壁:V3 ~ V5;③前侧壁V5 ~ V7;④后壁V7 ~ V8;⑤广泛前壁V1 ~ V5;⑥高侧壁Ⅰ、aVL;⑦下壁Ⅱ、Ⅲ、aVF。

(2)心肌坏死标志物:①肌红蛋白:出现早(2小时),持续时间短(24 ~ 48小时),特异性差;②肌钙蛋白I(cTnI)或T(cTnT):出现早(3 ~ 4小时),持续时间(7 ~ 10天),特异性高;③肌酸激酶同工酶CK-MB:在起病后4小时内增高,3 ~ 4天恢复正常,其增高的程度能较准确地反映梗死的范围。

(3)冠脉造影:狭窄程度评定(TIMI分级):0级,闭塞远端无血流灌注;Ⅰ级,造影剂不能完全充盈狭窄远端;Ⅱ级,狭窄远端可完全充盈但显影慢;Ⅲ级,冠状动脉远端造影剂完全而迅速充盈。

国际上亦采用直径法表示狭窄程度:以紧邻狭窄段的近心端和远心端的正常血管内径为100%,70%以上狭窄可引起临床症状。

7. 急性心肌梗死的诊断标准 心肌坏死标志物(CK-MB或肌钙蛋白)明显升高并逐渐

下降，同时至少具备下列一项：①缺血症状；②心电图出现病理性 Q 波；③心电图提示缺血改变（ST 段抬高或压低，新出现的 LBBB）；④影像学有新出现的局部室壁运动异常。

8. 治疗

（1）一般治疗：卧床至少 1～3 天，持续心电监测、吸氧、建立静脉通道，镇痛、通便等。

（2）药物治疗：①双重抗血小板治疗：肠溶阿司匹林和氯吡格雷，最好使用一年。在急性心梗时均需给予负荷剂量 300mg；②抗凝治疗：低分子肝素（克赛）可代替肝素治疗，不用监测 APTT，疗程为 5～7 天；③β 受体拮抗剂：可以改善预后，减少猝死率；④ACEI：通过影响心室重塑减少心衰的发生率，改善远期预后。

（3）溶栓治疗：

1）适应证：①两个或两个以上相邻导联 ST 段抬高（胸导联≥0.2mV，肢导联≥0.1mV），或病史提示急性心肌梗死伴左束支传导阻滞，起病时间＜12 小时，患者年龄＜75 岁；②ST 段显著抬高的心肌梗死患者年龄＞75 岁，经慎重权衡利弊仍可考虑；③ST 段抬高的心肌梗死，发病时间已达 12～24 小时，但如有进行性缺血性胸痛，广泛 ST 段抬高者可考虑。

2）禁忌证：有严重出血倾向和可能者。

3）常用药物：尿激酶（urokinase）30 分钟内静脉滴注 150 万～200 万 U。

4）溶栓再通的指征：①溶栓后 2 小时内胸痛减轻或消失；②溶栓后 2 小时内 ST 回落至等电位或 30 分钟内回落 50% 以上；③酶谱峰值前移；④出现再灌注心律失常；⑤直接证据是冠脉造影发现血流达到 TIMI Ⅱ级和Ⅲ级。出现 2 条认为溶栓成功，但①＋④不行。

（4）介入治疗（PCI）：ST 段抬高型心梗并发心源性休克、ST 段抬高和新出现 LBBB、无 ST 段抬高但相关血流≤TIMI Ⅱ级、适合再灌注治疗但有禁忌者等均可行 PTCA 或支架置入。溶栓治疗再通后 7～10 天后进行冠脉造影及 PCI 治疗。

（5）冠状动脉-主动脉旁路移植术：左主干病变、三支病变、右冠状动脉闭塞＋左前降支 70% 狭窄等情况，适宜进行该类外科手术，即冠脉搭桥术。

（6）非 ST 段抬高心梗的治疗：由于血栓中血小板血栓较多，溶栓效果不好，反而会增加事件发生的概率。除了不进行溶栓以外，其余治疗同上。

（7）影响预后的因素：女性、年龄＞70 岁、ST 抬高的导联数、前壁心梗、并发房颤、低血压、肺部啰音、窦性心动过速，既往心肌梗死史、合并 DM 等提示预后不佳。

三、强化练习题

（一）判断题

1. 冠心病是冠状动脉粥样硬化的晚期阶段的临床表现，动脉粥样硬化从少年时期就开始了

2. UA 与 NSTEMI 属于不同类型冠心病，其病理生理基础也不同

3. 急性心肌梗死合并心源性休克的主要机制是收缩期排血受阻

4. 溶栓治疗不适用于高龄患者，对于大于 75 岁的心肌梗死患者，不能进行溶栓治疗

5. 心肌梗死患者出现心前区收缩期喀喇音及收缩晚期吹风样杂音，是由于乳头肌功能障碍导致二尖瓣关闭不全所致

6. 急性冠脉综合征是由于冠状动脉内粥样斑块破裂，继而出血和血栓形成，引起冠状动脉不完全或完全性阻塞所致。临床分为不稳定型心绞痛、急性非 ST 段抬高型心肌梗死、急性 ST 段抬高型心肌梗死或心源性猝死

7. 急性心肌梗死后心肌坏死组织逐渐纤维化形成瘢痕需要 2～3 周
8. 心肌再灌注治疗是非常有效的缓解胸痛的方法
9. 患者胸痛伴心电图上相应区域 ST 段压低时，提示冠脉已闭塞并导致心肌全层损伤
10. 目前发现心肌缺血及诊断心绞痛最常用的无创性检查方法是放射性核素检查

(二)填空题

1. 急性冠脉综合征包括________、________和________。
2. 再灌注心肌有三种方法，分别是________、________、________。
3. 成功 PCI 的标志是________、________、________、________。
4. 冠心病二级预防方案中，下列符号的意义 A：________，B：________。
5. 急性心肌梗死再灌注的最佳时间是________。
6. NSTEMI 与 STEMI 在治疗上的最大区别是________。
7. 运动心电图检查提示冠脉三支或主干病变引起心肌缺血的改变是________。
8. 冠心病运动试验阳性标准是________。
9. 急性心肌梗死最先升高的血清标志物是________；其特异性血清标志物是________。
10. 心肌梗死后综合征可用________或________治疗。

(三)选择题

A1 型题

1. 左冠状动脉回旋支阻塞引起的心肌梗死最可能是
   A. 前间壁　B. 下侧壁　C. 高侧壁　D. 后间壁　E. 前壁
2. 引起急性前间壁心肌梗死闭塞的冠状动脉分支是
   A. 左冠状动脉前降支　B. 右冠状动脉后降支　C. 左冠状动脉主干
   D. 左冠状动脉回旋支　E. 右冠状动脉右室前支
3. 急性心肌梗死后心肌坏死组织逐渐纤维化形成瘢痕需要
   A. 2～3 周　B. 4～5 周　C. 6～8 周
   D. 9～10 周　E. 11～12 周
4. 急性心肌梗死合并急性病态窦房结综合征常见原因是
   A. 右冠状动脉病变　B. 左冠状动脉主干病变
   C. 左冠状动脉前壁支病变　D. 左冠状动脉回旋支病变
   E. 第一对角支病变
5. 心绞痛发作的典型部位是
   A. 心尖区　B. 心前区向左上臂放散　C. 胸骨下段后
   D. 胸骨上、中段后　E. 剑突下
6. 下列哪项不是冠心病的危险因素
   A. 血脂异常　B. 溃疡病　C. 高血压　D. 吸烟　E. 糖尿病
7. 诊断典型心绞痛，最有特征的是
   A. 胸痛多在夜间发作　B. 胸痛发作多在 15 分钟以上
   C. 持续左前胸憋闷感　D. 疼痛时心电图示 ST 段抬高
   E. 含硝酸甘油 5 分钟内疼痛消失
8. 心肌梗死最先出现的症状多是
   A. 发热　B. 疼痛　C. 恶心呕吐　D. 呼吸困难　E. 昏厥

9. 急性下壁心肌梗死最易合并
   A. 室性期前收缩 B. 房室传导阻滞 C. 心房颤动
   D. 房性心动过速 E. 右束支传导阻滞
10. 不属于心肌梗死并发症的是
   A. 心脏破裂 B. 梗死后综合征 C. 二尖瓣脱垂
   D. 室壁瘤 E. 主动脉窦瘤破裂
11. 急性前壁心肌梗死最常见的心律失常是
   A. 心房颤动 B. 预激综合征 C. 房室传导阻滞
   D. 室性心律失常 E. 非阵发性交界性心动过速
12. 心绞痛发作时首选药物治疗
   A. 含化硝酸甘油 B. 口服美托洛尔 C. 口服硝苯地平
   D. 静注吗啡 E. 口服阿司匹林
13. 缓解急性心肌梗死剧烈疼痛效果最好的是
   A. 硝酸甘油 B. 钙离子阻滞剂 C. β受体阻断剂
   D. 吗啡 E. 心肌再灌注治疗
14. 急性心肌梗死 24 小时内避免使用
   A. 洋地黄 B. 罂粟碱 C. 呋塞米 D. 吗啡 E. 哌替啶
15. 判断急性心肌梗死面积最有价值的是
   A. Q 波的宽度,深度 B. 白细胞增加的程度 C. 疼痛和持续时间
   D. 血沉增快的程度 E. 血清 CK-MB 增高的程度
16. 急性非 ST 段抬高型心肌梗死与不稳定性心绞痛的主要鉴别是
   A. 疼痛的部位 B. 疼痛的性质
   C. 是否伴有多源性期前收缩 D. 是否伴有 ST 段抬高
   E. 心肌坏死标志物升高
17. 急性 ST 段抬高型心肌梗死的超急期心电图改变是
   A. ST 段明显下移 B. 异常宽深的 Q 波 C. T 波高耸
   D. T 波倒置 E. R 波降低
18. 心电图对区别心肌梗死和心绞痛最有意义的改变是
   A. ST 段上升 B. T 波呈冠状“T”倒置 C. 合并心律失常
   D. T 波异常高耸 E. 病理性 Q 波
19. 室壁瘤的主要心电图诊断依据是
   A. 频发室早 B. T 波倒置
   C. 病理性 Q 波及 ST 段持续抬高 D. 运动试验阳性
   E. 原发性 ST-T 改变
20. 下列哪项不是心梗的并发症
   A. 心脏破裂 B. 乳头断裂或功能不全 C. 栓塞
   D. 室壁瘤 E. 主动脉瓣穿孔
21. 急性心肌梗死溶栓的禁忌证是
   A. 距胸痛出现时间 <6 小时 B. 年龄 >70 岁
   C. 既往右心心肌梗死 D. 有糖尿病史

E. 1 个月内患出血性脑卒中

22. 男性,45 岁,因心前区剧痛 2 小时来急诊,心电图检查结论为后壁心肌梗死。梗死图形应出现在以下导联

A. V7～V8　　B. V1～V6　　C. Ⅰ、aVL

D. V5～V6 及Ⅰ,aVLE　　E. Ⅱ、Ⅲ、aVF

23. 48 岁女性,胸痛部位在乳头外,为刺痛,发作数秒钟,含硝酸甘油 1～2 秒疼痛即消失,最可能诊断为

A. 不典型心绞痛　　B. 心脏神经症　　C. 变异型心绞痛

D. 稳定型心绞痛　　E. 自发型心绞痛

24. 不符合典型心绞痛发作特点的是

A. 心前区一过性胸痛

B. 胸骨后压榨性疼痛持续 15 分钟

C. 劳力性胸骨后压榨疼痛,休息 3 分钟后缓解

D. 上腹痛,含硝酸甘油后 2 分钟缓解

E. 情绪激动后心前区不适,卧床休息 2 天后逐渐减轻

A2 型题

男,68 岁,反复胸闷胸痛 8 年、心前区剧烈疼痛 2 小时入院。入院时心电图提示 V1～V6 导联可见 ST 段呈弓背向上性抬高。

25. 最可能诊断为

A. 稳定型心绞痛　　B. 不稳定型心绞痛　　C. 急性胸膜炎

D. 急性心包炎　　E. 急性前壁心肌梗死

A3 型题

(26～27 题共用题干)

一急性下壁心梗的患者在住院 5 天时,突然出现呼吸困难、大汗、不能平卧,心尖区闻及 3/6 级收缩期杂音。

26. 最可能的原因为

A. 感染性心内膜炎　　B. 急性主动脉夹层　　C. 室间隔破裂

D. 二尖瓣后乳头肌断裂　　E. 急性心包炎

27. 最有效的治疗是

A. 洋地黄类药物　　B. ACEI　　C. 利尿剂

D. 主动脉内球囊反搏术　　E. 循环支持下外科手术治疗

B1 型题

(28～30 题共用备选答案)

A. 广泛前壁心肌梗死　　B. 高侧壁心肌梗死　　C. 前侧壁心肌梗死

D. 下壁心肌梗死　　E. 心内膜下心肌梗死

28. 室性心动过速和心室颤动多见

29. 三度房室传导阻滞多见

30. 左心衰易见

(四)病例分析

1. 患者,男,65 岁,因胸骨后疼痛 4 小时入院。既往有高血压及糖尿病史。查体:血压

80/50mmHg，脉搏50次/分，呼吸急促，双肺未闻及湿啰音，心律齐未闻及杂音，颈静脉充盈，肝-颈静脉回流征可疑阳性，双下肢不肿。心电图示Ⅱ、Ⅲ、aVF，V3R、V4R ST段抬高0.2mV，心率50次/分，P波与QRS波无关。分析该患者初步诊断，写出诊断依据，鉴别诊断，进一步检查，治疗原则。

2. 患者男，59岁，因劳累后胸骨压榨样疼痛3个月入院。既往血脂高。查体：血压150/93mmHg，心界不大，心律齐，心率104次/分，未闻及杂音。心电图示窦性心律，Ⅱ、Ⅲ、aVF、V4~V6 ST抬高0.3mV。分析该患者初步诊断，写出诊断依据，鉴别诊断，进一步检查，治疗原则。

（五）思考题

1. 为何要提出ACS的概念？ACS的基本病理生理基础是什么？

2. 对于STEMI患者的处理，为何十分强调早期开通血管，甚至提出“时间就是心肌，时间就是生命”？对于NSTEMI患者，为何没有如此强调时间的重要性？

四、参考答案

（一）判断题

1. √　2. ×　3. ×　4. ×　5. √　6. √　7. ×　8. √　9. ×　10. ×

（二）填空题

1. 不稳定性心绞痛型；非ST段抬高型心肌梗死；ST段抬高型心肌梗死

2. 静脉溶栓；经皮冠状动脉介入治疗；紧急主动脉-冠状动脉旁路移植术

3. 狭窄的管腔减少至20%~50%以下；血流达TIMI Ⅲ级；心绞痛消除或显著减轻；心电图变化改善

4. A：抗血小板聚集、抗心绞痛；B：β受体拮抗剂、控制血压

5. 起病后3~6小时，最好12小时内

6. 不溶栓

7. ST段压低≥3mm，发生于低运动量，运动中伴血压下降者

8. 运动中出现心绞痛，心电图示ST段水平或下斜型压低≥0.1mV，持续2分钟以上

9. 肌红蛋白cTnT；cTnI和CK-MB

10. 糖皮质激素；阿司匹林

（三）选择题

1. C，左冠状动脉回旋支闭塞，引起左心室高侧壁、左心房梗死和膈面心肌梗死，可能累及房室结。

2. A，左冠状动脉前降支闭塞，引起左心室前壁、心尖部、下侧壁、前间隔和二尖瓣前乳头肌梗死。

3. C，坏死组织1~2周后开始吸收，并逐渐纤维化，在6~8周形成瘢痕愈合，称为陈旧性或愈合性心肌梗死。

4. A，右冠状动脉闭塞，引起左心室膈面、后间隔和右心室梗死，并可累及窦房结和房室结。

5. D，心绞痛主要在胸骨体中段或上段之后，可波及心前区。常放射至左肩、左臂内侧达环指和小指，或至颈、咽、下颌部。

6. B，冠心病是多病因的疾病，即多种因素作用于不同环节所致，包括遗传、年龄、性别、

吸烟、血压、血脂、血糖、肥胖、少动及 A 型性格等。

7. E,缓解方式:一般在停止原来诱发症状的活动后即可缓解;舌下含用硝酸甘油也能在几分钟内使之缓解。

8. B,疼痛是心肌梗死最先出现的症状,疼痛部位和性质与心绞痛相同,但诱因多不明显,程度较重,可达数小时或更长,休息和含用硝酸甘油片多不能缓解。

9. B,右冠状动脉闭塞,引起左心室膈面、后间隔和右心室梗死,并可累及窦房结和房室结,导致房室传导阻滞等心律失常发生。

10. E,心肌梗死的并发症包括乳头肌功能失调或断裂、心脏破裂、栓塞、室壁瘤、心肌梗死后综合征。

11. D,各种心律失常中以室性心律失常最多,尤其是室性期前收缩,如室性期前收缩频发、成对出现或呈短暂室性心动过速、多源性或落在前一心搏的易损期时,常为心室颤动的先兆。

12. A,心绞痛发作时立刻休息,一般患者在停止活动后症状即可消除。对于较重的发作,可使用作用较快的硝酸酯类药物。

13. E,心肌再灌注疗法可极有效地解除疼痛。

14. A,由于最早期出现的心力衰竭主要是坏死心肌间质充血、水肿引起反应性下降所致,因此在梗死发生后 24 小时内宜尽量避免用洋地黄制剂。

15. E,CK-MB 在心梗后 4 小时内增高,16 ~ 24 小时达高峰,3 ~ 4 天恢复正常。其增高的程度能较准确地反映梗死的范围,其高峰出现时间是否提前有助于判断溶栓治疗是否成功。

16. E,UA 与 NSTEMI 同属非 ST 段抬高的 ACS,两者的区别主要是根据血中心肌坏死标记物的测定,因此心肌坏死标记物未超过正常范围时才能诊断 UA。

17. C,STEMI 超急性期心电图表现为数小时内,出现异常高大而不对称的 T 波。

18. E,心电图的坏死型改变:在面向透壁心肌坏死区的导联上出现宽而深的病理性 Q 波。

19. C,室壁瘤主要见于左心室,心电图示 ST 段持续抬高,影像学检查提示局部心缘突出,搏动减弱或有反常搏动。

20. E,心肌梗死的并发症包括乳头肌功能失调或断裂、心脏破裂、栓塞、室壁瘤、心肌梗死后综合征。

21. E,溶栓的禁忌证为有严重出血倾向和可能者,具体包括:①1 年内发生过缺血性脑卒中或脑血管事件;②2 ~ 4 周内有活动性内脏出血、创伤史、外科大手术及有不能压迫部位的大血管行穿刺术;③严重且未控制的高血压;④目前正在使用治疗剂量的抗凝药或已知有出血倾向。

22. A,根据出现特征性改变的导联来判断梗死部位:①前间壁:V1 ~ V3;②前壁:V3 ~ V5;③前侧壁 V5 ~ V7;④后壁 V7 ~ V8;⑤广泛前壁 V1 ~ V5;⑥高侧壁 Ⅰ、aVL;⑦下壁Ⅱ、Ⅲ、aVF。

23. B,心脏神经症胸痛常为短暂刺痛或持久隐痛,部位不固定,多在疲劳之后出现,常伴有心悸、疲乏及其他神经衰弱的症状,含用硝酸甘油无明显效果或几秒钟内起效。

24. E,心绞痛多在 3 ~ 5 分钟内渐消失,在停止原来诱发症状的活动后或舌下含用硝酸甘油能在几分钟内使之缓解。

25. E，持续胸痛、V1～V6导联ST段弓背向上抬高，故考虑为急性前壁心肌梗死。

26. D，乳头肌功能失调或断裂造成不同程度的二尖瓣脱垂并关闭不全，心尖区出现收缩中晚期喀喇音和吹风样收缩期杂音。乳头肌整体断裂极少见，多发生在二尖瓣后乳头肌，心力衰竭明显，可迅速发生肺水肿在数日内死亡。

27. E，并发症的治疗：并发栓塞时，用抗血栓治疗；心室壁瘤如影响心功能或引起严重心律失常，宜手术切除或同时作主动脉-冠状动脉旁路移植手术；心脏破裂和乳头肌功能严重失调都需考虑手术治疗；心肌梗死后综合征可用糖皮质激素或阿司匹林、吲哚美辛等治疗。

28. A，各种心律失常中以室性心律失常最多，尤其是室性期前收缩，常为心室颤动的先兆。室颤是急性心肌梗死早期，特别是广泛前壁心梗患者入院前主要的死因。

29. D，房室传导阻滞和束支传导阻滞也较多见，下壁心梗时房室传导阻滞较多见。

30. A，主要是急性左心衰竭，为梗死后心脏舒缩力显著减弱或不协调所致，发生率约为32%～48%。

（四）病例分析

1. 分析步骤

（1）初步诊断：冠状动脉粥样硬化性心脏病，急性下壁伴右室心肌梗死，三度房室传导阻滞，急性右心衰竭。

（2）治疗：①静脉溶栓，有条件者可行急症PCI；②植入临时起搏器；③抗血小板聚集（氯吡格雷300mg或阿司匹林300mg嚼服）；④降脂，止痛；⑤抗凝；⑥扩容。

2. 分析步骤

（1）初步诊断：冠状动脉粥样硬化性心脏病，稳定性心绞痛型。

（2）鉴别诊断：急性心梗、急性心包炎、肺梗死、反流性食管炎、肋间神经痛、心脏神经症等。

（3）治疗原则：①止痛：硝酸盐类药物、β受体阻断剂、钙通道拮抗剂；②抗血小板聚集、抗凝治疗；③他汀类药物稳定斑块。

（宋国华）

第六章

心脏瓣膜病

一、学习要点

掌握二尖瓣和主动脉瓣病变的病理生理、临床表现、诊断方法。

熟悉二尖瓣和主动脉瓣病变的病因、鉴别诊断、并发症、治疗原则。

了解二尖瓣和主动脉瓣手术适应证、在我国的流行病学趋势，诊疗新进展。

二、重要点知识

(一) 二尖瓣狭窄

1. 病因和病理　风湿热为最常见病因。病理变化为瓣膜交界处和基底部发生炎症水肿及赘生物形成，由于纤维化、钙化引起瓣叶增厚粘连、腱索缩短、瓣叶僵硬等致瓣口变形、狭窄，限制了瓣膜活动。

2. 病理生理　二尖瓣狭窄病理生理过程分为三个阶段：左心房代偿期、左心房失代偿期、右心衰竭期。舒张期血流经狭窄瓣膜口自左房流入左室时，左房排血阻力增加，致左房逐渐扩张、肥厚，随着病程延长，左房压力逐渐升高，肺静脉回流障碍，肺静脉压、肺毛细血管压升高，导致肺淤血、肺顺应性下降，产生肺水肿。长期肺淤血、肺顺应性下降，引起肺小动脉痉挛，导致肺动脉高压、右心室后负荷增加、右心室肥厚扩张，最终导致右心衰竭。

3. 临床表现

(1) 主要症状：呼吸困难；咳嗽；咯血。其他症状：包括声嘶、吞咽困难、乏力等。

(2) 主要体征：心尖区舒张中晚期低调的隆隆样杂音是二尖瓣狭窄的特征性体征，此外，尚有二尖瓣面容、右心衰竭体征、心尖区第一心音亢进、心尖区内侧二尖瓣开瓣音等。

4. 辅助检查　X 线及心电图检查示左房、右室增大等特征。M 型超声心动图示 EF 斜率降低，A 峰消失，二尖瓣前后叶同向运动呈“城墙样”改变。

5. 诊断　依据患者病史，结合劳力性气促、心悸、咳嗽、咯血等症状，典型的心尖区舒张期隆隆样杂音、X 线或心电图示左心房增大可诊断，超声心动图可确诊。

6. 治疗

(1) 一般治疗：预防风湿热复发，避免剧烈运动或过劳。出现呼吸困难、急性水肿、房颤或心衰者，予对症治疗。

(2) 介入和手术治疗：常用方法有经皮球囊二尖瓣成形术、二尖瓣分离术、人工瓣膜置换术等。

(二) 二尖瓣关闭不全

1. 病因和病理　单纯性二尖瓣关闭不全的病因中以腱索断裂最常见，其次为感染性心内膜炎、黏液样变性及缺血性心脏病。常见病理改变有瓣膜损害、瓣环异常、腱索损害和乳头肌功能障碍。

2. 病理生理　急性二尖瓣关闭不全时，左心房接受左心室大量反流的血液，左房容量增加，导致肺静脉压升高，产生肺淤血、肺水肿。慢性者可通过代偿使左心室扩大，左心排出量增加，患者可长期无症状。

3. 临床表现

(1)主要症状：急性轻者可仅有轻微劳力性呼吸困难，重者短期出现急性左心衰，甚至急性肺水肿、心源性休克。慢性轻者可无症状，随病情进展可出现呼吸困难，发展为全心衰时可出现腹胀、肝脏淤血肿大、水肿等。

(2)主要体征：心尖区≥3/6级全收缩期粗糙的吹风样杂音，此外有第一心音减弱、可闻及第三心音。

4. 辅助检查　X线及心电图可见左房、左室增大等特征。彩色多普勒血流显像或脉冲多普勒超声检查可于左心房内探及收缩期高速射流，对于确定二尖瓣反流有决定性意义。

5. 诊断　急性者如有明确病因如二尖瓣脱垂等突发呼吸困难，根据心尖区出现收缩期杂音、X线心影不大而肺淤血明显等诊断特点可诊断。慢性病者根据心尖区典型收缩期吹风样杂音并左心房左心室肥大可诊断，彩色多普勒超声检查可确诊，结合病史及超声心动图检查可确定病因。

6. 治疗

(1)急性：内科治疗可予硝酸盐类、硝普钠、利尿剂、正性肌力药物等作为术前过渡措施。在此基础上采取紧急或择期手术治疗。

(2)慢性：内科治疗：无症状者无需治疗，但应定期随访、预防感染。慢性心衰者、合并心房颤动者应采取对症治疗；外科治疗：常用方法有瓣膜修补术，人工瓣膜置换术。

(三)主动脉瓣狭窄

1. 病因和病理　先天性畸形、风心病、老年退行性变等。

2. 病理生理　主动脉瓣狭窄，左室射血阻力增大，左心室收缩压升高，导致左室代偿性肥厚，顺应性降低、舒张压力增高。重度狭窄时，左心室扩大，室壁应力增加使心肌耗氧量增加，左心室收缩功能受损，左心室舒张末压、左心房压及肺动脉压力均可升高，左心室失代偿，导致左心衰竭，心排血量减少。致使冠状动脉灌注减少，若合并冠状动脉狭窄，更易引起心肌缺血，致心绞痛发作。当心排血量进一步下降，脑供血不足，可出现头晕、晕厥。

3. 临床表现

(1)主要症状：劳力性呼吸困难，心绞痛，晕厥。

(2)主要体征：主动脉瓣区≥3/6收缩期粗糙喷射性杂音。

4. 辅助检查　X线及心电图可见左室增大、左房增大等特征。彩色多普勒超声心动图上可见血流于瓣口下方加速形成五彩镶嵌的射流，连续多普勒测定通过主动脉瓣的最大血流速度，可计算最大跨瓣压力阶差及瓣口面积。

5. 诊断　根据典型症状及主动脉瓣狭窄特征性杂音、结合超声心动图可确诊。

6. 治疗

(1)内科治疗：定期随诊复查超声心动图，避免剧烈运动，预防感染。心律失常、心衰时予对症处理，心衰时应避免应用小动脉血管扩张剂。

(2)介入和手术治疗：主要方法有直视下主动脉瓣分离术、人工瓣膜置换术。

（四）主动脉瓣关闭不全

1. 病因和病理　主要由主动脉瓣膜和主动脉根部疾病所致。主动脉瓣病变包括风心病、先天性畸形、感染性心内膜炎等；瓣环扩大见于 Marfan 综合征、升主动脉粥样硬化、梅毒性主动脉炎等。

2. 病理生理　急性主动脉瓣关闭不全，左心室同时接纳主动脉反流及左心房充盈血流，左心室容量负荷急剧增加，左心房压力增高，引起肺淤血、肺水肿。慢性者主动脉内血液反流入左心室，使左心室舒张末容量增加，左心室肥厚扩张。随反流量增多，左心室进一步扩张，左心室舒张末容积和压力显著增加，最终导致心肌收缩力减弱，左心室功能降低，发展为左心功能不全。主动脉瓣反流导致舒张期主动脉内压降低，代偿性心率增快，使舒张期缩短，冠状动脉灌流量减少，同时心肌肥厚使耗氧量增加，导致心肌缺血，产生心绞痛。显著的主动脉瓣关闭不全时，舒张压降低，脉压增大，可出现周围血管征。

3. 临床表现

（1）主要症状：急性轻者无症状，重者表现为急性肺水肿和低血压。慢性者轻者无症状，早期常见症状可有心悸、头部搏动感、胸痛等，晚期出现左心衰竭。

（2）主要体征：急性舒张期杂音柔和、短促，第一心音减弱或消失，可闻及第三心音，收缩压、舒张压和脉压正常或舒张压稍低，脉压增大，无明显周围血管征。慢性者主要有主动脉瓣区舒张期早期递减型、高调叹气样杂音和周围血管征如水冲脉、股动脉枪击音（Traube 征）、Duroziez 双重音、毛细血管搏动征等。

4. 辅助检查　X 线及心电图可见左室左房增大等特征。多普勒超声显示主动脉瓣的心室侧可探及全舒张期高速射流。

5. 诊断　根据典型症状、主动脉瓣区高调递减型哈气样杂音及周围血管征可诊断为主动脉瓣关闭不全，超声心动图检查可确定诊断。

6. 治疗

（1）急性：外科治疗为根本措施。内科治疗一般为术前准备过渡措施，可酌情使用硝普钠、利尿剂和正性肌力药物。

（2）慢性：内科治疗：主要预防并发症和对症治疗。无症状者预防感染，定期随访。手术治疗：有明确的手术适应证患者，应尽早行主动脉瓣置换术或瓣叶修复术。

三、强化练习

（一）判断题

1. 二尖瓣狭窄根据二尖瓣狭窄的程度及血流动力学改变将其病理生理过程分为左心房代偿期、左心房失代偿期、右心衰竭期三个阶段。

2. 主动脉瓣狭窄可在胸骨左缘第四肋间闻及 Graham-Steell 杂音。

3. 二尖瓣关闭不全 X 线心影可见左房增大。

4. 主动脉瓣狭窄出现心衰可用利尿剂、血管扩张剂。

5. 主动脉关闭不全不会出现周围血管征。

（二）填空题

1. 二尖瓣狭窄最常见的病因是________。

2. 正常二尖瓣口面积为________，临床上按照瓣口面积将二尖瓣狭窄程度分为：________为轻度狭窄，________为中度狭窄，小于________为重度狭窄。

3. 二尖瓣关闭不全的病因中以________最常见，其次为________、________及缺血性心脏病。

4. 主动脉瓣狭窄常见三联征为________、________和________。

（三）选择题

A1 型题

1. 二尖瓣狭窄最常见的早期症状
   A. 咯血　B. 头昏　C. 呼吸困难
   D. 水肿　E. 体循环淤血
2. 关于二尖瓣狭窄的病理生理正确的是
   A. 由于肺动脉压升高，从而使左房压升高
   B. 由于左房平均压升高，从而使肺静脉压及肺毛细血管压力升高
   C. 右心衰竭使肺毛细血管淤血加重
   D. 肺小动脉收缩产生的肺动脉高压，吸氧后可升高
   E. 右心受累与左房压无关
3. 二尖瓣狭窄的体征不包括以下哪一种
   A. 二尖瓣面容　B. 右心衰体征　C. 心尖区第一心音亢进
   D. 出现开瓣音　E. 心尖区收缩期杂音
4. 二尖瓣狭窄最紧急而严重的并发症是
   A. 血栓栓塞　B. 感染性心内膜炎　C. 急性肺水肿
   D. 右心衰竭　E. 肺部感染
5. 下列哪项可作为确诊主动脉瓣关闭不全的依据
   A. 苍白面容
   B. 心尖向左下移位呈抬举样搏动
   C. 彩超多普勒主动脉瓣心室侧探及舒张期射流
   D. 周围血管征
   E. 心尖区低调舒张期杂音
6. 风湿性心脏病中最易发生猝死的是
   A. 主动脉瓣狭窄　B. 主动脉瓣关闭不全　C. 二尖瓣狭窄
   D. 二尖瓣关闭不全　E. 三尖瓣狭窄
7. 风湿性心脏瓣膜病，最易导致心绞痛的类型是
   A. 二尖瓣狭窄　B. 主动脉瓣狭窄　C. 主动脉瓣关闭不全
   D. 二尖瓣关闭不全　E. 三尖瓣狭窄
8. Austin-Flint 杂音的发生与以下哪项有关
   A. 血流加速　B. 肺动脉高压　C. 主动脉瓣狭窄
   D. 血压增高　E. 主动脉瓣关闭不全

A2 型题

9. 女性，25 岁，心尖区闻及收缩中晚期吹风样杂音及喀喇音，超声心动图可见二尖瓣前叶 CD 段呈吊床样波形，最正确的诊断是
   A. 二尖瓣狭窄　B. 二尖瓣关闭不全　C. 二尖瓣脱垂
   D. 主动脉瓣狭窄　E. 主动脉瓣关闭不全

10. 女性，25 岁，间断性发生劳累后心悸、气短 5 年。查体：心尖部有抬举感，肱动脉可闻及枪击音，股动脉处可闻及 Duroziez 双重音，X 线片示左房、左室大，最可能的诊断是

A. 二尖瓣狭窄　　B. 二尖瓣狭窄合并关闭不全

C. 二尖瓣狭窄合并主动脉瓣关闭不全　　D. 主动脉瓣关闭不全

E. 二尖瓣狭窄合并主动脉瓣关闭不全及主动脉瓣狭窄

11. 女性，52 岁，劳力性气短 20 年，近 2 年经常出现胸骨后疼痛、黑矇。查体：血压 140/60mmHg，心界向左扩大，胸骨右缘第 2 肋间闻及 3/6 级收缩期喷射性杂音，胸骨左缘第 3 肋间闻及舒张期哈气样杂音。可能的诊断是

A. 肥厚型梗阻性心肌病

B. 冠心病心绞痛

C. 风心病二尖瓣狭窄合并主动脉瓣关闭不全

D. 风心病二尖瓣狭窄合并关闭不全

E. 风心病主动脉瓣狭窄合并关闭不全

A3 型题

（12～13 题共用题干）

男性，43 岁，风心病 20 年，心房颤动 5 年。查体：心脏扩大，心率 76 次/分，律不齐，心尖区第一心音减弱，并可闻及 3/6 收缩期杂音及舒张期杂音，前者向左腋下传导，胸骨左缘第 2 肋间闻及 2/6 级收缩期杂音，P_2亢进。心电图示心房颤动、频发室性期前收缩。

12. 应诊断为

A. 二尖瓣关闭不全伴相对性二尖瓣狭窄

B. 二尖瓣狭窄合并关闭不全伴肺动脉高压

C. 二尖瓣狭窄伴肺动脉高压

D. 二尖瓣狭窄伴二尖瓣关闭不全

E. 二尖瓣狭窄伴主动脉瓣关闭不全

13. 下列哪项措施不需要

A. 预防风湿活动　　B. 积极预防感染　　C. 长期服用硝苯地平

D. ACEI　　E. 异丙基肾上腺素

（14～15 题共用题干）

女性，21 岁，运动员，近 3 个月体力下降，活动后心悸气短，心前区不适，伴胸闷、胸痛、晕厥。查体：身体细高，心脏扩大，主动脉瓣区舒张期叹气样杂音。超声心动图示主动脉扩张。

14. 诊断是

A. 主动脉瓣关闭不全　　B. 二尖瓣关闭不全

C. 风心病二尖瓣狭窄伴关闭不全　　D. 主动脉瓣狭窄

E. 二尖瓣狭窄

15. 若治疗以哪项为佳

A. 主动脉瓣修补术　　B. 主动脉瓣置换术　　C. 心脏移植术

D. 主动脉根部带瓣置换术　　E. 主动脉置换术

B1 型题（16～20 题共用备选答案）

A. 室性奔马律

B. Graham-Steell 杂音

C. 胸骨左缘2肋间连续性机器样杂音

D. 胸骨右缘2肋间3级以上喷射性收缩期杂音

E. 胸骨左缘功能性收缩期杂音

16. 主动脉瓣狭窄

17. 心力衰竭

18. 肥厚型梗阻性心肌病

19. 二尖瓣狭窄

20. 动脉导管未闭

(四)病例分析

患者男性,42岁,劳累后心悸气短10年,咯血3小时。10年前患者开始出现劳累后心悸,气促,无胸痛及咳嗽。平时容易感冒,间断服用抗生素。3小时前在田间劳动中突然咯血3次,总量40ml,伴乏力、心悸气短。患者发病以来一般情况尚可。查体:卧位,神志清,口唇无发绀,颈静脉无怒张,双下肺未闻及干湿啰音,心界扩大,心率91次/分,心律绝对不齐,心音强弱不等,心尖区可闻及3/6级吹风样杂音和舒张期隆隆样杂音,肝肋下未及,下肢无水肿。辅助检查:WBC $6.9\times10^9/L$,心电图示心房颤动,超声心动图示二尖瓣狭窄+关闭不全。分析该患者初步诊断,写出诊断依据,鉴别诊断,进一步检查,治疗原则。

(五)思考题

1. 二尖瓣狭窄、二尖瓣关闭不全的典型体征是什么?

2. 主动脉瓣关闭不全的常见病因有哪些?

四、参考答案

(一)判断题

1. √ 2. × 3. √ 4. √ 5. ×

(二)填空题

1. 风湿热

2. $4\sim6cm^2$;$1.5\sim2.0cm^2$;$1.0\sim1.5cm^2$;$1.0cm^2$

3. 腱索断裂;感染性心内膜炎;黏液样变性

4. 呼吸困难;心绞痛;晕厥

(三)选择题

1. C,二尖瓣狭窄使左心房压力明显升高,肺静脉回流障碍,导致肺静脉压、肺毛细血管楔压增高,形成肺淤血。早期表现为呼吸困难。

2. B,二尖瓣狭窄,左房向左室排血受阻,左房压力升高,肺静脉回流受阻,肺静脉压力升高。

3. E,二尖瓣狭窄体征包括二尖瓣面容、右心衰竭体征、开瓣音、第一心音亢进、心尖区舒张中晚期低调隆隆样杂音。

4. C,二尖瓣狭窄肺循环压力高,长期肺淤血、肺顺应性下降,如有诱因更易发生急性肺水肿,若不及时抢救,常危及生命。

5. C,超声心动图可确诊。

6. A,主动脉瓣狭窄,心排出量减少,主动脉压力降低,造成脑灌注压降低,易发生脑缺血,同时冠脉灌注减少,易发生心肌缺血,因此最易发生猝死。

7. B,主动脉瓣狭窄,心排出量减少,主动脉压力降低,冠脉灌注减少,易发生心肌缺血,诱发心绞痛。

8. E,主动脉瓣关闭不全,左心室容量负荷增加,二尖瓣位置高,加上左心室扩张,导致二尖瓣相对狭窄,故产生 Austin-Flint 杂音。

9. C,二尖瓣脱垂典型的超声心动图表现为二尖瓣前叶 CD 段呈吊床样波形。

10. D,根据病史、周围血管征及胸片提示,本例考虑诊断为主动脉瓣关闭不全。

11. E,根据主动脉瓣区收缩期杂音和主动脉瓣第 2 听诊区舒张期杂音,结合病史,本例诊断应为风心病主动脉瓣狭窄合并关闭不全。肥厚型梗阻性心肌病应有超声心动图特征性改变。

12. B,根据风心病房颤史、心尖区双期杂音、肺动脉瓣区收缩期杂音及 P_2 亢进,本例应诊断为二尖瓣狭窄合并关闭不全伴肺动脉高压。

13. E,二尖瓣狭窄合并关闭不全时应预防风湿活动,并积极控制感染,服用硝苯地平及 ACEI 类药物。

14. A,根据患者病史及查体情况考虑马方综合征。马方综合征常引起主动脉瓣瓣环扩大,瓣叶舒张期不能对合,导致主动脉瓣相对性关闭不全。

15. D,马方综合征引起的主动脉瓣关闭不全,手术原则为主动脉根部带瓣置换术。

16. D,主动脉瓣狭窄典型的心脏杂音是收缩期喷射样杂音,在胸骨右缘 1 ~ 2 肋间听诊最清楚。

17. A,心力衰竭,左室舒张末压力增高,舒张顺应性降低,心房向心室快速充盈时,血流冲击心室壁产生震动,故而产生病理性第 3 心音,即室性奔马律。

18. E,肥厚型梗阻性心肌病流出道梗阻时,可于胸骨左缘 3 ~ 4 肋间闻及粗糙的喷射性收缩期杂音。

19. B,二尖瓣狭窄产生肺动脉高压、肺动脉扩张,造成对肺动脉瓣相对关闭不全,故产生 Graham-Steell 音。

20. C,动脉导管未闭,主动脉与肺动脉相通,血流在收缩期和舒张期发生持续分流,故产生连续性杂音,性质为机器滚动样。

(四)病例分析

分析步骤

1. 诊断及诊断依据

初步诊断:风心病,二尖瓣狭窄合并关闭不全,心脏扩大,心功能Ⅳ级,心房纤颤,肺部感染。

诊断依据:①男性,42 岁;②既往有心悸气促病史;③起病缓,病程 10 年,加重 2 周;④主要临床症状:心悸、气短,咯血;⑤体征:卧位,神志清,口唇无发绀,颈静脉无怒张,双下肺未闻及干湿啰音,心界扩大,心率 91 次/分,心律绝对不齐,心音强弱不等,心尖区可闻及 3/6 级吹风样杂音和舒张期隆隆样杂音,肝肋下未及,下肢无水肿;⑥WBC 6.9×10^9/L,心电图示心房颤动,超声心动图示二尖瓣狭窄 + 关闭不全。

2. 鉴别诊断

(1)上消化道出血:呕血多为咖啡色。

(2)肺栓塞:可有胸痛、呼吸困难,但无 P_2亢进、颈静脉充盈。

(3)支气管扩张咯血:双肺未闻及哮鸣音及湿性啰音。

3. 进一步检查

(1)胸部及心脏X片。

(2)腹部B超。

(3)心导管检查及心室造影。

(4)化验:血尿常规,血电解质,肝肾功能,血沉,抗链球菌溶血素“O”滴度等。

4. 治疗原则

(1)一般治疗:休息,限制钠盐摄入,限制体力活动。

(2)药物治疗:对症止血,控制心衰,给予强心、扩血管、抗血栓栓塞。抗心律失常,控制心室率。

(3)外科治疗:择期严格按指征进行手术。

(王庸晋)

第七章

感染性心内膜炎

一、学习要点

掌握感染性心内膜炎(IE)的临床表现及诊断依据。

熟悉本病的治疗和预防。

了解本病的常见病因及发病机制。

二、重点知识点

(一)分类

1. 根据病程　急性、亚急性感染性心内膜炎。

2. 按获得途径　卫生保健相关性、社区获得性和静脉毒品滥用性心内膜炎。

3. 根据瓣膜材质　自体瓣膜、人工瓣膜心内膜炎。

(二)病原体

急性者主要由金黄色葡萄球菌引起,亚急性者多由草绿色链球菌导致。

(三)发病机制

由于免疫复合物的沉积、压力差造成的血液湍流或瓣膜关闭不全损伤内皮细胞,是导致心内膜炎特征性赘生物形成的始动环节。本病多发生在压力阶差较大的部位。内皮受损更多见于高动力循环系统,所以左侧心瓣膜较右侧更易受累,关闭不全较狭窄更易被感染。内皮细胞受损后,内皮下由胶原纤维构成的结缔组织被暴露,促使血小板和纤维蛋白聚集形成血凝块,并逐渐增大,形成无菌性血栓性赘生物。

当发生短暂菌血症(感染、拔牙、器械检查或静脉注射毒品等)时,细菌侵入上述赘生物,逃避宿主的免疫防御,在局部繁殖,最终形成一种多层的感染性赘生物。反复的感染导致免疫系统的激活,从而引起关节炎、肾小球肾炎、心包炎和微血管炎等并发症。

(四)临床表现

1. 全身表现,发热为最常见症状。

2. 心脏杂音。

3. 动脉栓塞,常见栓塞部位为脑、心脏、脾、肾、肠系膜和四肢。

4. 周围血管体征　指甲下的线状出血、Roth 斑、Osler 节、Janeway 损害等;栓塞和局部脓肿;全身各处的动脉栓塞和脓肿形成,与赘生物脱落有关。

(五)实验室及其他检查

1. 常规检验　急性者常有血白细胞计数增高和明显核左移。红细胞沉降率几乎均升高。尿液常有显微镜下血尿和轻度蛋白尿。

2. 免疫学检查　25%的患者有高丙种球蛋白血症，80%的患者出现循环中免疫复合物，病程6周以上的亚急性患者中50%类风湿因子试验阳性，血清补体降低见于弥漫性肾小球肾炎。上述异常在感染治愈后消失。

3. 血培养　是诊断菌血症和感染性心内膜炎的重要方法。

4. X线检查　肺部多处小片状浸润阴影提示脓毒性肺栓塞所致肺炎。左心衰竭时有肺淤血或肺水肿征。主动脉细菌性动脉瘤可致主动脉增宽。细菌性动脉瘤有时需经血管造影诊断。

5. 心电图　偶可见急性心肌梗死或房室、室内传导阻滞，后者提示主动脉瓣环或室间隔脓肿。

6. 超声心动图　诊断IE的重要方法。可发现赘生物，但无赘生物不能排除感染心内膜炎。

（六）诊断

Duck主要诊断标准

1. 血培养阳性　①两次不同时间血培养阳性，而且病原菌完全一致，为典型的感染性心内膜炎致病菌；②多次血培养持续阳性，即间隔12小时以上的两次血培养阳性或所有4次或4次以上的大多数血培养阳性；③Q热病原体1次血培养阳性或其IgG抗体滴度>1:800。

2. 心内膜受累的证据（符合以下至少一项标准）：①超声心动图异常（发现赘生物、心脏脓肿或人工瓣膜裂开）；②有新的瓣膜反流。

次要诊断标准

（1）易感性基础心脏病或静脉滥用药物史。

（2）发热：体温≥38℃。

（3）血管征象：栓塞、细菌性动脉瘤、颅内出血、结膜淤点以及Janeway损害。

（4）免疫反应：肾小球肾炎、Osler结节、Roth斑及类风湿因子阳性。

（5）血培养阳性，但不符合主要诊断标准，包括1次阳性或2次阳性但病原菌不同。

（6）超声心动图发现符合感染性心内膜炎，但不符合主要诊断标准。

诊断依据凡符合两项主要诊断标准，或一项主要诊断标准和三项次要诊断标准，或五项次要诊断标准可确诊感染性心内膜炎。满足一项主要诊断标准和一项次要诊断标准，或三项次要诊断标准为疑似诊断。

（七）治疗

1. 抗生素的应用原则　早期、足量、长疗程（一般4～6周以上）。

2. 常用抗生素的选择

（1）对青霉素敏感者：青霉素1200万～1800万U/天（或同时加用庆大霉素），或头孢曲松钠2g/d；

（2）对青霉素耐药者：苯唑西林或萘夫西林+庆大霉素，仍无效者可用万古霉素+庆大霉素。

3. 外科手术指征

（1）经过足量抗生素治疗仍不能控制心衰、瓣周病变或感染。

（2）反复发生动脉栓塞。

（3）某些特殊感染所致的IE，如布鲁菌、念珠菌或真菌等。

(4)药物不能控制的败血症。赘生物的部位、性质和大小尚不能作为外科手术治疗的指征;新近发生神经系统并发症的IE患者,由于存在术后神经系统损害加重及死亡的风险,被列为手术禁忌证。

4. 临床治愈标准

(1)应用抗生素后4~6周体温和血沉正常。

(2)停用抗生素1、2、6周血培养(-)。

(3)症状消失。

(4)贫血好转,尿常规正常。

(八)预防

1. 对有心脏瓣膜病、先天性心脏病、心肌病和有心内膜炎病史的患者,行口腔、上呼吸道、胃肠道和泌尿系统操作或手术时,应预防性使用抗生素。

2. 口腔、颌、上呼吸道操作,针对链球菌用药;泌尿、生殖、消化道预防,针对肠球菌。

三、强化练习

(一)判断题

1. 感染性心内膜炎患者超声心动图未发现赘生物就可以排除感染性心内膜炎。

2. 急性感染性心内膜炎多发生于正常瓣膜,病程进展迅速。

3. 亚急性感染性心内膜炎病原体主要为金黄色葡萄球菌,中毒症状明显,感染迁移灶多见。

4. 赘生物常位于血液从高压腔经病变瓣膜口或先天缺损至低压腔高速射流和湍流上游,即位于高压腔的一侧。

5. 血培养是诊断菌血症和感染性心内膜炎最重要的方法,还可以指导抗生素的应用。

6. 感染性心内膜炎最重要的死因是脑出血。

7. 急性感染性心内膜炎主要由草绿色链球菌引起,而亚急性感染性心内膜炎最常见的致病菌是金黄色葡萄球菌。

8. 感染性心内膜炎常继发于器械操作和手术所致的菌血症,对有器质性心脏病患者行器械操作前不宜预防性使用抗生素。

9. 急性感染性心内膜炎患者多伴有器质性心脏病。

10. 染性心内膜炎的基本病理改变是赘生物形成。

(二)填空题

1. 感染性心内膜炎按获得途径分为________、________和________感染性心内膜炎,根据瓣膜材质分为________和________心内膜炎。

2. 急性感染性心内膜炎病原体主要为________,多发生于________,中毒症状________,感染迁移灶________。

3. 亚急性感染性心内膜炎病原体主要为________,多发生于________,中毒症状________,感染迁移灶________。

4. 感染性心内膜炎临床表现主要有全身表现、________、________及周围体征,全身表现中最常见为________。

5. 感染性心内膜炎的治疗主要为抗生素治疗。用药原则为________;选用________抗生素;大剂量和________,一般________周以上;根据________选用两种或两种以上抗生素;

________用药为主。

6. ________是诊断感染性心内膜炎最主要的实验室方法，确诊需________以上血培养阳性。

(三)选择题

A1 型题

1. Osler 结节见于

A. 急性风湿热　B. 急性病毒性心肌炎　C. 系统性红斑狼疮
D. 结核性胸膜炎　E. 亚急性细菌性心内膜炎

2. 下列哪种是亚急性感染性心内膜炎最常见的致病菌

A. 肠球菌　B. 牛链球菌　C. 表皮葡萄球菌
D. 草绿色链球菌　E. 革兰阴性菌

3. 诊断感染性心内膜炎除血培养多次阳性外，还应有

A. 新出现的心脏病理性杂音　B. 指甲下片状出血
C. Roth 斑　D. Janeway 损害
E. 转移性脓肿

4. 感染性心内膜炎肾脏并发症不包括以下哪项

A. 肾栓塞　B. 肾梗死　C. 弥漫性肾小球肾炎
D. 肾脓肿　E. 肾结石

5. 感染性心内膜炎最常见的临床表现是

A. 全身疼痛、肌肉关节疼痛　B. 发热　C. 脾大
D. 杵状指　E. 贫血

6. 诊断感染性心内膜炎最重要的辅助检查是

A. 血培养　B. 血白细胞计数　C. 血红细胞计数
D. 尿蛋白检测　E. 血沉检测

7. 感染性心内膜炎最常见的死亡原因是

A. 脑栓塞　B. 细菌性动脉瘤破裂　C. 心力衰竭
D. 肾功能不全　E. 脾破裂

8. 风湿性心瓣膜炎并发感染性心内膜炎时，最支持感染性心内膜炎的诊断是

A. 发热　B. 胸痛
C. 超声心动图显示有赘生物　D. 心电图示 ST-T 改变
E. 白细胞增高

A2 型题

9. 女性，25 岁，患有室间隔缺损，近半个月反复发热，咳嗽，X 片示肺纹理增多。此时应考虑的检查是

A. 心电图　B. 超声心动图　C. 心导管检查
D. 复查胸部 X 片　E. 动态心电图

10. 28 岁，男性，风湿性心脏病患者，近 1 月来发热，右下眼睑结膜见一出血点，因风心病合并感染性心内膜炎收入院．下列哪项处理是错误的

A. 血培养及药敏结果检出后调整抗生素种类　B. 选用杀菌剂
C. 抽取血培养后开始使用抗生素　D. 疗程至少 2～4 周

E. 感染未控制时,绝对禁忌手术

A3 型题

(11～13 题共用题干)

男性,36 岁,持续发热 2 周,有先天性心脏病病史。查体:贫血貌,心界不大,心率 96 次/分,胸骨左缘 3～4 肋间闻及 4/6 级粗糙收缩期杂音伴震颤,血培养阳性。

11. 可能性最大的诊断

A. 室间隔缺损伴急性心衰
B. 室间隔缺损伴感染性心内膜炎
C. 室间隔缺损合并主动脉关闭不全
D. 室间隔缺损伴肺部感染
E. 室间隔缺损伴支气管扩张症

12. 最有助于诊断感染性心内膜炎的辅助检查是

A. 胸部 X 线摄影
B. 心电图
C. 超声心动图
D. 心血管造影
E. 心脏 CT

13. 本例给予感染性心内膜炎的诊断性治疗,6 小时候体温逐渐降至正常,此时,抗生素的应用疗程

A. 体温正常 8 小时逐渐停止使用抗生素
B. 2 周
C. 5 个月
D. 4～8 周
E. 10 个月

B1 型题

(14～16 题共用题干)

A. 金黄色葡萄球菌
B. 草绿色链球菌
C. 表皮葡萄球菌
D. 真菌
E. 衣原体

14. 男,22 岁,为静脉药物依赖者,发热 2 周,超声心动图示二尖瓣赘生物,诊断为感染性心内膜炎,其可能的致病菌是

15. 男,26 岁,室间隔缺损,发热 5 周,疑诊亚急性感染性心内膜炎,其最可能的致病菌是

16. 女,39 岁,风心病二尖瓣置换术后 2 周,发热 10 天,疑诊人工瓣膜心内膜炎,最可能的致病菌是

(四)病例分析

男性,30 岁,原有风心病病史,近 1 个月来持续发热,乏力、多汗、纳差、四肢关节和肌肉疼痛。查体:面色苍白,球结膜出现点状出血,双下肢皮肤可见淤点,心脏听诊有心尖区舒张期隆隆样杂音,主动脉瓣区舒张期叹气样杂音及海鸥音,肝脾大。分析该患者初步诊断,诊断依据,进一步检查,治疗原则。

(五)思考题

1. 感染性心内膜炎最多见于哪几种心脏疾病?
2. 感染性心内膜炎的易患因素有哪些,如何进行预防?

四、参考答案

(一)判断题

1. ×　2. √　3. ×　4. ×　5. √　6. ×　7. √　8. ×　9. ×　10. √

（二）填空题

1. 卫生保健相关性；社区获得性；静脉毒品滥用性；自体瓣膜心内膜炎；人工瓣膜心内膜炎

2. 黄色葡萄球菌；正常瓣膜；明显；多见

3. 草绿色链球菌；有器质性心脏病患者；轻；少见

4. 心脏杂音；动脉栓塞；周围血管征象；发热

5. 早期应用；杀菌性；长疗程；4～6 周；药物敏感程度；静脉

6. 血培养；2 次

（三）选择题

1. E，亚急性感染性心内膜炎时，会出现非特异性的周围体征，Osler 结节是指和趾垫出现的豌豆大的红或紫色痛性结节，较常见于亚急性者。

2. D，亚急性感染性心内膜炎主要由草绿色链球菌引起，其次为 D 族链球菌、表皮葡萄球菌。

3. A，感染性心内膜炎心脏听诊除了可闻及患者原有心脏杂音外，最具有特征性的表现是新出现的病理性杂音或原有杂音出现明显变化。

4. E，大多数感染性心内膜炎由肾脏损害，包括肾动脉栓塞和梗死，免疫复合物所致局灶性和弥漫性肾小球肾炎，也可见肾脓肿。

5. B，感染性心内膜炎最常见的临床表现为发热，除外有些老年或心、肾衰竭重症患者外，几乎均有发热。

6. A，血培养是诊断菌血症和感染性心内膜炎的最重要方法。

7. C，心力衰竭是最常见的并发症，主要由瓣膜关闭不全所致，是本病最主要的死因。

8. C，超声心动图发现赘生物、瓣周并发症等支持心内膜炎的证据，可帮助明确感染性心内膜炎的诊断，是诊断该病的重要依据之一。

9. B，发热是感染性心内膜炎最常见的症状，亚急性感染性心内膜炎多发生于器质性心脏病患者，包括二尖瓣关闭不全和主动脉瓣关闭不全、动脉导管未闭、室间隔缺损等。如超声心动图发现赘生物、瓣周并发症等支持心内膜炎的证据，可帮助明确感染性心内膜炎的诊断。

10. D，感染性心内膜炎的处理疗程至少为 4～6 周以上。

11. B，根据患者先心病病史、心脏杂音、发热症状以及血培养阳性，可以诊断为室间隔缺损伴感染性心内膜炎。

12. C，超声心动图发现赘生物可明确感染性心内膜炎的诊断。

13. D，感染性心内膜炎在治疗过程中，对于抗生素的应用，主张大剂量和长疗程，一般为 4～6 周以上，对耐药者或出现并发症者，疗程宜延长至 8 周。

14. A，静脉药瘾者心内膜炎多见于年轻男性，主要致病菌为金黄色葡萄球菌。

15. B，亚急性感染性心内膜炎主要由草绿色链球菌引起。

16. C，早期人工瓣膜心内致病菌约 1/2 为葡萄球菌，其中表皮葡萄球菌明显多于金黄色葡萄球菌。晚期者以草绿色链球菌最常见，其次表皮葡萄球菌。

（四）病例分析

分析步骤

1. 诊断及诊断依据

(1)初步诊断:感染性心内膜炎

(2)诊断依据:患者有心脏病基础,近期出现发热、贫血、心脏出现新的杂音,皮肤黏膜可见淤血和出血点。

2. 进一步检查　需做多次血培养及超声心动图检查。

3. 治疗原则　长程、足量抗生素治疗。

(王庸晋)

8 第八章

心 肌 疾 病

一、学习要点

掌握扩张型心肌病、肥厚型心肌病、病毒性心肌炎的主要临床表现，实验室和其他检查特点和治疗措施。

熟悉乙醇性心肌病、围生期心肌病的诊断要点和治疗措施。

了解心肌疾病的分类及国内外新的治疗进展。

二、重要知识点

（一）扩张型心肌病

1. 病因　病毒性心肌炎是其最常见而重要的原因。遗传、代谢异常、中毒、药物等亦可引起本病。

2. 主要症状　有四大主要症状，即：心脏扩大、心力衰竭、心律失常、部分患者可发生栓塞和猝死。

3. 主要体征　心脏向两侧扩大、心力衰竭和心律失常的体征。

4. 实验室和其他检查

（1）胸部 X 线检查：心影明显增大呈普大型。

（2）心电图：以心室肥大、心肌损伤和心律失常为主。

（3）超声心动图：扩张型心肌病超声心动图具有一“大”、二“薄”、三“弱”、四“小”的特征。其中“大”为心腔内径增大；“薄”为室间隔和左心室后壁多变薄；“弱”为室间隔与左心室后壁运动减弱；“小”为二尖瓣口开放幅度相对变小。

5. 诊断和鉴别诊断

（1）诊断：本病诊断缺乏特异性，主要靠排除法诊断。如临床表现为心脏扩大、心律失常和充血性心力衰竭者，应想到本病的可能。超声心动图有助于诊断本病。

（2）鉴别诊断：本病主要应与冠状动脉粥样硬化性心脏病、风湿性心瓣膜病和心包积液等疾病相鉴别。

6. 治疗　本病目前尚无特殊的治疗方法。治疗原则主要是减轻心脏负荷、预防和控制充血性心力衰竭、纠正各种心律失常和减少栓塞的并发症、改善心肌代谢等。

（二）肥厚型心肌病

1. 病因　有明显家族性，是常染色体显性遗传性疾病，基因突变是主要的致病因素。儿茶酚胺代谢异常，细胞内钙调节异常、高血压、高强度运动可促进发病。

2. 主要症状　心悸、胸痛、劳力性呼吸困难，伴有流出道梗阻的患者，可出现运动或站立时眩晕，神志丧失，部分患者无自觉症状，因猝死或体检时发现。

3. 主要体征　心脏轻度增大，能听到第四心音，流出道梗阻时，在胸骨左缘第 3 ~4 肋间可听到收缩期喷射性杂音，较粗糙，心尖部常可听到收缩期杂音。站立位、应用强心药、含服硝酸甘油片可使杂音增强。下蹲位、应用 β 受体拮抗剂可使杂音减轻。

4. 实验室和其他检查

(1)胸部 X 线检查，心影可增大，心力衰竭时心影明显增大。

(2)心电图表现为左心室肥大，胸前导联巨大倒置 T 波，Ⅰ、aVL、Ⅱ、Ⅲ、aVF、V_3、V_4 导联可出现病理性 Q 波。

(3)超声心动图：室间隔非对称性肥厚，室间隔/左室后壁≥1.3，可见 SAM 现象。

5. 诊断和鉴别诊断

(1)诊断：有阳性家族史，类似冠心病的年轻患者要考虑本病，心电图、超声心动图有助于诊断。

(2)鉴别诊断：本病主要应与高血压性心脏病、冠心病、先天性心血管病、主动脉瓣狭窄等疾病相鉴别。

6. 治疗　治疗原则：弛缓肥厚的心肌，减轻左心室流出道狭窄，预防心律失常，可应用 β 受体和钙离子阻滞剂，也可行介入或手术治疗。

(三)乙醇性心肌病

1. 病因　长期酗酒是本病的病因。

2. 临床表现　与扩张型心肌病相似。

3. 实验室和其他检查　同扩张型心肌病。

4. 诊断具有以下特点者可诊断为乙醇性心肌病：

(1)大量饮酒史(纯乙醇含量 125ml/d 以上，即每天饮啤酒总量超过 4 瓶或白酒总量超过 150g)，持续 10 年以上。

(2)具有扩张型心肌病的临床表现(心脏扩大、心律失常、心力衰竭等)。

(3)除外其他心脏病。

5. 治疗

(1)戒酒：戒除一切含乙醇的饮料，彻底戒酒是治愈本病的关键。

(2)逆转心肌间质纤维化的药物：如氯沙坦钾和螺内酯。

(3)营养和改善心肌代谢的药物。

(4)心律失常和充血性心力衰竭的治疗：同扩张型心肌病。

(四)围生期心肌病

1. 病因　妊娠或分娩是病因。

2. 临床表现　与扩张型心肌病相似。

3. 实验室和其他检查　同扩张型心肌病。

4. 诊断

(1)常见于 30 岁左右的经产妇。

(2)妊娠末期或产后出现呼吸困难、肝大、水肿、血痰等心力衰竭症状。

(3)符合扩张型心肌病诊断标准。

(4)除外其他心脏病。

5. 治疗

(1)增强营养、补充维生素类药物、镇静。

(2)可应用 ACEI、利尿药物、血管扩张剂和洋地黄,可用抗凝剂预防栓塞。

(五)病毒性心肌炎

1. 病因　已被证明能引起病毒性心肌炎的病毒有 20 余种,其中柯萨奇 B 组病毒引起的心肌炎最为常见。

2. 主要症状

(1)发病前 1 ~3 周有上呼吸道或肠道感染史。

(2)有心悸、胸闷、胸痛、呼吸困难、头晕、乏力等症状。

(3)严重者可出现心律失常、心力衰竭、心源性休克或猝死。

3. 主要体征

(1)心脏不大或轻 ~ 中度增大。

(2)可出现与发热不平行的心动过速及各种心律失常。

(3)可出现心力衰竭的体征。

4. 实验室和其他检查

(1)化验检查:部分患者心肌坏死后出现心肌酶及其同工酶增高;肌钙蛋白 T 及肌钙蛋白 I 升高。

(2)病毒学检查:咽拭子、粪便或心肌组织中可分离出病毒;应用聚合酶联反应(PCR)技术在外周血中可检出肠道病毒核酸;血清病毒中和抗体滴定:早期或恢复期血清柯萨奇 B 组病毒中和抗体效价上升≥4 倍或 1 次≥1∶640;血清中病毒特异性抗体测定 IgM≥1∶32;心肌活检应用免疫荧光法可检出病毒抗原;电镜检查可检出病毒颗粒。

(3)X 线检查:病变广泛而严重者心影可轻 ~ 中度增大。

(4)心电图:ST 段压低、T 波低平或倒置及各种心律失常,最常见者为室性期前收缩。慢性心肌炎除上述改变外可有心室肥厚的心电图表现。

(5)心内膜心肌活检:为诊断心肌炎的可靠证据,有助于本病的诊断及病情和预后的判断。

5. 诊断　诊断本病可依照以下几点:

(1)发病前有病毒感染史,病毒学实验室检查呈阳性结果。

(2)有明确的心肌损害证据。

(3)心内膜心肌活检呈阳性结果。

(4)除外引起心肌炎的其他原因。

6. 治疗

(1)病毒性心肌炎至今无特效治疗,一经确诊,应立即卧床休息。

(2)抗病毒治疗。

(3)糖皮质激素治疗:感染早期不宜应用,但病情严重,如出现严重的心律失常(高度或完全性房室传导阻滞)、难治性心力衰竭、心源性休克等,可应用糖皮质激素。糖皮质激素应短期内足量应用,疗程不宜超过 2 周。

(4)抗自由基治疗:常用的药物有维生素 C、维生素 E、辅酶 Q_{10} 等。

(5)纠正心律失常:可应用抗心律失常药物;高度或完全性房室传导阻滞、反复发生阿-斯综合征者,可安装临时人工心脏起搏器。

(6)心力衰竭与心源性休克的治疗。

三、强化练习题

(一)判断题

1. 肥厚型心肌病不是遗传性疾病
2. 长期酗酒是引起乙醇性心肌病的原因
3. 病毒性心肌炎易发展成为扩张型心肌病
4. 超声心动图是诊断扩张型心肌病的重要方法之一
5. 引起病毒性心肌炎的最常见病毒是柯萨奇病毒 A 组

(二)填空题

1. ________是治疗乙醇性心肌病的关键。
2. 引起病毒性心肌炎最常见的病毒是________。
3. 急性病毒性心肌炎过早应用糖皮质激素可________。
4. 扩张型心肌病的主要临床表现包括________、________、________、________。
5. 采用下蹲位或应用受体拮抗剂可使肥厚型心肌病患者的心脏杂音________。

(三)选择题

A1 型题

1. 扩张型心肌病的特征为
   A. 以心脏扩大为主　B. 以心肌肥厚为主
   C. 心尖部隆隆样舒张期杂音　D. 经适当治疗后心脏不能缩小
   E. 心力衰竭时杂音轻,心力衰竭纠正后杂音增强
2. 扩张型心肌病最常见的表现是
   A. 肺栓塞　B. 心包炎　C. 心力衰竭　D. 心肌缺血　E. 肺部感染
3. 肥厚型心肌病的诊断主要依靠
   A. 心电图　B. 超声心动图　C. 冠状动脉造影
   D. 胸部 X 线检查　E. 胸骨左缘收缩期杂音
4. 肥厚型梗阻性心肌病室间隔与左室后壁之比为
   A. ≥1.0　B. ≥1.1　C. ≥1.2　D. ≥1.3　E. ≥1.4
5. 治疗乙醇性心肌病的关键是
   A. 彻底戒酒　B. 利尿药物　C. 洋地黄制剂
   D. β 受体拮抗剂　E. 营养心肌药物
6. 病毒性心肌炎最常见的心律失常是
   A. 房室传导阻滞　B. 房性期前收缩　C. 室性心动过速
   D. 室上性心动过速　E. 病态窦房结综合征
7. 急性病毒性心肌炎早期应用糖皮质激素可出现
   A. 加重心力衰竭　B. 避免继发感染　C. 抑制抗体的产生
   D. 增加病毒的繁殖　E. 抑制干扰素的合成

A2 型题

8. 患者,男性,40 岁。劳力性心悸、气短 5 年,下肢水肿半年,查体:双肺底可闻及小水泡音,叩诊心界向两侧扩大,心尖部闻及 2 级收缩期杂音。心电图示完全性左束支传导阻滞,应考虑诊断为

A. 心包炎　　B. 冠心病　　C. 二尖瓣狭窄
D. 扩张型心肌病　　E. 病毒性心肌炎

9. 患者，女性，25 岁，2 周前发热、流涕，3 天前出现心悸、气促、胸痛，心率 100 次/分，心尖区可闻及舒张期奔马律，心电图可见频发多源室性期前收缩，CK-MB 增高，可能的诊断是
A. 冠心病　　B. 扩张型心肌病　　C. 急性心肌梗死
D. 肥厚型心肌病　　E. 急性病毒性心肌炎

A3 型题

（10～11 题共用题干）

患者，男性，38 岁，心悸、气短 6 年，腹胀下肢水肿 5 天。查体：双肺底可闻及小水泡音，心界两侧扩大，心尖搏动弱，心尖部可闻及 S_4 和 2 级收缩期杂音，下肢水肿，临床拟诊为扩张型心肌病。

10. 入院后第 3 天患者出现右侧肢体瘫，可能的原因为
A. 脑出血　　B. 脑血栓形成　　C. 脑血管痉挛
D. 蛛网膜下腔出血　　E. 心腔内附壁血栓脱落

11. 该患者超声心动图应示：
A. "城垛样"图形　　B. 二尖瓣上新团块回声　　C. 室间隔非对称性肥厚
D. 左室前壁局部心缘突出　　E. 心室腔扩大，弥漫性搏动减弱

B1 型题

（12～14 题共用备选答案）

A. 胸骨左缘 3、4 肋间收缩期杂音
B. 胸骨左缘 3、4 肋间舒张期叹气样杂音
C. 杂音在心力衰竭前后无变化
D. 心力衰竭时二尖瓣舒张期杂音减轻，心力衰竭纠正后杂音明显
E. 心力衰竭时二尖瓣收缩期杂音明显，随心力衰竭好转杂音减轻

12. 扩张型心肌病
13. 心脏瓣膜病二尖瓣狭窄
14. 心脏瓣膜病主动脉瓣关闭不全

（四）思考题

1. 扩张型心肌病的病理和临床表现与冠心病中的哪种类型很相似？
2. 肥厚型心肌病的病理改变有哪些特点？其超声心动图有哪些特异性表现？为何患者易出现猝死？

四、参考答案

（一）判断题

1. ×　2. √　3. √　4. √　5. ×

（二）填空题

1. 戒酒
2. 柯萨奇病毒 B 组
3. 抑制干扰素的合成与释放
4. 心脏扩大；心力衰竭；心律失常；栓塞和猝死

5. 减轻

(三)选择题

1. A,心脏扩大是扩张型心肌病的特征,其他均不是。

2. C,扩张型心肌病的主要临床表现是心力衰竭、心律失常、栓塞和猝死。

3. B,超声心动图是诊断肥厚型心肌病的重要方法。

4. D,诊断肥厚型梗阻性心肌病的标准是室间隔与左室后壁之比≥1:3。

5. A,彻底戒酒是治疗乙醇性心肌病的关键。

6. A,室性期前收缩、房室传导阻滞是病毒性心肌炎最常见的心律失常,其他均不是。

7. E,糖皮质激素可抑制干扰素的合成与释放,故病毒性心肌炎的早期不主张应用。

8. D,患者为中年男性,出现心脏扩大、心力衰竭及心律失常,应首先考虑诊断为扩张型心肌病。

9. E,年轻女性,发病前有感冒史,有心悸、胸痛等症状,心率快,有奔马律及室性期前收缩,心肌酶增高,故应考虑诊断为急性病毒性心肌炎。

10. E,中年男性,临床考虑诊断为扩张型心肌病,入院后突然出现右侧肢体瘫,应首先考虑为心腔内附壁血栓脱落而引起的脑栓塞,因为栓塞是扩张型心肌病的主要临床表现之一。

11. E,心腔扩大、弥漫性室壁运动减弱是扩张型心肌病的主要超声心动图表现。

12. E,扩张型心肌病时瓣膜本身无病变,心力衰竭时因二尖瓣相对关闭不全加重,可使杂音明显,而随着心力衰竭的好转杂音可逐渐减轻。

13. D,心脏瓣膜病二尖瓣狭窄心力衰竭时二尖瓣舒张期杂音减轻,心力衰竭纠正后杂音明显。

14. B,心脏瓣膜病主动脉瓣关闭不全时胸骨左缘3、4肋间可闻及舒张期叹气样杂音。

(包再梅)

第九章

心　包　炎

一、学习要点

掌握心包炎的临床表现、诊断及治疗原则，掌握心脏压塞的诊断及急诊处理方法。

熟悉心包炎的病因和常见类型。

了解心包炎的常见鉴别诊断。

二、重要知识点

（一）急性心包炎

1. 病因　急性心包炎几乎都继发于全身性疾病，常见病因有：结核性、细菌性、非特异性、肿瘤、尿毒症、急性心肌梗死、心脏手术等。

2. 主要症状　胸痛、呼吸困难及邻近器官的压迫症状如吞咽困难、声音嘶哑等。

3. 主要体征　心包摩擦音、心包积液体征及心脏压塞体征。心脏压塞的征象有：体循环静脉淤血；心排出量下降，严重时心排出量减少可发生休克和奇脉。

4. 实验室和其他检查

（1）X 线检查对渗出性心包炎有一定价值。

（2）心电图主要表现为：常规 12 导联（aVR 导联除外）有 ST 段弓背向下型抬高，T 波低平、倒置。

（3）超声心动图 M 型或二维超声心动图均可见液性暗区，据此可明确诊断。

（4）心包穿刺有助于确定病原。心包积液测定腺苷脱氨基酶（ADA）活性 >30U/L 对结核性心包炎的诊断有高度的特异性。抽取一定量的积液可解除心脏压塞症状。

（5）心包活检有助于明确病因。

5. 诊断　在心前区听到心包摩擦音，对心包炎的诊断有重要意义。根据临床表现、X 线检查，尤其超声心动图检查可作出急性心包炎的诊断。心包穿刺液的检查和心包活检有助于心包炎病因类型的诊断。

6. 鉴别诊断　应与扩张型心肌病、右心功能不全和急性心肌梗死相鉴别。

7. 治疗　急性心包炎的治疗包括病因治疗、解除心脏压塞和对症治疗。抗结核治疗一般用至结核活动停止一年左右再停药；心包穿刺或切开是解除心脏压塞的有效方法。

（二）缩窄性心包炎

1. 病因　结核性心包炎为最主要的病因。

2. 主要症状　劳力性呼吸困难，严重时端坐呼吸，食欲减退、腹部胀满或疼痛，头晕、乏力等。

3. 主要体征　心尖搏动减弱或消失，心音减低而遥远，可听到心包叩击音，可出现期前收缩、心房颤动等心律失常；颈静脉怒张、肝大、胸腹腔积液、下肢水肿；少数患者出现 Kussmaul 征和 Friedreich 征；脉压变小，脉搏细弱无力。

4. 实验室和其他检查

(1) X 线检查心影可呈三角形，左、右心缘变直，主动脉弓小或难以辨认；上腔静脉常扩张；有时可见心包钙化。

(2) 心电图主要表现为 QRS 波群低电压和 T 波低平或倒置；可出现右心室肥厚、右束支传导阻滞及心房颤动等心电图表现。

(3) 超声心动图可见心包增厚、钙化、室壁活动减弱、室间隔矛盾运动等。

5. 诊断　既往有急性心包炎病史，数月或数年以后出现体循环淤血的体征而无心脏扩大及心瓣膜杂音，应考虑诊断为缩窄性心包炎。结合脉压变小，奇脉及心包叩击音以及 X 线、心电图、超声心动图检查等，可确定诊断。

6. 鉴别诊断　应与肝硬化腹水期、右心衰竭及限制型心肌病相鉴别。

7. 治疗　早期实施完全性心包切除术是本病治疗的关键，通常在感染被控制、结核活动已静止时即应手术，并在术后继续用药 1 年。

三、强化练习题

(一) 判断题

1. 所有的心包炎均可闻及心包摩擦音
2. 心包切除术是解除心脏压塞的首选方法
3. 化脓性心包炎是引起缩窄性心包炎的最常见原因
4. 早期实施完全性心包切除术是治疗缩窄性心包炎的关键
5. 大量心包积液时在左肩胛下叩诊浊音，可听到支气管呼吸音称为 Kussmaul 征

(二) 填空题

1. 解除心脏压塞的首选方法是________。
2. 缩窄性心包炎的主要病因为________。
3. 我国急性心包炎最常见的病因是________。
4. 血性心包积液，抽液后渗液又迅速产生，最常见于________。
5. 快速心包积液时可引起________，表现为心动过速、血压下降、脉压变小、奇脉。

(三) 选择题

A1 型题

1. 心包炎时心包内压力上升，易出现

A. 休克　B. 栓塞　C. 心力衰竭　D. 心律失常　E. 心脏压塞

2. 缩窄性心包炎的主要病因是

A. 尿毒症　B. 结核性心包炎　C. 肿瘤性心包炎

D. 化脓性心包炎　E. 非特异性心包炎

3. 心包积液与右心功能不全的区别是

A. 水肿　B. 肝大　C. 颈静脉怒张

D. 心音轻而遥远　E. 肝、颈静脉回流征阳性

4. 心包摩擦音的特点是

A. 与呼吸明显相关　B. 为双期粗糙的声音　C. 仰卧位时最易听到
D. 在心底部听诊最清楚　E. 在心尖部听诊最清楚

5. 诊断“心包积液”最有价值的检查方法是
A. 胸透　B. 心电图　C. 心脏平片
D. 超声心动图　E. 冠状动脉造影

6. 心脏压塞的特征性体征是
A. 奇脉　B. 声音嘶哑　C. 心音低钝
D. 右肺受压征　E. 肝-颈静脉回流征阳性

A2 型题

7. 患者，男性，气促，水肿，颈静脉怒张，吸气时颈静脉搏动不明显，X 线示肺野清晰，心脏向两侧扩大，呈烧瓶形，肝肋下 3cm。应诊断为
A. 心包积液　B. 肺源性心脏病　C. 病毒性心肌炎
D. 扩张型心肌病　E. 二尖瓣狭窄伴右心衰竭

A3 型题

（8～9 题共用题干）

患者，男性，25 岁。胸部隐痛 6 天，伴低热、咳嗽、气促。体检：心界明显扩大，心尖搏动位于心浊音界内 2cm，肝肋下 4cm。

8. 本例患者考虑诊断为
A. 肺部感染　B. 扩张型心肌病　C. 缩窄性心包炎
D. 结核性胸膜炎　E. 急性心包炎伴积液

9. 本例患者心电图应表现为
A. 窦性心动过缓　B. 房室传导阻滞　C. ST 段弓背向下型抬高
D. ST 段弓背向上型抬高　E. ST 段压低、T 波倒置

B1 型题

（10～13 题共用备选答案）
A. Osler 结节　B. Ewart 征　C. Kussmaul 征
D. Graham-Stell 杂音　E. Austin-Flint 杂音

10. 急性心包炎
11. 缩窄性心包炎
12. 主动脉瓣关闭不全
13. 亚急性感染性心内膜炎

（四）思考题

1. 缩窄性心包炎与哪种疾病临床表现相似？如何鉴别？治疗原则是什么？
2. 心脏压塞有哪些表现？

四、参考答案

（一）判断题

1. ×　2. ×　3. ×　4. √　5. ×

（二）填空题

1. 心包穿刺抽液

2. 结核性心包炎

3. 结核感染

4. 肿瘤性心包炎

5. 心脏压塞

（三）选择题

1. E，心包积液发展迅速，心包内压力上升时可引起心脏压塞，表现为急性循环衰竭、休克等。

2. B，结核性心包炎目前在我国仍是缩窄性心包炎的主要病因。

3. D，心包积液时，由于积液影响心音的传导，所以听诊心音轻而遥远。

4. B，心包摩擦音呈抓刮样粗糙音，与心音的发生无相关性，心脏收缩期和舒张期均可听到，于胸骨左缘3、4肋间听诊最为清楚。

5. D，心包积液时，超声心动图M型或二维超声心动图均可见液性暗区，据此可明确诊断。

6. A，心脏压塞的特征性体征包括心动过速、血压下降、脉压变小、奇脉、休克等，其他都不是。

7. A，该患者有气促、水肿症状，有肝大、颈静脉怒张，吸气时颈静脉搏动不明显，心脏呈烧瓶形，应诊断为心包积液。

8. E，该患者为年轻男性，有胸部隐痛、低热、咳嗽、气促，体检：心界明显扩大，心尖搏动位于心浊音界内2cm，伴肝大。应考虑诊断为急性心包炎伴积液。

9. C，急性心包炎伴积液心电图主要表现为常规12导联（aVR导联除外）有ST段弓背向下型抬高及T波增高。

10. B，急性心包炎伴积液时渗液压迫左侧肺部，在患者左肩胛骨下区叩诊可出现浊音、听诊可闻及支气管呼吸音，称Ewart征阳性。

11. C，缩窄性心包炎时因吸气时周围静脉回流增多，而已缩窄的心包失去适应性扩张的能力使静脉压反而增高，形成了吸气时颈静脉怒张更明显的现象，称Kussmaul征阳性。

12. E，主动脉瓣关闭不全时因舒张期血液反流，影响二尖瓣的开放，表现为相对二尖瓣狭窄，在心尖部出现舒张期杂音即Austin-Flint杂音。

13. A，亚急性感染性心内膜炎时，在指、趾垫部出现豌豆大小的红或紫色痛性结节称Osler结节。

（包再梅）

第十章

梅毒性心血管病

一、学习要点

掌握梅毒性心血管病临床类型、主要临床表现及治疗措施。

熟悉实验室检查及鉴别诊断。

了解梅毒性心血管病的发病机制及病理改变。

二、重要知识点

(一)发病机制及病理

梅毒螺旋体侵袭所致,主要累及主动脉中层,使肌肉和弹性纤维组织片状坏死,瘢痕形成,引起主动脉瘤,瓣环扩大,瓣叶分开,主动脉瓣关闭不全等。

(二)临床表现

1. 单纯性梅毒性主动脉炎发病率高,多无症状。

2. 梅毒性主动脉瓣关闭不全

(1)主要症状:左心功能不全,心绞痛。

(2)体征:主动脉瓣听诊区闻及响亮舒张期叹气样杂音是最特征性体征,此外尚有心音减弱,收缩期喷射音,周围血管征等。

(3)辅助检查:X线示靴形心,心电图示左室肥厚伴劳损,超声心动图示主动脉瓣反流。

3. 冠状动脉口狭窄主要表现为心绞痛,可发生猝死。

4. 梅毒性主动脉瘤最少见,搏动性包块,引起对应压迫症状。

5. 梅毒性心肌树胶样肿引起瓣膜口狭窄,心脏扩大。

(三)实验室检查

梅毒血清学检查。

(四)诊断

梅毒感染史、血清学检查有助诊断。

(五)治疗

驱梅治疗及手术治疗。

三、强化练习题

(一)判断题

1. 非特异性血清梅毒试验敏感性较高,但特异性低,可用于临床筛查

2. 梅毒性主动脉瓣关闭不全可伴有舒张期震颤

3. 驱梅治疗可有效阻止梅毒性炎症病变及已形成的组织损害的进展
4. 梅毒性主动脉炎形成的瘢痕与主动脉长轴平行
5. 临床上患者一般只存在一种类型梅毒性心血管病

(二)填空题

1. 梅毒性心血管病主要包括________、________、________、________、________。
2. 梅毒螺旋体主要累及________。
3. 梅毒性树胶样肿分为________和________。
4. 临床常用的特异性梅毒血清试验有________和________。
5. 驱梅治疗的首选治疗为________。

(三)选择题

A1 型题

1. 梅毒性心血管病主要传播途径是
   A. 呼吸道传播　B. 消化道传播　C. 血源性传播
   D. 母婴传播　E. 性传播
2. 梅毒性主动脉瓣关闭不全听诊的最主要特点是
   A. 胸骨右缘第 2 肋间收缩期喷射性杂音　B. 胸骨右缘第 2 肋间收缩期吹风样杂音
   C. 胸骨右缘第 2 肋间舒张期叹气样杂音　D. 胸骨左缘第 2 肋间舒张期杂音
   E. 心尖部舒张期隆隆样杂音
3. 梅毒性心血管病最常见的类型是
   A. 单纯性梅毒性主动脉炎　B. 梅毒性主动脉瓣关闭不全　C. 冠状动脉口狭窄
   D. 梅毒性主动脉瘤　E. 梅毒性心肌树胶样肿
4. 梅毒性心血管病易引起猝死的类型是
   A. 单纯性梅毒性主动脉炎　B. 梅毒性主动脉瓣关闭不全　C. 冠状动脉口狭窄
   D. 梅毒性主动脉瘤　E. 梅毒性心肌树胶样肿
5. 梅毒性主动脉瘤一般不累及
   A. 升主动脉　B. 主动脉弓　C. 降主动脉　D. 腹主动脉　E. 肾动脉
6. 诊断梅毒性心血管病最重要的是
   A. 不洁性生活史　B. 出现夜间胸痛
   C. 梅毒血清学检查阳性　D. 超声心动图示主动脉瓣关闭不全
   E. 主动脉瓣听诊区舒张期杂音
7. 下列关于梅毒性心血管病描述正确的是
   A. 是由梅毒螺旋体侵入人体主动脉引起,不影响心肌和瓣膜本身
   B. 梅毒性主动脉瓣关闭不全是临床最常见类型,多见于梅毒早期
   C. 冠状动脉口狭窄病变多局限在冠状动脉口,但较少发生大面积心肌坏死
   D. 青霉素是驱梅治疗的首选,使用过程中安全有效
   E. 驱梅治疗可在任何类型患者中随时进行

A3 型题

(8～10 题共用题干)

50 岁,男性,既往有不洁性生活史,曾有外生殖器异物史。近 2 个月夜间常感胸骨后闷痛,查体:体温 36.8℃,血压 140/50mmHg,胸骨右缘第 2 肋间闻及舒张期叹气样杂音,可触

及水冲脉，毛细血管搏动征阳性。

8. 该患者最可能的诊断是
   A. 风湿性主动脉瓣关闭不全　B. 梅毒性主动脉瓣关闭不全
   C. 冠状动脉粥样硬化性心脏病　D. 感染性心内膜炎
   E. 先天性动脉导管未闭

9. 该患者首选检查是
   A. 血培养　B. 风湿全套　C. 血沉
   D. 梅毒血清学检查　E. 抗核抗体

10. 如诊断明确，该患者首选治疗措施为
   A. 抗感染治疗　B. 抗免疫治疗　C. 驱梅治疗
   D. 抗冠心病治疗　E. 抗风湿治疗

（四）思考题

梅毒性心血管疾病的临床表现分型有哪几类？

四、参考答案

（一）判断题

1. √　2. √　3. ×　4. √　5. ×

（二）填空题

1. 单纯性梅毒性主动脉炎；梅毒性主动脉瓣关闭不全；冠状动脉口狭窄；梅毒性主动脉瘤；梅毒性心肌树胶样肿

2. 主动脉中层

3. 局限性树胶样肿；弥漫性心肌树胶样肿

4. 荧光梅毒螺旋体抗体吸收试验（FTA-ABS-test）；梅毒螺旋体血凝试验（TPHA）

5. 青霉素

（三）选择题

1. E，不洁性生活史是传播的主要途径。

2. C，主动脉瓣关闭不全的舒张期叹气样杂音是其听诊最主要特点。

3. B，梅毒性主动脉瓣关闭不全是最常见的临床类型。

4. C，冠状动脉口狭窄可因冠状动脉口完全阻塞致猝死。

5. E，只累及主动脉，可压迫肾动脉，但不直接累及肾动脉。

6. C，梅毒血清学检查对确诊梅毒性心血管病具有重要作用。

7. C，答案A中梅毒可直接侵袭心肌，B中多见于晚期梅毒，D中少数患者产生赫氏反应，严重者可突然死亡，E中对于心衰患者需先稳定心功能后进行。

8. B，该患者有不洁性生活史，有相应心绞痛症状，有主动脉瓣关闭不全指征，故梅毒性主动脉瓣关闭不全可能性最大。

9. D，梅毒血清学检查是确诊梅毒性心血管病的必须检查。

10. C，梅毒性心血管病的首选治疗就是驱梅治疗。

（宋国华　徐宛玲）

第四篇　消化系统疾病

第一章

总　论

一、学习要点

掌握消化系统疾病的主要症状及诊断。

熟悉消化系统疾病的病因、分类及防治原则。

了解消化系统的解剖和功能特点。

二、重要知识点

消化系统疾病的诊断主要依据：

(一)病史与症状

病史采集要掌握消化系统疾病问诊的要领,务求细致。不同消化系疾病有不同的主要症状及不同的症状组合,个别症状在不同疾病也有其不同的表现特点。因此针对主要症状,要尽可能了解其诱因、起病情况、发病经过(急性还是慢性、间歇还是持续等)、用药的反应等,要详细了解其部位、性质、程度、时间、加剧和缓解的规律,以及所伴随的其他症状等。此外,患者的年龄、性别、籍贯、职业、经济状况、精神状态、饮食及生活习惯、烟酒嗜好、接触史以及家族史等对诊断亦有相当意义。

(二)体征

体征是医生在体格检查中发现的异常表现。进行腹部检查,要全面、细致。如腹部膨隆提示腹水或肠胀气;胃肠型和蠕动波提示肠梗阻;腹壁紧张度、压痛和反跳痛对腹痛的鉴别诊断至关重要;腹腔脏器的触诊可能发现脏器的相关疾病;触到腹部包块时应详细检查其位置、大小、形状、表面情况、硬度、活动情况、触痛及搏动感等;移动性浊音提示已有中等量的腹水;肠鸣音的特点对急腹症的鉴别诊断及消化道活动性出血的诊断有帮助。

在腹部检查的同时,还要注意全身系统检查。如:观察面部表情可提示腹痛是否存在及其严重程度;口腔溃疡及关节炎可能与炎症性肠病有关;皮肤黏膜的表现如色素沉着、黄疸、淤点、淤斑、蜘蛛痣、肝掌等是诊断肝病的重要线索,左锁骨上淋巴结肿大见于胃肠道癌转移。

（三）实验室和其他检查

1. 化验检查　①血液常规检查可反映有无脾功能亢进、有无恶性贫血等；②粪便常规检查是胃肠道疾病的一项重要常规检查，对肠道感染、某些寄生虫病有确诊价值，必要时可作细菌培养以确定致病菌；隐血试验阳性是消化道出血的重要证据；③血沉可作为炎症性肠病、肠或腹膜结核的活动性指标；④血清酶学测定在内的肝功能试验可从某一侧面反映肝损害的情况；⑤血、尿胆红素检查可初步鉴别黄疸的性质；⑥血、尿淀粉酶测定对急性胰腺炎诊断有重要价值；⑦各型肝炎病毒标志物检测可确定肝炎类型；⑧甲胎蛋白对于原发性肝细胞癌有较特异的诊断价值，而癌胚抗原等肿瘤标志物对结肠癌和胰腺癌具有辅助诊断和估计疗效的价值；⑨某些血清自身抗体测定对恶性贫血、原发性胆汁性肝硬化、自身免疫性肝炎等有重要的辅助诊断价值；⑩腹水常规检查可大致判断出腹水系渗出性或漏出性，结合生化、细胞学及细菌培养对鉴别肝硬化合并原发性细菌性腹膜炎、结核性腹膜炎和腹腔恶性肿瘤很有价值。

2. 内镜检查　内镜检查成为消化系统疾病诊断的一项极为重要的检查手段。应用内镜可直接观察消化道腔内的各类病变，并可取活组织作病理学检查，还可将之摄影、录像留存以备分析。根据不同部位检查的需要分为胃镜、十二指肠镜、小肠镜、结肠镜、腹腔镜、胆道镜、胰管镜等。

3. 影像学检查　①超声检查，B 型超声在我国被用作首选的初筛检查，可显示肝、脾、胆囊、胰腺等，从而发现这些脏器的肿瘤、囊肿、脓肿、结石等病变，并可了解有无腹水及腹水量，对腹腔内实质性肿块的定位、大小、性质等的判断也有一定价值。此外，B 超还能监视或引导各种经皮穿刺，进行诊断和治疗。②X 线检查，普通 X 线检查依然是诊断胃肠道疾病的常用手段。腹部平片可判断腹腔内有无游离气体，钙化的结石或组织以及肠曲内气体和液体的情况；通过胃肠钡剂造影、小肠钡灌造影、钡剂灌肠造影等 X 线检查，可观察全胃肠道；气-钡双重对比造影技术能更清楚地显示黏膜表面的细小结构，从而提高微小病变的发现率；口服及静脉注射 X 线胆系造影剂可显示胆系结石和肿瘤、胆囊浓缩和排空功能障碍，以及其他胆道病变，但黄疸明显者显影不佳，因此应用受到限制；经皮肝穿刺胆管造影术，在肝外梗阻性黄疸时可鉴别胆管的梗阻部位和病因，尤其适用于黄疸较深者。近年数字减影血管造影技术的应用提高了消化系疾病的诊断水平，如门静脉、下腔静脉造影有助于门静脉高压的诊断及鉴别诊断，选择性腹腔动脉造影有助于肝和胰腺肿瘤的诊断和鉴别诊断以及判断肿瘤范围，并可同时进行介入治疗，此外，对不明原因消化道出血的诊断也有相当重要的价值。③电子计算机 X 线体层显像（CT）和磁共振显像（MRI）：CT 对腹腔内病变，尤其是肝、胰等实质脏器及胆系的病变如肿瘤、囊肿、脓肿、结石等有重要诊断价值；对弥漫性病变如脂肪肝、肝硬化、胰腺炎等也有较高诊断价值。对于空腔脏器的恶性肿瘤性病变，CT 能发现其壁内病变与腔外病变并明确有无转移病灶，对肿瘤分期也有一定价值；MRI 因所显示的图像反映组织的结构而不仅是密度的差异，因此对占位性病变的定性诊断尤佳；近年，应用螺旋 CT 图像后处理可获得类似内镜在管腔脏器观察到的三维和动态图像，称为仿真内镜；MRI 图像后处理可进行磁共振胰胆管造影术（MRCP），用于胆、胰管病变的诊断，临床上可代替侵入性的逆行胰胆管造影（ERCP）用于胰胆管病变的诊断。④放射性核素检查，^{99m}Tc-PMT 肝肿瘤阳性显像可协助原发性肝癌的诊断。静脉注射^{99m}Tc 标记红细胞对不明原因消化道出血的诊断有特殊价值。放射核素检查还可用于研究胃肠运动如胃排空、肠转运时间等。⑤正电子发射体层显像（PET），反映生理功能而非解剖结构，近年用于消化系统肿瘤的诊断、分级和鉴别诊断均有重要价值,可与 CT 和 MRI 互补提高诊断的准确性。

4. 活组织检查和脱落细胞检查　①活组织检查,取活组织作组织病理学检查具有确诊价值,对诊断有疑问者尤应尽可能做活检。消化系统的活组织检查主要是内镜窥视下直接取材,如胃镜或结肠镜下对食管、胃、结直肠黏膜病变组织,或腹腔镜下对病灶取材。超声或 CT 引导下细针穿刺取材也是常用的方法,如对肝、胰或腹腔肿块的穿刺。手术标本的组织学检查也属此范畴;②脱落细胞检查,在内镜直视下冲洗或擦刷胃肠道、胆道和胰管,检查所收集的脱落细胞,有利于发现该处的癌瘤。收集腹水找癌细胞也属此范畴。

5. 其他　①脏器功能试验;②胃肠动力学检查;③剖腹探查等。

三、强化练习题

(一)填空题

1. 腹部膨隆提示________。
2. 胃肠型和蠕动波提示________。
3. 腹壁紧张度、压痛和反跳痛提示________。
4. 叩诊发现移动性浊音提示________。

(二)选择题

A1 型题

1. 对急性胰腺炎诊断有重要价值的是
   A. 血、尿淀粉酶测定　B. 转氨酶测定　C. 血、尿胆红素
   D. 血糖测定　E. 血钾测定
2. 对于原发性肝细胞癌有较特异的诊断价值的是
   A. CEA　B. AFP　C. CA125　D. CA199　E. CA153
3. 胃癌的确诊依靠
   A. 超声检查　B. X 线检查　C. 活组织病理学检查
   D. CT 检查　E. MRI 检查

四、参考答案

(一)填空题

1. 腹水或肠胀气
2. 胃、肠梗阻
3. 腹膜炎
4. 中等量的腹水

(二)选择题

1. A　2. B　3. C

（马菲菲）

第二章

胃食管反流病

一、学习要点

掌握胃食管反流病的定义、临床表现、并发症、诊断及治疗。

熟悉胃食管反流病的病因和发病机制、实验室检查、鉴别诊断。

了解胃食管反流病的流行病学、病理。

二、重要知识点

(一)定义

胃食管反流病(GERD)是指胃十二指肠内容物反流入食管引起烧心等症状和咽喉、气道等食管邻近的组织损害。部分 GERD 患者内镜下可见食管黏膜炎症性改变,称反流性食管炎(RE)。有相当部分胃食管反流病患者内镜下可无食管炎表现,这类胃食管反流病又称为内镜阴性的胃食管反流病或称非糜烂性反流病(NERD)。

(二)发病机制

胃食管反流病是由多种因素造成的消化道动力障碍性疾病,是抗反流防御机制减弱和反流物对食管黏膜攻击作用的结果。

(三)临床表现

胃食管反流病的临床表现多样,轻重不一(图 4-2-1)。

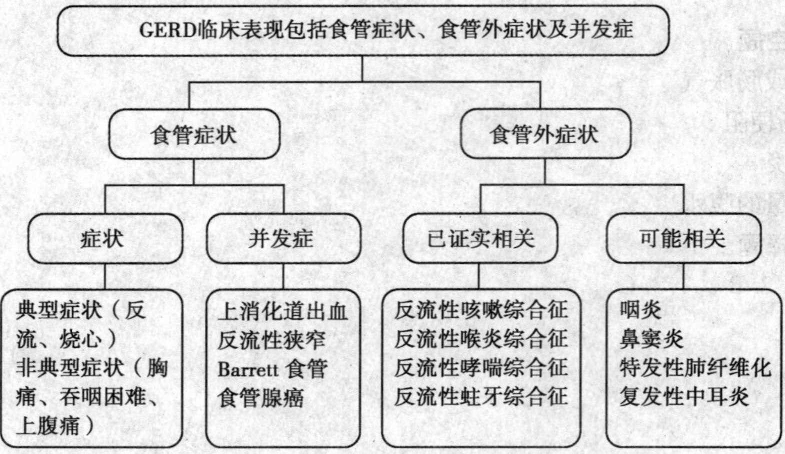

图 4-2-1 GERD 主要临床表现

（四）辅助检查　目前临床常用的辅助诊断方法包括内镜检查、食管 pH 监测、食管测压、食管 X 线检查及滴酸试验等。

1. 内镜检查　是诊断反流性食管炎最准确的方法，并能判断反流性食管炎的程度和有无并发症。目前多采用洛杉矶分级法（表 4-2-1）。

表 4-2-1　内镜判断食管炎程度的标准（洛杉矶分级法）

分级	标准
正常	食管黏膜无破损
A 级	一个或一个以上黏膜破损，长径小于 5mm
B 级	一个或一个以上黏膜破损，长径大于 5mm，但没有融合性病变
C 级	黏膜破损有融合，但小于 75% 的食管周径
D 级	黏膜破损有融合，至少达到 75% 的食管周径

2. 24 小时食管 pH 监测　是判断有无酸反流的金标准，为有无食管内过度酸暴露提供客观证据。通过监测能够分析症状与酸反流的相关性。常用的观察指标有：$pH<4$ 的总百分比、$pH<4$ 的次数、持续 5 分钟以上的反流次数以及最长反流时间等。应在进行该项检查前至少 3 日停用抑酸剂、促动力剂和钙通道拮抗剂。

3. 食管吞钡 X 线检查　对 GERD 诊断的敏感性较低。

4. 食管滴酸试验　在滴酸过程中，出现胸骨后疼痛或烧灼感为试验阳性。

5. 食管测压　可测定食管下括约肌（LES）压力、长度、松弛度、食管运动状态、食管体部压力及上食管括约肌功能等。

（五）诊断

1. 反流症状　根据典型的反酸、烧心等反流症状可作出胃食管反流病的初步诊断。

2. 内镜检查　如发现有食管黏膜破损，并能排除其他原因引起的食管病变，则诊断可以确定。

3. 食管 pH 监测　如有证据说明食管内有过度酸暴露，则诊断成立。

4. 质子泵抑制剂（PPI）试验治疗　如奥美拉唑 20mg，每日 2 次，连续应用 7～14 天，如症状得到明显改善则支持 GERD 的诊断。

（六）治疗

目的在于缓解症状、治愈食管炎、减少复发和并发症。

1. 一般治疗　改变生活方式和饮食习惯：①为了减少卧位及夜间反流可将床头抬高 10～20cm。②避免睡前 2 小时内进食，白天进餐后亦不宜立即卧床。③注意减少一切引起腹压增高的因素，如肥胖、便秘、紧束腰带等。④应避免进食使 LES 压降低的食物，如高脂肪、巧克力、咖啡、浓茶等。⑤应戒烟及禁酒。⑥避免应用降低 LES 压的药物及引起胃排空延迟的药物。如钙拮抗剂、多巴胺受体激动剂等。

2. 药物治疗（表 4-2-2）

3. 维持治疗　通常选用 H_2 受体拮抗剂和质子泵抑制剂。

4. 抗反流手术治疗　抗反流手术是不同术式的胃底折叠术，抗反流手术指征为：①严格内科治疗无效；②虽经内科治疗有效，但患者不能忍受长期服药；③经反复扩张治疗后仍反复发作的食管狭窄，特别是年轻人；④确证由反流引起的严重呼吸道疾病。

表 4-2-2　治疗 GERD 常用药及其特点

<table>
<tr><th colspan="2">药物种类</th><th>特点</th><th>代表药</th></tr>
<tr><td colspan="2">促胃肠动力剂</td><td>通过增加 LESP、改善食管蠕动功能、促进胃排空作用,达到减少胃食管反流及食管酸暴露时间的目的。</td><td>多潘立酮、莫沙比利</td></tr>
<tr><td rowspan="2">抑酸剂</td><td>H_2受体拮抗剂</td><td>能够减少胃酸分泌 50% ~70%,更适宜轻、中症患者。其主要不良反应有药物过敏、白细胞减少等,肝肾损伤者慎用。疗程一般在 8 ~12 周。</td><td>西咪替丁、雷尼替丁
法莫替丁</td></tr>
<tr><td>质子泵抑制剂</td><td>抑酸作用强,特别适合症状重、严重食管炎及合并上消化道出血者,对个别疗效不佳者可加倍剂量或与促胃肠动力剂联合使用,并可适当延长疗程。</td><td>奥美拉唑、兰索拉唑
泮托拉唑、雷贝拉唑
埃索美拉唑</td></tr>
<tr><td colspan="2">抗酸剂</td><td>适合症状轻、间歇发作的患者作为临时缓解症状用。</td><td>碳酸氢钠、氢氧化铝</td></tr>
</table>

5. 并发症的治疗

(1)食管狭窄:除极少数严重瘢痕性狭窄需行手术切除外,绝大部分狭窄可行内镜下食管扩张术治疗。扩张术后予以长程质子泵抑制剂维持治疗可防止狭窄复发,对年轻患者亦可考虑抗反流手术。

(2)Barrett 食管:必须使用 PPI 长期维持治疗。Barrett 食管发生食管腺癌的危险性明显增高,故应加强随访,目的是早期发现异性增生、重度不典型增生或早期食管癌,及时手术治疗。

三、强化练习题

(一)填空题

1. 胃食管反流病的典型症状是________和________。

2. 胃食管反流病是由多种因素造成的消化道动力障碍性疾病,是________和________共同作用的结果。

(二)选择题

A1 型题

1. 胃食管反流病的主要发病机制不包括

A. 夜间胃酸分泌过多　　B. 食管下括约肌压力降低
C. 异常的下食管括约肌一过性松弛　　D. 胃排空异常
E. 食管酸廓清能力下降

2. 胃食管反流病患者的典型症状是

A. 餐后上腹胀　　B. 上腹部钝痛
C. 吞咽困难　　D. 嗳气
E. 反酸、烧心

3. 降低胃内酸度最有效的药物是

A. H_2受体拮抗剂　　B. 含铝抗酸剂
C. 抗胆碱能药物　　D. 质子泵抑制剂
E. 胃泌素受体拮抗剂

4. 治疗反流性食管炎效果最好的药物是

A. 苯海拉明　　B. 肾上腺皮质激素
C. 奥美拉唑　　D. 雷尼替丁
E. 异丙嗪

(三)病例分析

女性,50 岁,反酸、烧心 1 年,加重 1 周。患者近 1 年来,反复发作反酸、烧心,多于餐后 1 小时出现,伴呃逆,不伴吞咽困难,近一周加重,夜间可被反酸呛醒,伴咳嗽、胸骨疼痛,不伴恶心、呕吐、腹痛、腹泻、便秘,患者自发病以来,饮食尚可,二便正常,体重未见下降。患者既往体健,否认食管炎、胃炎、消化性溃疡病史。吸烟 20 余年,每天 1 包,不嗜酒。查体:T 36.8℃,P 88 次/分,R 20 次/分,BP 140/90mmHg。神情,自主体位,皮肤无苍白、黄染、发绀,双肺呼吸音清,未闻及干湿性啰音,心率 80 次/分,律齐,叩诊心界正常。腹平软,无压痛、反跳痛及肌紧张,肝脾均为触及肿大,移动性浊音阴性。双下肢不肿。生理反射存在,病理反射未引出。辅助检查:胃镜示:食管下段黏膜有点状或条状发红、糜烂。分析该患者初步诊断,写出诊断依据,鉴别诊断,进一步检查及治疗原则。

(四)思考题

1. 治疗 GERD 常用药及其特点。
2. 内镜判断食管炎程度的标准(洛杉矶分级法)。

四、参考答案

(一)填空题

1. 反流;烧心
2. 抗反流防御机制减弱;反流物对食管黏膜攻击作用

(二)选择题

1. A　　2. E　　3. D　　4. C

(三)病例分析

分析步骤:

1. 诊断及诊断依据

(1)初步诊断:胃食管反流病

(2)诊断依据:①患者近 1 年来,反复发作反酸、烧心,多于餐后 1 小时出现,伴呃逆,不伴吞咽困难,近一周加重,夜间可被反酸呛醒,伴咳嗽、胸骨疼痛;②吸烟 20 余年;③胃镜示:食管下段黏膜有点状或条状发红、糜烂。

2. 鉴别诊断

(1)食管炎

(2)食管贲门失弛缓症

(3)消化性溃疡

(4)心源性胸痛

3. 进一步检查

(1)胃镜检查排除食管炎、食管贲门失弛缓症、消化性溃疡

(2)心电图检查排除心源性胸痛

(3)食管 pH 监测、食管测压、食管 X 线检查及滴酸试验等。

4. 治疗原则

(1)控制症状
(2)治疗食管炎
(3)减少复发
(4)防止并发症

(马菲菲)

第三章

胃　　炎

一、学习要点

掌握急、慢性胃炎的临床表现、诊断和治疗。

熟悉急、慢性胃炎的病因、发病机制和防治原则。

了解急、慢性胃炎的分类和病理改变。

二、重要知识点

第一节　急 性 胃 炎

(一)定义

急性胃炎临床上急性病程,常表现为上腹部症状。内镜检查可见胃黏膜充血、水肿、出血、糜烂(可伴有浅表溃疡)等。病变组织学特征为胃黏膜固有层见到以中性粒细胞为主的炎症细胞浸润。

(二)病因和发病机制

1. 病因　急性胃炎是由多种病因引起的急性胃黏膜炎症。目前已知有:①感染(主要是急性幽门螺杆菌感染,其他病原体感染及其毒素作用少见);②药物;③应激;④乙醇;⑤变质、粗糙和刺激性食物;⑥腐蚀性物质;⑦碱性反流;⑧缺血;⑨放射;⑩机械创伤等。

2. 发病机制　主要是由于有害因素直接或间接地削弱了胃黏膜防御机制的某些成分,即损伤因子与防御因子间的平衡遭破坏。

(三)临床表现

上腹痛、恶心、呕吐和食欲缺乏是急性胃炎的常见症状,由药物和应激引起的急性胃炎,多数可出现内镜下急性糜烂出血性的表现,严重者发生急性溃疡并大量出血。烧伤所致者称 Curling 溃疡,中枢神经系统病变所致者称 Cushing 溃疡,主要表现为呕血或黑便。出血量大时可引起低血压、休克、贫血。但这些患者多数腹部症状轻微(如上腹不适或隐痛)或无症状,或症状被原发病掩盖。

(四)诊断

根据病因(或诱因)、临床表现,一般可做出临床诊断,确诊则有赖于急诊胃镜检查,一般应在出血后 24 ~48 小时内进行。胃镜表现为以弥漫分布的多发性糜烂、出血灶和浅表溃疡为特征的急性胃黏膜病变。腐蚀性胃炎急性期,禁忌行胃镜检查。

(五)治疗

1. 对症治疗、去除病因　解痉止痛药物对症处理,可缓解疼痛。避免服用对胃有刺激性的食物及药物等。

2. 应常规给予抑制胃酸分泌的　H_2受体拮抗剂或质子泵抑制剂，降低胃内酸度。

3. 可用硫糖铝等具有黏膜保护作用的药物　加强胃黏膜的防御机制。

4. 合理饮食　减少食物对胃黏膜刺激，减轻胃负担。

5. 对出血明显者应补充血容量、纠正休克，可采用冰生理盐水 100～200ml 加去甲肾上腺素 8～16mg 口服或经胃管、胃镜喷洒等措施止血治疗。

第二节　慢性胃炎

(一)定义

慢性胃炎是由各种病因引起的胃黏膜慢性炎症。慢性胃炎的分类方法很多，根据病理组织学改变和病变在胃的分布部位，结合可能病因，将慢性胃炎分成浅表性(又称非萎缩性)、萎缩性和特殊类型三大类。

(二)病因和发病机制

1. 多灶萎缩性胃炎(B 型胃炎)　最主要的病因是幽门螺杆菌。

2. 自身免疫性胃炎(A 型胃炎)　患者血液中存在自身抗体如壁细胞抗体(parietal cell antibody，PCA)，伴恶性贫血者还可查到内因子抗体(intrinsic factor antibody，IFA)；自身抗体攻击壁细胞，使壁细胞总数减少，导致胃酸分泌减少或丧失；由壁细胞分泌的内因子丧失，引起维生素 B_{12}吸收不良而导致恶性贫血。

(三)临床表现

主要表现为上腹痛或不适、上腹胀、早饱、嗳气、恶心等消化不良症状。自身免疫性胃炎患者可伴有贫血，在典型恶性贫血时除贫血外还可伴有维生素 B_{12}缺乏的其他临床表现(表 4-3-1)。

表 4-3-1　慢性胃炎的鉴别诊断

项目	自身免疫性胃炎	多灶萎缩性胃炎
别称	A 型胃炎、慢性胃体炎	B 型胃炎、慢性胃窦炎
累及部位	胃体、胃底	胃窦
基本病理变化	胃体黏膜萎缩、腺体减少	胃窦黏膜萎缩、腺体减少
发病率	少见	很常见
病因	多由自身免疫性反应引起	幽门螺杆菌感染(90%)
贫血	常伴有、甚至恶性贫血	无
血清维生素 B_{12}	↓↓(恶性贫血时吸收障碍)	正常
抗内因子抗体 IFA	+(占 75%)	无
抗壁细胞抗体 PCA	+(占 90%)	+(占 30%)
胃酸	↓↓	正常或偏低
血清胃泌素	↑↑(恶性贫血时更高)	正常或偏低
胃蛋白酶原 I 和(或)胃蛋白酶原 I/Ⅱ比值	下降	正常

（四）实验室和其他检查

1. 胃镜及活组织检查 是诊断慢性胃炎的最可靠方法。内镜下非萎缩性胃炎可见红斑（点、片状或条状）、黏膜粗糙不平、出血点/斑、黏膜水肿、渗出等基本表现。内镜下萎缩性胃炎有两种类型，即单纯萎缩性胃炎和萎缩性胃炎伴增生。前者主要表现为黏膜红白相间，白相为主、血管显露、色泽灰暗、皱襞变平甚至消失；后者主要表现为黏膜呈颗粒状或结节状。

2. 幽门螺杆菌检测

3. 自身免疫性胃炎的相关检查 疑为自身免疫性胃炎者应检测血 PCA 和 IFA，如为该病 PCA 多呈阳性，伴恶性贫血时 IFA 多呈阳性。血清维生素 B_{12}浓度测定及维生素 B_{12}吸收试验有助恶性贫血诊断。

4. 血清胃泌素 G_{17}、胃蛋白酶原Ⅰ和Ⅱ测定 胃体萎缩者血清胃泌素 G_{17}水平显著升高、胃蛋白酶原Ⅰ和（或）胃蛋白酶原Ⅰ/Ⅱ比值下降；胃窦萎缩者血清胃泌素 G_{17}水平下降、胃蛋白酶原Ⅰ和胃蛋白酶原Ⅰ/Ⅱ比值正常；全胃萎缩者则两者均低。

5. X线钡餐检查 由于胃镜的广泛使用，临床已少用本法诊断慢性胃炎。钡餐检查主要适合于年老体弱或因其他疾病不能做胃镜检查者。

（五）诊断 确诊必须依靠胃镜检查及胃黏膜活组织病理学检查。幽门螺杆菌检测有助于病因诊断。怀疑自身免疫性胃炎应检测相关自身抗体及血清胃泌素等。

（六）治疗

1. 消除和避免引起胃炎的有害因素。

2. 根除幽门螺杆菌 根除幽门螺杆菌适用于下列幽门螺杆菌感染的慢性胃炎患者：①有明显异常的慢性胃炎（胃黏膜有糜烂、中～重度萎缩及肠化生、异型增生）；②有胃癌家族史；③伴糜烂性十二指肠炎；④消化不良症状经常规治疗疗效差者。对其他患者则可视具体情况而定。

3. 胃黏膜保护药

4. 对症治疗 有上腹痛、反酸、胃黏膜有糜烂时可用抗酸或抑酸制剂，减轻 H^+反弥散，有利于胃黏膜修复。当上腹胀满、胃排空差时或有反流时，可用促动力剂，如多潘立酮片等。有缺铁性贫血者可补充铁剂，有恶性贫血者需终生维生素 B_{12}注射治疗。

三、强化练习题

（一）填空题

1. 由药物和应激引起的急性胃炎中，烧伤所致者称________，中枢神经系统病变所致者称________。

2. 根据病理组织学改变和病变在胃的分布部位，将慢性胃炎分成________、________、________三大类。

3. 多灶萎缩性胃炎（B型胃炎）最主要的病因是________。

（二）选择题

A1 型题

1. 急性糜烂出血性胃炎的常见病因不包括

A. 非甾体抗炎药　　B. 脑外伤　　C. 乙醇

D. 幽门螺杆菌感染　　E. 严重烧伤

2. 非甾体抗炎药引起急性胃炎的主要机制是

A. 激活磷脂酶 A　B. 抑制前弹性蛋白酶　C. 抑制前列腺素合成

D. 促进胃泌素合成　E. 抑制脂肪酶

3. 慢性活动性胃炎最主要的病因是

A. 饮食和环境因素　B. 自身免疫　C. 幽门螺杆菌感染

D. 药物　E. 应激

4. 慢性萎缩性胃炎的病理改变中属癌前病变的是

A. 明显肠上皮化生　B. 中度以上不典型增生　C. 胃小凹上皮增生

D. 假幽门腺化生　E. 假幽门腺化生伴肠上皮化生

5. 确诊慢性胃炎的主要依据是

A. 胃液分析　B. X 线钡餐检查　C. 粪便潜血试验

D. 病史和临床表现　E. 胃镜及胃黏膜活检

6. 慢性活动性胃炎的治疗应特别注意采用

A. 强力抑酸剂　B. 胃黏膜保护剂　C. 抗幽门螺杆菌治疗

D. 促胃肠动力剂　E. 抗抑郁药物

A2 型题

7. 女,22 岁,因服吲哚美辛数片后觉胃痛,今晨呕咖啡样胃内容物 400ml 来诊。既往无胃病史。首选的检查是

A. 血清胃泌素测定　B. B 型超声检查　C. X 线胃肠钡餐

D. 急诊胃镜检查　E. 胃液分析

8. 男性,30 岁,上腹隐痛 2 年余。近半年来厌食,消瘦乏力。先后两次胃镜检查均示胃体部大弯侧黏膜苍白,活检黏膜为中度不典型增生。对该患者的治疗最佳方法是

A. 补充微量元素锌、硒　B. 口服胃蛋白酶合剂

C. 口服米索前列醇　D. 补液、加强支持疗法

E. 胃镜随访,视病情是否进展

(三)病例分析

患者,女,62 岁。主诉:反复性上腹隐痛 6 年。患者曾于 6 年前因进食过量出现上腹部胀痛,伴恶心,但无发热、呕吐及腹泻等,自服中成药后症状好转;此后每当饮食不慎时即出现上腹隐痛,感上腹部闷胀不适,症状时轻时重,有时伴嗳气、偶有胃灼热感、反酸。患者既往体健,无慢性肝炎、糖尿病和高血压等疾病史,无腹部手术史,亦无特殊烟酒嗜好。体格检查:T 36.6℃,P 86 次/分,R 18 次/分,Bp 120/80mmHg。一般情况可,发育正常,营养中等,自动体位,神志清楚、查体合作;全身皮肤无黄染、无淤斑、淤点和出血点;左锁骨上淋巴结无肿大;睑结膜无苍白,巩膜无黄染;双肺呼吸音清晰,未闻及干湿啰音;心界无扩大,心率 86 次/分,律齐,各瓣膜区无杂音。腹平软,无腹壁静脉怒张,无胃或肠蠕动波,剑突下偏左轻度压痛,无反跳痛,胆囊区无压痛,肝脾肋下未触及,腹水征(-),肝浊音界存在,双肾区无叩击痛,肠鸣音正常,无血管杂音。胃镜检查示:胃窦黏膜充血,不平,色泽红白相间,以红为主,可见散在出血点和少量糜烂面。活组织病检提示浅表性胃窦炎。分析该患者初步诊断,写出诊断依据,鉴别诊断,进一步检查及治疗原则。

(四)思考题

慢性胃炎的分类。

四、参考答案

（一）填空题

1. Curling 溃疡；Cushing 溃疡
2. 慢性浅表性（又称非萎缩性）胃炎；慢性萎缩性胃炎；慢性胃炎特殊类型
3. 幽门螺杆菌感染

（二）选择题

A1 型题

1. D　2. C　3. C　4. B　5. E　6. C　7. D　8. E

（三）病例分析

分析步骤：

1. 诊断及诊断依据

（1）初步诊断：慢性浅表性胃炎（胃窦）。

（2）诊断依据：①反复性上腹胀痛，病程迁延。②轻度左上腹部压痛。③X 线钡餐检查示胃窦黏膜粗糙、迂曲。④胃镜发现胃窦黏膜充血、不平，色泽红白相间，以红为主，可见散在出血点和少量糜烂。⑤胃镜黏膜活检确诊为浅表性胃炎。

2. 鉴别诊断

（1）慢性胆囊炎/胆结石。

（2）胃溃疡。

（3）慢性活动性肝炎。

3. 进一步检查

（1）幽门螺杆菌检测。

（2）血常规检查及自身免疫性胃炎的相关检查。

（3）血清胃泌素 G_{17}、胃蛋白酶原Ⅰ和Ⅱ测定等。

4. 治疗原则

（1）消除病因：避免对胃黏膜刺激的饮食和药物、根除 Hp（质子泵抑制剂、胶体铋剂合并两种抗菌药物）等。

（2）解除症状：抑酸、改善胃动力、保护胃黏膜、补充消化酶等。

（3）防止复发：防止复发或发展为萎缩性胃炎，后者应定期内镜随访。

（马菲菲）

第四章

消化性溃疡

一、学习要点

掌握消化性溃疡的定义、临床表现、诊断和鉴别诊断。

熟悉消化性溃疡的病因和发病机制、常用检查方法及治疗。

了解消化性溃疡的病理及特殊类型的消化性溃疡。

二、重要知识点

(一) 定义

消化性溃疡(peptic-ulcer)主要指发生在胃和十二指肠的慢性溃疡,即胃溃疡(gastric-ulcer,GU)和十二指肠溃疡(duodenal-ulcer,DU),因溃疡形成与胃酸/胃蛋白酶的消化作用有关而得名。溃疡的黏膜缺损超过黏膜肌层,不同于糜烂。

(二) 病因和发病机制

消化性溃疡是一种多因素疾病,其中幽门螺杆菌感染和服用 NSAIDs 是已知的主要病因,溃疡发生是黏膜侵袭因素和防御因素失平衡的结果,胃酸在溃疡形成中起关键作用。

(三) 病理

DU 多发生在球部,前壁比较常见;GU 多在胃角和胃窦小弯。溃疡一般为单个,也可多个,呈圆形或椭圆形。DU 直径多小于 10mm,GU 要比 DU 稍大。亦可见到直径大于 2cm 的巨大溃疡。溃疡边缘光整、底部洁净,由肉芽组织构成,上面覆盖有灰白色或灰黄色纤维渗出物。活动性溃疡周围黏膜常有炎症水肿。溃疡浅者累及黏膜肌层,深者达肌层甚至浆膜层,溃破血管时引起出血,穿破浆膜层时引起穿孔。溃疡愈合时周围黏膜炎症、水肿消退,边缘上皮细胞增生覆盖溃疡面(黏膜重建),其下的肉芽组织纤维转化,变为瘢痕,瘢痕收缩使周围黏膜皱襞向其集中,幽门的瘢痕收缩可导致梗阻。

(四) 临床表现

上腹痛是消化性溃疡的主要症状,但部分患者可症状轻或无症状,而以出血、穿孔等并发症为首发症状。典型的消化性溃疡有如下临床特点:

1. 慢性过程,病史可达数年至数十年。

2. 周期性发作,发作与自发缓解相交替,发作常有季节性,多在秋冬或冬春之交发病,可因精神情绪不良或过劳而诱发。

3. 发作时上腹痛呈节律性:DU 表现为疼痛在两餐之间发生(饥饿痛),持续至下餐进食后缓解;GU 表现为餐后约 1 小时发生,经 1～2 小时后逐渐缓解,至下餐进食后再重复上述节律。部分患者(DU 患者较多见)疼痛还会在午夜发生(夜间痛)。上腹痛常可在服用抗酸药后缓解。

4. 部分患者无上述典型疼痛，而仅为无规律性的上腹隐痛或不适。具或不具典型疼痛者均可伴有反酸、嗳气、上腹胀、恶心、呕吐等症状。

5. 体征　溃疡活动时上腹部可有局限性压痛，缓解期无明显体征。

（五）并发症

1. 出血　溃疡侵蚀血管可引起出血。是消化性溃疡最常见的并发症，也是上消化道大出血最常见的病因。

2. 穿孔　溃疡穿透浆膜层则并发穿孔。溃疡穿孔临床上可分为急性、亚急性和慢性三种类型，以第一种常见。急性穿孔的溃疡常位于十二指肠前壁或胃前壁，发生穿孔后胃肠的内容物漏入腹腔而引起急性腹膜炎。

3. 幽门梗阻　主要是由 DU 或幽门管溃疡引起。溃疡急性发作时可因炎症水肿和幽门部痉挛而引起暂时性梗阻，可随炎症的好转而缓解；慢性梗阻主要由于瘢痕收缩而呈持久性。

4. 癌变　少数（1% 以下）GU 可发生癌变，癌变发生于溃疡边缘。一般发生在有长期慢性 GU 病史、年龄在 45 岁以上、溃疡顽固不愈的患者。

（六）辅助检查

1. 胃镜检查及胃黏膜活组织检查　是确诊消化性溃疡首选的检查方法。胃镜检查还可在直视下取活组织作病理学检查及幽门螺杆菌检测。

2. X 线钡餐检查　适用于胃镜检查有禁忌或不接受胃镜检查者。溃疡的 X 线征象有直接和间接两种：龛影是直接征象，对溃疡有确诊价值；局部压痛、十二指肠球部激惹和球部变形、胃大弯侧痉挛性切迹均为间接征象，仅提示可能有溃疡。

3. 幽门螺杆菌检测。

4. 胃液分析和血清胃泌素测定　一般仅在疑有胃泌素瘤时作鉴别诊断之用。

（七）诊断和鉴别诊断

1. 诊断　根据该病慢性病程、周期性发作节律性疼痛，一般可作出初步诊断。胃镜检查如见典型溃疡，诊断确立。胃镜下活检，帮助鉴别溃疡良、恶性，上消化道 X 线钡餐检查，有典型龛影，也可确定诊断。

溃疡的特殊类型诊断如下：

（1）胃和十二指肠复合性溃疡：胃溃疡伴十二指肠溃疡，简称复合性溃疡。复合性溃疡幽门梗阻的发生率较单独胃溃疡或十二指肠溃疡为高。

（2）巨大溃疡：指直径大于 2cm 的溃疡。巨大 GU 常发生于后壁，易发展为穿透性，放射至背部疼痛，可并发出血。患者常有服 NSAID 的病史。巨大 DU 症状比较顽固，治疗效亦差，胃镜帮助诊断。

（3）球后溃疡：一般发生在距幽门 2～3cm 以内，少数可在 3cm 以外，称为球后溃疡，常发生在十二指肠乳头近端的后壁，其症状较严重而持续，易出血（60%）。

（4）幽门管溃疡：临床特点是餐后即可发生疼痛，抑酸剂不易控制，出现呕吐，易发幽门梗阻、出血和穿孔。内科治疗效果差，常需手术治疗。

2. 鉴别诊断

（1）慢性胃炎：出现的腹痛、反酸、上腹不适时与不典型消化性溃疡难以鉴别时，需胃镜、X 线检查加以鉴别。

(2)功能性消化不良:以上腹不适消化不良为主要症状而无溃疡及其他器质性疾病。

(3)肝、胆、胰腺疾病:亦可上腹痛,但无规律性,同时伴有肝、胆胰腺疾病相应的表现。B 超、CT 有利于上述疾病诊断。胃镜或 X 线检查可帮助排除溃疡病。

(4)促胃泌素瘤:促胃泌素瘤亦称 Zollinger-Ellison 综合征,是胰腺非 β 细胞瘤分泌大量促胃液素所致。X 线钡餐检查显示在不典型部位的多发性穿孔溃疡,有过高的胃酸分泌及空腹血清促胃液素明显升高。

(5)癌性溃疡:年龄在 50 岁以上出现上腹不适或胃痛,进食后加剧者,应警惕胃癌的可能,需进行 X 线气钡造影或胃镜检查。两种溃疡的鉴别(表 4-4-1)。

表 4-4-1 胃良性溃疡与恶性溃疡的鉴别

	良性溃疡	恶性溃疡
年龄	青中年居多	多见于中年以上
病史	较长	较短
临床表现	周期性上腹痛明显,无上腹包块,全身表现轻,抑酸药可缓解疼痛,内科治疗效果良好。	呈进行性发展,可有上腹部包块,全身表现(如消瘦)明显,抑酸一般效果差,内科治疗无效或仅暂有效。
粪便隐血	可暂时阳性	持续阳性
胃液分析	胃酸正常或偏低,但无真性缺酸	缺酸者较多
X 线钡餐检查	龛影直径 <25mm,壁光滑,位于胃腔轮廓之外,龛影周围胃壁柔软,可呈星状聚合征	龛影常 >25mm,边不整,位于胃腔轮廓之内;龛影周围胃壁强直,呈结节状,向溃疡聚集的皱襞有融合中断现象
胃镜检查	溃疡圆或椭圆形,底光滑,边光滑,白或灰白苔,溃疡周围黏膜柔软,可见皱襞向溃疡集中	溃疡形状不规则,底凹凸不平,边缘结节隆起,污秽苔,溃疡周围因癌性浸润增厚,僵硬,质地脆,有结节,糜烂,易出血

(八)内科治疗

治疗的目的是消除病因、缓解症状、愈合溃疡、防止复发和防治并发症。

1. 一般治疗 避免过劳和精神紧张。调整饮食,戒烟、酒。尽可能停用 NSAIDs。

2. 药物治疗 缓解症状和促进溃疡愈合作用的药物可分为抑制胃酸分泌的药物和保护胃黏膜药物两大类。针对病因的治疗如根除幽门螺杆菌是彻底治愈溃疡病的关键。

(1)抑制胃酸药物:①H_2受体拮抗剂(H_2RA):是治疗消化性溃疡的主要药物之一,疗效好,用药方便,价格适中,长期使用不良反应少。②质子泵抑制剂(PPI):作用于壁细胞胃酸分泌终末步骤中的关键酶 H^+-K^+ ATP 酶,使其不可逆失活,因此抑酸作用比 H_2RA 更强且作用持久。此外,PPI 可增强抗 Hp 抗生素的杀菌作用。

(2)抗幽门螺杆菌治疗:根除 Hp 为消化性溃疡病的基本治疗,它是溃疡愈合及预防复发的有效措施。消化性溃疡不论活动与否,都是根除 Hp 治疗的主要指征之一。①首次根除:建议采用三联疗法,疗程 10 天(表 4-4-2)。②二、三线方案治疗:首次根除失败者采用。常用四联疗法,可根据既往用药情况并联合药敏试验,选用 PPI + 铋剂 +2 种抗生素(喹诺酮类、呋喃唑酮、四环素等),疗程 10 天或 14 天。③序贯疗法:具有疗效高、耐受性和依从性好等优点。推荐 10 天疗法:前 5 天,PPI + 阿莫西林,后 5 天,PPI + 克拉霉素 + 替硝唑;或前 5

天，PPI + 克拉霉素，后 5 天，PPI + 阿莫西林 + 呋喃唑酮。有效率达 90% 以上，且对耐药菌株根除率较其他方案为高。

表 4-4-2 根除幽门螺杆菌的三联疗法方案

PPI 及胶体铋剂（选择一种）	抗菌药（选择两种）
奥美拉唑 20mg	克拉霉素 500mg
兰索拉唑 30mg	阿莫西林 1000mg
枸橼酸铋钾 240mg	甲硝唑 400mg
按上述剂量，每天 2 次，疗程 7～14 天	

治疗后应常规复查幽门螺杆菌是否已被根除，复查应在根除幽门螺杆菌治疗结束至少 4 周后进行，且在检查前停用 PPI 或铋剂 2 周，否则会出现假阴性。

(3) 黏膜保护剂：联合应用可提高消化性溃疡病的愈合质量，有助于减少溃疡的复发率。①铋剂：可覆于溃疡表面，阻断胃酸、胃蛋白酶对黏膜的自身消化，还可以包裹 Hp 菌体，干扰 Hp 代谢，发挥杀菌作用；②弱碱性抗酸药：常用的铝碳酸镁、氢氧化铝凝胶等，这些药物可中和胃酸，短暂缓解疼痛；③米索前列醇和瑞巴派特都是可以调节胃黏膜防御功能的细胞保护药物。

三、强化练习题

（一）填空题

1. 消化性溃疡发生的决定因素是________和________。

2. 消化性溃疡常见的并发症是________、________、________和________。

（二）选择题

A1 型题

1. 消化性溃疡最主要的症状是
 A. 嗳气反酸　B. 恶心呕吐　C. 节律性上腹痛
 D. 无规律性上腹痛　E. 粪便黑色

2. 十二指肠溃疡的典型症状是
 A. 进食后呕吐　B. 疼痛与进食脂肪有关　C. 进食后疼痛可缓解
 D. 左上腹钝痛　E. 右上腹痉挛性疼痛

3. 上消化道出血最常见的原因是
 A. 胃癌　B. 消化性溃疡　C. 胃黏膜脱垂
 D. 急性糜烂出血性胃炎　E. 肝硬化食管胃底静脉曲张

A2 型题

4. 男，56 岁。突发性右侧肢体无力，伴头痛、呕吐，排黑便 2 次。有高血压和糖尿病史 5 年。黑便原因很可能是
 A. 食管癌　B. 胃癌　C. 胃溃疡
 D. 急性胃黏膜病变　E. 胃底静脉曲张破裂出血

A3 型题

（5～6 题共用题干）

女，46 岁，间断发作性上腹部隐痛 8 年，多于餐后半小时开始，可持续 2 小时，食生冷食

物可诱发及加重。近1年来发作频率增加，时间延长，经常发生呕吐，傍晚居多，呕吐量大，最多约达1500ml，呕吐物为宿食，有酸臭味，不含胆汁，呕吐后胃区感舒适。查体：消瘦，上腹正中略膨隆，可见胃蠕动波，上腹正中压痛（+），反跳痛（-），未及包块，可闻及振水音。

5. 该患者最可能的诊断为

A. 消化性溃疡并幽门梗阻　　B. 胰腺癌并上消化道梗阻

C. 十二指肠肿瘤并上消化道梗阻　　D. 胃窦癌并幽门梗阻

E. 十二指肠淤滞症

6. 若行手术治疗，术前准备措施中错误的是

A. 术前3天胃肠减压　　B. 纠正贫血、低蛋白　　C. 纠正脱水

D. 用温水洗胃3天　　E. 纠正酸碱平衡紊乱

（三）病例分析

男性，75岁，间断上腹痛10余年，加重2周，呕血、黑便6小时。患者10余年前开始无明显诱因间断上腹胀痛，餐后半小时明显，持续2～3小时，可自行缓解。2周来加重，纳差，服中药后无效。6小时前突觉上腹胀、恶心、头晕，先后两次解柏油样便，共约700g，并呕吐咖啡样液1次，约200ml，此后心悸、头晕、出冷汗，发病来无眼黄、尿黄和发热，平素二便正常，睡眠好，自觉近期体重略下降。查体：T 36.7℃，P 108次/分，R 22次/分，Bp 90/70mmHg，神清，面色稍苍白，四肢湿冷，无出血点和蜘蛛痣，全身浅表淋巴结不大，巩膜无黄染，心肺无异常。腹平软，未见腹壁静脉曲张，上腹中轻压痛，无肌紧张和反跳痛，全腹未触及包块，肝脾未及，腹水征（-），肠鸣音10次/分，双下肢不肿。化验：Hb：82g/L，WBC 5.5×10^9/L，分类N 69%，L 28%，M 3%，plt 300×10^9/L，大便隐血强阳性。分析该患者初步诊断，写出诊断依据，鉴别诊断，进一步检查及治疗原则。

（四）思考题

消化性溃疡的治疗方案？

四、参考答案

（一）填空题

1. 胃蛋白酶；胃酸

2. 上消化道出血；穿孔；幽门梗阻；癌变

（二）选择题

1. C　2. C　3. B　4. D　5. A　6. D

（三）病例分析

分析步骤：

1. 诊断及诊断依据

（1）初步诊断：①胃溃疡，合并出血。②失血性贫血，休克早期。

（2）诊断依据：①周期性、节律性上腹痛。②呕血、黑便，大便隐血阳性。③查体上腹中压痛，四肢湿冷，脉压变小。④Hb 82g/L（<120g/L）

2. 鉴别诊断：

（1）胃癌

（2）肝硬化，食管胃底静脉曲张破裂出血

（3）出血性胃炎

3. 进一步检查

(1)急诊胃镜

(2)X 线钡餐检查(出血停止后)

(3)肝肾功能

4. 治疗原则

(1)对症治疗

(2)抗溃疡病药物治疗

(3)内镜止血、手术治疗

(马菲菲)

第五章

炎症性肠病

一、学习要点

掌握炎症性肠病的临床表现；诊断；临床分型和治疗。

熟悉炎症性肠病的病理表现；鉴别诊断（特别是溃疡性结肠炎与克罗恩病的鉴别）和并发症。

了解炎症性肠病的病因和发病机制。

二、重要知识点

第一节　溃疡性结肠炎

（一）定义

溃疡性结肠炎又称非特异性溃疡性结肠炎，是一种病因尚不清楚的直肠和结肠炎性疾病。病变主要限于大肠黏膜与黏膜下层。临床表现有腹泻、黏液脓血便、腹痛和里急后重。病情轻重不等，多有活动期与缓解期，呈反复发作慢性病程。

（二）临床表现

1. 消化系统表现　①腹泻：黏液脓血便是本病活动期的重要表现，见于绝大多数患者，大便次数及便血的程度反映病情轻重；②腹痛：一般诉有轻度～中度腹痛，多为左下腹或下腹的阵痛，可涉及全腹。有疼痛-便意-便后缓解的规律。持续性剧烈腹痛多出现在并发中毒性结肠扩张或炎症波及腹膜；③其他症状：腹胀，严重病例有食欲缺乏、恶心、呕吐；④体征：轻、中型患者仅有左下腹轻压痛，有时可触及痉挛的降结肠或乙状结肠。重型和暴发型患者常有明显鼓肠和压痛。出现中毒性结肠扩张、肠穿孔等并发症时有腹肌紧、反跳痛、肠鸣音减弱。

2. 全身症状　一般出现在中、重型患者。活动期常出现低度～中度发热，急性暴发型可出现高热，重症或病情持续活动可出现衰竭、消瘦、贫血、低蛋白血症、水与电解质平衡紊乱等表现。

3. 肠外表现　本病可伴有多种肠外表现，包括：外周关节炎、结节性红斑、坏疽性脓皮病、巩膜外层炎、前葡萄膜炎、口腔复发性溃疡等。

4. 临床分型　根据病程、程度、范围及病期进行综合分型。

（1）根据病程经过分型：①初发型，指无既往史的首次发作；②慢性复发型，临床上最多见，发作期-缓解期交替出现；③慢性持续型，症状持续，间以症状加重的急性发作；④急性暴发型，少见。上述各型相互转化。

(2)根据病情程度分型:分型的标准为:①轻型,腹泻每日4次以下,便血轻或无,无发热、脉快。贫血无或轻,血沉正常;②中型,介于轻型与重型之间,一般指腹泻每日在4次及以上,伴有轻微全身表现;③重型,腹泻每日6次以上,有明显黏液血便,有发热、脉搏加快,血红蛋白 $<100g/L$,血沉 $>30mm/h$。

(3)根据病变范围分型:分为直肠炎、直肠乙状结肠炎、左半结肠炎、广泛性或全结肠炎。

(4)根据病期可分为活动期和缓解期。

(三)实验室和其他检查

1. 血液检查　根据病情可出现不同程度的贫血。白细胞计数在活动期可有增高。血沉和C反应蛋白增高是活动期的标志。严重或病情持续病例可有血清白蛋白下降、电解质平衡紊乱、凝血酶原时间延长。

2. 粪便检查　常有黏液脓血便,显微镜检见红细胞和脓细胞,急性发作期可见巨噬细胞。反复检查无特异性病原体。

3. 结肠镜检查　是本病诊断与鉴别诊断的最重要手段之一,本病病变呈连续性分布,绝大多数从肛端直肠开始逆行向上扩展,内镜基本病变有:黏膜上有多发性浅溃疡,附有脓血性分泌物,黏膜弥漫性充血、水肿;黏膜粗糙呈细颗粒状,血管模糊,质脆易出血,可附有脓血性分泌物;假息肉(炎性息肉)形成,结肠袋消失,结肠镜下黏膜活检组织学见弥漫性炎症性反应,可有糜烂、溃疡、隐窝脓肿、腺体排列异常、杯状细胞减少及上皮变化。重型病例检查时应慎重,以免并发症发生。

4. X线钡剂灌肠检查　所见X线征主要有:黏膜粗乱或有细颗粒改变;多发性浅溃疡,表现为管壁边缘毛糙呈毛刺状或锯齿状以及见小龛影,炎症性息肉表现为多个小的圆或卵圆形充盈缺损;结肠袋消失,肠壁变硬,肠管缩短、变细,可呈铅管状。重型或暴发型病例一般不宜作钡剂灌肠检查,以免加重病情或诱发中毒性结肠扩张。

(四)诊断

根据腹泻黏液脓血性,反复粪便培养未发现病原体。在排除菌痢、阿米巴痢疾、慢性血吸虫病、肠结核等感染性结肠炎及Crohn病、缺血性结肠炎、放射性结肠炎等的基础上,可按下列标准诊断:

1. 根据临床表现、结肠镜检查所见三项和(或)黏膜活检,可以诊断本病。

2. 根据临床表现、钡剂灌肠检查所见三项中一项,可以诊断本病。

3. 临床表现不典型而有典型结肠镜或钡剂灌肠所见者,可以诊断本病。

4. 临床表现有典型症状或典型既往史,而目前结肠镜或钡剂灌肠所见无典型改变者,应列为"疑诊"。

(五)治疗

原则是控制急性发作,维持缓解,防止并发症。

1. 一般治疗　在急性发作期,特别是重症、暴发型病例卧床,减少精神负担,密切观察病情变化,及时纠正水、电解质平衡紊乱。对症治疗,贫血者可输血,低蛋白症者输清蛋白,严重者应禁食,给静脉高营养治疗,一般在发作期宜予流质饮食,待病情好转后改为富营养少渣食谱。针对患者对疾病的恐惧等心理,可予心理治疗。

2. 药物治疗

(1)氨基水杨酸制剂:柳氮磺吡啶(简称SASP)是治疗本病的常用药物。用药方法4g/d,分4次口服;用药3~4周病情缓解后可减量使用3~4周,然后改为维持量2g/d,分次口服,维持 1~2 年。美沙拉嗪、奥沙拉嗪、巴柳氮与 SASP 相仿，优点是副作用少，缺点是价高，因此其最适用于对 SASP 不能耐受者。

（2）糖皮质激素：对急性发作期有较好疗效。基本作用机制为非特异性抗炎和抑制免疫反应。适用于对氨基水杨酸制剂不佳的轻、中型患者，特别适用于重型活动期患者及暴发型患者。一般给予泼尼松口服 40mg/d。7~14 天后改为泼尼松口服 60mg/d，病情缓解后逐渐减量至停药。注意用药速度不要太快以防反跳，减量期间加用氨基水杨酸制剂逐渐接替激素治疗。

（3）免疫抑制剂：硫唑嘌呤可试用于对糖皮质激素治疗效果不佳或对糖皮质激素依赖的慢性活动性病例，加用这类药物后逐渐减少糖皮质激素用量甚至停用。

3. 手术治疗　紧急手术指征为：并发大出血、肠穿孔、重型患者特别是合并中毒性结肠扩张积极内科治疗无效且伴严重毒血症者；择期手术指征：①并发结肠癌变；②慢性活动性病例内科治疗效果不理想而严重影响生活质量，或虽然用糖皮质激素可控制病情但副作用太大不能耐受者。

第二节　克罗恩病

克罗恩病（Crohn's disease，CD）过去称为局限性肠炎、节段性肠炎或肉芽肿性小肠结肠炎，是一种病因未明的胃肠道慢性炎性肉芽肿性疾病。病变多于回肠末段与邻近结肠，但从口腔至肛门各段消化道均可受累，常呈节段分布。临床上以腹痛、腹泻、腹块、瘘管形成和肠梗阻为特点，可伴有发热、贫血、营养不良等全身表现及关节、皮肤、眼、口腔、肝脏等肠外损害。重症患者迁延不愈，预后不良。

（一）病理改变

本病病变常以回肠末段与邻近右侧结肠同时受累为最多见，小肠者次之，约 10% 局限在结肠，以右半结肠为多见，可累及阑尾、直肠、肛门。受累肠管的病变呈节段性分布和正常肠管分界清楚。

受累肠段多病变早期有黏膜充血、水肿，浆膜有纤维性渗出物，相应的肠系膜充血、水肿，肠系膜淋巴结肿大，肠壁全层均可受累，肠壁各层水肿，以黏膜下层为最明显，伴充血、炎性细胞浸润、淋巴管内皮细胞增生，淋巴管扩张。

（二）临床表现

（1）腹痛：常见症状为右下腹或脐周疼痛，痉挛性阵痛为多见，压痛明显，炎症波及腹膜或有腹腔内脓肿形成时，压痛明显，病变肠段急性穿孔，可表现为全腹剧痛，同时有腹肌紧张。腹痛也常由部分或完全性肠梗阻引起。

（2）腹泻：病变肠段有炎症刺激蠕动增加及继发性吸收不良是腹泻的主要原因。腹泻初期可为间歇性，粪便糊状，一般无脓血或黏液；累及结肠下段或直肠者，则有黏液脓血便和里急后重。

（3）发热：肠道炎症或继发性感染引起发热常见间歇性低热或中等度热，后有肠道症状，可给诊断带来困难。

（4）瘘管形成：瘘管形成是 CD 的特点之一。内瘘可通向其他肠段、肠系膜、膀胱、输尿管、阴道、腹膜后等处；外瘘则通向腹壁或肛周皮肤。肠瘘通向的组织与器官因粪便污染而引起继发性感染。

（5）腹块：由于肠粘连、肠壁与肠系膜增厚、肠系膜淋巴结肿大、内瘘或局部脓肿形成，常可扪到腹块，多见于右下腹与脐周。肿块边缘一般不很清楚，质地中等，有压痛，因粘连而多固定。

（6）肛门直肠周围病变：部分病变见肛门直肠周围瘘管、脓肿形成及肛裂等病变。可长期存在。

（7）全身性与肠外表现：严重患者有明显消瘦、贫血，营养不良与缺钙致骨质疏松。可有杵状指、关节炎、虹膜睫状体炎、硬化性胆管炎等。

（三）并发症

肠梗阻最常见，其次是腹腔内脓肿，偶可并发急性肠穿孔或大量便血。

（四）诊断

（1）青壮年患者表现为慢性反复性右下腹痛伴腹泻、腹块或压痛、间歇或持续性发热等表现者应疑诊此病。

（2）X线钡餐检查发现回肠末端与邻近结肠部位伴有节段性分布的病变者，应考虑本病。伴肠腔狭窄、肠壁僵硬、黏膜皱襞消失呈线样征等典型征象可初步诊断。

（3）结肠镜直接观察结肠和末段回肠黏膜慢性炎症、铺路石样外观、裂沟、溃疡、肠腔狭窄等，有重要诊断价值。加之活组织检查发现有非干酪性肉芽肿，且能排除有关疾病者，可以确诊。

（4）世界卫生组织制定的诊断标准包括：①非连续性或节段性肠道病变；②肠黏膜呈铺路石样表现或有纵行溃疡；③肠道全壁性炎性病变，伴有肿块或狭窄；④非干酪性肉芽肿；⑤裂沟或瘘管；⑥肛门病变，有难治性溃疡、肛瘘或有肛裂。具备上述①②③者为疑诊；再加上④⑤⑥之一者可以确诊；如具有④，再加上①②③中的二项者，也可确诊。确诊有患者均需排除有关疾病。

（五）治疗

治疗目的是控制病情活动、维持缓解及防治并发症。

1. 一般治疗　强调饮食调理和营养补充，一般给高营养低渣饮食，要素饮食（完全胃肠内营养）在补充营养同时，还能控制病变的活动性。完全胃肠外营养仅用于严重营养不良、肠瘘及短肠综合征者，应用时间不宜太长。合并感染者给予广谱抗生素。

2. 药物治疗

（1）氨基水杨酸制剂：柳氮磺吡啶对控制轻、中型患者的活动性有一定疗效，但仅适用于病变局限在结肠者。美沙拉嗪能在小肠、结肠定位释放，对活动性病变的小肠和结肠均有效。氨基水杨酸制剂可作为缓解期的维持治疗用药。

（2）糖皮质激素（简称激素）：是目前控制病情活动比较有效的药物，适用于本病活动期。一般主张使用时初量要足、疗程偏长。剂量如泼尼松为30~40mg/d、重者可达60mg/d，病情缓解后剂量逐渐减少至停用，并以氨基水杨酸制剂作长程维持治疗。不主张应用激素作长期维持治疗。对于长期依赖激素的患者可试加用免疫抑制剂，然后逐步过渡到用免疫抑制剂或氨基水杨酸制剂作维持治疗。病情严重者可静脉给予激素，病变局限在左半结肠者可用激素保留灌肠，布地奈德全身不良反应少，可选用。

（3）免疫抑制剂：近年研究确立了免疫抑制剂在克罗恩病的应用价值。硫唑嘌呤或巯嘌呤适用于对激素治疗效果不佳或对激素依赖的慢性活动性病例，加用这类药物后可逐渐减少激素用量乃至停用。剂量为硫唑嘌呤2mg/(kg·d)或巯嘌呤1.5mg/(kg·d)，该类药显效时间约需3~6个月，维持用药一般1~2年以上（或更长）。严重不良反应主要是白细胞减少等骨髓抑制表现。甲氨蝶呤静脉用药显效较硫唑嘌呤或巯嘌呤快，必要时可考虑使用。

(4)抗菌药物:某些抗菌药物如甲硝唑、喹诺酮类药物应用于本病有一定疗效。一般与其他药物联合短期应用,以增强疗效。

(5)其他:英夫利昔(抗 TNF-α 单克隆抗体)对传统治疗无效的活动期克罗恩病可能有效,重复治疗可能取得长期缓解,近年已开始用于临床,但需注意副作用及禁忌证。

3. 手术治疗　本病具有复发倾向,手术后复发率高,故手术适应证严格。主要是针对并发症,包括完全性肠梗阻(纤维狭窄引起的机械梗阻)、内科治疗失败的瘘管与脓肿形成、急性穿孔、不能控制的大量出血、癌变等。

三、强化练习题

(一)填空题

炎症性肠病一词专指病因未明的炎症性肠病,包括________和________。

(二)选择题

A1 型题

1. 溃疡性结肠炎的大便最具特征的是

A. 水样便　B. 黏液脓血便　C. 黄色稀糊样便
D. 大便变细　E. 便秘

2. 溃疡性结肠炎的临床表现下列哪项是错误的

A. 腹痛-便意-便后缓解　B. 左下腹有压痛　C. 常有腹胀
D. 易形成肠瘘　E. 可有发热

3. 有关糖皮质激素治疗溃疡性结肠炎的说法中,正确的是

A. 柳氮磺吡啶治疗无效时应用激素治疗效果亦差
B. 特别适合于重型活动性溃疡性结肠炎
C. 不可用于灌肠治疗
D. 不可与柳氮磺吡啶联合治疗
E. 可以作为试验性治疗用于溃疡性结肠炎的鉴别诊断

4. 对 Crohn 病最有诊断意义的病理改变是

A. 肠腺隐窝脓肿　B. 炎性息肉
C. 肠瘘形成　D. 肠壁非干酪性上皮样肉芽肿
E. 肠系膜淋巴结肿大

5. Crohn 病最常见的临床表现是

A. 腹痛腹泻　B. 高热　C. 肠梗阻
D. 腹部肿块　E. 肛门直肠周围病变

6. 克罗恩病的最常见并发症是

A. 中毒性休克　B. 结肠大出血　C. 肠梗阻
D. 急性肠穿孔　E. 癌变

A2 型题

7. 男性,35 岁,1 年来反复出现腹泻,粪便糊状。结肠镜检查发现病变主要位于回肠末端,表现为多发的纵形溃疡,溃疡间黏膜正常,最有可能的诊断是

A. 结肠癌　B. 溃疡性结肠炎　C. 细菌性痢疾
D. 克罗恩病　E. 肠结核

8. 男,36岁。1年来反复出现脓血便,抗生素系统治疗无效。结肠镜检查发现病变位于直肠和乙状结肠,黏膜弥漫性充血水肿,颗粒不平、质脆,血管纹理消失,最可能的诊断是

A. 结肠癌　　B. 溃疡性结肠炎　　C. 细菌性痢疾

D. 克罗恩病　　E. 肠结核

(三)病例分析

女性,24岁,间断脓血便8个月,加重1周。患者8个月前出现腹泻,每日3~4次,为少量脓血便,伴左下腹腹痛,为阵发性痉挛性绞痛。曾到附近医院化验大便有多数白细胞,口服盐酸小檗碱(黄连素)未见明显好转,间断有脓血便,伴左下腹不适。近一周,患者腹泻症状明显加重,每日达10余次,为黏液脓血便,伴里急后重,遂来诊,病后进食减少,自觉体重较前下降,小便正常,睡眠尚可。既往体健,无慢性腹泻史,无药物过敏史,无疫区接触史。体格检查:T 38℃,P 87次/分,R 20次/分,Bp 110/70mmHg,无皮疹和出血点,浅表淋巴结未触及,巩膜不黄,咽(-),心肺(-),腹平软,左下腹有压痛及反跳痛,未触及肿块,肝脾未触及,腹水征(-),下肢不肿。辅助检查:纤维结肠镜提示:乙状结肠、直肠黏膜弥漫性充血、水肿,可见溃疡3个,最大约2cm×3cm,附有黏液脓血,大便培养无特异病原体。分析该患者初步诊断,写出诊断依据,鉴别诊断,进一步检查及治疗原则。

(四)思考题

结肠克罗恩病与溃疡性结肠炎的鉴别。

四、参考答案

(一)填空题

克罗恩病;溃疡性结肠炎

(二)选择题

1. B　2. D　3. B　4. D　5. A　6. C　7. D　8. B

(三)病例分析

分析步骤:

1. 诊断及诊断依据

(1)初步诊断:溃疡性结肠炎

(2)诊断依据:①女性,24岁,间断脓血便8个月,加重1周,为黏液脓血便,伴里急后重。②体格检查:T38℃,左下腹有压痛及反跳痛。③辅助检查:纤维结肠镜提示:乙状结肠、直肠黏膜弥漫性充血、水肿,可见溃疡3个,最大约2cm×3cm,附有黏液脓血,大便培养无特异病原体。

2. 鉴别诊断

(1)菌痢

(2)肠结核

(3)感染性结肠炎

(4)Crohn病

3. 进一步检查

(1)血常规

(2)血沉和C反应蛋白

(3)血清白蛋白

(4)电解质

(5)凝血酶原时间

4. 治疗原则

(1)控制急性发作

(2)维持缓解

(3)减少复发

(4)防治并发症

（马菲菲）

第六章

功能性胃肠病

一、学习要点

掌握功能性消化不良、肠易激综合征的临床表现、诊断依据和治疗原则。

熟悉功能性消化不良、肠易激综合征的鉴别诊断。

了解功能性消化不良、肠易激综合征的病因和发病机制。

二、重要知识点

功能性消化不良

(一)病因和发病机制

尚未完全明确,可能是多种因素综合作用的结果,主要包括:

1. 胃肠道运动功能障碍是 FD 的主要发病基础。
2. 内脏高敏感性胃的感觉容量明显低于正常人。
3. 胃底对食物的容受性舒张功能下降。
4. 精神和社会因素会影响 FD 的发生。
5. 幽门螺杆菌感染尚存在争议。
6. 胃酸分泌异常与 FD 的关系亦未明确。
7. 有急性胃肠道感染史的患者 FD 的发病风险升高,早饱、呕吐及体重下降发生率更高,胃底容纳舒张功能显著降低。此外,遗传因素与 FD 有关。

(二)临床表现

1. 无特征性　起病多缓慢,病程长,反复发作,时轻时重,不少患者有饮食、精神等诱发因素。

2. 主要症状　有上腹部疼痛或烧灼感,餐后上腹饱胀和早饱感,食欲减退、嗳气、恶心或呕吐等消化不良症状,或伴有失眠、焦虑、抑郁、头痛、注意力不集中。

3. 根据临床特点,分为两个临床亚型:①上腹疼痛综合征;②餐后不适综合征。两型可重叠。

(三)辅助检查

选择实验室检查,排除糖尿病、肾脏病、结缔组织病等;B 超检查排除肝、胆、胰疾病;内镜、钡餐检查,排除胃及十二指肠溃疡、糜烂、肿瘤等器质性疾病,以及食管炎。

(四)诊断和鉴别诊断

1. 诊断标准　①有上腹痛、上腹灼热感、餐后饱胀和早饱症状之一种或多种,呈持续或反复发作的慢性过程(罗马Ⅲ标准规定病程超过 6 个月,近 3 个月症状持续);②上述症状排便后不能缓解（排除症状由肠易激综合征所致）；③排除可解释症状的器质性疾病。

2. 诊断程序　FD 为排除性诊断，对有报警征象者应进行彻底检查，以明确病因。对没有“报警征象”的患者，经基本检查后可以先经验性治疗 2～4 周观察疗效，对诊断可疑或治疗无效者再安排进一步的检查，如上腹部 B 超、胃镜或 X 线钡餐造影、血液生化和消化系统肿瘤标志物等。

3. 鉴别诊断需要与器质性疾病引起的消化不良，特别是胃癌、食管癌、肝癌等恶性疾病相鉴别。

（五）治疗

主要是对症治疗，以缓解症状、提高患者的生活质量为主要目的。遵循综合治疗和个体化治疗原则。

1. 一般治疗　帮助患者认识病情，改善生活方式，去除与症状有关的发病因素。

2. 药物治疗包括　①抑制胃酸药，如 H_2受体拮抗剂或质子泵抑制剂；②促动力剂，如多潘立酮、莫沙必利；③助消化药，包括复方消化酶和益生菌制剂；④抗抑郁药，三环类抗抑郁药和选择性 5-羟色胺再摄取抑制剂。

3. 精神心理治疗　行为治疗、认知治疗及心理干预。

4. 治疗策略　在一般治疗的基础上，对餐后不适综合征，选胃肠促动力剂或合用抑酸剂；对上腹疼痛综合征，选抑酸剂或合用促动力剂；对于明显心理学异常、腹腔感觉过敏者，选择小剂量三环抗抑郁药。进行 2～4 周经验性治疗，如治疗无效，重新评估，调整治疗方案。

肠易激综合征

（一）病因和发病机制

尚未完全明确，可能与以下因素有关：

1. 胃肠道动力异常　肠道动力亢进或动力不足。

2. 内脏敏感性增高　是引起 IBS 患者腹痛和腹部不适的主要原因。

3. 中枢神经系统感知异常　IBS 患者与正常人之间存在大脑感知差异。

4. 脑-肠轴调节异常　肠神经系统（ENS）含有许多神经递质，对肠功能起着调控作用。

5. 肠道感染与炎症反应　肠道感染引起黏膜炎症反应、通透性增加及免疫功能激活与 IBS 发病有一定关系。

6. 胃肠道肽类激素　可能与 IBS 症状有关。

7. 精神心理异常　影响 IBS 患者症状和治疗。

（二）临床表现

1. 症状　反复发作或慢性迁延，病程可达数年至数十年，但全身状况不受影响。

2. 最主要表现是腹痛或腹部不适、排便习惯和粪便性状改变。

3. 部分患者伴有失眠、焦虑、抑郁、头昏、头痛等精神神经症状。

4. 分型　根据排便特点和粪便的性状可分为腹泻型、便秘型、混合型和未定型。

（三）诊断和鉴别诊断

1. 诊断　病程 6 个月以上且近 3 个月来持续存在腹部不适或腹痛，并伴有下列特点中至少 2 项：①症状在排便后改善；②症状发生伴随排便次数改变；③症状发生伴随粪便性状改变。如果有以下症状，更支持 IBS 的诊断：①排便频率异常（每天排便 >3 次或每周 <3 次）；②粪便性状异常（块状硬便或稀水样便）；③粪便排出过程异常（费力、急迫感、排便不

尽感)；④黏液便；⑤腹胀。缺乏可解释症状的形态学改变和生化异常。

2. 鉴别诊断　主要与大肠癌、肠道感染性疾病、内分泌疾病(如甲状腺功能亢进症、糖尿病等)、功能性便秘或功能性腹泻鉴别。

(四)治疗

强调综合治疗和个体化治疗的原则。

1. 一般治疗　建立良好的医患关系，对患者进行健康宣教、安慰。避免加剧 IBS 的食物和不良饮食的习惯。

2. 药物治疗

(1)解痉药：匹维溴铵、奥替溴铵、曲美布汀等。

(2)止泻药：蒙脱石、药用炭、洛哌丁胺或用地芬诺酯。

(3)导泻药：车前子制剂或甲基纤维素，聚乙二醇、山梨醇或乳果糖等缓泻药。

(4)肠道动力调节药：5-羟色胺受体 4($5\text{-}HT_4$)激动剂：莫沙比利。

(5)益生菌：如双歧杆菌、乳酸杆菌、酪酸菌等制剂。

(6)抗抑郁药：三环类抗抑郁药和选择性 5-羟色胺再摄取抑制剂。

3. 心理和行为治疗　心理治疗、认知疗法、催眠疗法和生物反馈疗法等。

三、强化练习题

(一)填空题

1. 根据临床特点，罗马Ⅲ将 FD 分为两个临床亚型：________和________。

2. FD 的诊断标准必须包括以下症状的 1 项或多项：________、________、________和________。

3. IBS 最主要的表现是________、________和________改变。

4. 根据临床症状特征将 IBS 分为________型、________型、________型和________型。

(二)选择题

A1 型题

1. 临床最常见的功能性胃肠病是

A. 胃食管反流病　B. 功能性便秘　C. 功能性腹泻
D. 肠易激综合征　E. 功能性消化不良

2. 根据罗马Ⅲ标准，诊断功能性消化不良病程超过半年，最近多长时间症状持续

A. 1 个月　B. 2 个月　C. 3 个月
D. 4 个月　E. 5 个月

3. 功能性消化不良患者不会出现哪种情况

A. 反酸、嗳气　B. 食欲减退　C. 明显消瘦　D. 上腹不适　E. 失眠

4. 对于没有报警征象的功能性消化不良患者，一般先进行经验性治疗的时间为

A. 1~2 周　B. 2~3 周　C. 2~4 周
D. 3~4 周　E. 4~6 周

5. 肠易激综合征患者不会出现下列哪种情况

A. 成形软便　B. 水样便　C. 稀糊状便　D. 黏液便　E. 脓血便

6. 诊断肠易激综合征最关键的是

A. 除外器质性疾病　B. 具有腹痛症状　C. 腹痛与排便有关

D. 大便次数增加　　E. 粪便化验检查正常

7. 肠易激综合征的远期预后是

A. 远期的结肠癌发生率高于普通人群

B. 远期的结肠癌症发生率与普通人群相似

C. 反复发作容易引起肠道功能紊乱、消化吸收不良

D. 反复腹泻容易引起低钾、低钠血症

E. 反复便秘容易引起肠道动力低下、内毒素血症

8. 肠易激综合征病理生理学基础是

A. 精神心理障碍　　B. 应激的超常反应　　C. 上胃肠道动力障碍

D. 幽门螺杆菌感染　　E. 胃肠动力学异常和内脏感觉异常

9. 肠易激综合征的症状特点是

A. 腹痛腹胀等症状与排便无关　　B. 病史较长者会出现营养不良

C. 精神紧张可使症状加重　　D. 常有便失禁

E. 夜间入睡后仍会出现腹泻

10. 肠易激综合征患者典型的腹痛特点是

A. 具有季节性发作的特点　　B. 没有规律　　C. 便前疼痛,便后缓解

D. 饭前疼痛,饭后缓解　　E. 夜间疼痛

A2 型题

11. 女性,45 岁,反复发作腹泻 10 年,多于工作紧张时发生,伴便前腹痛,便后缓解,体重无变化,精神紧张时上述症状加重,大便每日 3 ~ 5 次,有黏液,大便常规正常,下列说法正确的是

A. 口服左氧氟沙星　　B. 口服地芬诺酯　　C. 口服 SASP

D. 口服泼尼松　　E. 口服匹维溴铵

12. 男,42 岁,反复出现腹胀痛 11 年,每年春季或者精神紧张时易发作,夏天可缓解,无黑便和消瘦。体检:中上腹轻压痛。胃镜检查正常。诊断是:

A. 慢性浅表性胃炎　　B. 慢性萎缩性胃炎　　C. 反复性食管炎

D. 功能性消化不良　　E. 十二指肠溃疡

A3 型题

(13 ~ 14 题共用题干)

男性,45 岁,间断腹痛、腹泻 3 年,排便 4 ~ 5 次/天,便不成形,无脓血、黏液,服用盐酸小檗碱、诺氟沙星等后腹泻可稍缓解,近半月症状加重,大便 7 ~ 8 次/天,查便常规正常。

13. 诊断应首先考虑

A. 肠易激综合征　　B. 肠道菌群失调　　C. 细菌性痢疾

D. 溃疡性结肠炎　　E. 结肠癌

14. 下列治疗方法中正确的是

A. 禁食,静脉输液　　B. 对症止泻

C. 长期口服抗生素维持治疗　　D. 服用糖皮质激素

E. 手术探查

(三)病例分析

女,29 岁,间断腹痛、腹泻 2 年余。2 年前因进食不洁饮食后,出现发热、恶心、呕吐、腹

痛及腹泻，为稀水样便，含脓血，予抗感染治疗后好转。以后每因进食生冷等刺激性饮食或情绪不好即出现腹痛腹泻。腹泻时大便每天2～4次，为稀糊状便，无脓血、无泡沫也无恶臭。便前有轻度下腹部疼痛，便后缓解，无明显排便不净感。自服诺氟沙星治疗症状无明显好转。自发病以来，食欲尚可，夜间睡眠较差，体重无明显改变。生命征正常，发育正常，营养中等。心肺无异常。腹软，左下腹有轻压痛，未触及包块，肝脾肋下未触及，腹水征（－），肠鸣音稍活跃。Hb100g/L，大便常规正常，大便培养正常；乳糖耐量试验（－）；血沉、C反应蛋白均未见异常。结肠镜检查：大致正常肠黏膜征象。请分析该患者初步诊断，鉴别诊断，进一步检查，治疗原则。

（四）思考题

1. 功能性消化不良的诊断依据是什么？

2. 简述肠易激综合征的治疗措施。

四、参考答案

（一）填空题

1. 上腹痛综合征；餐后不适综合征

2. 餐后饱胀不适；早饱感；上腹痛；上腹烧灼感

3. 腹痛或腹部不适；排便习惯；粪便性状

4. 腹泻型；便秘型；混合型；不定型

（二）选择题

1. E

2. C，罗马Ⅲ标准建议FD诊断前症状出现至少6个月，近3个月来症状持续。

3. C，明显消瘦是"报警症状"之一，提示可能存在器质性疾病，功能性消化不良一般无此表现。

4. C

5. E，IBS以黏液便为主，无脓血，出现脓血便就需要进一步排除感染性疾病或其他器质性疾病。

6. A，IBS诊断为排除性诊断。

7. B，IBS预后良好，虽然症状反复发作，但对全身状况没有明显影响。结肠癌症发生率与普通人群相似。

8. E

9. C，肠易激综合征是一种以腹痛或腹部不适伴排便习惯改变为特征的功能性肠病，所以精神紧张可使症状加重。

10. C

11. E，本病考虑为IBS，选用解痉剂匹维溴铵能有效缓解与IBS有关的腹痛、腹泻、腹胀症状。

12. D，患者腹痛反复发作，病程长达10多年，全身状况不受影响，有精神因素诱发，胃镜检查正常，诊断考虑为功能性消化不良。

13. A

14. B

(三)病例分析

分析步骤:

1. 诊断及诊断依据

(1)初步诊断:肠易激综合征。

(2)诊断依据:①青年女性;②间断腹痛腹泻2年余,为稀糊状便,便中无脓血、无泡沫也无恶臭,便前有轻度下腹部疼痛,便后缓解,抗生素治疗效果不明显;③食欲可,夜间睡眠较差,体重无明显改变;④辅助检查:均未见异常。

2. 鉴别诊断

(1)慢性细菌性痢疾

(2)炎症性肠病

(3)结肠肿瘤

(4)甲状腺功能亢进症

3. 进一步检查　对治疗无效者再安排进一步的检查,如肝肾功能、血糖、血脂、消化系统肿瘤标志物、甲状腺功能、胸部X线、腹部B超(肝、胆、脾、胰)、腹部CT检查等,以及进行心理评估了解患者有无精神心理障碍。

4. 治疗原则

(1)一般治疗:适当调整饮食,注意饮食规律。进行心理疏导,避免过度劳累及精神紧张。

(2)药物治疗:主要是根据症状来选择药物。必要时给适量镇静剂或抗抑郁药。①解除平滑肌痉挛,匹维溴铵50mg,每日3次,餐前口服;②胃肠动力抑制剂,洛哌丁胺2mg,每日3次,口服;③肠道微生态调节剂,双歧杆菌700mg,每日2次,口服;或酪酸菌2粒,每日3次,口服;④复方谷氨酰胺0.4~0.6g,每日3次,口服,给肠道黏膜细胞提供营养物质,预防肠道黏膜萎缩,提高肠道免疫力。

(田字彬)

第七章

肠结核与结核性腹膜炎

一、学习目标

掌握肠结核和结核性腹膜炎的临床表现，诊断与治疗。

熟悉肠结核和结核性腹膜炎的发病机制、病理特点及鉴别诊断。

了解肠结核和结核性腹膜炎的并发症及处理。

二、重要知识点

第一节 肠 结 核

（一）病因和发病机制

肠结核主要由人型结核分枝杆菌引起。少数地区也有因饮用未经消毒的带菌牛奶或乳制品而发生牛型结核分枝杆菌肠结核。

肠结核也可因血道播散引起，见于粟粒性结核；或因腹腔内结核病灶如女性生殖器结核直接蔓延引起。

（二）病理改变

肠结核主要位于回盲部，其他发病部位依次为升结肠、空肠、横结肠、降结肠、阑尾、十二指肠和乙状结肠等处，少数见于直肠。偶见食管结核、胃结核。分为：溃疡型、增生型、混合型。

（三）临床表现

1. 症状　①腹痛；②腹泻与便秘；③腹部肿块；④全身症状及肠外结核表现。

2. 并发症　见于晚期患者，以肠梗阻多见，慢性穿孔可有瘘管形成，肠出血较少见，偶有急性肠穿孔。可因合并结核性腹膜炎而出现相关并发症。

（四）实验室和其他检查

1. 实验室检查　溃疡型肠结核可有中度贫血，无并发症时白细胞一般正常。血沉多明显增快，可作为评价结核病活动程度的指标之一。溃疡型肠结核的粪便多为糊样，一般无肉眼黏液和脓血，但镜下可见少量脓细胞与红细胞。结核菌素试验呈强阳性有助于本病诊断。

2. X线检查　X线胃肠钡餐对肠结核的诊断具有重要价值。并发肠梗阻时，钡餐检查要慎重，以免加重肠梗阻。

3. 结肠镜检查　病变主要在回盲部，内镜下见病变肠黏膜充血、水肿，溃疡形成（常呈环形、边缘呈鼠咬状），大小及形态各异的炎性息肉，肠腔变窄等。活检找到干酪样坏死性肉芽肿或结核分枝杆菌具确诊意义。

（五）诊断

如有以下情况应考虑本病：中青年患者有肠外结核，主要是肺结核；临床表现有腹泻、腹痛、右下腹压痛，也可有腹块、原因不明的肠梗阻，伴有发热、盗汗等结核毒血症状；X线钡餐检查发现回盲部有跳跃征、溃疡、肠管变形和肠腔狭窄等征象；结肠镜检查发现主要位于回盲部的肠黏膜炎症、溃疡、炎症息肉或肠腔狭窄（活检如见干酪样坏死性肉芽肿或结核分枝杆菌具确诊意义）；PPD（结核菌素）试验强阳性。对高度怀疑肠结核的病例，如抗结核治疗（2～6周）有效，可作出肠结核的临床诊断。对诊断有困难病例，主要是增生型肠结核，有时需经剖腹探查才能确诊。

（六）治疗

1. 休息与营养　是治疗的基础。

2. 抗结核化学药物治疗　是本病治疗的关键。

3. 对症治疗　腹痛可用抗胆碱能药物。对不完全性肠梗阻患者，需进行胃肠减压。摄入不足或腹泻严重者应注意纠正水、电解质与酸碱平衡紊乱。

4. 手术治疗　适应证包括：①急性肠穿孔，或慢性肠穿孔瘘管形成经内科治疗而未能闭合者；②完全性肠梗阻；③肠道大量出血经积极抢救不能有效止血者；④诊断困难需剖腹探查者。

第二节　结核性腹膜炎

（一）病因和发病机制

本病由结核分枝杆菌感染腹膜引起，多继发于肺结核或体内其他部位结核病。结核分枝杆菌感染腹膜的途径以腹腔内的结核病灶直接蔓延为主，肠系膜淋巴结结核、输卵管结核、肠结核等为常见的原发病灶。少数病例由血道播散引起，常可发现活动性肺结核（原发感染或粟粒性肺结核）。

（二）病理

可分为渗出、粘连和干酪三型。

（三）临床表现

1. 症状　①全身中毒症状：主要是发热、盗汗、乏力、食欲减退等结核毒血症，以低热或中等热为多；②消化系统症状：腹痛、腹泻与便秘、腹胀。

2. 体征　腹部压痛、反跳痛，腹部肿块，腹水。

（四）诊断

有以下情况应考虑本病：①中青年患者，有结核病史，伴有其他器官结核病证据；②长期发热原因不明，伴有腹痛、腹胀、腹水、腹壁柔韧感或腹部包块；③腹水为渗出液性质，以淋巴细胞为主，普通细菌培养阴性；④X线胃肠钡餐检查发现肠粘连等征象；⑤PPD试验呈强阳性。

典型病例可作出临床诊断，予抗结核治疗（2周以上）有效可确诊。不典型病例，主要是有游离腹水病例，行腹腔镜检查并作活检，符合结核改变可确诊。有广泛腹膜粘连者腹腔镜检查属禁忌，需结合B超、CT等检查排除腹腔肿瘤，有手术指征者剖腹探查。

三、强化练习题

（一）填空题

肠结核主要位于________，其他发病部位依次为升结肠、空肠、横结肠、降结肠、阑尾、十二指肠和乙状结肠等处，少数见于直肠。

（二）选择题

A1 型题

1. 肠结核最常见的发病部位是

A. 直肠　　B. 乙状结肠　　C. 回盲部　　D. 回肠末段　　E. 升结肠

2. 最有助于诊断肠结核的病理改变是

A. 黏膜弥漫性炎症　　B. 节段性炎症　　C. 匍行沟槽样溃疡

D. 干酪性肉芽肿　　E. 非干酪性肉芽肿

A2 型题

3. 女性，20 岁，因低热、腹痛诊断为结核性腹膜炎。近日来呕吐、腹胀，未解大便。查体：肠鸣音亢进。最可能的并发症是

A. 肠梗阻　　B. 肠穿孔　　C. 中毒性肠麻痹

D. 肠出血　　E. 腹腔脓肿

4. 女，3 岁，低热、乏力、盗汗伴腹泻、腹痛 2 个月。体格检查：右下腹有压痛和反跳痛，X 线钡餐检查发现回盲部有跳跃征，最有可能的诊断是

A. 肠结核　　B. 阿米巴肠炎　　C. 结肠癌

D. 克罗恩病　　E. 血吸虫病

（三）病例分析题

男性，28 岁。主诉：腹泻、腹痛 3 年，加重伴发热 3 月。患者 3 年前无明显诱因出现腹泻，大便呈黄色糊样，每日 4～6 次，间有便秘，呈羊粪状，伴有轻微下腹痛，便后可缓解，在当地医院行结肠镜检查提示“克罗恩病”，住院两周，口服柳氮磺胺吡啶及激素治疗，大便恢复正常。出院一月后再次出现腹泻，大便性状同前，每日 10 余次，腹痛加重，伴有低热，体温波动于“38.5℃”左右，伴盗汗，继续服用上述药物治疗两月无效，为进一步诊治再次住院。8 年前曾有“肺结核”史，经抗结核治疗（具体用药及疗程不详）后“痊愈”，无肝炎和糖尿病等疾病史，无腹部手术史，亦无特殊烟酒嗜好。查体：营养较差，低热；腹部可触及包块；肠鸣音活跃。实验室检查：血沉：30mm/h。全消化道钡餐：上消化道未见异常；回肠末段狭窄、梗阻，回肠扩张滞留，盲肠缩小、狭窄，黏膜紊乱，升、横结肠扩张，结肠袋消失，7 小时后有大量钡剂滞留，近脾曲处明显狭窄、梗阻，黏膜破坏。分析该患者初步诊断，写出诊断依据，鉴别诊断，进一步检查及治疗原则。

（四）思考题

克罗恩病与肠结核的鉴别。

四、参考答案

（一）填空题

回盲部

（二）选择题

1. C　　2. D　　3. A　　4. A

（三）病例分析

分析步骤：

1. 诊断及诊断依据

(1)初步诊断:肠结核

(2)诊断依据:①青壮年,有肠外结核(肺结核)病史。②腹泻呈黄色糊样便,与便秘交替。③伴有腹痛,且于便后缓解,再次发病后腹痛加重。④伴发热、盗汗等全身毒性症状。⑤查体特点:营养较差,低热;腹部可触及包块;肠鸣音活跃。⑥全消化道钡餐示结肠及回肠末段改变,多考虑为结核。

2. 鉴别诊断

(1)克罗恩病

(2)小肠恶性淋巴瘤

(3)阿米巴病或血吸虫病性肉芽肿

(4)右侧结肠癌

3. 进一步检查

(1)实验室检查:血常规、结核菌素试验。

(2)结肠镜检查

4. 治疗原则

(1)目的是消除症状、改善全身情况、促使病灶愈合及防治并发症。

(2)强调早期治疗:休息与营养、抗结核治疗-早期、联合、适量、规律和全程原则、对症等。

(马菲菲)

第八章

肝 硬 化

一、学习要点

掌握肝硬化的病因、临床表现、诊断要点及治疗原则。

熟悉肝硬化的发病机制、并发症。

了解肝硬化与相关疾病的鉴别诊断。

二、重要知识点

(一)主要病因及病理

欧美国家以酒精中毒为主,我国主要以乙型、丙型或丁型病毒性肝炎后肝硬化常见。其他病因有:①胆汁淤积;②药物或毒物;③血液循环障碍;④遗传代谢性疾病;⑤血吸虫病;⑥营养不良;⑦免疫性疾病;⑧非酒精性脂肪性肝炎等。病理分型:①小结节性;②大结节性;③大小结节混合性。

(二)临床表现

1. 代偿期　症状轻,可有劳累后乏力、食欲减退、腹胀等不适,肝、脾轻度肿大,肝功能检查一般正常或仅有轻度异常。

2. 失代偿期

(1)肝功能减退的临床表现:①全身症状:食欲减退、乏力、消瘦,患者呈肝病面容,面色灰暗、黝黑,皮肤粗糙;②消化道症状:上腹饱胀不适、恶心、腹泻等,可有黄疸;③出血及贫血;④内分泌系统失调:男性患者性功能减退、男性乳房发育、毛发脱落;女性闭经及不孕;蜘蛛痣及肝掌等。糖尿病发病率增加。

(2)门静脉高压症的临床表现:①侧支循环的建立与开放;②腹水形成;③脾大和脾功能亢进。

(三)并发症

主要并发症有:①上消化道出血;②胆石症;③感染;④肝性脑病;⑤电解质紊乱;⑥原发性肝癌;⑦门静脉血栓形成;⑧肝肾综合征;⑨肝肺综合征。

(四)诊断

主要依据是:①有病毒性肝炎、长期大量饮酒及其他肝硬化的病因;②有肝功能减退和门脉高压的临床表现;③肝功能检查多项指标异常;④B 超或 CT 检查符合肝硬化;⑤钡餐或胃镜检查发现食管胃底静脉曲张;⑥肝活组织检查有假小叶形成。

(五)治疗

1. 一般治疗　①注意休息;②食用高热量、高蛋白质及维生素丰富且易消化的食物;

③禁酒、忌用对肝有损害的药物。

2. 对症及支持治疗　①补充营养,纠正水、电解质及酸碱平衡,输注血制品;②保护肝细胞和促进肝细胞再生的药物。

3. 抗肝纤维化治疗。

4. 腹水的治疗　①控制水和钠盐的摄入;②利尿剂的应用;③提高血浆胶体渗透压;④排放腹水、输注白蛋白;⑤自身腹水浓缩回输;⑥经颈静脉肝内门体分流术。

5. 肝移植　是治疗晚期肝硬化唯一有效的措施。

6. 门脉高压症的手术治疗。

7. 并发症的治疗。

三、强化训练题

(一)判断题

1. 肝硬化的早期临床表现常较明显
2. 酒精中毒是我国肝硬化的主要病因
3. 肝硬化起病急、病程发展快
4. 肝硬化按临床表现分为肝功能代偿期和失代偿期,但两期界限不明显
5. 肝硬化出现蜘蛛痣和肝掌与雌激素灭活减少有关
6. 难治性腹水可采用排放腹水、输注白蛋白治疗

(二)填空题

1. 我国以________为肝硬化的常见原因,在欧美国家以________肝硬化最常见。
2. 肝硬化的并发症包括________、________、________、________、________、________、________、________和________。
3. 门脉高压症的三大特征表现为________、________和________。
4. 肝肾综合征的临床特征为________、________、________和________。
5. 肝硬化难治性腹水的治疗原则为________、________、________。
6. 肝硬化腹水形成的主要原因是________、________、________。
7. 肝硬化失代偿期的主要临床表现有________和________。

(三)选择题

A1 型题

1. 肝硬化引起的内分泌紊乱下列哪项是错误的
   A. 雌激素增多　　B. 雄激素增多　　C. 醛固酮增多
   D. 抗利尿激素增多　　E. 肾上腺皮质激素减少
2. 下列哪一种不是肝肾综合征的诱因
   A. 腹泻　　B. 严重呕吐　　C. 多巴胺
   D. 大量利尿剂　　E. 非甾体类抗炎药
3. 肝硬化腹水(无水肿者)利尿治疗时每天体重下降不宜超过
   A. 0.5kg　　B. 1.0kg　　C. 1.5kg　　D. 2.0kg　　E. 2.5kg
4. 在我国门脉性肝硬化最常见的病因为
   A. 酒精中毒　　B. 充血性心力衰竭　　C. 药物性肝损害
   D. 病毒性肝炎　　E. 血吸虫病

5. 肝硬化的诊断下列哪一项最可靠

A. 脾大　　B. 肝掌及蜘蛛痣

C. 白蛋白/球蛋白倒置　　D. 肝穿刺活检有假小叶形成

E. 胃底食管静脉曲张

6. 关于肝硬化难治性腹水,以下各项中相对较好的治疗方法为

A. 大量利尿剂的应用　　B. 加强退黄治疗

C. 加强保肝治疗　　D. 多次单纯放腹水,每次 4000ml 以上

E. 自身腹水经超滤浓缩后回输体内

7. 腹水是肝硬化失代偿期最突出的临床表现,其产生机制下列哪项不正确

A. 门静脉高压　　B. 低蛋白血症

C. 肝淋巴液生成过多　　D. 有效循环血容量不足

E. 继发性醛固酮减少致肾钠重吸收增加

A2 型题

8. 男性患者,肝硬化腹水,近日来发热,腹痛,腹胀,腹水量明显增加,应尽快做哪一项检查以指导合理治疗

A. 血培养　B. 腹水常规　C. 血常规　D. 腹部 B 超　E. 腹部 CT

9. 男性,35 岁,肝硬化患者初次发现少量腹水,宜选择哪一种利尿剂

A. 氢氯噻嗪　B. 甘露醇　C. 呋塞米　D. 螺内酯　E. 依他尼酸

10. 男性,42 岁,肝硬化腹水患者,近 3 天发热,体温在 38.5℃左右,腹痛伴腹胀明显就诊。腹水检查外观淡黄,比重 1.017,蛋白 25g/L,细胞总数 0.6×10^9/L,白细胞 0.4×10^9/L,中性粒细胞 80%,最可能的并发症是

A. 结核性腹膜炎　　B. 门静脉血栓形成　　C. 自发性腹膜炎

D. 肝肾综合征　　E. 原发性肝癌

A3 型题

(11～13 题共用题干)

男性患者,45 岁,肝硬化病史 3 年,出现腹水 1 个月,2 天前感腹痛、腹胀,腹水增多,查体:体温 39.1℃,腹部压痛及反跳痛,腹水征阳性。

11. 最可能的诊断是

A. 胃穿孔　　B. 结核性腹膜炎　　C. 自发性腹膜炎

D. 门静脉血栓形成　　E. 缩窄性心包炎

12. 为明确诊断应该首选检查是

A. 血常规　　B. 腹水检查　　C. 腹部 B 超检查

D. 肝功能检查　　E. 门静脉造影

13. 患者住院后发热、腹胀加剧。腹水检查结果,李凡他试验(+),白细胞数 500×10^6/L,中性粒细胞 60%,比重 1.018,该患者在治疗上除保肝外应首选

A. 广谱抗生素　　B. 利尿剂　　C. 放腹水

D. 解热镇痛　　E. 促进胃排空药

B1 型题

(14～15 题共用备选答案)

A. 食管静脉曲张破裂出血　　B. 急性胃黏膜病变出血

C. 食管贲门黏膜撕裂症　　　　　　　　　D. 应激性溃疡出血

E. 消化性溃疡出血

14. 男性，60岁。搬重物后呕吐鲜血800ml，混有暗红色血块。既往有血吸虫病史。体检：血压13/6.5kPa(90/50mmHg)，心率110次/分，律齐，肝脾均为肋下3cm。

15. 女性，28岁。黑便3天，1天前呕血。既往有反酸，嗳气及上腹疼痛史，无肝病史。

（四）病例分析

男性，40岁，因反复乏力、食欲缺乏5年，间断腹胀2年，加重并黑便1周入院。既往无肝炎病史。体检：体温38.2℃，脉搏95次/分，血压116/78mmHg，面色黝黑，巩膜轻度黄染，颈胸部可见蜘蛛痣，腹部隆起，腹壁静脉显露，肝肋下未扪及，脾肋下3cm，移动性浊音阳性，全腹轻度压痛。实验室检查：肝功能TB 48μmol/L，DB 27μmol/L，A/G 25/36g/L，ALT 45U/L，AST 62U/L，GGT 212U/L，ALP 238U/L；血常规 Hb 110g/L，WBC 10.5×10^9/L，N 84%，L 16%，PLT 52×10^9/L；HBsAg(+)，HBeAg(+)，anti-HBc(+)；大便隐血(++++)；AFP阴性。分析该患者初步诊断，诊断依据，进一步检查，治疗原则。

（五）思考题

1. 肝硬化的发生与哪些因素有关？

2. 简述肝硬化失代偿期的临床表现。

3. 简述肝硬化腹水发生的机制及主要治疗措施。

四、参考答案

（一）判断题

1. ×　2. ×　3. ×　4. √　5. √　6. √

（二）填空题

1. 病毒性肝炎；酒精中毒

2. 上消化道出血；胆石症；感染；肝性脑病；电解质紊乱；原发性肝癌；门静脉血栓形成；肝肾综合征；肝肺综合征

3. 脾大和脾功能亢进；腹水形成；侧支循环的建立与开放

4. 自发性少尿或无尿；稀释性低钠血症；氮质血症；血肌酐升高

5. 排放腹水和输注白蛋白；自身腹水浓缩回输；经颈静脉肝内门体分流术

6. 门静脉压力升高；血浆胶体渗透压下降；有效血容量不足

7. 肝功能减退的临床表现；门静脉高压症的临床表现

（三）选择题

1. B，肝功能减退时对雌激素、醛固酮及抗利尿激素的灭活减少，增多的激素通过负反馈机制，使雄激素、肾上腺糖皮质激素减少。

2. C，肝肾综合征的发生与腹泻、严重呕吐、大量利尿剂使用以及使用非甾体类抗炎药等多。

3. A，无水肿者每天体重减轻0.3～0.5kg为宜，过度的利尿会导致电解质紊乱、诱发肝性脑病和肝肾综合征。

4. D，病毒性肝炎是我国肝硬化最常见的原因。

5. D，肝穿刺取肝活组织做病理检查，对肝硬化的诊断有确诊价值。

6. E，难治性腹水的患者对利尿剂反应差，需予以排放腹水同时输注白蛋白、自身腹水浓缩回输以及经颈静脉肝内门体分流术治疗。

7. E,肝硬化腹水形成的机制包括门静脉压力升高、肝脏淋巴液生成增加、血浆胶体渗透压下降、有效血容量不足以及继发性醛固酮增多、抗利尿激素增多等促使水、钠重吸收增加而形成腹水。

8. B,腹水常规检查是明确有无合并感染的简单可靠的检查方法。

9. D,该患者首次发现腹水,且为少量腹水,按照肝硬化腹水产生的机制以醛固酮拮抗剂螺内酯为首选的药物。

10. C,患者腹痛、腹胀、发热。腹水常规检查示蛋白含量及细胞数增高,均提示自发性腹膜炎。

11. C,肝硬化患者出现腹痛、腹胀、腹水增多,体温增高,腹部压痛及反跳痛,最常见的诊断考虑自发性腹膜炎。

12. B,腹水检查是判断是否合并自发性腹膜炎的直接检查方法。而血常规、腹部B超检查、肝功能检查均不能确定自发性腹膜炎的诊断。

13. A,腹水检查结果支持自发性腹膜炎的诊断。应用广谱抗生素是治疗自发性腹膜炎最有效的措施。

14. A,60岁男性,既往有血吸虫病史,出现呕吐鲜血800ml,肝脾大,最可能的诊断应考虑肝硬化合并食管静脉曲张破裂出血。

15. E,28岁女性,既往有反酸、嗳气及上腹疼痛史,无肝病史。黑便及呕血,最可能的诊断应考虑消化性溃疡出血。

(四)病例分析

1. 诊断及诊断依据

(1)初步诊断:乙型肝炎肝硬化,肝功能失代偿期,自发性腹膜炎,食管静脉曲张破裂出血。

(2)诊断依据:①HBV标志物阳性;②乏力、食欲缺乏、腹胀,黄染,蜘蛛痣等肝功能减退的临床表现;③腹水、腹壁静脉曲张、脾大等门静脉高压的临床表现;④TB 48μmol/L,DB 27μmol/L,A/G 25/36g/L,ALT 45U/L,AST 62U/L,GGT 212U/L等肝功能不全的实验室检查结果;⑤发热、移动性浊音阳性、全腹轻度压痛;⑥血白细胞及中性粒细胞增高等感染表现;⑦黑便1周;⑧贫血;⑨大便隐血强阳性。

2. 鉴别诊断

(1)原发性肝癌:常发生在肝硬化基础上,本例患者无明显右上腹疼痛,无肝脏肿大,AFP阴性不支持诊断,但需进一步检查鉴别。

(2)结核性腹膜炎:无结核病史,无结核中毒症状,无腹痛、腹泻等症状;无腹壁柔韧感或腹部肿块等体征。但仍需做腹水检查鉴别。

3. 进一步检查

(1)B超和(或)CT检查。

(2)腹水检查。

(3)钡餐或胃镜检查。

4. 治疗原则

(1)加强保肝、对症及支持治疗。

(2)输注血浆或白蛋白、鲜血或浓缩红细胞。

(3)有效抗生素治疗。

(4)合理应用利尿剂。

(5)内镜下食管静脉曲张套扎术或注射硬化剂。

(6)服用普萘洛尔治疗。

（田字彬）

第九章

肝 性 脑 病

一、学习要点

掌握肝性脑病的临床表现、分期、诊断和鉴别诊断。

熟悉肝性脑病的防治方法。

了解肝性脑病的病因、诱因及发病机制。

二、重要知识点

（一）病因

1. 常见病因 ①各型肝硬化；②重症肝炎；③严重胆系疾病；④妊娠期急性脂肪肝等。

2. 常见诱因 ①上消化道出血；②水电解质平衡紊乱；③氨摄入过多；④感染；⑤外科大手术、便秘、尿毒症等。

（二）发病机制

有关学说包括：①氨中毒学说；②假性神经递质学说；③γ-氨基丁酸/苯二氮䓬学说；④氨基酸失衡学说；⑤硫醇类、短链脂肪酸、锰离子、毒物的协同作用等。

（三）临床表现

分为五期：

0 期（潜伏期）：无明显症状和体征，仅能用精细的智力试验和（或）电生理检测才能发现异常。

1 期（前驱期）：有轻度性格改变和行为异常，可出现扑翼样震颤，脑电图检查大多正常。

2 期（昏迷前期）：意识模糊、精神错乱、行为及睡眠失常，定向力和理解力减退，有肌张力增高，扑翼样震颤阳性，脑电图有特征性的改变。

3 期（昏睡期）：昏睡、意识错乱，有严重的幻觉和精神错乱。扑翼样震颤阳性，肌张力高，腱反射亢进。脑电图有明显的异常波。

4 期（昏迷期）：神志完全丧失、呈浅昏迷或深昏迷，肌张力降低、瞳孔散大，无法引出扑翼样震颤，脑电图有明显异常。

（四）诊断

诊断依据为：①有严重肝病和（或）伴有广泛门-体侧支循环建立；②存在肝性脑病的诱因；③出现精神紊乱、意识障碍、昏睡或昏迷；④引出扑翼样震颤、神经系统异常体征；⑤明显肝功能损害、血氨增高、脑电图异常改变。心理智能测验、诱发电位和头颅 CT 或 MRI 检查可筛查出轻微肝性脑病。

（五）治疗

1. 消除诱因。

2. 减少肠内有毒物质的生成和吸收 ①限制蛋白质的摄入；②灌肠或导泻清除肠道内积食及积血；③口服抗生素抑制肠道内细菌生长；④口服不吸收双糖减少氨的产生和吸收等。

3. 促进毒性物质的代谢清除，纠正氨基酸代谢紊乱。

4. 调节神经递质 ①γ-氨基丁酸/苯二氮䓬（GABA/BZ）受体拮抗剂氟马西尼（flumazenil）；②左旋多巴（L-dopa）。

5. 人工肝支持疗法 应用分子吸附剂再循环系统清除肝性脑病患者血液中部分有毒物质，可暂时缓解肝性脑病症状，适用于急性肝衰竭的患者。

6. 肝移植 原位肝移植是治疗各种终末期肝病的有效措施，可使存活率提高到60%～80%。

7. 对症治疗。

三、强化训练题

（一）判断题

1. 大部分肝性脑病是在各型重症肝炎基础上发生的

2. 肠道内产氨是内源性产氨

3. 80%的氨在肾脏合成尿素而被清除

4. 兴奋性神经递质有多巴胺和γ-氨基丁酸

5. 芳香族氨基酸主要被肌肉摄取和分解代谢

6. 人工肝支持疗法可用于某些肝性脑病的治疗

（二）填空题

1. 肝性脑病的发病机制仍未完全明了，但一般认为产生肝性脑病的病理生理基础是________和________。

2. 肝性脑病发病机制的主要学说包括________、________、________和________。

3. 肝性脑病是严重肝病引起的，以________为基础的中枢神经系统功能紊乱的综合征，临床上主要表现为________、________、________。

4. 正常人体的血氨主要来自________，大部分经由________分解产氨。

5. 氨的吸收的主要以________弥散入肠腔，因而肠道内氨吸收的多少直接受肠道________影响。

6. 假性神经递质指________和________。

（三）选择题

A1 型题

1. 肝性脑病最常见的病因是

A. 肝炎后肝硬化　B. 妊娠急性脂肪肝　C. 原发性肝癌

D. 药物中毒性肝损害　E. 病毒性肝炎

2. 下面哪一学说是肝性脑病的主要发病机制

A. 假性神经递质　B. 色氨酸

C. γ-氨基丁酸/苯二氮䓬复合体　D. 氨中毒

E. 短链脂肪酸

3. 有关肝性脑病的氨中毒学说下列哪项正确

A. 血氨主要来自肾脏和骨骼肌

B. 肠道氨主要以 NH_4^+ 形式吸收

C. 尿素在肾脏中经鸟氨酸代谢循环合成

D. 血氨不从肺排出

E. 消化道出血可致内源性血氨升高

4. 有关肝性脑病下列哪项不正确

A. 是中枢神经系统功能失调

B. 多由肝炎后肝硬化引起

C. 慢性肝性脑病常无明显诱因

D. 晚期肝病患者大脑对有毒物质的敏感性增加

E. 亚临床肝性脑病常无临床表现和生化异常

5. 肝性昏迷时氨的毒性作用最主要的可能是

A. 加重肝功能损害　　B. 对中枢神经系统直接抑制作用

C. 影响和干扰大脑的能量代谢　　D. 减少大脑兴奋的神经递质

E. 刺激呼吸中枢，导致呼吸性碱中毒

6. 肝性脑病最早出现的临床表现是

A. 性格、行为异常　　B. 扑翼样震颤　　C. 腱反射亢进

D. 脑电图改变　　E. 病理征阳性

7. 以下哪点不是亚临床型肝性脑病的特点

A. 临床表现无异常　　B. 数字连接试验正常　　C. 生化检测正常

D. 脑电图异常　　E. 病理征阴性

8. 下列哪种药物可使血氨增高

A. 精氨酸　　B. 谷氨酸　　C. 氯化铵　　D. 苯乙酸　　E. 苯甲酸钠

A2 型题

9. 男性，45 岁，有肝硬化病史 5 年，3 天前突然呕鲜血 200ml，继之有黑便入院，近日郁闷不乐。体检：扑翼样震颤阳性。下列处理哪项是不正确的

A. 口服半乳糖/果糖　　B. 不宜给高蛋白饮食　　C. 口服非吸收性抗生素

D. 静脉滴注谷氨酸钠　　E. 灌肠可诱发出血不宜用

A3 型题

（10～12 题共用题干）

男，52 岁，因肝硬化腹水在某社区门诊治疗。1 周前呕血、黑便，近日淡漠少言，反应迟钝就诊。

10. 该患者的发病可能与下列哪项因素无关

A. 血氨增高　　B. 芳香族氨基酸增高　　C. 短链脂肪酸增高

D. 硫醇增高　　E. 血糖增高

11. 不可采用下列哪项治疗措施

A. 口服替硝唑　　B. 静脉滴注谷氨酸钾

C. 便秘时可用稀释醋酸灌肠　　D. 有躁动时可给予冬眠疗法

E. 上消化道出血时用生理盐水灌肠

12. 用乳果糖治疗的主要作用是

A. 导泻　　B. 改变肠道 pH　　C. 为机体提供能量

D. 抑制肠道细菌繁殖　　E. 增加糖的供给，保护肝脏

B1 型题

（13～15 题共用备选答案）

A. 轻微肝性脑病　　B. 1 期肝性脑病　　C. 2 期肝性脑病

D. 3 期肝性脑病　　E. 4 期肝性脑病

13. 昏睡状态，有严重的幻觉和精神错乱

14. 神志完全丧失

15. 焦虑、欣快激动或淡漠少语、注意力不能集中

（四）病例分析

患者，男性，58 岁。因黑便 7 天，迟钝、少言、讲胡话 2 天入院。7 天前开始解黑便，伴乏力、腹胀，无腹痛及呕吐，未诊治。2 天前开始出现神经精神状态改变，少言，反应迟钝。18 年前患乙型肝炎，未正规治疗。无精神病史。体格检查：体温 36℃，脉搏 78 次/分，呼吸 16 次/分，血压 120/80mmHg。神志恍惚，言语不清，不能正确回答问题，不能完成简单的计算，面色灰暗，巩膜轻度黄染。颈部有数个蜘蛛痣。心肺检查正常。腹部饱满，可见腹壁静脉曲张，肝脏未触及，脾肋下 3cm，移动性浊音阳性，腱反射亢进及肌张力增强，扑翼样震颤阳性。辅助检查：血常规 Hb 120g/L，WBC 3.5×10^9/L，N 67%，L 33%，PLT 55×10^9/L；大便隐血（+++）。分析该患者初步诊断，诊断依据，进一步检查，治疗原则。

（五）思考题

1. 简述肝性脑病的常见诱因。

2. 肝性脑病的主要诊断依据有哪些？

3. 肝性脑病减少肠内毒素生成和吸收的方法有哪些？

四、参考答案

（一）判断题

1. ×　2. ×　3. ×　4. ×　5. ×　6. √

（二）填空题

1. 肝功能衰竭；门腔静脉间的侧支循环形成

2. 氨中毒学说；假神经递质学说；γ-氨基丁酸/苯二氮䓬学说；氨基酸代谢失衡学说

3. 机体代谢紊乱；行为失常；意识障碍；昏迷

4. 肠道蛋白质；肠道细菌的氨基酸氧化酶

5. 非离子型氨；pH

6. β 羟酪胺；苯乙醇胺

（三）选择题

1. A，大部分肝性脑病在各型肝硬化基础上发生，尤其以肝炎后肝硬化最为常见。

2. D，氨中毒学说是肝性脑病的主要发病机制。

3. E，血氨主要来自肠道，以非离子型氨（NH_3）的形式弥散入肠腔，80% 的氨在肝内经鸟氨酸循环合成尿素而被清除，血氨可少量的从肺排出。

4. C,重症病毒性肝炎、药物性肝炎或中毒性肝炎引起的急性或亚急性肝性脑病,多无明显诱因;而肝硬化患者,常因为某些因素而诱发肝性脑病。

5. C,过多的血氨通过血脑屏障,引起脑组织内氨的含量增高,氨与脑细胞内的α-酮戊二酸结合生成谷氨酸,后者在谷氨酰胺合成酶作用下又与氨生成谷氨酰胺,这些反应消耗较多的α-酮戊二酸、大量的ATP和还原型辅酶,过量氨又通过抑制丙酮酸脱氢酶的活性导致乙酰辅酶A的生成减少,从而干扰脑内三羧酸循环,出现脑内能量代谢障碍,脑组织正常生理活动受到影响。

6. A,性格,行为异常是Ⅰ期肝性脑病的主要表现。

7. B,亚临床肝性脑病是没有明显症状和体征的,而精细的智力试验和(或)电生理检测会发现异常。

8. C,精氨酸、谷氨酸、苯乙酸、苯甲酸钠均有降血氨的作用,氯化铵则可增加血氨。

9. E,灌肠对消化道出血和便秘诱发的肝性脑病的治疗很有效,通过灌肠或导泻清除肠道内积食及积血,对减少氨的吸收十分有益。

10. E,肝硬化腹水患者在呕血、黑便之后出现淡漠少言、反应迟钝,多为肝性脑病所致。

11. D,肝性脑病患者一般禁用镇静催眠的药物。

12. B,乳果糖口服后不被小肠吸收,主要在结肠内被细菌分解成乳酸及少量醋酸,使肠腔呈酸性,有利于乳酸杆菌的生长,减少氨的产生和吸收。

13. D,昏睡状态,有严重的幻觉和精神错乱是肝性脑病Ⅲ期(昏睡期)表现。

14. E,神志完全丧失是肝性脑病Ⅳ期(昏迷期)表现。

15. B,焦虑、欣快激动或淡漠少语、注意力不能集中是肝性脑病Ⅰ期(前驱期)表现。

(四)病例分析

分析步骤:

1. 诊断及诊断依据

(1)初步诊断:乙型肝炎肝硬化,肝功能失代偿期,肝性脑病Ⅱ期。

(2)诊断依据:①乙型肝炎病史;②面色灰暗、蜘蛛痣、腹壁静脉曲张、脾大、腹水等肝硬化的临床表现;③黑便以后出现迟钝、少言、讲胡话;④腱反射亢进及肌张力增强,扑翼样震颤阳性。

2. 鉴别诊断

(1)精神病:无精神受刺激史,无既往病史及家族史。

(2)脑血管意外:多在高血压、动脉硬化等基础上发生,常有神经系统定位体征。

(3)感染性脑病:病毒性脑炎、细菌性脑膜炎等多有感染症状和脑膜刺激征。

3. 进一步检查

(1)肝功能。

(2)HBV、HCV标记物。

(3)腹部B超和(或)CT检查。

(4)血氨测定。

(5)脑电图检查。

4. 治疗原则

(1)消除诱因,禁食蛋白。

(2)减少肠内有毒物质的生成和吸收(生理盐水或弱酸性液灌肠、口服抗生素、乳果糖)。

(3)促进毒性物质的代谢清除,纠正氨基酸代谢紊乱(降氨药物、支链氨基酸)。

(4)调节神经递质(氟马西尼、左旋多巴)。

(5)加强护理,防止意外。

(田字彬)

10 第十章

急性胰腺炎

一、学习要点

掌握急性胰腺炎的临床表现、诊断和治疗原则。

熟悉急性胰腺炎的辅助检查、并发症和鉴别诊断。

了解急性胰腺炎的病因和发病机制。

二、重要知识点

(一)病因

急性胰腺炎的病因很多。在我国胆道疾病最常见,在西方国家大量饮酒最常见。

1. 胆道疾病　胆石症、胆道感染或胆道蛔虫等均可引起急性胰腺炎,其中胆石症最常见。主要机制为"共同通道"学说。

2. 大量饮酒和暴饮暴食　可促进胰腺外分泌增加,并使胰液排出受阻,胰管内压增加。

3. 胰管梗阻　胰腺分裂症时,多因副胰管经狭小的副乳头引流大部分胰腺的胰液,因其相对狭窄而引流不畅,也可能引起急性胰腺炎。

4. 其他　腹部手术或外伤损伤胰腺,可引起胰腺炎。某些急性传染病、药物、高钙血症、高脂血症以及内镜下逆行胰胆管造影术均可诱发急性胰腺炎。经各种检查仍病因不明者,称特发性胰腺炎。

(二)病理

分为急性水肿型和急性坏死型。

(三)临床表现

根据病情严重程度分为轻症急性胰腺炎(MAP)、中度重症急性胰腺炎(MSAP)、重症急性胰腺炎(SAP)。

1. 腹痛　为主要和首发症状。常在饱餐或饮酒后发生,位于上腹部,可向腰背部呈带状放射。持续性,可阵发加剧。疼痛在卧位时加重,弯腰抱膝或前倾坐位可减轻。

2. 恶心、呕吐和腹胀　常于餐后发生,呕吐后腹痛不缓解。

3. 发热　多有中度以上发热,持续3~5天。若发热超过1周提示继发感染,如胰腺脓肿形成或胆道感染。

4. 低血压或休克　仅见于重症胰腺炎。

5. 水、电解质、酸碱平衡及代谢紊乱　多有程度不等的脱水、低血钾,呕吐频繁可有代谢性碱中毒。重症者尚有明显脱水与代谢性酸中毒、低钙血症(<2mmol/L)。部分重症患者由于胰腺破坏和胰高血糖素释放,伴血糖增高,偶可发生糖尿病酮症酸中毒或高渗性

昏迷。

6. 体征　轻者有上腹压痛，肠鸣音减少；重者有腹肌紧张、压痛、反跳痛等急性腹膜炎体征，两侧胁腹部皮肤呈暗灰蓝色，称 Grey-Turner 征；脐周皮肤青紫色，称 Cullen 征。

（四）并发症

1. 局部并发症

（1）胰瘘：急性胰腺炎致胰管破裂，胰液从胰管漏出 >7 天即为胰瘘。胰瘘分为胰内瘘和胰外瘘。胰内瘘包括胰腺假性囊肿、胰性胸腹水及胰管与其他脏器间的瘘。胰外瘘指胰液经腹腔引流管或切口流出体表。

假性囊肿：多发生于 SAP 起病 4 周左右。初期为液体积聚，无明显囊壁，此后由纤维组织和肉芽组织构成囊壁（缺乏上皮，有别于真性囊肿），囊液内含胰腺分泌物及坏死组织碎片，无细菌。

（2）胰腺脓肿：SAP 起病 4 周后，胰腺内、胰周积液或胰腺假性囊肿感染，发展为脓肿。患者常有高热、腹痛、上腹肿块和中毒症状。

（3）左侧门静脉高压：胰腺假性囊肿压迫和炎症，可引起脾静脉血栓形成，继而脾大，胃底静脉曲张，破裂后可出现致命性大出血。

2. 全身并发症

（1）多器官功能衰竭：急性呼吸衰竭；急性肾衰竭；循环衰竭；胰性脑病。

（2）全身感染：早期以革兰阴性菌为主，后期常为混合菌，严重病例易产生真菌感染。

（3）消化道出血：上消化道出血多由于应激性溃疡或黏膜糜烂所致，下消化道出血可由胰腺坏死穿透横结肠所致。

（4）慢性胰腺炎：可并发糖尿病。

（五）辅助检查

1. 淀粉酶测定　血清淀粉酶升高是诊断急性胰腺炎的重要指标。血清淀粉酶在起病后 2～12 小时开始升高，48 小时开始下降，持续 3～5 天。血清淀粉酶超过正常值 3 倍可确诊本病。淀粉酶升高的幅度与胰腺炎的病情严重程度不成比例。尿淀粉酶变化仅作参考。胰源性腹水和胸腔积液中的淀粉酶亦明显增高。

2. 血清脂肪酶　对病后较晚就诊的患者有特异性较高的诊断价值。常在起病后 24～72 小时开始上升，持续 7～10 天。

3. C-反应蛋白（CRP）　有助于评估与监测急性胰腺炎的严重性。

4. 血常规　多有白细胞增多和中性粒细胞核左移。

5. 生化检查　暂时性血糖升高常见，持久的空腹血糖高于 10mmol/L 反映胰腺坏死，提示预后不良。暂时性低钙血症（ <2mmol/L）常见于重症急性胰腺炎，低血钙程度与临床严重程度平行。部分患者可出现高胆红素血症；血清 AST、LDH 可增加。少数患者可有高甘油三酯血症。

6. 影像学检查　①腹部超声：可探测胆道情况，是胰腺炎胆源性病因的初筛方法。后期对脓肿及假性囊肿有诊断意义。②腹部 CT：平扫有助于确定有无胰腺炎，胰周炎性改变及胸、腹腔积液；增强 CT 是诊断胰腺坏死的最佳方法。

（六）诊断

1. 确定急性胰腺炎　临床上符合以下 3 项特征中的 2 项，即可诊断急性胰腺炎。①与急性胰腺炎符合的腹痛（急性、突发、持续、剧烈的上腹部疼痛，常向背部放射）；②血清淀粉酶和(或)脂肪酶活性 > 正常上限值 3 倍;③急性胰腺炎的典型影像学改变。

2. 确定急性胰腺炎分级(表 4-10-1)

表 4-10-1　急性胰腺炎分级诊断

	MAP	MSAP	SAP
器官衰竭	无	48 小时内可自行恢复	48 小时内不能自行恢复
局部或全身并发症	无	有	有
Ranson 评分	<3	≥3	≥3
APACHE Ⅱ 评分	<8	≥8	≥8
BISAP 评分	<3	≥3	≥3
CT 评分	<4	≥4	≥4

(七)鉴别诊断

1. 消化性溃疡急性穿孔　有较典型的溃疡病史,腹痛突然加剧,腹肌紧张,肝浊音界消失,血清淀粉酶增高不如急性胰腺炎明显,立位 X 线可见膈下游离气体。

2. 胆石症和急性胆囊炎　常有胆绞痛史,疼痛位于右上腹,常向右肩背部放射,Murphy 征阳性,血、尿淀粉酶轻度升高,发作时可有黄疸。B 超、X 线或 CT 检查可发现胆石症、胆囊炎征象。

3. 急性肠梗阻　腹痛为阵发性,腹胀,呕吐,无排气,可见肠型、蠕动波,机械性肠梗阻肠鸣音亢进,有气过水声。腹部 X 线可见梗阻部位以上的肠管扩张和液气平面。

4. 急性心肌梗死　少数患者有急腹症样剧烈腹痛。患者常有冠心病史,突然发病,有时疼痛限于上腹部。心电图有特异性演变的心肌梗死图像,血清心肌酶升高。血、尿淀粉酶正常。

(八)治疗

1. 轻症急性胰腺炎　经 3 ~ 5 天积极治疗多可治愈。治疗措施:①禁食;②胃肠减压;③静脉补液,维持水电解质和酸碱平衡及热能供应;④止痛:腹痛剧烈者可予哌替啶,每次 50 ~ 100mg 肌内注射,不推荐用吗啡或胆碱能受体拮抗剂,前者会收缩 Oddi 括约肌,后者会诱发或加重肠麻痹;⑤抗生素:不推荐常规使用,但胆源性急性胰腺炎应给予抗生素;⑥抑酸治疗:H_2受体拮抗剂或质子泵抑制剂静脉给药。

2. 重症急性胰腺炎

(1)内科治疗:①监护:重症患者如有条件应转入重症监护病房。②液体复苏:积极补充液体及电解质,维持有效血容量。③营养支持:早期一般采用全胃肠外营养(TPN);如无肠梗阻,应尽早进行空肠插管,过渡到肠内营养(EN)。谷氨酰胺制剂有保护肠道黏膜屏障作用,可加用。④预防和控制感染:急性胰腺炎感染源多来自肠道。预防胰腺感染可采取:导泻清洁肠道。尽早恢复肠内营养。非胆源性急性胰腺炎不推荐预防性使用抗生素;胆源性急性胰腺炎或伴有感染的中重度急性胰腺炎应常规使用抗生素。抗生素常选用喹诺酮类或头孢类联合抗厌氧菌药物(如甲硝唑等)。病程后期应密切注意真菌感染,必要时行经验性抗真菌治疗,并进行血液及体液标本真菌培养。⑤减少胰液分泌:禁食:起病后短期禁食,降低胰液分泌,减轻自身消化。抑制胃酸:H_2受体拮抗剂或质子泵抑制剂静脉给药,可通过抑制胃酸而抑制胰液分泌,缓解胰管内高压,同时可预防应激性溃疡。生长抑素及其类似物

(奥曲肽)可直接抑制胰腺外分泌。⑥抑制胰酶活性:疗效有待证实。抑肽酶可抗抑制激肽释放酶,使缓激肽原不能变为缓激肽,尚可抑制胰蛋白酶、糜蛋白酶;加贝酯可抑制蛋白酶、血管舒缓素、凝血酶原、弹力纤维酶等。

(2)内镜治疗:内镜下 Oddi 括约肌切开术(EST)适用于胆源性胰腺炎合并胆道梗阻或胆道感染者。行 Oddi 括约肌切开术及(或)放置鼻胆管引流。

(3)中医中药。

(4)外科治疗:①腹腔灌洗:可清除腹腔内细菌、内毒素、胰酶、炎性因子等,减少这些物质进入血液循环后对全身脏器损害。②手术:适应证有:胰腺坏死合并感染;胰腺脓肿;胰腺假性囊肿;胆道梗阻或感染;诊断未明确,疑有腹腔脏器穿孔或肠坏死。

三、强化练习题

(一)填空题

1. 在我国急性胰腺炎最常见病因是________,在西方国家最常见病因是________。
2. 急性胰腺炎的病理分型为________和________。
3. 急性胰腺炎的临床分型为________、________及________。
4. 对急性胰腺炎最有诊断价值的血清学检查是________。
5. 血清淀粉酶在起病后________小时开始升高,________小时开始下降,持续________天。

(二)选择题

A1 型题

1. 急性胰腺炎腹痛特点哪项除外
   A. 突发性　　B. 持续性　　C. 解痉药可缓解
   D. 弯腰屈膝可减轻　　E. 束带状
2. 关于假性囊肿的描述,下列哪一项除外
   A. 出现在重症急性胰腺炎中　　B. 多位于胰尾
   C. 发热、白细胞升高　　D. 有囊壁无上皮
   E. 多在起病 2~3 周
3. 下列哪项检查对急性胰腺炎诊断的价值最大
   A. X 线腹部平片　　B. 腹部 B 超　　C. 核素扫描检查
   D. 腹部 CT　　E. 胃镜
4. 下列哪项是针对胆源性胰腺炎的措施
   A. 抗生素　　B. 中医中药　　C. EST　　D. 加贝酯　　E. 生长抑素

A2 型题

5. 男,38 岁,4 小时前曾大量饮酒,出现上腹剧烈持续疼痛 1 小时,弯腰时腹痛可减轻,体温 38.6℃,查体:上腹压痛轻微,无腹肌紧张,最可能的诊断为
   A. 急性胃炎　　B. 急性胃肠炎　　C. 急性胰腺炎
   D. 急性胆囊炎　　E. 急性肠梗阻
6. 男,49 岁,上腹剧烈疼痛 4 小时,查体:上腹压痛轻微,无板状腹,为明确诊断,下列哪些检查较没必要
   A. 心电图　　B. 血淀粉酶　　C. X 线腹部平片(立位)

D. 肝、胆、胰 B 超检查　　E. 尿淀粉酶

7. 男性，30 岁，患急性重症胰腺炎 2 周。经治疗高热不退，腹痛持续。体检：上腹部隐约扪及一肿物。血清淀粉酶 1000U（somogyi 法），血 WBC $14\times10^9/L$，N 85%。最可能发生下列哪一种并发症

A. 胰腺假性囊肿　　B. 胰腺脓肿　　C. 膈下脓肿

D. 胃潴留　　E. 急性化脓性胆囊炎

A3 型题

（8～11 题共用题干）

一男性患者，40 岁。上腹疼痛 8 小时，持续性，向腰背部放射，弯腰抱膝位略减轻。伴发热，体温 38.6℃，频繁呕吐。查体发现上腹部肌紧张，压痛，无移动性浊音。血白细胞 $15\times10^9/L$。X 线检查，膈下未见游离气体。

8. 为明确诊断，该患者急需检查的项目是

A. 血淀粉酶　　B. 血常规　　C. 血清脂肪酶

D. 尿淀粉酶　　E. 尿常规

9. 最可能的诊断是

A. 急性心肌梗死　　B. 急性胰腺炎　　C. 胆石症

D. 胃溃疡穿孔　　E. 肠梗阻

10. 若诊断为该疾病，治疗的基本措施是

A. 急诊手术　　B. 禁食和胃肠减压　　C. 腹腔穿刺引流

D. 腹腔镜切除胆囊　　E. 应用大量广谱抗生素

11. 如果患者治疗期间出现上腹部包块，首先考虑的诊断是

A. 腹膜转移癌　　B. 粘连性肠梗阻　　C. 胰腺假性囊肿

D. 胰腺癌　　E. 结肠癌

（三）病例分析

患者，男，58 岁，中上腹疼痛伴呕吐 12 小时。患者自述 12 小时前因参加聚餐进食油腻食物及饮酒后出现中上腹部疼痛，持续性钝痛，并逐渐加重，腰酸明显，疼痛在仰卧位加重，蜷曲位减轻，呕吐两次胃内容物，肌注山莨菪碱 10mg 后疼痛无缓解。既往有过上腹发作性疼痛史，2 年前 B 超发现有“胆囊结石”。查体：体温 38℃，脉搏 105 次/分，呼吸 20 次/分，血压 160/100mmHg。蜷曲体位，神清，痛苦表情，巩膜无感染，皮肤黏膜无淤点及淤斑，心肺无异常，腹软，剑突下及中上腹部有压痛，无明显反跳痛及腹肌紧张，Murphy 征阴性，肝脾肋下未及，腹部移动性浊音阴性，肝浊音界正常，肠鸣音正常。辅助检查：血常规 WBC $14.3\times10^9/L$，N 80%，L 20%，Hb 113g/L；血淀粉酶 525U/L；尿淀粉酶 5811U/L；血 Ca^{2+} 2.16mmol/L。腹部平片：肠腔少量积气以左上腹为主，气液平面不明显，两膈下未见游离气体。B 超：胆囊结石、胆囊炎，胰腺体积饱满回声稍低，肝、脾、双肾未见明显异常。分析该患者初步诊断，诊断依据，进一步检查，治疗原则。

（四）思考题

1. 急性胰腺炎诊断标准是什么？

2. 简述轻症急性胰腺炎的内科治疗？

3. 简述重症急性胰腺炎的内科治疗？

四、参考答案

（一）填空题

1. 胆道疾病；大量饮酒
2. 急性水肿型；急性坏死型
3. 轻症急性胰腺炎（MAP）；中度重症急性胰腺炎（MSAP）；重症急性胰腺炎（SAP）
4. 血清淀粉酶
5. 2～12；48；3～5

（二）选择题（可简要解析）

1. C，腹痛是急性胰腺炎的主要症状，解痉药不能缓解是其重要特点之一。
2. E
3. D，腹部 CT 对急性胰腺炎的诊断和鉴别诊断、评估胰腺炎的严重程度具有重要价值，而腹部 B 超结果易受腹部胀气的影响。
4. C
5. C
6. E，尿淀粉酶发病后 12～14 小时开始升高，持续 1～2 周。起病 4 小时，尿淀粉酶尚未开始升高。
7. B，急性重症胰腺炎患者，起病第 2 周，出现高热、腹痛、上腹部肿块，血白细胞高，最可能发生的是胰腺及胰周坏死组织继发细菌感染，形成胰腺脓肿。
8. A
9. B
10. B
11. C

（三）病例分析

分析步骤：

1. 诊断及诊断依据

（1）初步诊断：急性胰腺炎（胆源性，轻症）。

（2）诊断依据：①典型的腹痛病史：饮酒及暴饮暴食后出现中上腹持续性钝痛并渐加重，与体位有关，腰背酸痛，解痉药不缓解。腹痛伴恶心呕吐；②体检：体温 38.0℃，剑突下及上腹部有压痛；③化验示 WBC 升高，中性为主，血和尿淀粉酶升高；④腹部 B 超示急性胰腺炎、胆囊炎胆囊结石。

2. 鉴别诊断

（1）消化性溃疡急性穿孔

（2）胆石症和急性胆囊炎

（3）急性肠梗阻

（4）急性心肌梗死

3. 进一步检查　监测血常规，血和尿淀粉酶，电解质，血气分析，上腹 CT。

4. 治疗原则　去除病因及诱因，改善症状，减少胰液分泌，防治感染，维持水电解质平衡等。

（1）监护：观察 T、P、R、BP 及尿量，每日 2 次腹部体检，注意腹部体征的变化，监测各项化验指标及影像学检查。

(2)减少胰腺外分泌:①禁食及胃肠减压;②H_2受体拮抗剂或用质子泵抑制剂;③生长抑素或其类似物。

(3)抑制胰酶活性:宜早期使用。

(4)抗菌药物。

(5)维持水、电解质平衡。

(6)必要时行内镜下 Oddi 括约肌切开术,可清除胆管结石,减少胆汁胰管反流。

(田字彬)

第十一章

上消化道出血

一、学习要点

掌握上消化道出血的诊断、鉴别诊断及抢救措施。

熟悉上消化道出血的常见原因、辅助检查措施及治疗原则。

了解上消化道出血的预后估计。

二、重要知识点

（一）病因

上消化道及全身性疾病均可引起上消化道出血，常见者为消化性溃疡、急性胃黏膜病变、食管胃底静脉曲张破裂和胃癌。

（二）临床表现

1. 呕血与黑便　上消化道微量出血仅粪便隐血试验呈阳性，而无黑便。当每日出血量大于50ml时即出现黑便。上消化道大出血均有黑便，正常幽门以上出血常伴呕血，幽门以下出血多为黑便。若出血量大、速度快，幽门以下出血也可表现为呕血。

2. 失血性周围循环衰竭　上消化道大出血常伴有周围循环衰竭，患者可有头晕、心慌、出汗等，严重者发生休克。

3. 发热　上消化道大出血后，多数患者有低热或中度发热，体温不超过38.5℃，持续3～5天。

4. 血尿素氮升高　上消化道出血后数小时血尿素氮开始上升，24～48小时达高峰，一般不超过14.3mmol/L，如无持续出血，3～4天降至正常。

（三）诊断和鉴别诊断

1. 根据呕血、黑便和周围循环衰竭的表现，呕吐物或粪便隐血试验阳性，红细胞计数、血红蛋白浓度及血细胞比容下降的实验室改变，可作出上消化道出血的诊断。

2. 根据病史、临床表现和必要的实验室检查可查明出血的原因和部位。胃、十二指肠镜检查是诊断上消化道出血病因和部位的首选方法。为及时明确诊断，多主张出血后24～48小时或患者病情相对稳定的时机内行紧急内镜检查。

（四）治疗

1. 一般治疗措施　严密监测生命体征，如血压、心率、呼吸、尿量及神智改变；观察呕血与黑便情况。保持呼吸道通畅，出血期间禁食等。

2. 积极补充血容量　出现下列情况应紧急输血：①患者改变体位时出现晕厥、血压下降和心率加快；②心率>120次/分和（或）收缩压低于90mmHg；③血红蛋白<70g/L或血细

胞比容<25%。

3. 止血措施病因不同，所用止血方法也有所不同。

（1）食管胃底静脉曲张破裂大出血，可先用加压素或奥曲肽等止血。药物止血失败者，可用气囊压迫止血。亦可通过内镜注射硬化剂止血等。

（2）其他病因所致的上消化道出血，习惯上称非静脉曲张上消化道出血，以消化性溃疡所致出血最常见。主要止血措施有：①抑制胃酸分泌的药；②内镜治疗；③手术治疗；④介入治疗等。

三、强化练习题

（一）判断题

1. 上消化道出血早期，红细胞计数，血红蛋白浓度和血细胞比容即下降，因此，可根据三者的化验结果，判断有无上消化道出血

2. 气囊压迫止血法是治疗上消化道出血的首选方法

3. 呕血是上消化道出血的直接证据，且常提示出血部位位于幽门以上部位，但如出血量大，出血速度快，幽门以下部位出血也可出现呕血

4. 上消化道出血后有呕血则必然有黑便

5. 上消化道出血后1～2小时，血常规检查有贫血表现

6. 粪便隐血试验阳性，说明出血量在每日5ml以上

（二）填空题

1. 上消化道出血的常见病因为________、________、________、________。

2. 在治疗食管胃底静脉曲张破裂出血时，目前多主张加压素与硝酸甘油同时应用，因硝酸甘油可减少加压素的________，同时还有协同降低________的作用。

3. 消化道出血的临床表现主要取决于________和________。

4. 据研究，成人每日消化道出血________ml粪便隐血试验出现阳性，每日出血量________ml可出现黑粪。

5. 上消化道出血的出血部位包括________、________、________、________、________、________等。

6. 上消化道出血后易于发生氮质血症是因为消化道出血生成________增加和失血少尿使________排出减少。

（三）选择题

A1型题

1. 合并下列哪种疾病时，应禁忌使用垂体后叶素治疗食管静脉曲张破裂出血

A. 冠心病　　B. 溃疡性结肠炎　　C. 消化性溃疡

D. 支气管扩张　　E. 肺结核

2. 上消化道出血时每日出血量超过多少毫升才会产生黑便

A. 50ml　　B. 20ml　　C. 40ml　　D. 30ml　　E. 100ml

3. 上消化道大出血是指数小时出血量达到

A. 500ml　　B. 1000ml　　C. 1250ml　　D. 1500ml　　E. 2000ml

4. 关于上消化道出血哪项是错误的

A. 最常见的病因是消化性溃疡　　B. 呕血均呈棕褐色

C. 多数患者可出现低热　　D. 血中尿素氮浓度可增高

E. 指 Treitz 韧带以上的消化道出血

5. 关于急性消化道出血,下述哪项说法是错误的

A. 出血量超过 50ml,即可出现柏油样黑便

B. 咖啡渣样呕吐物是血液经胃酸作用形成正铁血红蛋白所致

C. 出血早期,血压,血红蛋白均正常

D. 大量出血者就是食管静脉曲张破裂出血

E. 出血 48 小时内,可作急诊胃镜检查

6. 下列哪项不能判定上消化道出血是否停止

A. 呕血频繁,血液转为红色

B. 经充足补液,循环衰竭未得改善

C. 血红蛋白浓度、红细胞计数持续下降

D. 出血后第 2 日仍有黑便

E. 尿量恢复,血尿素氮持续升高

7. 治疗上消化道出血使用垂体后叶素时,下列哪项不是禁忌证

A. 高血压　　B. 青光眼　　C. 心绞痛

D. 妊娠妇女　　E. 合并糖尿病

A2 型题

8. 患者男性,36 岁,嗜酒,间断性上腹痛 2 年,服用抑酸剂和黏膜保护剂可缓解。现突然发生呕血,无循环衰竭表现。目前诊断宜采取

A. 消化道钡餐造影　　B. 胃镜检查　　C. CT 检查

D. MRI 检查　　E. 腹部透视检查

A3 型题

(9 ~ 10 题共用题干)

男性 30 岁,间歇性、节律性上腹痛 3 年,2 小时内柏油样大便 3 次急诊入院

9. 下列哪项反映消化道的出血量最敏感

A. 血红蛋白浓度　　B. 血细胞比容　　C. 血压

D. 心率变化　　E. 尿量

10. 治疗 2 天后黑便停止,以下哪项检查结果不可能出现

A. 网织红细胞增加　　B. 血尿素氮升高　　C. 红细胞计数降低

D. 血细胞比容降低　　E. 血 pH 升高

(11 ~ 12 题共用题干)

男性,35 岁,呕血、黑便 1 天。体检:贫血貌,血压 90/50mmHg,心率 110 次/分,血 WBC 15.6×10^9/L,N 88%,腹部查体未见异常。

11. 最可能的诊断是

A. 消化性溃疡　　B. 食管胃底静脉曲张破裂　　C. 胃癌

D. 小肠出血　　E. 胆道出血

12. 根据上一题的诊断,首选的治疗措施为

A. 法莫替丁静脉点滴　　B. 生长抑素静脉点滴　　C. 抗生素抗感染治疗

D. 输新鲜全血　　E. 三腔二囊管压迫止血

(四)思考题

1. 如何分析消化道出血是否停止?
2. 上消化道出血时出现哪些情况提示预后不良?
3. 叙述食管、胃底静脉曲张破裂大出血的治疗原则。

四、参考答案

(一)判断题

1. × 2. × 3. √ 4. √ 5. × 6. √

(二)填空题

1. 消化性溃疡;食管胃底静脉曲张破裂;急性糜烂出血性胃炎;胃癌
2. 不良反应;门静脉压力
3. 出血量;出血速度
4. >5;>50
5. 食管;胃;十二指肠;肝;胆道;胰腺
6. 尿素氮;尿素氮

(三)选择题

1. A,垂体后叶素能收缩血管,冠心病患者禁用。
2. A,消化道出血超过50ml时可出现黑便。
3. B,消化道出血超过1000ml称为大出血。
4. B,如出血量大,且出血后即吐出则为鲜红色。
5. D,出血量大者不一定是食管静脉曲张破裂出血。
6. D,消化道出血后黑便可维持1~2日。
7. E,垂体后叶素可使平滑肌收缩,故其余四项均禁忌。
8. B,胃镜检查不仅可诊断上消化道出血,还可起到治疗目的。
9. D,血红蛋白、血细胞比容等虽可估计失血的程度,但并不能在急性失血后立即反映出来,出血后,组织液渗入血管内血液稀释,一般需经3~4小时以上才出现贫血表现,心率是反映消化道出血最敏感的指标。
10. E,血pH是判断酸碱平衡调节中机体代偿程度最重要的指标,该病例不会出现pH升高。
11. A,肝硬化失代偿脾大,脾功能亢进致全血细胞减少,故可排除食管胃底静脉曲张破裂所引起的出血,腹部无体征也可排除胃癌等。
12. D,患者处于出血性休克状态,首选的治疗措施应为输血。

(田字彬)

第五篇 泌尿系统疾病

第一章

总 论

一、学习要点

掌握泌尿系统疾病常见的临床表现及其发生机制及常用实验室检查的临床意义。

熟悉肾的大体解剖及微细结构。

了解肾脏生理、肾的泌尿功能和内分泌功能。

二、重要知识点

1. 关于尿量 24 小时 >2500ml 为多尿；<400ml 为少尿；<100ml 为无尿。

2. 关于蛋白尿 24 小时尿蛋白定量 >150mg 或尿蛋白定性检查≥“+”为蛋白尿；尿清蛋白定量 30 ~ 300mg/L 为微量清蛋白尿；24 小时尿蛋白定量 >3.5g 为大量蛋白尿。

3. 血尿 分为镜下血尿和肉眼血尿两类。镜下血尿有下列一条即可称之，①尿沉渣镜检 >3 个/HP；②1 小时红细胞排泄 >10 万个；③12 小时尿红细胞 >50 万。肉眼血尿是指尿外观呈洗肉水样或酱油色，1L 尿中含血量 >1ml，即如此颜色，肉眼血尿严重者，尿中可出现血丝或血凝块。血尿是有器质性疾病的讯号，应定位、定性诊断。肾小球源性血尿尿红细胞形态呈多种畸形，畸形数 >8000 个/ml 尿，细胞内血红蛋白分布不均，尿红细胞容积分布曲线，肾小球源性血尿呈非对称曲线，其峰值红细胞容积小于静脉峰值红细胞容积；非肾小球源性血尿呈对称曲线，其峰值红细胞容积大于静脉峰值红细胞容积。

4. 管型尿 正常人尿中偶尔见透明管型，若 12 小时尿管型数 >5000 个或出现其他管型时，称管型尿。红细胞管型者是肾小球源性血尿的依据；白细胞管型多见于肾盂肾炎；颗粒管型蛋白尿时才出现；脂肪管型见于肾病综合征引起的脂质尿；粗大宽阔的腊肠管型见于肾衰竭。

5. 白细胞尿 有下列一条者即为白细胞尿：①尿白细胞≥5 个/HP；②1 小时白细胞排泄 >30 万；③12 小时尿白细胞数 >100 万个。

6. 肾功能检查 分为肾小球滤过功能和肾小管功能两类，前者包括内生肌酐清除率（参考值 80 ~ 120ml/min）、血肌酐测定（参考值男性 80 ~ 133μmol/L、女性 71 ~ 107μmol/L）、血尿素氮测定（参考值 3～7mmol/L），肾小管功能包括近端肾小管（血、尿 β_2 微球蛋白、尿溶菌酶）和远端肾小管及集合管功能测定（尿浓缩稀释试验）、尿渗透压测定参考值 600～1000mOsm/（kg·H_2O）。

三、练习题

（一）判断题

1. 临床上通常将肾（肾盂）称为上尿路，膀胱和尿道称为下尿路。

2. 反映肾小球滤过率最敏感的指标是血肌酐浓度。

3. 临床上用相差显微镜区分肾小球源性和非肾小球源性血尿，约有 10% 的假阳性或假阴性，故认为此方法不完全准确。

4. 确诊蛋白尿前，对与临床表现不符的结果，应除外尿中混有脓、血、白带等污染物引起的“假性蛋白尿”。

5. 临床上计算内生肌酐清除率的公式很多，但以 Cockcroft 公式最常用。

6. 只要白细胞 >5 个/HP，就可以认为是尿路感染。

7. 功能性或称生理性蛋白尿有很多诱因，如发热、剧烈运动、持久站立、高温下作业或严重受寒等，这些诱因去除后即消失，临床上无需追踪观察。

8. 蛋白尿发生原因可认为系肾小球滤过膜分子屏障或（和）电荷屏障被破坏所致，一般认为，若电荷屏障被破坏，尿中蛋白质以清蛋白为主，为选择性蛋白尿；若分子屏障被破坏不仅出现清蛋白尿，更大分子量的血浆蛋白，如免疫球蛋白、C3 和 α-巨球蛋白等，称非选择性蛋白尿。

（二）填空题

1. 肾长________ cm，宽________ cm，厚________ cm。

2. 肾小球滤过膜由________、________和________构成。

3. 肾性水肿可分为________水肿和________水肿。

4. 肾性高血压依主要发生机制分为________型和________型两类。

5. 少尿或无尿的原因可归类为________、________和________。

6. 测定远端肾小管和集合管功能的检查有________、________和________。

（三）选择题

A1 型题

1. 关于肾单位的概念，严格来说，下述哪项错误？

   A. 肾单位是肾脏结构和功能的基本单位

   B. 肾单位由肾小体和相应的肾小管组成

   C. 肾小体包括肾小球和肾球囊

   D. 肾小管包括近端小管、髓袢、远端小管和集合管。

   E. 肾单位依其部位不同，又可分为皮质肾单位和髓旁肾单位

2. 关于肾小球的组成，下述哪项正确？

   A. 肾小球由出球小动脉分出的毛细血管网所组成，并被肾小球囊的上皮细胞所包绕

   B. 肾小球由入球小动脉分出的毛细血管网所组成，并被乳头管的上皮细胞所包绕

   C. 肾小球由入球小动脉分出的毛细血管网所组成，并被肾小球囊的上皮细胞所包绕

   D. 肾小球由出球小动脉分出的毛细血管网所组成，并被乳头管的上皮细胞所包绕

E. 以上都不对

3. 关于肾间质的概念，下述哪项错误？

A. 肾间质是分布于肾小球和肾小管之间的少量纤维组织。

B. 肾间质在肾实质内分布不均匀，由髓质向皮质逐渐增多。

C. 在集合管与肾血管之间，主要是网状组织

D. 肾髓质乳头部的结缔组织疏松，间质细胞丰富，有利于渗透与扩散。

E. 间质细胞为内分泌细胞，能分泌前列腺素。

4. 肾小球滤过膜包括：

A. 内皮细胞层 + 基膜　　B. 上皮细胞层 + 基膜

C. 内皮细胞层 + 上皮细胞层 + 外透明层　　D. 内透明层 + 致密层 + 外透明层

E. 内皮细胞层 + 基膜 + 上皮细胞层

5. 肾脏的血液供应和肾血流量，下述哪项正确？

A. 正常人两肾血流量相当于心输出量的 10% ~15%

B. 肾脏血流 90% 以上供应皮质，仅不到 10% 供应髓质

C. 肾脏的血流 90% 以上供应髓质，仅不到 10% 供应皮质

D. 肾脏的血流 50% 供应皮质，50% 供应髓质

E. 当肾内血流重新分配时，大部分血液流过肾皮质。

6. 肾小球疾病的基本表现是：

A. 高血压　　B. 血尿　　C. 管型尿　　D. 蛋白尿　　E. 水肿

7. 关于尿量，下述哪项错误？

A. 多尿 – 24 小时尿量 > 2500ml

B. 少尿 – 24 小时尿量 < 400ml

C. 无尿 – 24 小时尿量 < 50ml

D. 正常成人一昼夜尿量约 1000 ~ 1800ml

E. 正常人尿量仅为原尿量的 1%

8. 关于功能性蛋白尿，下列哪项错误？

A. 常见于剧烈运动、高温、高热或受寒后

B. 常见于肾血管痉挛、充血时

C. 常为一过性

D. 多见于年轻人

E. 24 小时尿蛋白定量一般不超过 2g

9. 下列描述中哪项不正确

A. 每日尿量小于 100ml 为无尿

B. 每日尿蛋白持续大于 150mg 为蛋白尿

C. 12 小时尿红细胞计数大于 50 万为镜下血尿

D. 12 小时尿沉渣计数管型大于 1 万为管型尿

E. 12 小时尿白细胞计数大于 100 万为白细胞尿

10. 正常尿中偶见什么管型

A. 透明管型　　B. 白细胞管型　　C. 红细胞管型

D. 上皮细胞管型　　E. 蜡样管型

A2 型题

11. 某男,18 岁,乏力、食欲缺乏伴全身水肿 2 周,查体:血压 120/70mmHg,水肿以双下肢为重,呈凹陷性,胸透示右侧少量胸腔积液,B 超见少量腹水,尿检查蛋白“+++”,镜检红细胞 3~5 个/HP、颗粒管型“+”,肾功能正常、血白蛋白 20g/L、球蛋白 25g/L,最可能的诊断是

A. 急性肾小球肾炎　B. 慢性肾小球肾炎　C. 原发性肾病综合征
D. 过敏性紫癜肾炎　E. 无症状性血尿和(或)蛋白尿

A3 型题

(12~14 题共用题干)

某女,33 岁,“感冒”发热伴全身疼痛乏力 1 周,尿色发红伴轻微尿频 3 天来诊,查体:T37.2℃,血压 120/80mmHg,全身无皮疹无水肿,心率 100 次/分,律齐,双肺呼吸音粗,腹部(-)。查尿常规示蛋白(++)、潜血(+++)、离心镜检:红细胞满视野/HP、白细胞 5~10 个/HP。

12. 以哪种初步诊断收住院继续诊治恰当

A. 上呼吸道感染　B. 尿路感染　C. 血尿原因待诊
D. 急性肾小球肾炎　E. IgA 肾炎

13. 查血尿原因应首选哪项?

A. 尿细菌培养　B. 尿红细胞位相　C. 肾活检
D. 双肾 CT　E. 尿三杯试验

14. 若排除继发性肾损害,先做哪项检查?

A. 尿本周蛋白检查　B. 抗核抗体和抗双链 DNA 抗体
C. 血糖、尿糖测定　D. 抗链球菌溶血素“O”
E. 类风湿因子

B1 型题

(15~18 题共用题干)

A. 非肾小球源性血尿　B. 远端肾小管和集合管功能测定
C. 近端肾小管排泌功能试验　D. 尿细菌培养
E. 尿蛋白阳性

15. 急性肾盂肾炎
16. 肾结石
17. 尿浓缩稀释试验
18. 酚红排泄率

四、参考答案

(一)判断题

1. √　2. ×　3. √　4. √　5. √　6. ×　7. ×　8. √

(二)填空题

1. 10.5~11.5;5~7.2;2~3。
2. 内皮细胞;基底膜;上皮细胞。
3. 肾炎性;肾病性。

4. 容量依赖;肾素依赖。

5. 肾前性;肾性;肾后性。

6. 昼夜尿比重试验;尿比重;尿渗透压。

(三)选择题

1. D,肾单位是肾脏结构和功能的基本单位,成人每肾100万个肾单位,每个肾单位包括肾小体、近端小管、髓袢和远端小管4部分。远端小管连接集合管,因功能上有联系,一般来说,肾单位可包括集合管。虽然集合管也是肾脏的实质结构之一,但在组织发生和构造上均不同于肾小管,故集合管不包括在肾单位内。

2. C,肾小球是一个构造特殊的毛细血管球。由入球小动脉分出的毛细血管网组成,周围包绕着肾球囊的上皮细胞。一个肾小球的全部毛细血管约长2.5cm,如果每个肾脏以100万个肾小球计算,则其毛细血管的总长可达25km,管壁总面积0.75m^2。如此宽广的管壁面积,有利于肾小球的滤过。

3. B,肾间质是分布于肾小球与肾小管之间的少量纤维结缔组织,其中包含血管、淋巴管及神经纤维等。肾间质在肾实质内分布不均匀,由皮质向髓质逐渐增多,尤其是在接近锥体乳头部更丰富,故肾间质病变也常以肾髓质乳头部的间质为最显著。

4. E,肾小球滤过膜由三层结构组成,即肾小球毛细血管内皮细胞层、基膜和肾小囊脏层的上皮细胞层,肾小球毛细血管属于有孔型组织,其内皮细胞上有许多大小不等的小孔,有利于血浆中某些物质滤过。胶质的基底膜层中含有致密的微细纤维网格结构,对滤过物质的通过,具有更大的限制性。肾球囊脏层的上皮细胞形态特殊,具有许多足突,称为足细胞,相邻足细胞的终末足突,相互呈树枝状交叉,在足突间的细小裂隙处有一层薄膜,称为裂隙膜,而足突间的细小裂隙则为裂孔。由于裂孔的孔径更小,并带有阴电荷从而使上皮层的通透性比基膜更小。

5. B,肾脏有丰富的血液供应,正常人两肾血流量相当于心输出量的20%～25%。肾脏血流量分布不均,90%以上供应肾皮质,仅不到10%供应肾髓质。肾皮质主要由肾小球、近端和远端小管组成,丰富的血流量有利于肾小球的滤过和肾小管的重吸收及分泌功能;而髓质主要是由髓袢、集合管和直小血管组成,髓质的血流量少,有利于保持髓质的高渗状态和浓缩尿的形成。

6. D,蛋白尿是肾小球疾病的基本表现,蛋白尿与高血压、血尿、管型尿及水肿比较,肾小球肾炎出现的几率更高,更具特征性,而且蛋白尿的量、类型可助判断病情轻重和临床鉴别诊断。

7. C 无尿或称尿闭是指24小时尿量<100ml。正常人99%的原尿被肾小管重吸收,尿量仅为原尿量的1%。每小时尿量持续<17ml也称少尿,12小时完全无尿也称无尿。

8. E,功能性蛋白尿见于多种情况,其特点是尿蛋白量较少,一般不超过0.5g/d,很少>1.0/d。

9. D,若12小时尿管型数>5000个或出现其他管型时,称管型尿。

10. A,正常尿中偶见透明管型。

11. C　12. C　13. B　14. B　15. D　16. A　17. B　18. C

(马云航)

第二章

肾小球疾病

一、学习要点

掌握各种肾小球疾病的临床表现、诊断、鉴别诊断及治疗原则。
熟悉原发性肾小球疾病的临床及病理分型。
了解各种原发性肾小球疾病的发病机制。

二、重要知识点

1. 肾小球疾病的临床与病理分型。
2. 急性、急进性肾小球肾炎病理特点，原发性肾病综合征的病理类型。
3. 原发性肾病综合征的治疗，包括激素与免疫抑制剂的应用。
4. 无症状性蛋白尿和（或）血尿的鉴别诊断疾病。
5. IgA 肾炎的诊断与鉴别诊断。

三、强化练习题

（一）判断题

1. 急性肾炎是由细菌直接引起的免疫性炎症
2. 急性肾炎病理特征是毛细血管内弥漫增生性改变
3. 肺出血-肾炎综合征是继发性急进性肾炎的一种
4. 甲泼尼龙冲击治疗Ⅱ、Ⅲ型急进性肾炎疗效好
5. 慢性肾炎主要是肾小球免疫性炎症，高血压不影响肾病理变化
6. 激素与免疫抑制剂是治疗慢性肾炎的主要药物
7. 肾穿刺活检是获取肾病综合征病理类型最常用的方法
8. 激素与免疫抑制剂是治疗肾病综合征的主要药物
9. IgA 肾炎必须肾穿刺免疫病理学检查才能确诊
10. 隐匿性肾炎可称为无症状性蛋白尿和（或）血尿

（二）填空题

1. 我国将原发性肾小球疾病分为五个临床类型，分别是________、________、________、________、________。

2. “三高一低”是肾病综合征的特点，具体是大量蛋白尿和________、________、________。

3. 急性肾小球肾炎常有水肿和高血压等临床表现，尿检查则出现________和________。

4. 急性肾小球肾炎血液检查抗“O”滴度可增高,常伴________下降,8 周内才恢复。

5. 急进性肾小球肾炎免疫病理分为Ⅲ型,Ⅰ型________,Ⅱ型________,Ⅲ型________。

6. 慢性肾炎降压治疗中,对尿蛋白≥1g/d 者血压宜控制在________以下。

7. 继发性肾病综合征疾病,青少年多为________,青年女性多为________,中老年多为________。

8. 长期应用激素会出现许多不良反应,但常见的有________、________、________、________。

9. IgA 肾炎是指在________以________沉积占优势为特征的肾小球疾病。

10. 典型的 IgA 肾炎发病前多有________,尿检查出现________。

(三)选择题

A1 型题

1. 引起急性肾小球肾炎最常见的病因是
   A. 乙型肝炎病毒感染　B. 肺炎双球菌感染　C. 葡萄球菌感染
   D. 溶血性链球菌感染　E. 草绿色链球菌感染

2. 急性肾炎的病理改变主要表现为
   A. 膜增生性肾小球肾炎　B. 弥漫增生性肾小球肾炎　C. 膜性肾病
   D. 新月体肾小球肾炎　E. 微小病变肾病

3. 急性肾炎水肿最主要的原因是
   A. 球管平衡功能失调　B. 全身毛细血管通透性增加　C. 肾素分泌增多
   D. 血浆胶体渗透压下降　E. 心肌损害

4. 急性肾炎的治疗,下述错误的是
   A. 急性期卧床休息的原则:肉眼血尿消失,水肿减退,血压降至正常后,才能逐渐增加活动
   B. 常规应用青霉素 10~14 天
   C. 用青霉素来控制肾脏炎症
   D. 有慢性扁桃体炎反复发作者,应行扁桃体摘除术
   E. 可用山莨菪碱或阿托品治疗

5. 新月体主要由下列哪种细胞增生形成
   A. 系膜细胞　B. 足细胞
   C. 内皮细胞　D. 壁层上皮细胞及单核细胞
   E. 中性粒细胞

6. 急进性肾炎肾小球细胞增生最显著的是
   A. 肾小球血管内皮细胞　B. 肾小球球囊上皮细胞　C. 肾小球足细胞
   D. 肾小球血管间质细胞　E. 纤维细胞

7. 急进性肾炎的病理特点是
   A. 肾小球弥漫性增生　B. 肾小球囊大量新月体形成
   C. 局灶性增生和局灶性硬化　D. 基底膜增厚为主,伴细胞增生
   E. 动脉内膜增厚和入球小动脉纤维蛋白样坏死

8. 急进性肾炎(抗基底膜抗体型),比较有效的治疗是
   A. 大剂量抗凝剂　B. 大剂量抗生素

C. 大剂量糖皮质激素短程冲击　D. 大剂量免疫抑制剂
E. 血浆置换术

9. 急进性肾炎出现肾衰竭时,最佳治疗是
A. 大剂量呋塞米　B. 大剂量糖皮质激素冲击　C. 免疫抑制剂 + 抗凝剂
D. 透析疗法　E. 血浆置换术

10. 关于慢性肾炎,下述哪项正确
A. 都有明显的急性肾炎病史
B. 大部分与急性肾炎之间有肯定的因果关系
C. 是肾小球毛细血管被细菌毒素直接损害所致
D. 发病机制是一个免疫过程
E. 以上都正确

11. 根据我国成年人肾活检资料,原发性肾小球疾病最常见的病理类型是
A. 弥漫增生性肾炎　B. 系膜增生性肾炎　C. 膜增生性肾炎
D. 膜性肾病　E. 微小病变型

12. 下列哪项是肾小球疾病活动的主要指标
A. 血沉　B. 血脂　C. 血压
D. 血尿、蛋白尿　E. 血糖

13. 应用环磷酰胺治疗肾小球肾炎,应特别注意观察
A. 胃肠道反应　B. 肝功能损害　C. 肾功能影响
D. 粒细胞减少　E. 出血性膀胱炎

14. 哪一种疾病最适合用肾上腺糖皮质激素
A. 慢性肾炎　B. 急性肾炎　C. 肾盂肾炎
D. 肾静脉血栓形成　E. 肾病综合征

15. 肾病综合征最重要的病理生理改变是
A. 高度水肿　B. 高血压　C. 高脂血症
D. 大量蛋白尿　E. 低蛋白血症

16. 肾上腺糖皮质激素治疗肾病综合征的作用机制,目前认为最主要的是
A. 抑制免疫反应过程　B. 抑制 ADH 的分泌　C. 抑制醛固酮的分泌
D. 抗炎作用　E. 以上都不是

17. 肾病综合征经足量肾上腺糖皮质激素治疗 6 ~ 8 周后,判断其对激素是否敏感,主要观察
A. 水肿减轻的程度　B. 血尿减轻的程度　C. 蛋白尿减少的程度
D. 血压下降的幅度　E. 尿 FDP 下降的程度

18. 下列肾上腺糖皮质激素中,水、钠潴留作用最弱的是
A. 可的松　B. 泼尼松　C. 甲泼尼龙
D. 地塞米松　E. 氢化可的松

19. 肾上腺糖皮质激素对蛋白质代谢的影响可引起
A. 骨质疏松　B. 脱水　C. 糖尿病　D. 尿钾增高　E. 满月脸

20. 长期使用肾上腺糖皮质激素治疗肾病综合征宜取下列哪种饮食
A. 低盐、低碳水化合物、高蛋白　B. 低盐、低碳水化合物、低蛋白

C. 低盐、低蛋白、高碳水化合物　　D. 低盐、高蛋白、高碳水化合物
E. 高盐、高蛋白、高碳水化合物

21. 隐匿性肾炎的常见临床表现应除外
A. 一过性蛋白尿，一般不超过（+）　　B. 单纯性蛋白尿，一般不超过（+）
C. 反复发作性血尿　　D. 持续性蛋白尿伴发作性血尿
E. 病情轻，病程长，可有自行缓解期

22. 确诊 IgA 肾病的方法是
A. 具有典型的临床表现　　B. 皮肤活检可见 IgA 沉积　　C. 血中 IgA 水平升高
D. 肾活检免疫学检查　　E. 以上均不是

23. 有关 IgA 肾病，哪项不正确
A. IgA 肾病被公认为是最常见的肾小球疾病之一
B. 病变的严重性及活动性与预后相关
C. 仅少部分患者血 IgA 升高
D. IgA 在系膜区沉积的多少与尿蛋白量及肾小球损伤的严重度密切相关
E. IgA 肾炎可发展为慢性肾衰

24. 关于 IgA 肾病的治疗，哪项欠妥
A. 目前尚无特效治疗法
B. 出现肾病综合征时，可用肾上腺糖皮质激素治疗
C. 可用雷公藤总苷治疗
D. 控制高血压及明显的感染灶可改善病情
E. 长期应用抗生素和切除扁桃体可预防肉眼血尿发作

A2 型题

25. 男性，17 岁，全身重度水肿，尿蛋白 6.4g/24 小时，血浆白蛋白 23g/L，血压 80/60mmHg，肾功能检查 BUN 9.1mmol/L，Scr 100μmol/L，本病的主要治疗措施是
A. 输新鲜血浆　　B. 输白蛋白　　C. 应用呋塞米
D. 使用环磷酰胺　　E. 肾上腺糖皮质激素

26. 男性，18 岁，2 周前低热，咽痛，1 周来眼睑及面部轻度水肿，2 天前突然剧烈头痛，抽搐，意识不清，数分钟后意识清醒，自诉剧烈头痛，呕吐 1 次为胃内容物，既往无高血压史。血压 180/110mmHg，血红蛋白 118g/L，尿常规蛋白（++），镜检红细胞 5～10 个/HP，尿比重 1.020，血尿素氮 9.4mmol/L，眼底视乳头轻度水肿。最可能的诊断是
A. 慢性肾炎　　B. 尿毒症性脑病
C. 急性肾炎并发高血压脑病　　D. 颅内占位性病变
E. 化脓性脑膜炎

A3 型题

（27～28 题共用题干）

男性，25 岁，发热、咽痛 2 周，尿常规尿蛋白（++），离心镜检红细胞 15～20 个/HP，Scr 180μmol/L，血 C3 降低，肾活检符合急性肾小球肾炎。

27. 血清 C3 可能恢复正常的时间为
A. 发病 4 周内　　B. 发病 8 周内　　C. 发病 6 周内
D. 发病 2 周内　　E. 发病 10 周内

28. 本病治疗原则应除外
   A. 对症治疗
   B. 休息
   C. 降压治疗
   D. 可用肾上腺糖皮质激素和细胞毒药治疗
   E. 急性肾衰竭时可透析

(29～31 题共用题干)

男性,36 岁,水肿、尿少 1 周,血压 120/80mmHg,尿常规:蛋白(+ + + +),血浆白蛋白 25g/L,24 小时尿蛋白定量为 9g。

29. 最可能的诊断是
   A. 右心衰竭　B. 肝硬化　C. 肾病综合征
   D. 重度营养不良　E. 急性肾炎综合征
30. 此病例诊断价值最有意义的实验室检查是
   A. 血脂　B. 肾功能检查
   C. 肾 B 超　D. 24 小时尿蛋白定量,血浆蛋白
   E. 血白蛋白电泳
31. 主要的治疗是
   A. 大剂量青霉素静滴　B. 肾上腺糖皮质激素　C. 血浆置换术
   D. 环孢素　E. 环磷酰胺

B1 型题

(32～36 题共用备选答案)

   A. 高血压、水肿、血尿
   B. 发作性肉眼血尿,无水肿与高血压
   C. 水肿、蛋白尿、低蛋白血症、高血脂
   D. 血尿、蛋白尿、高血压、肾功能减退
   E. 血尿、蛋白尿,无水肿、高血压和肾功能减退

32. 肾病综合征
33. 急性肾小球肾炎
34. 慢性肾小球肾炎
35. IgA 肾炎
36. 无症状性蛋白尿和(或)血尿

(四)病例分析

患者,女,28 岁,因反复乏力、全身水肿 3 年,加重 1 个月伴心悸气短入院。患者自 2004 年起无明显诱因出现全身水肿、尿量减少,在当地医院诊断为“肾病综合征”,口服泼尼松 50mg,每日 1 次,治疗 20 天后尿蛋白由“ + + + ”转为阴性,水肿消退,此后在半年内将泼尼松陆续减至每日 5mg 口服,但 1 周后尿蛋白再度“ + + + ”,随即又全身水肿,将泼尼松再增至每日 50mg,不久水肿尿蛋白再次消失,如此反复数次,此后每当泼尼松减至每日 25mg 时,肾病综合征即复发。2007 年 5 月初患者水肿再次出现,并有腹胀、恶性呕吐及胸闷心慌,不能平卧,当地医院检查,血尿素氮 50mmol/L,血总蛋白 52g/L,白蛋白 16.1g/L,球蛋白 44g/L,血胆固醇 18.8mmol/L,甘油三酯 4.3mmol/L。B 超检查双肾大小基本正常,磁共振检查发现

其“左肾静脉血栓”，脑 CT 检查示“左枕叶小片状低密度灶”，提示“腔隙性脑梗死或脑炎性病变”，即诊断为慢性肾衰竭（尿毒症期），于 2007 年 5 月 17 日进行血液透析治疗，透析 4 次后病情无明显好转，转我院。

入院检查：体温 37℃、脉搏 90 次/分、呼吸 25 次/分，血压 150/95mmHg。患者神志清，精神差，全身水肿及腹水明显，心率 90 次/分，律齐无杂音，双肺呼吸音清。尿液检查尿蛋白（+++），潜血（+++），镜检红细胞 30～50 个/HP，血生化检查基本同前。积极透析治疗后行肾穿刺活检，病理检查结果为“轻～中度系膜增生性肾炎”“急性肾小管坏死”。后经甲泼尼龙冲击治疗，低分子肝素钙抗凝治疗及对症处理，尿量逐渐增多，即停止透析，肾功、血脂及尿常规均恢复正常，临床痊愈出院。分析该患者初步诊断，诊断依据，进一步检查，治疗原则。

（五）思考题

1. 我国肾小球疾病分型如何？

2. 肾病综合征如何诊断和治疗？

四、参考答案

（一）判断题

1. × 2. √ 3. √ 4. × 5. × 6. × 7. √ 8. √ 9. √ 10. √

（二）填空题

1. 急性肾小球肾炎；急骤进展性肾小球肾炎；慢性肾小球肾炎；隐匿性肾小球疾病；肾病综合征

2. 低蛋白血症（血清白蛋白＜30g/L）；明显水肿；高脂血症

3. 血尿；蛋白尿

4. CH50、C3

5. 抗肾小球基膜；免疫复合物；非体液免疫

6. 125/75mmHg

7. 过敏性紫癜肾炎；狼疮性肾炎；糖尿病肾病

8. 类库欣综合征；易感染；类固醇糖尿病；溃疡病以及骨质疏松症等

9. 系膜区；IgA

10. 上呼吸道感染；血尿

（三）选择题

1. D，引起急性肾炎的细菌为溶血性链球菌。

2. B，急性肾炎的病理改变主要表现为弥漫增生性肾小球肾炎。炎症的程度轻重不等，轻者只有轻～中度的系膜细胞增生，肾小球毛细血管内皮细胞肿胀、增生，可有中性粒细胞、单核细胞浸润；重者可表现为上述病变加剧，并有渗出、出血等，甚至有毛细血管坏死。

3. A，引起急性肾炎水肿最主要的原因是肾小球滤过率明显下降，滤过液量减少，但肾小管对水、钠的重吸收功能相对正常，致水、钠吸收的比例增大、造成球管失衡。

4. C，急性肾小球肾炎是免疫性炎症，并不是细菌直接侵犯肾脏所致。用青霉素主要是为了清除体内感染灶中残存的细菌，有时感染隐匿不易被发现，故有主张常规用青霉素治疗 10～14 天。对反复发生的感染病灶，应予以去除，手术时机在肾炎稳定后 2～3 个月为宜，手术前后均应注射青霉素 2 周。有人主张用解痉药如山莨菪碱、阿托品等以解除肾小动脉痉挛、改善肾血流量，疗效尚未被证实。

5. D，急进性肾炎其病理特征是毛细血管外肾炎，光镜下50%以上的肾小球新月体形成，病初新月体成分主要为壁层上皮细胞及单核细胞，称为细胞新月体，新月体细胞在三层以上，并占据肾小囊表面积的50%以上，随着病情进展细胞之间纤维蛋白和胶原组织沉积，构成细胞纤维新月体，最后全部纤维化，称为纤维新月体。上述三种新月体可同时存在。

6. B，急进性肾小球肾炎时，球囊上皮细胞增生最为显著。

7. B，关于新月体的发生机制过去认为是毛细血管内漏出的纤维蛋白类物质进入肾球囊，刺激上皮细胞增生所致。现认为，从破裂的肾小球毛细血管袢漏出的不仅有纤维蛋白类物质，而且有血源性单核细胞、巨噬细胞。前者刺激巨噬细胞在球囊壁增生，并转化为上皮细胞。至后期由于有胶原组织成纤维细胞浸润而形成新月体。新月体一方面与球囊腔粘连造成尿腔闭塞，另一方面压迫毛细血管丛造成血管闭塞、坏死和出血。最后使整个肾小球玻璃样变、纤维化而丧失功能。

8. E，血浆置换去除血中抗体及免疫复合物为最佳治疗方案。

9. D，透析疗法是治疗急性肾衰竭最有效的方法。

10. D，慢性肾炎的发病机制是一免疫过程，只有少数患者有急性肾炎史，其发病与感染并非直接关系。

11. B，我国最常见的肾小球疾病病理类型是系膜增生性肾炎。

12. D，血尿、蛋白尿可作为肾小球疾病活动指标。

13. D，环磷酸胺为治疗肾病综合征最常用的一种免疫抑制剂，有诸多副作用，但最严重的是引起粒细胞缺乏症，故用药期间应特别注意观察血常规变化，当白细胞低于$3.0\times10^9/L$时应停药。

14. E，肾上腺糖皮质激素（以下称激素）与免疫抑制剂的应用为治疗肾病综合征的主要药物。激素主要通过抑制G0期淋巴细胞生长，抑制免疫反应，另作用于单核巨噬系统，防止白细胞介素1、2、3、6及肿瘤坏死因子-α等释放，结合胞浆受体和热休克蛋白，阻断炎症因子转录，具有抗炎作用。最终改善肾小球滤过膜的通透性，减少或消除尿蛋白。细胞毒药物通过抑制嘌呤合成，阻断DNA及RNA合成，而影响免疫淋巴细胞的分裂及增生，达到良好的免疫抑制作用。因病理类型不同疗效各异，微小病变型肾病疗效最好，以下依次为轻、中度系膜增生性肾炎、膜性肾病和局灶、节段性硬化，系膜毛细血管性肾炎疗效最差。

15. D，大量蛋白尿是肾病综合征的最根本表现。

16. D，肾上腺糖皮质激素治疗肾病综合征的作用机制既往认为是免疫抑制作用，近年来认为激素对免疫性炎症的治疗，抗炎症作用是主要的，可能与稳定溶酶体膜，抑制炎症过程中的酶系统和抑制脱氧核糖核酸的合成等因素有关。它可以减轻急性炎症中的水肿、纤维蛋白沉着，减轻炎症反应，降低毛细血管的通透性，亦可减轻慢性炎症中的增生反应，降低成纤维细胞的活性。因而，对免疫性肾小球疾病有效。激素对某些免疫炎症过程有一定抑制作用，但不是主要的。

17. C，肾病综合征患者经定量肾上腺糖皮质激素[1mg/(kg·d)]治疗6~8周后，判断其对激素是否敏感，主要观察尿蛋白减少的程度。也有认为如24小时尿蛋白定量较治疗前减少100%为激素敏感；减少50%为对激素部分敏感；不足25%为无效。

18. D，可的松和氢化可的松是最先用于临床的糖皮质激素。由于它们的治疗专一性不高，对水盐代谢的影响较大，水、钠潴留等副作用较多，限制了临床应用。通过改变化学结构，合成了一系列可的松类衍生物，其中以地塞米松的抗炎作用最强，对水、盐代谢的影响最弱，水钠潴留等不良反应也最小。地塞米松是长效类糖皮质激素，其生物半衰期为 48 ~ 72 小时，泼尼松为中效类，其半衰期 12 ~ 36 小时，由于泼尼松对下丘脑-垂体肾上腺系统的抑制作用约 24 小时，而地塞米松却达 48 ~ 72 小时，故给予泼尼松早上顿服，恰好接近皮质激素分泌的高峰，因而副作用最小。地塞米松的抑制作用长达 48 小时，不符合皮质激素分泌的昼夜规律性，长期服用，不良反应大。故临床常用泼尼松。

19. A，肾上腺糖皮质激素能抑制蛋白质合成，又能加强蛋白质的代谢，加速血清氨基酸和尿中氮排泄，产生负氮平衡。促进蛋白质分解的部位主要在胸腺、淋巴结、肌肉、皮肤和骨组织等，长期大量应用后可引起胸腺、淋巴结萎缩，肌肉消瘦，皮肤变薄，骨质疏松，严重可发生自发性骨折。

20. A，肾上腺糖皮质激素有水、钠潴留、诱发糖尿病（类固醇性糖尿病）和促进蛋白分解等作用，故长期使用糖皮质激素治疗的肾病患者，宜取低盐、低碳水化合物、高蛋白饮食。

21. A，隐匿性肾炎是原发性肾小球疾病中常见的一种类型。因起病隐匿，主要表现只有尿检查异常，临床表现少，一般无水肿、高血压，也无肾功能损害，被公认为是无症状蛋白尿和（或）血尿的同义词。部分患者甚至临床可治愈，故我国学者将其与具有进行性加重倾向和难以治愈的慢性肾炎综合征加以区别。高热或剧烈运动后，肾血管痉挛、充血，使肾小球滤过率增加，可产生少量蛋白尿，退热或休息后蛋白尿即可消失，呈一过性，这种蛋白尿属于功能性蛋白尿，偶可伴有少量红细胞。隐匿性肾炎表现为单纯性蛋白尿者应与体位性蛋白尿鉴别，主要看其卧床后是否蛋白尿消失，需长期观察才能确定。另外，隐匿性肾炎表现为单纯性血尿，尚需与肾结石、肿瘤、感染等鉴别，还要注意排除全身性疾病引起的血尿。

22. D，IgA 肾病是免疫病理学诊断名称，唯一确诊的方法是肾活检进行免疫病理检查。

23. D，系膜区 IgA（包括 IgG、IgM）沉积的多少与尿蛋白量及肾小球损伤的程度无关，血清 IgA 水平高低与预后无关，但病变的严重性及活动性与预后密切相关。

24. E，长期用抗生素及切除扁桃体均不能预防肉眼血尿的发作。

25. E　26. C　27. B　28. D　29. C　30. D　31. B　32. C　33. A　34. D
35. B　36. E

（四）病例分析

分析步骤：

1. 诊断及诊断依据

（1）初步诊断：肾病综合征（轻、中度系膜增生性肾炎）合并急性肾衰竭。

（2）诊断依据：①蛋白尿、水肿反复发作，且需较大量肾上腺糖皮质激素维持，减至小剂量即复发，呈激素依赖型；②低蛋白血症、高脂血症，并有高凝状态；③肾 B 超体积正常大小；④肾活检病理证实。

2. 鉴别诊断

（1）慢性肾衰竭：①本病例无肾体积缩小；②无各系统损害；③肾活检结果证实。

（2）继发性肾损害：本病例无狼疮性肾炎、过敏性紫癜性肾炎、糖尿病肾病及多发性骨髓瘤表现，故可排除上述疾病。

3. 治疗原则

(1)血液或腹膜透析治疗肾衰竭；

(2)主要用肾上腺糖皮质激素治疗；

(3)抗凝治疗；

(4)对症处理。

（王玉新）

第三章

肾小管间质疾病

一、学习要点

掌握肾小管性酸中毒的诊断，明确各型特点，掌握急、慢性间质性肾炎的诊断和治疗方法。

熟悉间质性肾炎的病因和发病机制。

了解肾小管酸中毒的发生机制。

二、重要知识点

(一) 远端肾小管酸中毒(Ⅰ型) 特点

有代谢性酸中毒(血二氧化碳结合力下降，血 pH 减低)，阴离子间隙正常(与其他代谢性酸中毒鉴别点)，血氯离子(Cl^-)升高，尿液不能被酸化，尿 pH <5.5，尿钾增多导致低血钾，严重低血钾会导致肌麻痹、心律失常等；常伴有高尿钙，低血钙，因此导致继发性甲状旁腺功能亢进症，导致高尿磷、低血磷，引起骨病、肾结石等。

(二) 近端肾小管酸中毒(Ⅱ型) 特点

高血氯性代谢性酸中毒，阴离子间隙正常，低血钾明显，尿 HCO_3^- 增多，口服或静脉注射碳酸氢钠后，HCO_3^- 排泄分数 $>15\%$。

(三) 高血钾型远端肾小管酸中毒(Ⅳ型) 特点

高血氯性代谢性酸中毒，高血钾明显，尿 NH_4^+ 减少，尿 pH >5.5。

(四) 急性间质性肾炎诊断要点

有：①病因：常有药物应用史或全身过敏表现；②肾损伤：包括肾功能不全和尿检查异常(血尿、蛋白尿)；③肾小管损害的实验室证据(尿 β_2微球蛋白、溶菌酶)或肾活检证实。

(五) 慢性间质性肾炎诊断要点

有：①病因众多，包括中药(含马兜铃酸的关木通、青木香等)，西药(NSAID 等)，重金属、放射线等；②肾损伤：除肾功能不全、尿检查异常外，常有肾形态改变，包括 B 超、肾盂造影检查结果证实；③肾活检病理证实。

三、强化练习题

(一) 判断题

1. 先天性肾小管酸中毒可伴有生长发育迟缓，肌无力，骨质疏松或病理性骨折。
2. 纠正肾小管酸中毒低血钾，可长期口服氯化钾。

3. 慢性间质性肾炎病理上主要是肾间质纤维化和肾小管萎缩,不会出现肾功能损害。

4. 一般认为,中药毒副作用小,长期应用不会发生肾毒性反应。

5. 继发性甲状旁腺功能亢进,可引起肾结石肾钙化。

(二)填空题

1. 肾小管间质损害时,肾小管功能检查表现为________功能和________功能减退。

2. 中药关木通、汉防己、青木香等主要引起肾损害的成分是________,导致进行性________纤维化。

3. 临床上常有枸橼酸合剂口服纠正肾小管酸中毒,其配方组成是________ 98g,________ 140g,加水1000ml,每次20~30ml,1日3次。

4. 肾小管酸中毒与其他代谢性酸中毒主要区别是前者阴离子间隙________,后者阴离子间隙________。

5. 在药物性肾损伤中,以________药最为常见。

(三)选择题

A1型题

1. 排除远端肾小管性酸中毒最可靠的根据是

A. 血清钾在正常范围　B. CO_2结合力降低不显著　C. 清晨尿pH<5.5

D. 血pH正常　E. 尿比重1.018

2. 远端肾小管性酸中毒主要发病机制

A. 肾单位产生氨不足　B. 肾小管分泌H^+障碍

C. 肾小管重吸收HCO_3^-障碍　D. 低血钾、高血氯症

E. 尿钠、尿钾、尿钙及尿磷排出增多

3. 远端肾小管性酸中毒实验室检查特点主要为

A. 高氯性酸中毒,尿呈酸性,高钾血症

B. 高氯性酸中毒,尿呈碱性,低钾血症

C. 高氯性酸中毒,尿酸碱度不定,低钾血症,氨基酸尿,葡萄糖尿

D. 高氯性酸中毒,尿呈酸性,低钾血症

E. 高氯性酸中毒,尿呈酸性,氮质潴留

4. 近端肾小管性酸中毒是由于肾HCO_3^-阈值降低,导致肾小球滤过液中HCO_3^-丢失于尿中,其肾碳酸氢盐排泄分数应为

A. <5%　B. 5%　C. 10%　D. 15%　E. >15%

5. 全身急性感染引起的急性间质性肾炎,下述哪项错误

A. 都是细菌、病毒或其毒素直接侵犯肾脏引起的间质性炎症

B. 肾间质可见局灶性或弥漫性炎症

C. 有全身急性感染症状及肾损害表现

D. 中段尿培养可无菌生长

E. 积极治疗全身感染,适当给予糖皮质激素

6. 慢性间质性肾炎最常见于

A. 糖尿病　B. 痛风　C. 缺钾

D. 慢性肾盂肾炎　E. 尿路梗阻

7. Ⅰ型肾小管酸中毒主要发病机制

A. 肾小管重吸收 HCO_3^- 障碍
B. 肾小管分泌 H^+ 障碍
C. 肾小管产生 NH_4^+ 不足
D. 尿钠、尿钾、尿钙及尿磷排出增多
E. 低血钾、高血氮症

8. 静脉肾盂造影对下列哪种疾病最有诊断价值
A. 急性间质性肾炎
B. 急性肾盂肾炎
C. 慢性肾盂肾炎
D. 慢性肾小球肾炎
E. 急性肾衰竭

A2 题型

9. 男性,67 岁,因腰骶痛 3 月伴消瘦就诊,血压正常,腰椎压痛,双下肢水肿,血红蛋白 62g/L,尿蛋白(++++),血钙 4.6mmol/L,血肌酐 151μmol/L,碱性磷酸酶 280u/L,γ-球蛋白 45%,其蛋白尿类型可能为
A. 肾小球性蛋白尿
B. 肾小管性蛋白尿
C. 溢出性蛋白尿
D. 分泌性蛋白尿
E. 组织性蛋白尿

10. 男性,25 岁,因“急性上呼吸道感染”服用解热镇痛药后出现发热、关节痛、皮疹,尿常规示:蛋白(++),白细胞 3~6/HP,红细胞 5~8/HP,血常规:血红蛋白 108g/L,白细胞 $4.7\times10^9/L$,分类:中性粒细胞 0.62,淋巴细胞 0.28,嗜酸性粒细胞 0.10,血小板 $120\times10^9/L$,血沉:17mm/h,临床诊断首先考虑
A. 狼疮肾炎
B. 急性肾小球肾炎
C. 慢性肾小球肾炎
D. 急性间质性肾炎
E. 急性肾盂肾炎

四、参考答案

(一)判断题

1. √ 2. × 3. × 4. × 5. √

(二)填空题

1. 酸化;浓缩稀释
2. 马兜铃酸;肾间质
3. 枸橼酸钠;枸橼酸。
4. 正常;升高。
5. NSAID。

(三)选择题

1. C,血清钾、CO_2 结合力、尿比重等常受饮食和药物的影响,特别是少数“不完全性远端肾小管性酸中毒”,血 pH 和 HCO_3^- 浓度可正常,但尿 pH 常在 6.0 以上,如清晨尿 pH<5.5,就不存在肾小管性酸中毒。

2. B,远端肾小管性酸中毒发病机制主要是肾小管泌 H^+ 障碍,不能排出净酸。

3. B,远端肾小管性酸中毒主要表现为高氯性酸中毒伴低钾血症,尿呈碱性。

4. E,碳酸氢盐排泄分数<5%为远端肾小管性酸中毒。

5. A,急性间质性肾炎不全是细菌或病毒直接感染所致。

6. D,慢性肾盂肾炎为最常见的一种慢性间质性肾炎。

7. B,远端肾小管性酸中毒(Ⅰ型),是因为肾小管功能缺陷表现为远端肾小管泌 H^+ 障碍,不能建立血液与小管腔液之间的 H^+ 梯度差,使尿液不能被酸化,H^+ 潴留于体内,即使机体发生酸中毒,尿 pH 仍>6。

8. C,慢性间质性肾炎,X线肾盂造影肾盂肾盏变形,慢性肾盂肾炎是最常见的慢性肾间质肾炎。

A2 题型

9. C,肾小球、肾小管功能均正常,血中有异常蛋白质,可经肾小球滤过,但不被肾小管重吸收,而从尿中排出,如多发性骨髓瘤患者的本周蛋白尿及血管内溶血的血红蛋白尿即属于此类。该患者为多发性骨髓瘤。

10. D,①病史:近期有服药史;②过敏表现;③尿检查或尿量异常;④肾小球或肾小管功能损害。典型病例应具备其中3条。

（马云航）

第四章

尿路感染

一、学习要点

掌握急慢性肾盂肾炎和膀胱炎诊断及治疗方法。

熟悉尿路感染的病因、致病菌谱及感染途径。

了解急慢性肾盂肾炎的病理特点。

二、重要知识点

(一)急性肾盂肾炎特点

急性起病、高热伴有寒战,常有全身乏力、腰痛、恶心呕吐或腹痛腹胀等,查体肾区叩痛明显。在真性细菌尿基础上,定位确诊检验有:①膀胱灭菌后尿培养;②免疫荧光检查尿沉渣抗体包裹细菌(ACB);③尿 β_2 微球蛋白测定、尿溶菌酶测定,阳性者为急性肾盂肾炎。

(二)慢性肾盂肾炎特点

有:①尿路感染反复发作,病史 > 半年。②常有一定易感因素,如尿路梗阻或畸形;机体免疫力低下或长期应用激素或免疫抑制剂;尿道口及其周围炎症。③静脉肾盂造影,肾盂肾盏狭窄变形。④肾外形凹凸不平,两肾不对称缩小。⑤肾小管功能障碍,晚期出现肾功能不全。

(三)急性膀胱炎特点

主要致病菌为大肠埃希菌,以尿路刺激征为主要表现即尿频、尿急、尿痛、尿不尽感,常伴小腹不适,发热等全身中毒症状不明显,常无肾区叩击痛,尿 ACB 阴性,治疗常用单剂疗法。

三、练习题

(一)判断题

1. 尿路感染致病菌最多见的是大肠埃希菌,感染途径以上行感染为多见。

2. 真性细菌尿是指清洁中段尿培养菌落计数 $\geq 10^5$/ml,如为球菌感染细菌菌落数 1000 ~ 10 000,也可确诊为真性细菌尿。

3. 根据临床表现特点和真性细菌尿就可确诊上或下尿路感染,无需再做定位诊断。

4. 尿路感染时,尿液检查主要表现为脓尿或白细胞尿,有时也可出现血尿,但不出现蛋白尿。

5. 治疗后症状消失,尿菌阴性,在 6 周内再次出现细菌尿,菌种与上次相同者称为复发,6 周后再次出现细菌尿,菌种与上次不同者为重新感染。

（二）填空题

1. 上尿路感染是指________，下尿路感染是指________，未确定之前可统称尿路感染。

2. 尿路感染致病菌以________最为常见，其次为________、________，球菌引起者只占5% ~10%。

3. 尿沉渣镜下找细菌，离心后沉渣不染色，高倍镜下每个视野见到一个或一个以上细菌，说明尿细菌定量 > ________，其符合率90%以上。

4. 尿路感染定位诊断有膀胱灭菌后尿培养和________、________。

5. 尿道综合征虽有尿路刺激征，但无真性细菌尿，其中________占75%，________占25%，故治疗上不可轻视。

（三）选择题

A1 型题

1. 关于尿路感染，下述哪项错误
   A. 感染途径以上行感染最多见
   B. 致病菌以大肠埃希菌为多见
   C. 血道感染以金黄色葡萄球菌最多见
   D. 中段尿培养出二种以上细菌皆为污染
   E. 阑尾炎、结肠炎、盆腔炎时，细菌可经血流或淋巴管侵入尿路引起感染

2. 尿路感染最主要的易感因素是
   A. 慢性肾脏疾患　B. 尿路器械的使用
   C. 尿流不畅　D. 尿道或尿道口周围炎性病灶
   E. 长期使用免疫抑制剂

3. 急性肾盂肾炎的基本病理改变属于
   A. 特异性炎症　B. 纤维素性炎症　C. 急性增生性炎症
   D. 变态反应性炎症　E. 以上都不是

4. 急性肾盂肾炎的典型临床表现为
   A. 发热、水肿、膀胱刺激症状、尿中白细胞增多
   B. 高血压、水肿、膀胱刺激症状、尿中白细胞增多
   C. 发热、水肿、蛋白尿、膀胱刺激症状
   D. 发热、膀胱刺激症状、肾区叩击痛、尿中白细胞增多
   E. 发热、膀胱刺激症状，蛋白尿

5. 慢性肾盂肾炎的典型临床表现以哪项为主
   A. 血尿　B. 长期低热　C. 高血压
   D. 反复急性发作　E. 无症状性细菌尿

6. 关于慢性肾盂肾炎，下述正确的是
   A. 发病与免疫反应无关
   B. 均有急性肾盂肾炎史
   C. 临床无泌尿系症状，可以肾衰为首要表现
   D. 肾内病变纤维化时，常有低热、菌尿、脓尿
   E. 以上都不对

7. 最简单、迅速、阳性率又高的诊断尿路感染的方法是

A. 尿普通细菌培养　　B. 尿高渗细菌培养
C. 尿沉渣涂片革兰染色镜检　　D. 亚硝酸盐还原试验
E. 定尿中细菌的血清型

8. 慢性肾盂肾炎的治疗,下述哪项正确
A. 常规用长程抑菌疗法　　B. 长期使用足量抗生素
C. 抗生素用至尿常规转阴时停药　　D. 预防复发均应联用两种以上抗生素
E. 首先应找寻不利因素,并设法纠正

9. 慢性肾盂肾炎治疗后随访和判断疗效的主要内容是
A. 尿常规 + 临床症状　　B. 尿常规 + 体征　　C. 临床症状 + 体征
D. 尿常规 + 尿培养　　E. 以上均不是

10. 关于尿细菌培养,下述哪项错误
A. 中段尿培养无菌手续操作不严可出现假阳性
B. 中段尿培养标本的放置在常温下 1 小时后送检可出现假阳性
C. 尿标本放置在冰箱 4℃冷藏 <8 小时,不出现假阳性
D. 导尿培养不出现假阳性
E. 膀胱穿刺尿培养,如细菌阳性,不论菌数多少,都可确诊为尿路感染。

A2 型题

11. 女性,24 岁,突然发热,一天后出现肉眼血尿,无尿频尿痛,化验尿常规蛋白(+),红细胞 30 ~ 40 个/HP,白细胞 10 ~ 20 个/HP。应考虑应用何种检查诊断
A. 尿细菌培养　　B. 血常规检查　　C. 尿蛋白定性
D. 膀胱镜　　E. 肾盂造影

12. 女,35 岁。反复低热,夜尿多 2 年,三次尿培养均为大肠埃希菌生长,为确诊疾病,首选检查是
A. 肾小球滤过率　　B. 肾 B 超　　C. 腹部平片
D. 静脉肾盂造影　　E. 放射性肾图

A3 型题

(13 ~ 14 题共用题干)

女性,35 岁。因发热寒战,腰痛 5 天入院。右肾区有叩击痛,尿常规:红细胞 5 ~ 6/HP,白细胞 20 ~ 30/HP,中段尿培养大肠埃希菌 $>10^5$/ml。经抗生素治疗 3 天后体温正常。

13. 此时应
A. 停用抗生素　　B. 青霉素巩固治疗 1 周　　C. 继续用抗生素 14 天
D. 碱化尿液　　E. 如尿培养阴性,停用抗生素

14. 患者住院 2 周,出院时尿常规正常,尿培养阴性,不发热,仍感腹痛,肾区无叩痛,出院后应注意
A. 定时复查尿培养　　B. 继续用抗生素治疗　　C. 长期服用碳酸氢钠
D. 每晚服抗生素 1 次　　E. 卧床休息至腰痛消失

B1 型题

(15 ~ 19 题共用备选答案)
A. 肾外形凹凸不平,两肾不对称缩小。
B. 肾盂肾盏黏膜充血、水肿及中性粒细胞浸润,黏膜有脓性渗出物甚至形成细小的

脓肿。

C. 主要表现为尿频、尿急、尿痛和排尿末下腹部疼痛，发热等全身中毒症状轻微。

D. 有尿路刺激症状，无全身中毒症状；尿细菌培养阴性

E. 有尿路刺激症状，X线检查可发现肺部钙化灶，肾盂造影肾盏有虫蚀样改变。

15. 肾结核

16. 尿道综合征

17. 慢性肾盂肾炎

18. 急性肾盂肾炎

19. 膀胱炎

（四）病例分析

女性，35岁。尿频、尿急、尿痛5天，体温39.5℃，左肾区有叩击痛，尿常规蛋白（++），白细胞满视野，红细胞5～10/HP。

1. 首先应予何种处理？

2. 最可能的诊断是？

3. 此时抗生素治疗方案应是？

4. 假设追问病史，本例在20天前有类似发作，中段尿细菌培养为变形杆菌，细菌计数＞10^5/ml。本次培养结果尚未报告，那么应考虑的诊断是？

5. 假设，本次中段尿培养结果为大肠埃希菌生长，细菌计数＞10^5/ml，此时应考虑？

四、参考答案

（一）判断题

1. √　2. √　3. ×　4. ×　5. √

（二）填空题

1. 肾盂肾炎；膀胱炎。

2. 大肠埃希菌；变形杆菌；克雷伯杆菌。

3. 10^5/ml。

4. 尿β_2微球蛋白测定；尿溶菌酶测定。

5. 感染性；非感染性。

（三）选择题

1. D，尿路感染可由一种细菌引起，但在长期抗生素治疗，器械检查及长期留置导尿管患者，亦可为两种以上细菌的混合感染。

2. C。

3. E，急性肾盂肾炎的基本病理改变是肾间质及肾盂黏膜的急性化脓性炎症。

4. D。

5. D，典型的慢性肾盂肾炎是以反复急性发作为主要临床表现。患者多有急性肾盂肾炎史，此后反复发作时，常有尿路刺激症状，但不如急性期明显，常有低至中度发热，腰部酸痛。尿细菌培养菌落计数＞10^5/ml。病情隐匿者可以低热、高血压或贫血就诊。需作其他相应的检查才能确诊。

6. C，肾盂肾炎是由细菌直接感染引起的化脓性炎症。但急性肾盂肾炎过后可在肾瘢痕中残留细菌抗原，刺激机体产生抗体，从而引起免疫性肾损害。大多数慢性肾盂肾炎由急

性肾盂肾炎未彻底治疗反复发作所致,少数患者则无急性肾盂肾炎病史可寻。慢性肾盂肾炎晚期,呈"固缩肾"则活动性炎症表现不明显。少数慢性肾盂肾炎发展至肾衰时才就诊,则以肾衰为首要表现。

7. C,治疗前清晨中段尿(尿停留于膀胱 4~6 小时以上),按常规方法离心,尿沉渣革兰染色找细菌,如细菌 >1 个/油镜视野、结合临床尿路感染症状,可确诊为尿路感染。

8. E,治疗慢性肾盂肾炎,应首先寻找不利因素,如尿路结石、畸形、膀胱颈部梗阻、前列腺炎、尿道内炎性病灶、膀胱输尿管反流等,并设法纠正。后根据药敏谱选择有效抗生素 1~2 种,单独或联合治疗 2 周,停药 1 周后复查,如尿菌仍阳性,则可另选有效药物治疗 2 周。如经 3 个疗程,症状虽减轻,尿菌仍阳性者,可改用抑菌疗法。

9. D,慢性肾盂肾炎的治疗目的不能停留在症状的缓解上,必须做到控制菌尿及预防复发。追踪观察尿常规及尿培养。

10. D,正常人尿道前 1/3 存在细菌,当导尿管入膀胱时,会将细菌带进膀胱,使尿液污染,导致假阳性结果。

11. A　12. D　13. C　14. A　15. E　16. D　17. A　18. B　19. C

(四)病例分析

1. 首先作中段尿细菌培养后立即给抗革兰阴性菌药物。

2. 最可能的诊断是:急性肾盂肾炎。

3. 此时抗生素治疗方案应是:抗生素治疗 2 周。急性肾盂肾炎抗生素治疗为:原则上应据致病菌和药敏试验结果选用抗菌药,故在给药之前先留取尿标本作细菌培养。由于大多数病例为革兰阴性杆菌感染,常不等尿培养结果,即首选对此类细菌有效,而且在尿中浓度高的药物治疗。轻症患者尽可能单一用药,口服有效抗生素 2 周;严重感染宜采用肌注或静脉给予抗生素,一般两种抗生素联用;已有肾功能不全,则避免应用肾毒性抗生素,如氨基糖苷类抗生素。

4. 那么应考虑的诊断是:复发。经治疗后症状消失,尿细菌转阴后在 6 周内症状再现,尿检查为真性细菌尿,且与上次同属一菌种为复发。

5. 此时应考虑:重新感染。经治疗后症状消失,尿细菌转阴后在 6 周内症状再现,尿检查为真性细菌尿,且与上次同属一菌种为复发,若菌种与上次不同,则为重新感染。

(马云航)

第五章

慢性肾衰竭

一、学习要点

掌握慢性肾衰竭各期诊断与治疗方法，重点是非透析方法。

熟悉慢性肾脏病临床表现及鉴别诊断。

了解慢性肾衰竭发病机制、肾脏替代治疗方法。

二、重要知识点

（一）国际上的慢性肾脏病（CKD）分期法

（二）慢性肾脏病分期和治疗计划（表 5-5-1）

表 5-5-1　慢性肾脏病分期和治疗计划

分期	特征	GFR（$ml/min \cdot 1.73m^2$）	治疗计划
1	GFR 正常或升高	≥90	CKD 病因的诊断和治疗
2	GFR 轻度降低	60～89	评估、延缓 CKD 进展；降低 CVD 风险
3a	GFR 轻到中度降低	45～59	延缓 CKD 进展；评估、治疗并发症
3b	GFR 中到重度降低	30～44	延缓 CKD 进展；评估、治疗并发症
4	GFR 重度降低	15～29	综合治疗，透析前准备
5	终末期肾衰竭	<15 或透析	肾脏替代治疗

（三）慢性肾衰竭

非透析治疗很重要，可延缓慢性肾衰的进展速度，其中饮食疗法不可轻视，务必掌握高血压的处理，代谢性酸中毒、高钾血症的纠正，贫血、出血的治疗以及心衰的抢救等。

（四）透析指征

血液透析指征是：①血尿素氮（BUN）≥28.6mmol/L（80mg/dl）；②血肌酐（Scr）≥707μmol/L（8mg/dl）；③高钾血症；④代谢性酸中毒；⑤有尿毒症症状；⑥有水、钠潴留；⑦肾性贫血、心包炎、高血压、消化道出血、骨病、周围神经或中枢神经系统症状。

三、强化练习题

（一）判断题

1. 在我国慢性肾衰竭病因中，糖尿病肾病和高血压肾小动脉硬化在逐年增加，但其首位病因仍然是原发性肾小球疾病

2. 慢性肾衰竭诊断一旦确定，病因诊断已失去意义故无需追究

3. 慢性肾衰竭高血压多数为肾素依赖型，少数为容量依赖型

4. 慢性肾衰竭常有失血，故贫血的性质为小细胞低色素性贫血

5. 慢性肾衰竭应尽早采取透析治疗，虽增加医疗费用，但能明显提高患者生活质量，降低病死率

（二）填空题

1. 在我国慢性肾衰病因构成中，最多见的继发性肾脏病是________和________。

2. 尿毒症终末期血肌酐为________、血尿素氮为________。

3. 小分子物质分子量为________，主要是________、________。

4. 低蛋白饮食治疗慢性肾衰竭，是指每天供给热量________，供给蛋白质________。

5. 肾功能替代疗法中，透析仅能替代肾排泄功能，________能替代肾脏全部功能。

（三）选择题

A1 型题

1. 慢性肾衰竭的常见病因是

A. 糖尿病肾病　　B. 系统性红斑狼疮
C. 良性肾小动脉硬化症　　D. 慢性肾小球肾炎
E. 慢性肾盂肾炎

2. 导致尿毒症恶化最常见的诱因是

A. 高蛋白饮食　　B. 使用抗生素　　C. 感染
D. 心力衰竭　　E. 高血压

3. 尿毒症患者最早出现、最突出的临床表现是

A. 周围神经炎　　B. 心律失常　　C. 胃肠道症状
D. 水电解质失衡　　E. 酸碱平衡紊乱

4. 尿毒症患者出现深大呼吸，是下列哪种酸碱平衡失调代偿形成

A. 代谢性酸中毒　　B. 呼吸性酸中毒
C. 代谢性碱中毒　　D. 呼吸性碱中毒
E. 呼吸性碱中毒伴代谢性酸中毒

5. 尿毒症患者发生水电解质紊乱，应除外下述哪项

A. 低钠血症或钠潴留　　B. 低钾血症或高钾血症
C. 低磷血症或高钙血症　　D. 脱水或水肿
E. 高镁血症一般与高钾血症同时发生

6. 关于尿毒症，下述哪项错误

A. 导致高血压的最主要原因是水、钠潴留
B. 容易发生感染的最主要原因是中性粒细胞减少
C. 贫血的最主要原因是促红细胞生成素的缺乏
D. 脂肪代谢的异常主要表现是甘油三酯升高
E. 多有葡萄糖耐量降低

7. 关于尿毒症，下述哪项错误

A. 食物中的蛋白质含量、血中尿素氮含量与肾功能不全的严重程度成正比
B. 贫血程度与肾衰的进展成正比

C. 出血倾向与血小板的质量有关

D. 因血钙降低,不会出现钙盐沉积

E. 生长激素、胰高血糖素、泌乳素及胃泌素升高

8. 尿毒症患者尿液的特点是

A. 尿量明显减少　　B. 尿中红细胞明显增多

C. 尿中颗粒管型明显增加　　D. 尿蛋白定量随病情恶化而增加

E. 尿比重常固定在 1.010 左右

9. 尿毒症心血管并发症哪项少见

A. 高血压肾小动脉硬化　　B. 心内膜炎　　C. 心肌病

D. 心包炎　　E. 心力衰竭

10. 下列哪一种供者的肾脏进行肾移植存活率最高

A. 异卵孪生子　　B. 同卵孪生子　　C. 父母亲

D. 兄弟姐妹　　E. 尸体肾

A2 型题

11. 男性,56 岁,少尿 1 周入院,血压 180/120mmHg,嗜睡,贫血,颜面及双下肢水肿,血 BUN 42mmol/L,Scr 1380μmol/L,血 K^+ 6.2mmol/L,血 Ca^{2+} 2.0mmol/L,CO_2CP 12mmol/L,在纠正酸中毒的过程中突然手足搐搦,意识清楚,病理征阴性,其手足搐搦的原因可能是

A. 高血压引起　　B. 尿毒症脑病　　C. 高钾血症引起

D. 低钙血症　　E. 脑出血

12. 男性,26 岁,反复颜面及双下肢水肿 5 年,血压升高 3 年,近半年反复牙龈出血,2 天前出现解柏油样稀大便,并感口渴,呼吸困难,2 小时前出现昏迷,儿童时患过急性肝炎并治愈,为尽快确诊,应首选下列哪项检查

A. 脑 CT 检查　　B. 肾功能测定　　C. 肝功能检查

D. 血糖及尿酮体检查　　E. 血常规检查

A3 型题

(13～15 题共用题干)

男性,36 岁,入院前半个月发热、咽痛,热退 5 天后感乏力、恶心呕吐、少尿,体检:血压 168/100mmHg,贫血貌,双下肢水肿,呼吸深长,心界向左下扩大,实验室检查:Hb 60g/L,尿蛋白 + +,血 BUN 41mmol/L,Scr 1002μmol/L,血 Ca^{2+} 1.56mmol/L,血 P^{3+} 3.2mmol/L,血 K^+ 6.0mmol/L,血 Na^+ 122mmol/L,血 Cl^- 89mmol/L,血清白蛋白 28g/L,动脉血气 pH 7.18,HCO_3^- 10mmol/L,B 超示双肾缩小。

13. 最可能的诊断是

A. 急进性肾小球肾炎　　B. 急性肾衰竭,少尿期

C. 恶性高血压　　D. 慢性肾衰竭晚期

E. 链球菌感染后肾小球肾炎(重型)

14. 支持该患者诊断最主要的临床表现是

A. 高血压　　B. 贫血　　C. 少尿与恶心呕吐

D. 双下肢水肿　　E. 以上都是

15. 支持患者诊断最有意义的酸碱平衡与电解质紊乱结果是

A. 代谢性酸中毒,高钾血症

B. 代谢性酸中毒,低钠血症
C. 代谢性酸中毒,高磷血症与低钙血症
D. 代谢性酸中毒合并呼吸性碱中毒
E. 高钾血症,低钠血症,高磷血症

B1 型题

(16～20 题共用备选答案)

A. 腹膜透析
B. 连续性肾脏替代治疗(CRRT)
C. 血浆置换
D. 非透析疗法
E. 肾移植

16. 慢性肾衰竭患者最理想的治疗方法宜选用
17. 儿童尿毒症患者宜选用
18. 狼疮肾炎患者宜选用
19. 尿毒症并严重心力衰竭患者宜选用
20. 血肌酐 300μmol/L,一般情况尚可的患者宜选用

(四)病例分析

患者,女,47 岁,因面色苍白、乏力、间断恶心、呕吐 1 年余,加重 1 个月入院。患者于 2002 年 6 月起开始感觉全身乏累,面黄,随后出现恶心呕吐,在当地医院多次就诊并行胃镜检查,诊断为“慢性胃炎、食管炎”,予以一般对症治疗,并给予庆大霉素 8 万 U 口服,每日 3 次,治疗 10 天后症状有所好转,但随后恶心呕吐更加频繁。当地医院检查曾发现患者贫血(血红蛋白 95g/L)、血尿素氮升高,但未引起医生重视,也未进行进一步尿液检查。患者患有“子宫肌瘤”并有慢性阴道流血,曾在当地医院治疗,但效果不佳,此后一直未进行治疗,因乏力、恶心呕吐长期病休在家。

2007 年 4 月 28 日因食用“毒蘑菇”中毒,致舌体、头皮麻木,血压降至 50/40mmHg,经抢救脱险后,血压恢复正常,但恶心呕吐不缓解,即给予庆大霉素 24 万 U,静脉滴注 15 天,病情逐渐加重,并出现烦躁不安,意识模糊等表现,进一步检查发现患者血尿素氮为 26mmol/L,尿常规检查示蛋白“++”,诊断为“食物中毒、急性肾衰竭”而急诊入院。

入院检查发现患者明显贫血貌,体温血压正常,心肺检查无明显异常,全身未见明显水肿。血常规 Hb56g/L, WBC 8.2×10^9/L, 血 BUN 36.0mmol/L, 血 Scr 475μmol/L, CO_2CP 7.8mmol/L, B 超检查双肾体积明显缩小。经过一般对症及纠正酸中毒等治疗,患者一般情况明显好转,但贫血未能纠正。诊断为“慢性肾衰竭(肾衰竭期)”。因患者及家属均不相信此诊断,要求肾活检。肾穿刺病理检查结果:全片共有 32 个肾小球,其中 28 个肾小球呈全球硬化,4 个小球为中度系膜增殖并有纤维细胞性新月体形成,肾小球基底膜明显皱缩,可见大片的肾小管萎缩、间质纤维化,并可见大量的炎细胞浸润,病理诊断为“硬化性肾炎”。请分析该患者初步诊断,鉴别诊断,进一步检查,治疗原则。

(五)思考题

1. 慢性肾脏病(CKD)各期临床表现和实验室检查如何?
2. 慢性肾衰竭是肾本身的疾病,但临床表现为何是多系统受累及,且如此严重?
3. 慢性肾衰竭用药应非常谨慎,哪些药物需参照肌酐清除率来确定剂量?
4. 如何用非透析疗法来延缓早、中期的慢性肾衰竭?

四、参考答案

(一)选择题

1. √　2. ×　3. ×　4. ×　5. √

(二)填空题

1. 糖尿病肾病;高血压肾小动脉硬化
2. ＞707μmol/L; ＞28.6mmol/L
3. ＜500 道尔顿;尿素;肌酐
4. 14.6kJ;0.6g/kg
5. 肾移植

(三)选择题

1. D,慢性肾炎导致慢性肾衰竭占病因总数的50% ~60%,其次为慢性肾盂肾炎,约占20%。

2. C,感染是导致慢性肾衰恶化最常见的诱因,其中常见的是肺炎及尿路感染。由于尿毒症症状掩盖感染症状,使其表现不明显。此外,应用肾毒性抗菌药物、感染、水电解质酸碱失衡、尿路梗阻、贫血、心衰等均为加重肾衰的诱因。

3. C,胃肠道症状是尿毒症患者最早出现、最突出的临床表现。其原因主要是尿素在尿素酶的作用下分解为氨,刺激胃肠道黏膜而引起恶心、呕吐、溃疡出血和顽固性呃逆等。

4. A,慢性肾衰竭酸性代谢产物积聚,易产生代谢性酸中毒,并出现深大呼吸。

5. C,高磷血症、低钙血症是慢性肾衰竭常有的电解质紊乱。

6. B,慢性肾衰竭代谢性酸中毒,白细胞数量常增加,但功能差,易感染。

7. D,尿毒症患者常有低钙血症、高磷血症,由此继发甲状旁腺功能亢进症,或因服用维生素D过多,造成钙磷乘积增高。正常人钙磷乘积＜50,当＞70时,超过钙盐在血浆中的溶解度,析出磷酸钙,可在动脉壁、关节周围、皮肤及其他各器官沉积。

8. E,尿毒症时,肾浓缩稀释功能均丧失,尿比重固定在1.010左右,呈等渗尿。

9. B,尿毒症引起单纯心内膜炎较少见。

10. B,同卵孪生子之间肾移植存活率高。

11. D　12. B　13. D　14. E　15. C　16. E　17. A　18. C　19. B　20. D

(四)病例分析

分析步骤:

1. 诊断及诊断依据

(1)初步诊断:慢性肾衰竭(肾衰竭期),原发病为慢性肾炎,加重因素为应用肾毒性药物(庆大霉素)。

(2)诊断依据:①具有慢性肾衰竭多系统表现,如恶心呕吐消化道表现,贫血出血等血液系统表现,后期出现精神神经症状;②实验室检查示贫血、氮质血症和代谢性酸中毒;③B超检查示“肾萎缩”;④肾活检示“肾硬化”。

2. 鉴别诊断

(1)急性肾衰竭:①本病常有肾缺血、肾中毒史,且起病急,发展快,多数可获临床痊愈,本患者无上述特征;②急性肾衰B超检查肾体积增大或正常大小,无肾萎缩;③典型的急性肾衰竭肾活检示“急性肾小管坏死”,慢性肾衰竭示“肾硬化”。

（2）慢性胃炎、失血性贫血等。肾功能检查可助鉴别。

3. 治疗原则

（1）饮食疗法。

（2）降低血压、制止呕吐、纠正水电解质酸碱平衡紊乱；应用铁剂及促红素治疗贫血等对症处理。

（3）建立血管通路进行血液透析或腹膜透析治疗。

（4）有条件可行肾移植治疗。

（王玉新）

第六篇　血液系统疾病

第一章　总　论

略。

第二章

贫　血

第一节　概　　述

略。

第二节　缺铁性贫血

一、学习要点

掌握缺铁性贫血的病因、临床表现及诊断。

熟悉缺铁性贫血的治疗与鉴别诊断。

了解缺铁性贫血的发病机制及预防。

二、重要知识点

（一）病因

1. 摄入不足　主要见于婴幼儿、生长发育期儿童和青少年、妊娠和哺乳期妇女。这些人群需铁量较大，青少年还因偏食，如果食物缺铁或长期摄入不足就容易产生缺铁。

2. 吸收不良　胃酸缺乏、胃切除术后、慢性腹泻、胃肠功能紊乱等都可使铁吸收不良。长期素食、嗜饮浓茶也影响铁的吸收。

3. 慢性失血　是缺铁性贫血最常见的原因，尤以各种病因造成的消化道出血或妇女月经过多更多见，如食管和胃底静脉曲张出血、胃十二指肠溃疡、消化道肿瘤、寄生虫感染和痔疮等慢性失血以及服用非甾体类药物引起的出血，均可引起缺铁。

（二）临床表现

1. 缺铁原发病表现　如消化性溃疡或痔疮导致的黑便、血便或腹部不适；妇女月经过多；肿瘤性疾病的消瘦等。

2. 一般贫血表现　皮肤和黏膜苍白、头晕、乏力、心悸、活动后气短、易疲倦等。

3. 组织缺铁表现　①皮肤干燥、毛发脱落失去光泽、指甲扁平粗糙、反甲；②消化系统症状：食欲减退、舌炎、口角炎、异食癖和吞咽困难；③神经系统症状：头痛、烦躁、易激动、儿童和青少年发育迟缓、智商低、注意力不集中。

（三）诊断

根据病史、临床表现及相关的检查，缺铁性贫血的诊断并不困难，诊断标准为：①有导致缺铁的病因和临床表现;②小细胞低色素性贫血:Hb、MCV、MCH、MCHC均减低,成熟红细胞形态可有明显低色素性表现;③铁代谢检查异常:SI、TS、SF均减少,骨髓铁染色显示细胞内铁和细胞外铁减少或消失,TIBC、FEP增高;④铁剂治疗有效:用药3天后网织红细胞升高,5~10天达高峰,这是铁剂治疗有效的反应。

三、强化训练题

(一)判断题

1. 正常人进食后铁吸收的部位是在空肠下段
2. 慢性失血是缺铁性贫血最常见的原因
3. 铁剂治疗有效的指标是网织红细胞上升高峰在用药后5~10天
4. 治疗缺铁性贫血的主要目的是补足贮存铁
5. 服用铁剂同时多喝牛奶能帮助和加快铁的吸收
6. 铁剂治疗1个月后病情无好转,应考虑有无其他疾病存在
7. 铁剂治疗后,血红蛋白恢复正常就可停药
8. 一个患者可以同时患缺铁性贫血并营养性巨幼细胞贫血
9. 小细胞低色素性贫血只有缺铁性贫血
10. 血清铁降低是缺铁性贫血最早期最敏感的指标

(二)填空题

1. 由食物来源的铁主要在________吸收,内源性铁主要来自于________。人体内的铁大部分分布在________内,其余分布在________、________、________、________中。
2. 为补足贮存铁,当血红蛋白恢复正常后铁剂还应继续用药的时间是________。
3. 缺铁性贫血,MCV ________,MCH ________,MCHC ________。
4. 缺铁性贫血,血清铁________、总铁结合力________、转铁蛋白饱和度________。
5. 应该和缺铁性贫血鉴别的疾病:________、________、________。

(三)选择题

A1型题

1. 诊断缺铁性贫血最可靠的方法是
   A. 血清铁降低　B. 网织红细胞降低　C. 骨髓铁颗粒消失
   D. 转铁蛋白饱和度降低　E. 小细胞低色素性贫血
2. 缺铁性贫血最早期出现的是
   A. 血清铁降低　B. 血清铁蛋白降低
   C. 血清总铁结合力增高　D. 血红蛋白比红细胞减少显著
   E. 骨髓象红细胞胞浆成熟落后
3. 铁剂治疗缺铁性贫血,血红蛋白恢复正常后还需继续用药的时间是
   A. 2周　B. 4周　C. 2个月　D. 4个月　E. 8个月
4. 缺铁性贫血最常见的原因是
   A. 铁摄入不足　B. 铁吸收不良　C. 铁需要量增多
   D. 骨髓造血功能障碍　E. 慢性失血铁丢失过多
5. 判断缺铁性贫血最有意义的是
   A. RDW增高　B. MCH降低　C. MCHC降低

D. 血清铁蛋白降低　　E. 小细胞低色素性贫血

A2 型题

6. 女性,35 岁,月经过多 6 年。实验室检查:Hb 55g/L,RBC 2.2×10^{12}/L,WBC 4.5×10^{9}/L,PLT 90×10^{9}/L,血清铁 6.5μmol/L,总铁结合力 82.5μmol/L,最可能的诊断是

A. 溶血性贫血　　B. 缺铁性贫血　　C. 铁粒幼细胞贫血

D. 慢性感染性贫血　　E. 再生障碍性贫血

A3 型题

(7 ~9 题共用题干)

7. 男性,30 岁,上腹部隐痛 4 年,与进食有关,间有黑便。实验室检查:Hb80g/L,RBC 3.2×10^{12}/L,WBC 5.0×10^{9}/L,PLT 150×10^{9}/L,初步诊断为:

A. 溶血性贫血　　B. 缺铁性贫血　　C. 巨幼细胞贫血

D. 再生障碍性贫血　　E. 慢性感染性贫血

8. 为了明确诊断,最有意义的检查是

A. 肝功能检查　　B. 骨髓穿刺检查　　C. 网织红细胞计数

D. 血清铁蛋白测定　　E. 血清叶酸和维生素 B_{12} 含量测定

9. 确诊后,正确的治疗措施是

A. 输血　　B. 铁剂治疗　　C. 骨髓移植

D. 口服叶酸、维生素 B_{12}　　E. 铁剂、叶酸、维生素 B_{12} 并用

B1 型题

(10 ~11 题共用备选答案)

A. 溶血性贫血　　B. 巨幼细胞贫血　　C. 慢性感染性贫血

D. 再生障碍性贫血　　E. 慢性失血性贫血

10. 血清铁降低,总铁结合力增高

11. 小细胞低色素性贫血

(四)病例分析

男性,54 岁。主因面色苍白 3 月,伴纳差、间断黑便入院。患者于 3 月前无明显诱因出现面色苍白,伴活动后心悸、气短,伴纳差、上腹部间断疼痛,间断黑便,体重减轻。查体:贫血貌,巩膜无黄染,浅表淋巴结未触及肿大,心肺无阳性体征,肝脾肋下未及。血常规:Hb 60g/L,MCV 60fl,MCHC 30%,WBC、PLT 正常。大便隐血(+),尿常规(-),铁蛋白减低。骨髓示增生活跃,红系增生,以中晚幼红细胞为主。骨髓铁染色示:内铁、外铁均缺乏。分析该患者初步诊断,诊断依据,进一步检查,治疗原则。

(五)思考题

简述缺铁性贫血的病因及临床表现。

四、参考答案

(一)判断题

1. ×　2. √　3. √　4. √　5. ×　6. √　7. ×　8. √　9. ×　10. ×

(二)填空题

1. 十二指肠和空肠上段;衰老和破坏的红细胞;血红蛋白;肌红蛋白;贮存铁;组织铁;转运铁

2. 3 ~6 个月
3. 降低;降低;降低
4. 降低;增高;减低
5. 慢性病贫血;铁粒幼细胞贫血;珠蛋白生成障碍性贫血

(三)选择题

1. C,诊断缺铁性贫血最可靠的方法是骨髓小粒铁染色,铁颗粒减少或消失,敏感性仅次于血清铁蛋白降低,在贫血早期即可出现。血清铁容易受感染、妊娠和口服某些药物影响,且在贮存铁减少之后才降低,其诊断意义不如血清铁蛋白和骨髓铁颗粒出现的早。

2. B,诊断缺铁性贫血最早期、最灵敏的指标是血清铁蛋白降低。因为缺铁时,机体首先动用贮存铁,因此,贮存于肝和骨髓中的铁蛋白和含铁血黄素含量减少,在贫血早期即有血清铁蛋白降低,其后才逐渐出现血清铁降低和总铁结合力增高。

3. D,铁剂治疗是纠正缺铁性贫血的主要方法,服药 3 天后食欲减退等症状即有改善;网织红细胞开始升高,5 ~10 天达高峰;血红蛋白上升较慢需 2 周左右,一般 2 个月恢复正常;血清铁蛋白上升较慢,需 3 ~4 个月才能达到正常。因此,为了补足贮存铁防止复发,当血红蛋白恢复正常后,应继续用药 3 ~6 个月。

4. E,失血,尤其是慢性失血是缺铁性贫血最常见、最重要的原因。因为 1ml 血中约含 0. 5mg 铁,失血就等于丢铁,尤其是消化道慢性失血、月经过多等更容易发生缺铁性贫血。

5. D,缺铁性贫血是体内慢性、渐进性缺铁的发展结果,缺铁早期仅有贮存铁减少,其他贫血指标均正常。血清铁蛋白能准确地反映体内贮存铁情况,与骨髓细胞外铁有良好的相关性,是诊断缺铁性贫血最敏感、最可靠的指标。

6. B,育龄期女性患者,月经过多致慢性失血,Hb 减少比 RBC 减少更显著,呈小细胞低色素性贫血,血清铁降低,总铁结合力升高,符合缺铁性贫血的诊断。

7. B,30 岁男性患者,有消化性溃疡并出血的临床表现,血象显示小细胞低色素性贫血,初步诊断符合缺铁性贫血。

8. D,为明确诊断,首选血清铁蛋白测定,能够更准确地反映体内贮存铁的多少,是诊断缺铁性贫血最早期、最灵敏的指标。

9. B,确诊后即应给予铁剂治疗,网织红细胞在 5 ~10 天时上升最高,是缺铁性贫血铁剂治疗有效的反应,证明诊断及治疗正确。没有必要使用所有的抗贫血药。

10. E,血清铁降低,总铁结合力增高,符合缺铁性贫血,而慢性失血是缺铁性贫血最常见、最重要的原因。

11. E 小细胞低色素性贫血是缺铁性贫血的特征,其最常见的病因是慢性失血。

(四)病例分析

分析步骤:

1. 诊断与诊断依据

(1)初步诊断:缺铁性贫血。

(2)诊断依据:①男性患者,上腹部间断疼痛,伴纳差、间断黑便,大便隐血(+),有消化道出血表现;②有贫血的临床表现:面色苍白,伴活动后心悸、气短,贫血貌;③小细胞低色素性贫血,Hb、MCV、MCHC 降低;④铁代谢异常:铁蛋白减低,骨髓铁染色示:内铁、外铁均缺乏。

2. 鉴别诊断

（1）铁粒幼细胞贫血：由于遗传或不明原因导致的红细胞铁利用障碍，血红素不能正常合成，血清铁和铁蛋白增高，总铁结合力降低；骨髓检查：含铁血黄素颗粒增多，可见多量铁粒幼细胞，并出现环形铁粒幼细胞。

（2）慢性病贫血：多因慢性感染或恶性肿瘤所致，可找到原发病灶。

（3）地中海贫血：有家族史，临床表现为慢性溶血；血片可见多量靶形红细胞；血清铁、转铁蛋白饱和度、铁蛋白和骨髓铁颗粒不减少且常增高。

3. 进一步检查

（1）血液检查：红细胞、网织红细胞及形态观察。

（2）血清铁、总铁结合力、转铁蛋白饱和度、血清铁蛋白的检测。

4. 治疗原则

（1）去除病因。

（2）加强营养，进食富含铁的食物。

（3）铁剂治疗，坚持正规、系统的用药。

第三节　营养性巨幼细胞贫血

一、学习要点

掌握营养性巨幼细胞贫血的病因、诊断和治疗措施。

熟悉营养性巨幼细胞贫血的鉴别诊断。

了解营养性巨幼细胞贫血的发病机制及预防原则。

二、重要知识点

（一）病因

营养性巨幼细胞贫血的病因最常见是叶酸和（或）维生素 B_{12} 摄入量不足所致：

1. 摄入不足　叶酸被不适当的加工破坏、长期素食、酗酒，胃肠功能紊乱等原因均可影响维生素 B_{12} 的摄取和吸收。

2. 需要量增加　生长发育期婴幼儿和儿童、妊娠和哺乳期妇女、甲状腺功能亢进、慢性感染、恶性肿瘤等消耗性疾病，叶酸的需要量增加而未及时补充，容易发生缺乏。

3. 吸收障碍　吸收障碍是维生素 B_{12} 缺乏最常见的原因，胃切除术后、胃癌、胃酸和胃蛋白酶缺乏以及某些药物均可影响内因子的合成，使维生素 B_{12} 吸收障碍。

4. 利用障碍　一些先天性酶缺陷、抗核苷酸合成药物均可影响叶酸或维生素 B_{12} 的利用。

（二）诊断

营养性巨幼细胞贫血的诊断依据：①有造成叶酸和（或）维生素 B_{12} 缺乏的原因：特别是摄入量不足或机体需要量增加时；②典型的临床表现：除一般贫血症状外，特殊的舌炎、舌乳头萎缩或神经系统表现；③血象呈大细胞性贫血：出现大而椭圆形红细胞及中性粒细胞分叶核过多，常伴全血细胞减少；④骨髓象呈典型的“巨幼变”；⑤叶酸和维生素 B_{12} 含量测定：低于正常；⑥叶酸和（或）维生素 B_{12} 治疗有效。

（三）治疗

1. 病因治疗　积极采取措施去除病因，治疗基础疾病。合理膳食，改进烹调方法和饮食习惯，增加新鲜蔬菜、水果及动物蛋白的摄入。纠正酗酒和偏食。

2. 补充叶酸和（或）维生素 B_{12}　原则上在明确哪种物质缺乏之后，应该是缺什么补什么。

三、强化练习题

（一）判断题

1. 营养性巨幼细胞贫血属大细胞性贫血
2. 纯维生素 B_{12} 缺乏，不能产生巨幼细胞贫血
3. 巨幼细胞贫血的神经、精神症状是由于叶酸缺乏引起的
4. 叶酸在体内贮存量少，缺乏时产生的巨幼细胞贫血较多见
5. 叶酸在动物性食物肝、肾、心中含量最多

（二）填空题

1. 叶酸在________吸收，维生素 B_{12} 在________吸收。

2. 体内叶酸贮存量约为________，每日需要量约________；维生素 B_{12} 的贮存量约为________，每日需要量仅为________。

3. 幼细胞贫血的 MCV ________、MCH ________、MCHC ________。经叶酸、维生素 B_{12} 治疗后________小时左右，巨幼变的红细胞可恢复正常形态。

（三）选择题

A1 型题

1. 血清维生素 B_{12} 含量降低见于
   A. 白血病　B. 肝脏疾病　C. 缺铁性贫血
   D. 巨幼细胞贫血　E. 某些恶性肿瘤

2. 营养性巨幼细胞贫血时
   A. 血铁降低　B. 血清叶酸降低　C. 血清铁蛋白降低
   D. 网织红细胞减少　E. 血清间接胆红素增高

3. 细胞减少比血红蛋白减少更为显著的贫血是
   A. 缺铁性贫血　B. 溶血性贫血　C. 感染性贫血
   D. 巨幼细胞贫血　E. 再生障碍性贫血

4. 营养性巨幼细胞贫血最常见的原因是
   A. 药物因素　B. 慢性感染　C. 吸收不良
   D. 摄入量不足　E. 需要量增加

A2 型题

5. 女性，28 岁，哺乳期，平日喜素食，逐渐出现苍白、乏力。Hb 75g/L，RBC 1.82×10^{12}/L，WBC 3.8×10^{9}/L，PLT 65×10^{9}/L，MCV 116fl，MCH 35pg，MCHC 330g/L，最可能的诊断是
   A. 缺铁性贫血　B. 溶血性贫血　C. 铁粒幼细胞贫血
   D. 再生障碍性贫血　E. 营养性巨幼细胞贫血

A3 型题

（6～7 题共用题干）

6. 女性，33 岁，经产妇，贫血 1 年多。Hb 80g/L，RBC 2.0×10^{12}/L，网织红细胞 1.5%，

经铁剂治疗7天后Hb和网织红细胞无变化，最可能的诊断是

A. 缺铁性贫血　B. 再生障碍性贫血　C. 慢性感染性贫血

D. 铁粒幼细胞贫血　E. 营养性巨幼细胞贫血

7. 上述患者为明确诊断需做检查是

A. 血清铁定量　B. 粪潜血试验　C. 上消化道造影

D. 血清铁蛋白测定　E. 血清叶酸、维生素 B_{12} 测定

B1 型题

（8～10题共用备选答案）

A. 缺铁性贫血　B. 溶血性贫血　C. 再生障碍性贫血

D. 铁粒幼细胞贫血　E. 营养性巨幼细胞贫血

8. 大细胞性贫血

9. 血清叶酸、维生素 B_{12} 含量降低

10. 骨髓象显示红系和粒系细胞巨幼变

（四）病例分析

男性，17岁。主因面色苍白伴恶心2个月，发热1天入院。患者为住校学生，素食。2月前无明显诱因出现面色苍白，伴恶心、纳差，活动后心悸，不影响生活，未诊治。1天前出现发热，体温39℃，伴咽痛、咳嗽，为进一步诊治入院。查体：面色苍白，巩膜轻度黄疸，舌面光，咽部充血，扁桃体Ⅱ度肿大，心肺无阳性体征，肝脾肋下未及。血常规：WBC $2.7\times10^9/L$，Hb 52g/L，MCV 120 fl，PLT $25\times10^9/L$。骨髓：骨髓增生活跃，粒、红系有核细胞巨幼变，红系增生旺盛，中性粒细胞分叶增多，可见5叶以上的中性粒细胞，有核右移、老浆幼核现象。骨髓铁染色正常。非结合胆红素40μmol/L，结合胆红素正常。分析该患者初步诊断，诊断依据，进一步检查，治疗原则。

（五）思考题

如何对巨幼细胞贫血患者进行诊断及治疗？

四、参考答案

（一）判断题

1. √　2. ×　3. ×　4. √　5. ×

（二）填空题

1. 空肠近端；回肠末端

2. 5～10mg；200μg；4～5mg；2～5μg

3. 升高；升高；正常；48

（三）选择题

1. D，巨幼细胞贫血以缺乏叶酸和（或）维生素 B_{12} 者为多，即营养性巨幼细胞贫血。维生素 B_{12} 含量降低，引起巨幼细胞贫血的原因，以内因子缺乏、胃酸和胃蛋白酶缺乏、肠道疾病、某些药物和肠道寄生虫等因素导致吸收障碍为最常见，其次还有摄入减少和利用障碍等原因。由于维生素 B_{12} 减低，导致细胞DNA合成障碍产生巨幼细胞贫血。

2. B，巨幼细胞贫血以缺乏叶酸和（或）维生素 B_{12} 引起的营养性巨幼细胞贫血为多见。在我国以进食新鲜蔬菜较少的人群因缺乏叶酸摄入而致病者为多见，所以血清叶酸降低是重要的检验项目。

3. D，营养性巨幼细胞贫血患者，由于叶酸和（或）维生素 B_{12} 缺乏影响核苷酸代谢，导致 DNA 合成障碍，胞核发育落后于胞浆，形成巨幼变，呈“核幼浆老”的大细胞性贫血。血细胞计数时，呈现红细胞减少比血红蛋白减少更为显著的特点。

4. D，由于人体内叶酸贮存量少，仅供 3～4 个月需要。如食物缺少新鲜蔬菜、过度烹煮或腌制食物可使叶酸丢失，与营养不良、偏食、婴幼儿喂养不当也有关。长期摄入量不足就会产生营养性巨幼细胞贫血。胃肠功能紊乱也可影响维生素 B_{12} 的吸收。

5. E，根据患者为哺乳期女性，偏食，全血细胞减少，RBC 减少较 Hb 更显著，MCV 和 MCH 升高，MCHC 正常，呈大细胞性贫血，最可能的诊断是营养性巨幼细胞贫血。

6. E，根据患者为经产妇女性，慢性贫血，RBC 减少较 Hb 减少更显著，网织红细胞正常，铁剂治疗无效，最可能的诊断是营养性巨幼细胞贫血。

7. E，测定血清叶酸、维生素 B_{12} 含量降低，即可明确诊断。

8. E，上述五种贫血中，只有营养性巨幼细胞贫血属大细胞性贫血。

9. E，营养性巨幼细胞贫血的病因，是由于叶酸和（或）维生素 B_{12} 缺乏所致。

10. E，营养性巨幼细胞贫血，由于叶酸和（或）维生素 B_{12} 缺乏，导致 DNA 合成障碍，核发育落后于浆，骨髓中出现巨幼型红细胞。

（四）病例分析

分析步骤

1. 诊断与诊断依据

（1）初步诊断：营养性巨幼细胞贫血。

（2）诊断依据：①生长发育期男性，住校学生，长期素食，有营养不良史；②有贫血及消化系统症状；③血象显示大细胞性贫血；④骨髓象呈巨幼变。

2. 鉴别诊断

（1）造血系统肿瘤性疾病：如骨髓增生异常综合征、急性红白血病等，可出现过多的原始细胞，或呈恶性经过，血清叶酸和维生素 B_{12} 含量不降低。

（2）有红细胞自身抗体的疾病：如温抗体型自身免疫溶血性贫血、Evans 综合征等。

（3）合并高黏滞血症的贫血：如多发性骨髓瘤。

3. 进一步检查　血清叶酸和维生素 B_{12} 含量测定，最好同时测定红细胞内叶酸含量，能反映机体叶酸的总体水平及组织的叶酸水平。

4. 治疗原则

（1）去除病因，改变不合理的膳食习惯。

（2）补充叶酸、维生素 B_{12}，坚持正规、系统的治疗。

第四节　再生障碍性贫血

一、学习要点

掌握再生障碍性贫血的病因、发病机制、诊断和治疗措施。

熟悉再生障碍性贫血的鉴别诊断。

了解再生障碍性贫血的预防原则。

二、重要知识点

(一)病因和发病机制

再障分为先天性和后天性两类,通常所说的再障多数是指后者。获得性者又可分为病因不明的原发性再障和由于化学、物理、生物因素等引起的继发性再障。再障的发病机制复杂,至今尚未完全阐明,往往是多种因素作用的结果。造血干细胞数量减少和功能异常是再障的发病基础;造血微环境障碍可以引起继发性干细胞损伤;机体免疫调节机制紊乱在发病中起重要作用,T淋巴细胞数量和亚群失衡,$CD4^+$细胞减少,尤其是$CD8^+$细胞异常增高,可直接或间接损伤造血干(祖)细胞而抑制造血。多种与造血有关的正/负调控因子分泌异常在再障的发生发展及临床转归中也起着重要作用。

(二)诊断

临床上有顽固性贫血进行性加重、一般抗贫血药物治疗无效,同时伴有出血、感染和全血细胞减少的患者,应想到再障的可能。其诊断标准为:①全血细胞减少、网织红细胞绝对值减少,淋巴细胞比例增多;②一般无肝脾大;③骨髓至少有一个部位增生减低或重度减低(如增生活跃,需有巨核细胞明显减少),骨髓小粒非造血细胞增多(有条件者作骨髓活检,显示造血组织减少,脂肪组织增加);④能除外引起全血细胞减少的其他疾病;⑤一般抗贫血药物治疗无效。

(三)治疗

1. 支持及对症治疗　注意个人卫生,加强皮肤、口腔、外阴和肛门清洁护理,定时用消毒杀菌液漱口。重症患者单间病室保护性隔离。加强营养。及时处理贫血、出血和感染,注意护肝治疗。

2. 促造血治疗　雄激素可以刺激骨髓造血干细胞分化增殖,并促进肾脏产生促红细胞生成素,是治疗非重型再障的首选药物。粒系集落刺激因子(G-CSF)、粒-单系集落刺激因子(GM-CSF)和促红细胞生成素(EPO)是常用的造血生长因子。

3. 免疫治疗　包括免疫抑制剂及免疫调节剂。免疫抑制剂能够抑制T淋巴细胞,使其产生的造血负调控因子减少,解除对造血细胞的抑制和破坏,进而重建造血,主要用于重型再障的治疗,常用制剂有:ALG、ATG、环孢素(CsA)及大剂量甲泼尼龙等。免疫调节剂能够调节体液免疫、细胞免疫和提高非特异性免疫功能。常用制剂有:胸腺素、小剂量免疫球蛋白及左旋咪唑。

4. 造血干细胞移植　包括同基因骨髓移植、异基因骨髓移植、外周血干细胞移植和脐血移植。主要用于重型再障,年龄在40岁以内,未发生感染和其他并发症的患者,有合适的供髓者,可考虑尽早实行移植。

5. 中医中药　再障以肾虚为主,补肾中药与雄激素等药物并用治疗再障可以提高疗效。

三、强化练习题

(一)判断题

1. 某些理化、生物因素可引起原发性再障
2. 全血细胞减少只见于再障
3. 再障、MDS、PNH均属于造血干细胞发育异常疾病
4. 骨髓巨核细胞减少或缺如是再障的特点

5. 重型再障的死亡原因主要为脑出血和严重感染
6. 再障的产生是由于造血原料缺乏
7. 再障的主要诊断依据是全血细胞减少、网织红细胞减低
8. 再障的血清铁降低、骨髓铁染色显示贮存铁减少
9. 再障的药物治疗可以用免疫抑制剂
10. 非重型再障,如治疗得当,多数可缓解甚至治愈

(二)填空题

1. 再障分型,以前国内常分为:________和________,为了和国际上分型接轨,现在国内教科书上的分型为:________、________。

2. 再障的血象:白细胞________、红细胞________、血小板________、网织红细胞________、中性粒细胞________、淋巴细胞________。

3. 应当和再障鉴别的主要疾病:________、________、________。

4. 再障的发病机制有:________、________、________。

5. 再障的临床表现特点主要有:________、________、________。

(三)选择题

A1 型题

1. 全血细胞减少,不伴肝脾大的疾病是

A. 白血病　B. 淋巴瘤　C. 原发性再障
D. 多发性骨髓瘤　E. 恶性组织细胞病

2. 再障的临床表现有

A. 肝大　B. 脾大　C. 淋巴结大
D. 胸骨压痛　E. 贫血、出血、感染

3. 需和再障鉴别的疾病有

A. 缺铁性贫血　B. 地中海贫血　C. 过敏性紫癜
D. 铁粒幼细胞贫血　E. 阵发性睡眠性血红蛋白尿

4. 再障的发生是由于

A. 失血　B. 红细胞破坏过多　C. 骨髓造血功能低下
D. 无效性红细胞生成　E. 缺乏叶酸、维生素 B_{12}

5. 再障的主要诊断依据是

A. 骨髓检查　B. 肝脾不大　C. 淋巴结不大
D. 全血细胞减少　E. 网织红细胞减少

A2 型题

6. 男性,25 岁,制作箱包工人,贫血 1 年多。肝脾不大,腹股沟触及黄豆大淋巴结、散在、无痛。Hb 60g /L, RBC 2.0×10^{12}/L, WBC 3.1×10^{9}/L, N 38%, L 62%, PLT 50×10^{9}/L。骨髓象,全片见巨核细胞 1 个,中性粒细胞 NAP 积分增高,诊断可能是

A. 缺铁性贫血　B. 溶血性贫血　C. 急性白血病
D. 巨幼细胞贫血　E. 再生障碍性贫血

A3 型题

(7 ~ 8 题共用题干)

7. 女性,36 岁,进行性贫血,皮肤出血点及皮下淤斑,月经量多,间断发热半年。乙肝病

史 1 年。肝肋下 2cm。血常规 Hb 50g/L，RBC 1.6×10^{12}/L，WBC 1.5×10^{9}/L，PLT 72×10^{9}/L。骨髓涂片有油滴，有核细胞少见，诊断可能是

A. 骨髓稀释　　B. 急性白血病　　C. 肝病性贫血

D. 感染性贫血　　E. 再生障碍性贫血

8. 进一步明确诊断，需做检查是

A. 染色体检查　　B. 肝功能检查　　C. 网织红细胞计数

D. 肝炎抗原抗体检验　　E. 多部位骨穿或骨髓活检

B1 型题

（9～11 题共用题干）

A. 缺铁性贫血　　B. 溶血性贫血　　C. 感染性贫血

D. 巨幼细胞贫血　　E. 再生障碍性贫血

9. 骨髓增生减低

10. 网织红细胞减少

11. 骨髓象找不到巨核细胞

（四）病例分析

女性，50 岁。主因发热伴皮肤淤斑、面色苍白 1 周入院。患者于 1 周前无明显诱因出现发热，体温 39℃，伴咽痛，自行输注青霉素 3 天无明显效果，出现皮肤淤斑，且面色苍白、头晕、乏力，为进一步治疗入院。查体：面色苍白，皮肤多处淤斑，咽部充血，扁桃体Ⅱ度肿大，心肺无阳性体征，肝脾肋下未及。血常规：WBC 1.6×10^{9}/L，中性粒细胞 0.1×10^{9}/L，Hb 58g/L，PLT 10×10^{9}/L，网织红细胞 0.1%，网织红细胞绝对值 10×10^{9}/L。骨髓象：骨髓增生极度低下，巨核未见，粒系 0.48，以杆状分叶核为主，红系 0.05，成熟红细胞大致正常，成熟淋巴细胞 0.39，单核细胞 0.05，成熟浆细胞 0.03。分析该患者初步诊断，诊断依据，进一步检查，治疗原则。

（五）思考题

简述再生障碍性贫血的治疗方法。

四、参考答案

（一）判断题

1. ×　2. ×　3. √　4. √　5. √　6. ×　7. ×　8. ×　9. √　10. √

（二）填空题

1. 急性型；慢性型；重型；非重型

2. 减少；减少；减少；减少；减少；增多

3. 阵发性睡眠性血红蛋白尿；骨髓增生异常综合征；急性白血病

4. 造血干细胞缺陷；造血微环境障碍；免疫机制异常

5. 贫血；出血；感染

（三）选择题

1. C，白血病、淋巴瘤、多发性骨髓瘤和恶性组织细胞病，都属于恶性疾病，临床表现常有肝大、脾大和淋巴结大，而原发性再障无肝、脾和淋巴结肿大。

2. E，肝、脾、淋巴结大，是恶性血液病常见的临床表现，特别是胸骨压痛是白血病特有的体征。再障常有贫血、出血和发热。

3. E，全血细胞减少是再障的主要特点，许多疾病都具有与再障相似的全血细胞减少，其中阵发性睡眠性血红蛋白尿与再障同属于造血干细胞克隆性疾病，常表现为全血细胞减少。

4. C，再障是造血干细胞异常疾病，是由多种原因引起的骨髓造血组织减少，导致骨髓造血功能低下所致的贫血。

5. A，再障的骨髓象特点为造血细胞减少，脂肪多，巨核细胞减少或为零，是诊断再障的主要依据。

6. E，诊断再障的依据是：年轻男性，接触有害物质苯，慢性贫血，肝脾不大，全血细胞减少，淋巴细胞增多，骨髓象未见巨核细胞，NAP 积分增高。

7. E，女性患者有贫血、出血和感染表现，既往有乙型肝炎病史 1 年伴肝大，全血细胞减少，骨髓增生低下，符合病毒性肝炎所致的再生障碍性贫血。

8. E，再障的骨髓象特点为造血细胞减少，非造血细胞增多，骨髓增生减低。为避免与穿刺造成的骨髓稀释相混淆，必须多次多部位骨髓检查明确诊断。

9. E，再障的骨髓象特点为造血细胞减少，增生减低，其他贫血为增生活跃或明显活跃。

10. E，网织红细胞能够反映骨髓造血功能，网织红细胞减少说明骨髓造血功能障碍。

11. E，骨髓巨核细胞减少或为零，是再障骨髓象的特征性表现，其他贫血巨核细胞不减少。

（四）病例分析

分析步骤：

1. 诊断与诊断依据

（1）初步诊断：再生障碍性贫血。

（2）诊断依据：①女性，临床表现为贫血、出血及发热；②肝、脾不大；③血象呈全血细胞减少，网织红细胞减少；④骨髓增生极度低下，巨核未见，粒系、红系百分比降低。

2. 鉴别诊断

（1）阵发性睡眠性血红蛋白尿：临床上反复发作血红蛋白尿和黄疸、脾大。酸溶血试验、蔗糖溶血试验和尿含铁血黄素试验均阳性。红细胞和粒细胞的细胞膜上的 CD55 和 CD59 表达下降。

（2）骨髓增生异常综合征：血象呈一系、两系或三系减少。骨髓象增生明显活跃，有病态造血表现。

（3）低增生性急性白血病：常有肝、脾或淋巴结大，胸骨压痛，病情呈恶性经过。骨髓象显示原始及幼稚细胞增多，符合白血病表现。

3. 进一步检查

（1）免疫学检验。

（2）骨髓活检。

（3）染色体检查。

4. 治疗原则

（1）免疫抑制剂、雄激素，中西医结合治疗，坚持长期应用。

（2）有条件进行造血干细胞移植。

（3）支持及对症治疗：注意卫生，必要时进行成分输血、止血和控制感染。

第五节　溶血性贫血

一、学习要点

掌握溶血性贫血的分类、病因、诊断和治疗措施。

熟悉溶血性贫血的鉴别诊断。

了解溶血性贫血的发病机制。

二、重要知识点

(一)分类、病因及诊断

1. 分类　溶血性贫血有多种分类方法:①根据病程,分为急性溶血、慢性溶血;②根据病情,分为轻型、中型、重型乃至溶血危象;③根据病因,分为遗传性溶血、获得性溶血;④根据溶血发病机制和溶血部位,分为血管内溶血、血管外溶血。为了便于诊断和鉴别诊断,最好先进行病因分类,然后再进一步按发病机制分类,以缩小鉴别诊断的范围。

2. 诊断　根据溶血性贫血的临床表现:贫血、黄疸、脾大或有急性溶血的特殊表现,结合实验室检查提示有红细胞破坏过多和骨髓幼红细胞代偿性增生的证据,可以作出溶血性贫血的诊断,进一步做确定溶血病因的检查。

(二)治疗

溶血性贫血的治疗包括去除病因、肾上腺糖皮质激素治疗、免疫抑制剂治疗、大剂量免疫球蛋白治疗、输血及脾切除等。其中继发性者以去除病因为主;原发性者主要为对症治疗,控制溶血和纠正贫血;自身免疫性溶血性贫血及急性溶血患者的首选药物为肾上腺糖皮质激素;对肾上腺糖皮质激素疗效不佳或需要较大剂量维持的患者,可并用或单用免疫抑制剂;大剂量免疫球蛋白仅限于急性溶血作为短暂缓解的手段;对遗传性球形细胞增多症,脾切除有显著疗效。

三、强化练习题

(一)判断题

1. 红细胞过早、过多破坏而骨髓有足够代偿能力的贫血为溶血性贫血
2. 免疫性溶血性贫血是由于红细胞内部异常所致
3. 红细胞寿命缩短是诊断溶血性贫血最可靠的指标
4. 抗人球蛋白试验阳性者,应考虑自身免疫性溶血性贫血
5. 溶血性贫血常有网织红细胞减少
6. 血管内溶血常有尿中的胆红素增多
7. 血管外溶血的红细胞主要在脾内破坏
8. 急性溶血多为血管内溶血
9. 慢性溶血主要见于血型不符的输血
10. 阵发性睡眠性血红蛋白尿是红细胞膜缺陷所致的溶血性贫血

(二)填空题

1. 溶血性贫血时,血浆游离血红蛋白________、网织红细胞________、尿中的尿胆

原________和胆红素________、血中游离胆红素________、结合胆红素________、结合珠蛋白________、高铁血红素白蛋白________。

2. 溶血性贫血时骨髓幼红细胞代偿性增生的证据有________、________、________。

3. 自身免疫性溶血性贫血 Coombs 试验：直接试验________间接试验________。

4. 阵发性睡眠性血红蛋白尿需要和其他溶血性贫血鉴别的有________、________、________。

（三）选择题

A1 型题

1. 溶血性贫血常有
   A. 尿中尿胆原减少　B. 网织红细胞减少　C. 骨髓幼红细胞减少
   D. 血中结合珠蛋白减少　E. 血中游离胆红素减少

2. 溶血性贫血不应出现的是
   A. 贫血、黄疸　B. 尿中尿胆原增多　C. 网织红细胞增多
   D. 尿中胆红素增多　E. 血红蛋白尿、脾大

3. 急性血管内溶血的特点是
   A. 肝脏明显肿大　B. 起病急，酱油色尿　C. 多见于遗传性疾病
   D. 血浆直接胆红素增高　E. 红细胞主要在肝、脾和骨髓中破坏

4. 诊断溶血性贫血最可靠的检查项目是
   A. 尿胆原增高　B. 血红蛋白降低　C. 网织红细胞增高
   D. 红细胞寿命缩短　E. 外周血出现幼红细胞

5. 血管外溶血不应出现的是
   A. 发病缓慢　B. 脾大明显　C. 无血红蛋白尿
   D. 脾切除可能有效　E. 尿含铁血黄素阳性

6. 含铁血黄素尿最常见于
   A. 地中海贫血　B. 铁粒幼细胞贫血
   C. 自身免疫性溶血性贫血　D. 遗传性球形细胞增多症
   E. 阵发性睡眠性血红蛋白尿

（四）病例分析

女性，36 岁。乏力、面色苍白伴尿色加深半个月。患者于半个月前无明显诱因出现面色苍白、乏力，稍动则心慌、气短，尿色如浓茶，化验有贫血（具体不详），发病以来无发热、关节痛、脱发、光过敏，进食和睡眠稍差，大便正常。查体：贫血貌，无皮疹和出血点，全身浅表淋巴结未触及，巩膜轻度黄染，舌乳头正常，心肺无异常，腹平软，肝未及，脾肋下 1cm，腹水征（-），双下肢无水肿。血常规：Hb 68g/L，WBC 6.4×10^9/L，中性粒细胞 72%，淋巴细胞 24%，单核细胞 4%，可见 2 个晚幼红细胞，可见嗜碱性点彩红细胞，PLT 140×10^9/L，网织红细胞 18%，尿常规（-），尿胆红素（-），尿胆原强阳性，大便常规（-），隐血（-），血总胆红素 81μmol/L，直接胆红素 5μmol/L。分析该患者初步诊断，诊断依据，进一步检查，治疗原则。

（五）思考题

简述溶血性贫血的分类。

四、参考答案

(一)判断题

1. ×　2. ×　3. √　4. √　5. ×　6. ×　7. √　8. √　9. ×　10. √

(二)填空题

1. 增高;增高;增多;阴性;增多;正常;减少;增多

2. 网织红细胞增多;外周血出现幼红细胞;骨髓幼红细胞增生

3. 阳性;阳性或阴性

4. 自身免疫性溶血性贫血;阵发性冷性血红蛋白尿;冷凝集素综合征

(三)选择题

1. D,红细胞在血管内大量破坏,游离血红蛋白增高与血浆中的结合珠蛋白结合成复合物,造成结合珠蛋白减少。

2. D,红细胞在单核-巨噬细胞系统大量破坏,游离胆红素增高,经肝转化为结合胆红素进行肠肝循环。尿和粪中的尿胆原和粪胆原增多,但尿中无胆红素。

3. B,血管内溶血起病较急,由于红细胞在循环血中被破坏,急速贫血和血红蛋白释放而引起全身症状,无脾大。常见于血型不合输血。

4. D,由于血红蛋白、网织红细胞、外周血出现幼红细胞和尿胆原等变化,在许多疾病都可以显现,而红细胞寿命缩短、过早过多的破坏是溶血性贫血的特征。

5. E,含铁血黄素尿,是由于血管内溶血,过多的血红蛋白被肾小管重吸收后分解出卟啉、铁及铁蛋白,随上皮细胞脱落由尿排出,即成为含铁血黄素尿。

6. E,阵发性睡眠性血红蛋白尿,是由于获得性红细胞膜缺陷所致的慢性血管内溶血,过多的血红蛋白通过肾脏转化为含铁血黄素,随尿排出。

(四)病例分析

分析步骤:

1. 诊断与诊断依据

(1)初步诊断:溶血性贫血。

(2)诊断依据:①中年女性,贫血、黄疸、脾大、血红蛋白尿;②血象:贫血,血片可见晚幼红细胞、嗜碱性点彩红细胞,网织红细胞增高;③血总胆红素升高,尿胆原强阳性。

2. 鉴别诊断

(1)与其他贫血性疾病的鉴别:如失血性贫血、缺铁性贫血和营养性巨幼细胞贫血等。

(2)与其他黄疸性疾病鉴别:如病毒性肝炎、胆管梗阻和家族性非溶血性黄疸(Gilbert综合征)等。

3. 进一步检查

(1)骨髓穿刺,检查骨髓象;

(2)其他相关检查确定溶血的病因:①红细胞膜缺陷的检查,如红细胞渗透脆性试验、自身溶血试验及其纠正试验等。②红细胞酶缺陷的检查。③珠蛋白合成异常的检查。④免疫性溶血性贫血的检查,如Coombs试验、冷凝集素试验。⑤其他检查,如Ham试验、蛇毒溶血因子试验等。

(3)其他相关检查进行鉴别诊断,①与其他贫血性疾病的鉴别:如失血性贫血、缺铁性贫血和营养性巨幼细胞贫血等;②与其他黄疸性疾病鉴别:如病毒性肝炎、胆管梗阻和家族性非溶血性黄疸(Gilbert 综合征)等。

4. 治疗原则

(1)积极寻找病因,治疗原发病。

(2)肾上腺糖皮质激素:贫血纠正后缓慢减量,小剂量维持至少 6 个月。

(3)免疫抑制剂。

(4)贫血较重者输洗涤红细胞。

(5)脾切除。

(魏　武)

第三章

白细胞减少症和粒细胞缺乏症

一、学习要点

掌握白细胞减少症和粒细胞缺乏症的诊断标准。

熟悉本病的临床表现和治疗原则。

了解本病的发病机制。

二、重要知识点

（一）白细胞减少和粒细胞缺乏的概念（新标准 WS/T405-2012）

外周血白细胞持续低于 $3.5\times10^9/L$ 时称为白细胞减少症。当成人中性粒细胞绝对值低于 $1.8\times10^9/L$ 时，称为粒细胞减少症，白细胞减少症实际上是中性粒细胞减少症（根据中性粒细胞减少的程度可分为轻度 $\geqslant1.0\times10^9/L$、中度 $(0.5\sim1.0)\times10^9/L$ 和重度 $<0.5\times10^9/L$，重度减少者亦称为粒细胞缺乏症（agranulocytosis）。

（二）施行 WS/T405-2012 新标准前的老标准

外周血白细胞持续低于 $4.0\times10^9/L$ 时称为白细胞减少症。当成人中性粒细胞绝对值低于 $2.0\times10^9/L$ 时，称为粒细胞减少症。

（三）病因及发病机制

1. 中性粒细胞生存缺陷　包括生成减少和成熟障碍。
2. 粒细胞破坏过多　包括免疫性因素和非免疫性因素。
3. 粒细胞分布异常　亦称假性粒细胞减少症。
4. 其他　包括：①慢性特发性中性粒细胞减少症；②周期性粒细胞减少症。

（四）临床表现

1. 白细胞减少症　一般无特殊症状，多表现一些非特异性症状，如头晕、乏力、四肢酸软、食欲减退、低热等。有些患者容易发生感染。

2. 粒细胞缺乏症　起病急，容易发生感染，常见的感染部位是呼吸道、消化道及泌尿生殖系统，常发生急性咽峡炎、化脓性扁桃体炎、肺炎、肠炎、肛周脓肿等严重感染，表现为突然寒战、高热、头痛、关节痛、败血症、脓毒血症或感染性休克，可出现极度乏力及意识障碍等全身症状严重。预后凶险，可死于感染中毒性休克。

（五）实验室检查

1. 红细胞、血红蛋白和血小板计数多数正常，白细胞计数低于 $3.5\times10^9/L$，粒细胞低于 $1.8\times10^9/L$；粒细胞缺乏症时中性粒细胞低于 $0.5\times10^9/L$，甚至缺如。

2. 骨髓象　因不同病因和发病机制而不同。

3. 肾上腺素试验可以鉴别假性粒细胞减少；中性粒细胞抗体检测用以判断是否存在抗粒细胞自身抗体。

（六）诊断

本病诊断主要依据白细胞计数与分类计数，应根据多次检查结果判断。在确定本症诊断成立后，应根据病史、体检、实验室检查结果作出病因诊断。

（七）治疗

1. 病因治疗　最重要的为去除病因。应立即停止接触可疑的药物或其他致病因素。继发性减少者应积极治疗原发病，脾功能亢进可考虑切脾。

2. 防治感染　轻度减少者不需特别的预防措施。中度减少者感染率增加，应减少出入公共场所，并注意保持皮肤、口腔和肛门卫生，去除慢性感染病灶。粒细胞缺乏者应收入院治疗，采取无菌隔离措施，感染者应做血、尿、痰及感染病灶分泌物的细菌培养和药敏试验及影像学检查，以明确感染类型和部位。在病原菌未明确前，可经验性应用覆盖革兰阳性菌和革兰阴性菌的广谱抗生素治疗，待病原和药敏结果出来后再调整用药，若3～5天无效，加用抗真菌药物，怀疑病毒感染可加用抗病毒治疗。重症感染者可静脉用丙种球蛋白支持治疗。

3. 升白细胞药物及细胞因子治疗　对于轻中度粒细胞减少者可用升白细胞药物治疗。对于粒缺患者用重组人粒细胞集落刺激因子（rhG-CSF）和重组人粒细胞-巨噬细胞集落刺激因子（rhGM-CSF）治疗疗效明确，常用剂量为2～10μg/kg·d，常见的副作用有发热、肌肉骨骼酸痛，皮疹等。

4. 免疫抑制剂　自身免疫性粒细胞减少和免疫机制介导的粒细胞缺乏可用糖皮质激素治疗，其他病因者不宜采用。

三、强化练习题

（一）填空题

1. 根据中性粒细胞减少的程度可分为轻度≥________、中度________和重度<________，重度减少者亦称为________。

2. 根据WS/T405-2012新标准外周血白细胞持续低于________时称为白细胞减少症。当成人中性粒细胞绝对值低于________时，称为粒细胞减少症。

3. 列举3大类可以导致白细胞减少的临床常用药物：________、________、________。

（二）选择题

A1型题

1. 下列哪项不是粒细胞减少的常见发病机制

A. 生成减少　　B. 成熟障碍　　C. 破坏过多
D. 分布异常　　E. 肾上腺素分泌增多

2. 根据WS/T405-2012标准诊断白细胞减少症的必备条件是

A. 骨髓增生低下　　B. 白细胞低于$3.5 \times 10^9/L$
C. 白细胞低于$1.8 \times 10^9/L$　　D. 白细胞低于$2.0 \times 10^9/L$
E. 白细胞低于$4.0 \times 10^9/L$.

3. 诊断粒细胞缺乏症的必备条件是

A. 骨髓增生活跃　　B. 粒细胞低于$0.5 \times 10^9/L$
C. 白细胞低于$2.0 \times 10^9/L$　　D. 白细胞低于$3.5 \times 10^9/L$

E. 粒细胞低于 $1.0\times10^9/L$

A2 型题

4. 男性，17 岁，受凉后发热一周，伴咽痛。查体：急性热病容，右颈部淋巴结 3 个，直径 1.5cm，有压痛，咽充血，扁桃体Ⅰ度大，Hb 136g/L，WBC $2.0\times10^9/L$，PLT $261\times10^9/L$，最可能的诊断是

A. 急性造血停滞　B. 化脓性扁桃体炎　C. 急性白血病
D. 急性再障　E. 病毒感染

A3 型题

女性，31 岁，因患“甲亢”服丙硫氧嘧啶治疗期间白细胞计数 $2.0\times10^9/L$，杆状 2%，分叶 56%，嗜酸 2%，单核 4%，淋巴 36%。

5. 应诊断为

A. 粒细胞缺乏症　B. 急性白血病　C. 粒细胞减少症
D. 假性粒细胞缺乏症　E. 造血停滞

6. 最重要的处理是

A. 注射 G-CSF　B. 输注新鲜血　C. 输注白细胞
D. 大量免疫球蛋白输注　E. 停用丙硫氧嘧啶

B1 型题

根据 WS/T405-2012 标准：

A. 白细胞计数 $>2.0\times10^9/L$　B. 中性粒细胞绝对值 $<0.5\times10^9/L$
C. 白细胞计数 $<3.5\times10^9/L$　D. 中性粒细胞绝对值 $<1.8\times10^9/L$
E. 中性粒细胞 $<1.8\times10^9/L$

7. 白细胞减少症
8. 粒细胞减少症
9. 粒细胞缺乏症

（三）思考题

发现白细胞减少的患者如何治疗？

四、参考答案

（一）填空题

1. $1.0\times10^9/L$；$(0.5\sim1.0)\times10^9/L$；$0.5\times10^9/L$；粒细胞缺乏症
2. $3.5\times10^9/L$；$1.8\times10^9/L$
3. 细胞毒药物；解热镇痛药；抗甲状腺药物

（二）选择题

1. E　2. B　3. B　4. E　5. C　6. E　7. C　8. E　9. B

（赖悦云）

第四章

白 血 病

一、学习要点

掌握急性白血病的 FAB 分型、临床表现及诊断;CML 的临床表现、分期、诊断及治疗原则。

熟悉急性白血病的 WHO 分型及治疗原则。

了解白血病的病因及发病机制。

二、重要知识点

(一)分型

急性髓细胞白血病(AML)分为 8 型:

M_0(急性髓细胞白血病微分化型):骨髓原始细胞 >30%,无嗜天青颗粒及 Auer 小体,核仁明显,光镜下髓过氧化物酶(MPO)及苏丹黑 B 阳性细胞 <3%;在电镜下,MPO 阳性;CD33 或 CD13 等髓系标志可呈阳性,淋系抗原通常为阴性。

M_1(急性粒细胞白血病未分化型):原粒细胞(Ⅰ型 + Ⅱ型)占骨髓非红系有核细胞(NEC)的 90% 以上,其中至少 3% 以上细胞为 MPO 阳性。

M_2(急性粒细胞白血病部分分化型):原粒细胞占骨髓 NEC 的 30% ~89%,其他粒细胞 >10%,单核细胞 <20%。

M_3(急性早幼粒细胞白血病):骨髓中以颗粒增多的早幼粒细胞为主,此类细胞在 NEC 中 >30%。

M_4(急性粒-单核细胞白血病):骨髓中原始细胞占 NEC 的 30% 以上,各阶段粒细胞占 30% ~80%,各阶段单核细胞 >20%。

M_{4Eo}(急性粒-单核细胞白血病伴嗜酸性细胞增多型):除上述 M_4 型各特点外,嗜酸性粒细胞在 NEC 中≥5%。

M_5(急性单核细胞白血病):骨髓 NEC 中原单核、幼单核及单核细胞≥80%。如果原单核细胞≥80% 为 M_{5a}、<80% 为 M_{5b}。

M_6(红白血病):骨髓中幼红细胞≥50%,NEC 中原始细胞(Ⅰ型 + Ⅱ型)≥30%。

M_7(急性巨核细胞白血病):骨髓中原始巨核细胞≥30%。血小板抗原阳性,血小板过氧化酶阳性。

急性淋巴细胞白血病(ALL)分为 3 型:

L_1:原始和幼淋巴细胞以小细胞(直径≤12μm)为主。

L_2:原始和幼淋巴细胞以大细胞(直径 >12μm)为主。

L_3（Burkitt 型）：原始和幼淋巴细胞以大细胞为主，大小较一致，细胞内有明显空泡，胞浆嗜碱性，染色深。

（二）实验室检查

1. 血象　大多数患者白细胞增多，超过 $100\times10^9/L$ 以上者，称为高白细胞性白血病。也有白细胞计数正常或减少，低者可 $<1.0\times10^9/L$，称为白细胞不增多性白血病。白细胞过高或过低均疗效不佳。血涂片分类检查可见数量不等的原始和（或）幼稚细胞。常伴有不同程度的正常细胞性贫血，M_6可出现幼红细胞。约50%的患者血小板低于 $60\times10^9/L$，疾病晚期往往极度减少。

2. 骨髓象　是诊断 AL 的主要依据和必做检查。FAB 协作组提出原始细胞≥骨髓有核细胞（ANC）的30%为 AL 的诊断标准，WHO 分类将骨髓原始细胞≥20%定为 AL 的诊断标准。少数骨髓增生低下但原始细胞仍占30%以上者称为低增生性 AL。Auer 小体仅见于AML，有独立诊断意义。细胞化学染色技术可辅助进行白血病分型诊断。

（三）治疗

化疗的目的是使白血病达到完全缓解（CR），并延长生存期。白血病确诊后应按照早期、足量、联合及个体化原则进行联合化疗。尽早达到完全缓解，进入缓解后治疗或选择造血干细胞移植。

三、强化练习题

（一）填空题

1. 当白细胞超过________称为高白细胞性白血病。

2. 慢性粒细胞白血病有标记性 Ph 染色体异常，即 t(9;22)，其形成的________融合基因编码有酪氨酸蛋白激酶活性。

3. 99%的 M3 有 t(15;17)(q22;q21)该染色体易位形成________融合基因。

4. 急性早幼粒细胞白血病（APL）易并发________。

（二）选择题

A1 型题

1. 下列哪项不是急性白血病的常见的临床表现

A. 贫血　B. 出血　C. 发热　D. 谵妄　E. 肝脾肿大

2. 下列检查结果不符合急性白血病的血象变化的是

A. 多数患者白细胞增多　B. 少数患者白细胞增多　C. 少数患者白细胞减少
D. 可见原始及幼稚细胞　E. 血小板常减少

3. 以下对慢粒白血病描述正确的是

A. 脾脏一般不大　B. 白细胞计数常明显减少
C. Ph 染色体阳性　D. BCR/ABL 融合基因阴性
E. 临床分为慢性期、持续期、终末期

A2 型题

4. 男性，6岁，高热3天入院。胸骨下段有压痛，血分析：WBC $15\times10^9/L$、Hb 90g/L、PLT $80\times10^9/L$，骨髓细胞学检查见原始＋幼稚细胞占30%，最可能的诊断是

A. 急性白血病　B. 慢性白血病　C. 多发性骨髓瘤
D. 缺铁性贫血　E. ITP

5. 女性,40 岁,发热 1 周伴牙龈出血 3 天入院,血分析:WBC 17×10^9/L、Hb 70g/L、PLT 50×10^9/L,骨髓涂片见原始 + 幼稚细胞占 36%,PML/RARa 融合基因阳性,以下最可能的诊断是

A. 急性白血病 M_3 型　　B. 急性白血病 M_2 型　　C. 急性白血病 M_1 型
D. ITP　　E. DIC

6. 男性,50 岁,左下腹胀痛 2 周入院。查体:脾脏肋下 4cm。血分析:WBC 50×10^9/L、Hb 70g/L、PLT 80×10^9/L;骨髓涂片以晚幼粒增生为主,原始细胞占 7%。以下诊断最可能的是

A. 急性白血病　　B. 再障　　C. ITP
D. 慢粒白血病　　E. 缺铁性贫血

A3 型题

(7 ~9 题共同题干)

患者女性,5 岁,因发热 2 周就诊,查体:贫血面容,耳后及腋窝可触及肿大淋巴结,胸骨中下段压痛阳性。血分析:WBC 17×10^9/L、Hb 75g/L、PLT 80×10^9/L;骨髓涂片可见原始 + 幼稚淋巴细胞占 40%,以小细胞为主。

7. 该患者的诊断是

A. AML　　B. ALL　　C. MM　　D. AA　　E. ITP

8. 若诊断成立,该患者的疾病分型是

A. APL　　B. ALL-L_1　　C. ALL-L_2
D. ALL-L_3　　E. AML-M_1

9. 该患者首选的治疗是

A. 手术　　B. 化疗　　C. 放疗
D. 抗结核治疗　　E. 无需治疗

(三)病例分析

女性,7 岁,发热 1 周并牙龈出血 2 天入院。查体:正常面容,胸骨中下段有压痛,颌下淋巴结可触及肿大,肝脾肋下未及。血分析:WBC 13×10^9/L,RBC 3.2×10^{12}/L,Hb 110g/L,PLT 90×10^9/L;骨髓增生活跃,以淋巴系增生为主,原始 + 幼稚细胞占 45%。请分析该患者的初步诊断,诊断依据,鉴别诊断及治疗原则。

(四)思考题

1. 急性白血病的 FAB 分型?
2. 白血病 MICM 分型?

四、参考答案

(一)填空题

1. 100×10^9/L
2. BCR/ABL
3. PML/RARa
4. DIC

(二)选择题

1. D　　2. B　　3. C　　4. A　　5. A　　6. D　　7. B　　8. B　　9. B

（三）病例分析

分析步骤：

1. 诊断及诊断依据

（1）初步诊断：急性淋巴细胞白血病。

（2）诊断依据：①发热 1 周并牙龈出血 2 天。②查体：胸骨中下段有压痛，颌下淋巴结可触及肿大。③血分析：WBC 13×10^9/L，RBC 3.2×10^{12}/L，Hb 110g/L，PLT 90×10^9/L；骨髓增生活跃，以淋巴系增生为主，原始＋幼稚细胞占 45%。

2. 鉴别诊断　贫血性疾病；感染引起的白细胞异常；出血性疾病；急性粒细胞缺乏症恢复期。

3. 治疗原则　紧急处理高白细胞血症；防治感染；成分输血；防治尿酸性肾病；联合化疗。

（陈懿建）

第五章

骨髓增生异常综合征

一、学习要点

掌握 MDS 的诊断标准和鉴别诊断。

熟悉 MDS 的临床表现、分型、治疗原则。

了解 MDS 的发病机制、疾病转归。

二、重要知识点

（一）概念

骨髓增生异常综合征（MDS）是一组克隆性造血干细胞疾病，特点是髓系细胞分化及发育异常，难治性血细胞减少、无效造血、造血功能衰竭，以及因遗传不稳定而导致的高风险向急性髓性白血病（AML）转化。

（二）诊断

根据患者一系或多系血细胞减少和相应的症状，及骨髓病态造血、骨髓原始细胞增多、典型的细胞遗传学、病理学改变、体外造血祖细胞集落培养结果，并排除其他可以导致血细胞减少和病态造血的造血及非造血系统疾患，大部分 MDS 的诊断不难确立。少数骨髓低增生性 MDS 容易与再生障碍性贫血混淆。

（三）治疗

MDS 有转化急性白血病的危险性，应追踪疾病的转化过程，以调整治疗方案。造血干细胞移植是唯一可治愈 MDS 的方法。

三、强化练习题

（一）判断题

1. 病态造血是 MDS 所独有的形态学特征

2. MDS 可能转化为急性髓细胞白血病

（二）填空题

1. FAB 协作组将 MDS 分为________、________、________、________和________五种类型。

2. MDS 常见的染色体异常有________、________、________、________、________、和________。

3. MDS 最需要与哪几种可引起全血细胞减少的疾病进行鉴别：________、________、________。

（三）选择题

A1 型题

1. MDS 最重要的特征是

A. 血小板体积增大
B. 血小板胞浆颗粒减少
C. 血小板体积分布宽度增大
D. 淋巴样小巨核细胞
E. 血小板成堆分布

2. 可治愈 MDS 的治疗方法是

A. 大剂量苯丙氨酸
B. 分化诱导治疗
C. 联合化疗＋放射治疗
D. 自体外周血干细胞移植
E. 异基因造血干细胞移植

A2 型题

3. 男性，60 岁，于健康体检时发现大细胞性贫血，查体未见异常，经叶酸和维生素 B_{12} 治疗 2 周无效，Hb 82g/L，WBC 4.9×10^9/L，PLT 152×10^9/L，最可能的诊断是

A. 再障
B. 缺铁性贫血
C. 巨幼细胞性贫血
D. 难治性贫血
E. PNH

A3 型题

（4～6 题共用题干）

男性，68 岁，头晕、乏力半年，受凉后发热、咳嗽一周，查体除两肺少量干、湿性啰音外未见异常，Hb72g/L，WBC 1.6×10^9/L，PLT 51×10^9/L，末梢血淋巴细胞 61%，未见原始细胞。骨髓增生明显活跃，原始细胞 13%，淋巴样小巨核细胞多见。

4. 最可能的诊断是

A. RA
B. MDS 转化 AML
C. RAEB
D. CMML
E. 淋巴细胞白血病

5. 适宜的治疗策略是

A. 诱导分化
B. 强烈联合化疗
C. 刺激骨髓造血
D. 自体外周血造血干细胞移植
E. 免疫抑制剂

6. 适宜的具体治疗方案

A. 司坦唑醇
B. 维生素 D_3＋司坦唑醇
C. GM-CSF 或 G-CSF
D. 维 A 酸＋小剂量阿糖胞苷
E. 干扰素＋丙酸睾酮

B1 型题

（7～11 题共用备选答案）

A. 5q-
B. 骨髓环状铁粒幼细胞＞有核细胞 15%
C. 骨髓原始粒细胞≥20%
D. 骨髓原始粒细胞 12%，末梢血单核细胞 1.1×10^9/L
E. 骨髓原始细胞 6%，有三系病态造血特征

7. AML
8. MDS
9. RAS

10. RAEB

11. CMML

（四）病例分析

男性，38岁，苍白、乏力半年，牙龈出血两周，尿色正常。查体：巩膜不黄，淋巴结、肝脾不大。Hb 62g/L，WBC 12.7×10^9/L，PLT 73×10^9/L，骨髓增生明显活跃，M∶E＝6∶1，粒红两系均有巨幼样变，原始细胞17%，巨核细胞9个，淋巴样小巨核细胞多见。该病例最可能的诊断是什么？需要与哪些疾病鉴别？还需进一步做哪些检查？并简单试述治疗原则。

（五）思考题

引起全血细胞减少的疾病有哪些？如何鉴别？

四、参考答案

（一）判断题

1. ×　　2. √

（二）填空题

1. RA；RAS；RAEB；RAEB-t；CMML

2. ＋8；20q-；-5；5q-；-7；7q-

3. 再生障碍性贫血；巨幼细胞贫血；阵发性睡眠性血红蛋白尿

（三）选择题

1. D，淋巴样小巨核细胞在MDS的病态造血中是最重要的特征。

2. E

3. D，老年男性患大细胞性贫血，经足量叶酸和维生素B_{12}治疗无效，难治性贫血可能性大。

4. C，老年男性，病史已半年，全血细胞减少，骨髓中小巨核细胞多见，原始细胞13%，符合MDS的RAEB型。

5. A，老年MDS患者，宜采用诱导分化治疗。

6. D，老年人患MDS-RAEB，适宜用维A酸合并小剂量阿糖胞苷。

7. C，按照WHO标准，AML的诊断标准为骨髓原始粒细胞≥20%。

8. A，MDS的染色体异常有5q-。

9. B

10. E

11. D

（四）病例分析

分析步骤

1. 诊断与诊断依据

（1）初步诊断：骨髓增生异常综合征，RAEB型。

（2）诊断依据：①缓慢起病的贫血，伴出血；②贫血、血小板减少，而白细胞升高；③骨髓增生活跃，粒系增生明显，并有三系病态造血特征；④可以排除再障、巨幼细胞贫血、溶血等病因。

2. 鉴别诊断

（1）再障：再障无白细胞计数升高、原始细胞增多及三系病态造血特征，以巨核细胞严重减少或缺如为特征，可以排除。

（2）PNH：本病有溶血表现，骨髓应以红系增生显著，且尿色加深；因持续少量血管内溶血可导致小细胞低色素性贫血，该患者尿色正常，故PNH可能性不大，应进一步检查除外。

3. 进一步检查

（1）铁染色。

（2）外周血细胞CD55和CD59检测或Flaer检测。

（3）骨髓细胞染色体及基因检测。

（4）血清叶酸和维生素B_{12}水平测定。

4. 治疗原则

（1）一般治疗，包括输血和感染的防治。

（2）做HLA配型，寻找合适的供者，争取尽快进行异基因造血干细胞移植。

（3）无条件移植可小剂量化疗或去甲基化药物治疗，加诱导分化治疗，并密切随访，缓解后可适时给予标准联合化疗。

（赖悦云）

第六章

淋巴瘤

一、学习要点

掌握淋巴瘤的临床表现、分类、分期及治疗原则。

熟悉淋巴瘤治疗的常用化疗方案。

了解从形态学、免疫学、遗传学和分子生物学的进展中逐渐完善的淋巴瘤分型。

二、重要知识点

(一)诊断

1. 淋巴瘤是一组高度异质性的克隆性疾病,完整的临床诊断应包括分类、分型及分期,以便指导治疗方案的选择及预后判断。

2. 病理组织学是淋巴瘤诊断的关键依据,但是分型诊断难度大,需要病理组织学与免疫组织化学技术相结合,对于诊断十分困难者可能需要流式细胞术或分子生物学技术分析肿瘤的克隆起源。

3. 免疫组织化学染色法采用分化簇(CD)系统命名的单克隆抗体,常用的淋巴细胞标记:T 细胞标记有 CD3、CD4、CD8 等;B 细胞标记有 CD20、CD19 等。

4. 临床常用的淋巴瘤分期法主要用于霍奇金淋巴瘤,非霍奇金淋巴瘤只能参照使用,特别是原发于结外的病例,不适于这种分期法。但是由于正确的临床分期与治疗方案的选择及预后密切相关,每一个病例均应根据临床表现结合必要的诊断措施进行准确分期。

(二)治疗

淋巴瘤的治疗取决于疾病类型和病变分布范围,大多数病例需要联合化疗。对没有病理诊断的疑似病例采用化疗需慎重。

三、强化练习题

(一)填空题

1. 霍奇金病的组织学类型有________、________、________、________,其中________预后最差。

2. 结合病情缓急和细胞类型,白血病可分为________、________、________、________。

3. 恶性淋巴瘤的细胞起源可为多种,包括________、________、________。

4. 非霍奇金淋巴瘤早期瘤细胞呈________增生者比________增生者预后好。

5. 白血病是一种造血干细胞的恶性肿瘤,其特征为骨髓内的________弥漫性增生取代了正常的骨髓组织,并常进入________,浸润________、________、________等全身各组织和器官。其死亡率在儿童和青少年的恶性肿瘤中占第________位。

(二)选择题

A1 型题

1. 恶性淋巴瘤的特异性诊断依据是

A. 骨髓活检和涂片　B. 淋巴结病理学检查　C. 尿凝溶蛋白测定
D. 免疫球蛋白测定　E. 血碱性磷酸酶及红细胞沉降率测定

2. 淋巴瘤临床上最典型的特点为

A. 肝、脾肿大　B. 发热　C. 贫血
D. 无痛性淋巴结肿大　E. 恶病质

3. 男性,34 岁。周期性发热 4 个月,伴皮肤瘙痒,盗汗。查体:颈部、腋下、腹股沟淋巴结肿大,无触痛,肝肋下 2cm,脾肋下 3.5cm,血红蛋白 120g/L,白细胞 8.0×10^9/L,血小板 105×10^9/L,如需明确诊断应做何检查

A. 腹部 CT 检查　B. 胸部 CT 检查　C. 免疫球蛋白测定
D. 淋巴结活检　E. 骨髓象检查

4. 霍奇金病治疗应用较普遍的的方案是

A. COP 方案　B. CHOP 方案　C. ABVD 方案
D. MOPP 方案　E. MACOP-B 方案

5. 恶性淋巴瘤累及颈、腹股沟淋巴结、肝及骨髓,伴有发热,盗汗、体重减轻,临床分期

A. ⅡB　B. ⅢB　C. ⅣB
D. ⅢA　E. ⅣA

6. 下列哪型霍奇金病预后最差

A. 淋巴细胞为主型　B. 结节硬化型(Ⅰ期)　C. 混合细胞型
D. 淋巴细胞消减型　E. 节结硬化型(Ⅱ期)

7. 非霍奇金淋巴瘤的预后,下列哪项较为重要

A. 病理组织类型　B. 患者全身症状　C. 年龄
D. 性别　E. 化疗的强度

8. 恶性淋巴瘤累及右侧的颈部及从腋下淋巴结,不伴有发热、盗汗、体重减轻,临床分期属于

A. ⅠA　B. ⅠB　C. ⅡA
D. ⅡB　E. ⅢA

9. 关于霍奇金病,下列哪项正确

A. 多见于老年人
B. 既可发生于淋巴结,亦可发生在结外淋巴组织
C. 找到里-斯细胞即可确诊
D. 肝脏病变往往来自腹膜后淋巴结
E. 确诊依靠骨髓穿刺

10. 关于淋巴瘤的临床分期,下列哪项正确

A. 病变在颈部,腹股沟部为Ⅰ期
B. 病变仅累及胃部为Ⅱ期
C. 病变在横膈上下为Ⅲ期

D. 病变在颈部、腋窝、后腹膜淋巴结、脾为Ⅳ期

E. 病变颈部、腋窝、肝、肺为Ⅲ期

11. 关于霍奇金病的组织病理学诊断和分类正确的是

A. 找到 Reed-Stemberg 细胞即可确诊

B. 有全身症状的老年患者很可能是以淋巴细胞为主的霍奇金病

C. 预后最好的是淋巴细胞为主型

D. 各种组织学分型固定,不相互转化

E. 国内以淋巴为主型多见

12. 关于非霍奇金淋巴瘤,下列哪项正确

A. 常见于青年人　　B. 女性较男性多

C. 一般发展迅速,易发生远处播散　　D. 全身症状常见于早期患者

E. 全身瘙痒常见

13. 关于霍奇金病的临床表现下列哪项正确

A. 见于各年龄组,随年龄增长而发病增多

B. 脾肿大常见

C. 首见症状常是全身瘙痒

D. 饮酒后引起淋巴结疼痛,是 HD 特有的表现

E. 周期性发热见于绝大多数患者

14. 关于恶性淋巴瘤的描述,下列哪一项是错误的

A. 起源于淋巴结和淋巴组织的恶性肿瘤

B. 临床特点为无痛性进行性淋巴结肿大

C. 有发热和脾肿大

D. 是白血病的一个亚型

E. 分为霍奇金病和非霍奇金病淋巴瘤

15. 霍奇金病的组织病理特点是在肿瘤组织中可见

A. Reed-Stember 细胞　　B. 网织红细胞　　C. 异常网状细胞

D. 巨核细胞　　E. 铁粒幼细胞

16. 根据病变的范围,淋巴瘤可分为四期,对Ⅱ期的描述,哪项是正确的

A. 病变仅限于一个淋巴结区

B. 横膈两侧都有病变

C. 病变累及两个淋巴结区,但在横膈同一侧

D. 累及骨髓

E. 病变弥漫,横膈两侧都有病变

17. 确诊淋巴瘤的主要依据是

A. 骨髓检查　　B. CT 检查　　C. MRI 检查　　D. 病理活检　　E. X 线检查

A2 型题

18. 男性,45 岁。颈部淋巴结肿大,皮肤瘙痒,间歇性发热 3 个月。查体:脾大,左肋下 3cm,颈淋巴结活检为霍奇金病,该患者最常见的自发症状为

A. 贫血　　B. 脾肿大

C. 无痛性颈部淋巴结肿大　　D. 间歇性发热

E. 皮肤瘙痒

19. 男性,62 岁。右颈部包块 1 个月入院。活检诊断为淋巴细胞分化不良性淋巴瘤,脾肋下 4cm,骨髓穿刺涂片内有 12% 淋巴肉瘤细胞,治疗应采取:

A. 脾切除　　B. 骨髓移植　　C. 放射治疗

D. 联合化疗　　E. 颈部淋巴结切除

20. 女性,25 岁,发热,皮肤瘙痒半个月,右颈部淋巴结无痛性肿大,互相粘连。血红蛋白 10g,白细胞 $9\times10^9/L$,中性粒细胞 0.65,淋巴细胞 0.35,骨髓涂片找到 R-S 细胞,最大可能的诊断

A. 淋巴结结核　　B. 非霍奇金病淋巴瘤　　C. 霍奇金病

D. 转移癌　　E. 急性白血病

21. 男性,45 岁,发热,双侧颈淋巴结肿大 1 个月,右侧腹股沟可触及 2.5cm×2cm 淋巴结,无压痛,脾左肋下 3cm,骨髓淋巴肉瘤细胞 0.18,病变属哪一期

A. ⅡA　　B. ⅡB　　C. ⅢB　　D. ⅣA　　E. ⅣB

A3 型题(22～25 题共用题干)

男性,45 岁,发热乏力伴消瘦 2 个月,两侧颈部和腹股沟可触及数粒蚕豆大小淋巴结,脾肋下 2cm,结核菌素试验(－),骨髓检查正常。

22. 如要确诊,应做哪项检查

A. 骨髓活检　　B. 腹部 B 超　　C. 胸部 CT

D. 淋巴结活检　　E. 染色体检查

23. 如确诊为非霍奇金淋巴瘤,该患者为临床哪一期

A. Ⅱ期 B　　B. Ⅲ期 A　　C. Ⅲ期 B

D. Ⅳ期 B　　E. Ⅳ期 B

24. 首选的治疗方法是

A. 放射治疗　　B. 手术治疗　　C. 干扰素　　D. 联合化疗　　E. 基因治疗

25. 常用的化疗方案

A. CHOP　　B. MOPP　　C. DA　　D. VDP　　E. COP

(三)病例分析

患者,男,70 岁。主诉:右侧颈部淋巴结肿大半年。现病史:患者半年前出现右侧颈部淋巴结肿大,轻微疼痛,当地医院就诊,诊断为急性淋巴结炎,予"可乐必妥 0.5"静点治疗 10 天后红肿疼痛减轻,肿大淋巴结较前缩小,但未完全消失。近两月患者颈部淋巴结进行性肿大,无疼痛,伴低热、乏力、消瘦,为进一步诊治入院。起病来患者一般情况可,食纳睡眠差,大小便无异常。体格检查:T 37.8℃,P 72 次/分,R 20 次/分,BP 126/70mmHg。神志清,精神可,查体合作。全身皮肤黏膜无黄染及出血点,右侧颈部可触及多个淋巴结,最大约 3.5cm×2.5cm×2.0cm,质地韧,活动度差,无压痛,双肺呼吸音粗,未闻及干湿性啰音。心率 72 次/分,律齐,各瓣膜听诊区未闻及病理性杂音。腹平软无压痛,肝脾未触及肿大,肠鸣音不亢进。脊柱四肢无畸形,活动可;生理反射存在,病理反射未引出。请分析该患者初步诊断,鉴别诊断,进一步检查,治疗原则。

(四)思考题

1. 反应性淋巴滤泡增生与滤泡性淋巴瘤如何区别?
2. 霍奇金病的基本病变特点和组织学类型有哪些?

3. 非霍奇金淋巴瘤的主要类型有哪些？各有何特点？

四、参考答案

（一）填空题

1. 淋巴细胞为主型；混合细胞型；淋巴细胞消减型；结节硬化型；淋巴细胞消减型

2. 急性淋巴细胞性白血病；慢性淋巴细胞性白血病；急性粒细胞性白血病；慢性粒细胞性白血病

3. T 细胞；B 细胞；组织细胞型

4. 滤泡样；弥漫

5. 白血病细胞；外周血液；肝；脾；淋巴结；第一

（二）选择题

A1 型题

1. B	2. D	3. D	4. C	5. C	6. D	7. A	8. C	9. B	10. C
11. C	12. C	13. D	14. D	15. A	16. C	17. D			

A2 型题

18. C　19. D　20. C　21. E

A3 型题

22. D　23. C　24. D　25. A

（三）病例分析

1. 考虑诊断：恶性淋巴瘤。

2. 下一步行颈部淋巴结病理及免疫组化检查。

（陈懿建）

第七章

多发性骨髓瘤

一、学习要点

掌握多发性骨髓瘤的诊断、鉴别诊断及治疗原则。

熟悉本病临床表现和实验室检查。

了解本病的常见病因及发病机制。

二、重要知识点

(一)诊断

本病诊断主要指标:①骨髓中浆细胞>30%;②活组织检查证实为骨髓瘤;③血清中有M蛋白:IgG>35g/L,IgA>20g/L或尿本周蛋白>1g/24h。次要指标:①骨髓中浆细胞10%~30%;②血清中有M蛋白,但未达到上述标准;③出现溶骨性病变;④其他正常的免疫球蛋白低于正常值的50%。诊断MM至少要有一个主要指标和一个次要指标,或者至少包括次要指标①和②在内的三条次要指标。有症状的MM最重要的标准是终末器官的损害,包括贫血、高钙血症、溶骨损害、肾功能不全、高黏滞血症、淀粉样变性或者反复感染。

(二)分型分期及分组

临床以异常增高的单克隆免疫球蛋白的类型进行MM分型。常见类型依次为IgG型、IgA型和轻链型,IgD型少见,IgE型罕见。单克隆IgM增高见于另一种浆细胞病-Waldenstrom巨球蛋白血症,诊断IgM型MM需格外慎重。

疾病的分期标准是根据贫血的程度、血钙水平、溶骨性损害程度、M蛋白产率及有无肾功能损害制定的。按国际分期系统(ISS)进行分期,可以为判断预后和指导治疗提供依据。分期的依据为血清β_2微球蛋白和白蛋白的量多少,分为Ⅲ期:①Ⅰ期:血清β_2微球蛋白<3.5mg/L,白蛋白≥35g/L;②Ⅱ期:介于Ⅰ期和Ⅲ期之间;③Ⅲ期:血清β_2微球蛋白≥5.5mg/L。

肾功能正常者为A组,有肾功能损害者为B组。

(三)治疗

本病尚无根治方法,获得缓解对延长生存期十分重要,但联合化疗的缓解率很低,对有条件的患者应争取造血干细胞移植。

三、强化练习题

(一)填空题

1. 多发性骨髓瘤引起骨痛最常见的部位是________。

2. 多发性骨髓瘤患者血涂片的特征性改变是红细胞呈________改变。

3. 根据患者是否有________损害，将多发性骨髓瘤分为 A、B 两组。

4. 骨髓瘤细胞免疫表型________、________。

（二）选择题

A1 型题

1. 下列哪项不是多发性骨髓瘤的临床表现

A. 骨骼改变　B. 贫血　C. 反复感染　D. 心力衰竭　E. 肾损害

2. 下列检查结果符合多发性骨髓瘤患者血象变化的是

A. 红细胞成串分布　B. 贫血为小细胞、低色素性　C. 贫血为大细胞性
D. 血小板计数明显增高　E. 血沉减慢

A2 型题

3. 男性，60 岁，近一个月来出现腰骶部疼痛，X 线检查见腰椎 3～4 椎体骨折，外周血涂片见红细胞呈缗钱状排列，最可能的诊断是

A. 椎间盘突出　B. 腰椎骨折　C. 多发性骨髓瘤
D. 白血病　E. 缺铁性贫血

4. 多发性骨髓瘤患者实验室检查结果提示 β_2 微球蛋白 5.8mg/L，白蛋白 28g/L，尿蛋白（+++），以下选项符合对该患者分期和分组的是

A. Ⅰ期 A 组　B. Ⅰ期 B 组　C. Ⅱ期 B 组
D. Ⅲ期 A 组　E. Ⅲ期 B 组

A3 型题

（5～7 题共用题干）

患者女性，55 岁，因腰骶部疼痛 2 周就诊，查体：正常面容，浅表淋巴结未及肿大，胸骨无压痛，肝脾肋下未及，腰椎压痛阳性。血分析未见明显改变；尿分析见尿蛋白（++）；生化检查提示白蛋白 30g/L，β_2 微球蛋白 6.0mg/L，BUN11.5mmol/L；腰椎 X 线见腰椎 3～4 压缩性骨折。

5. 该患者的诊断是

A. 腰椎骨折　B. 多发性骨髓瘤　C. 慢性肾衰竭
D. 强直性脊柱炎　E. 骨关节结核

6. 若诊断成立，该患者的疾病分期及分组是

A. Ⅰ期 A 组　B. Ⅱ期 A 组　C. Ⅱ期 B 组
D. Ⅲ期 A 组　E. Ⅲ期 B 组

7. 该患者首选的治疗是

A. 手术　B. 化疗　C. 放疗
D. 抗结核治疗　E. 透析治疗

（三）病例分析

男性，55 岁，间断性头晕 2 周，四肢骨痛 1 月。患者自诉 1 月前无明显诱因出现四肢骨痛，自行使用止痛膏药未见好转，2 周前出现头晕，于当地医院查血分析示：RBC 2.5×10^{12}/L、Hb 60g/L；X 线提示双上肢肱骨及左下肢股骨多发性骨折。查体：贫血外观，浅表淋巴结无肿大，肝脾未及，四肢骨骼压痛阳性。查血涂片提示红细胞成串状排列，骨髓细胞学检查提示浆细胞增多占 30%。分析该患者的初步诊断，写出诊断依据，鉴别诊断，及进一步检查。

（四）思考题

1. 多发性骨髓瘤的诊断标准是什么？

2. 多发性骨髓瘤如何进行分期及分组？

四、参考答案

（一）填空题

1. 腰骶部

2. 缗钱状或成串状

3. 肾功能

4. $CD38^+$；$CD56^+$

（二）选择题

1. D　2. A　3. C　4. E　5. B　6. E　7. B

（三）病例分析

分析步骤：

1. 诊断及诊断依据

（1）初步诊断：多发性骨髓瘤。

（2）诊断依据：①间断性头晕 2 周，四肢骨痛 1 月。②查体：贫血外观，浅表淋巴结无肿大，肝脾未及，四肢骨骼压痛阳性。③查血涂片提示红细胞成串状排列，骨髓细胞学检查提示浆细胞增多占 30%。

2. 鉴别诊断

（1）骨转移癌

（2）反应性浆细胞增多症

（3）意义未明的单克隆球蛋白血症

（4）巨球蛋白血症

3. 进一步检查　查免疫固定电泳及免疫球蛋白定量对疾病进行分型；血白蛋白及 β_2 微球蛋白进行分期；查肾功能进行分组。

（陈懿建）

8 第八章

出血性疾病

第一节 概　　述

略。

第二节 过敏性紫癜

一、学习要点

掌握本病的概念、分型、诊断和治疗原则。

熟悉本病的临床表现和实验室检查。

了解本病的病因和发病机制。

二、重要知识点

（一）病因

包括：①细菌和病毒感染；②寄生虫感染；③食物：主要为动物性异体蛋白；④药物：如抗生素、解热镇痛药、镇静剂、抗结核药等；⑤其他：如寒冷、外伤、昆虫叮咬、花粉等。

（二）临床特征

以皮肤紫癜为主要表现，多见于双侧下肢伸侧、大小不等、对称分布、分批出现、反复发作，伴皮肤瘙痒感。部分患者可伴有腹痛、关节痛或肾脏受累表现。

（三）分型

根据病变累及的部位不同，临床上将其分为：皮肤型（单纯型）、腹型、关节型、肾型、混合型等。

（四）诊断

发病前常有上呼吸道感染病史；皮肤紫癜；血小板计数及功能正常；凝血象正常。

（五）治疗要点

包括：①抗过敏治疗：可选用抗组胺类药物；②改善血管通透性药物；③肾上腺糖皮质激素；④免疫抑制剂：并发肾炎时可用；⑤对症治疗：针对腹痛、消化道出血、水肿、尿少等给予治疗。

三、强化练习题

（一）判断题

1. 过敏性紫癜的发病机制主要是由于自身免疫功能异常，引起小血管炎，导致毛细血

管壁的通透性和脆性增高

2. 肾上腺糖皮质激素对皮肤型、腹型、关节型过敏性紫癜疗效较好，但对肾损害疗程需要更长

（二）填空题

过敏性紫癜有哪几种临床表型：________、________、________、________、________、________。

（三）选择题

A1 型题

1. 下列不属于过敏性紫癜皮肤型的临床表现是
   A. 皮肤反复出现淤点，淤斑
   B. 血管壁可有灶性坏死及血小板血栓形成
   C. 可见出血性丘疹或小型荨麻疹
   D. 少数可有局限性血管性水肿
   E. 常有阵发性腹部绞痛，可伴恶心、呕吐、腹泻、便血
2. 关于过敏性紫癜的描述，错误的是
   A. 为一种变态反应性疾病
   B. 其病理基础为小血管壁的免疫性炎症
   C. 其紫癜主要对称分布于四肢
   D. 易合并关节痛、腹痛及血尿
   E. BT 及 APTT 延长可以确诊
3. 治疗过敏性紫癜应优先考虑
   A. 应用抗生素　　B. 应用抗过敏药物　　C. 查找并避免致敏因素
   D. 应用大剂量糖皮质激素　　E. 应用大剂量维生素 C

A2 型题

4. 6 岁男性，发病前 10 天曾有上呼吸道感染病史，近 2 天发现双下肢皮肤出血点，入院后诊断为过敏性紫癜，下列可为阳性结果的检查是
   A. 出血时间　　B. 凝血时间　　C. 血小板计数
   D. 束臂试验　　E. 血小板功能检查

（四）思考题

试述过敏性紫癜的诊断要点及治疗原则。

四、参考答案

（一）判断题

1. ×　　2. √

（二）填空题

单纯性；腹型；关节型；肾性；混合型；其他类型

（三）选择题

1. E，阵发性腹部绞痛，伴恶心、呕吐、腹泻、便血为腹型过敏性紫癜的临床表现。

2. E，过敏性紫癜是一种血管变态反应性出血性疾病，实验室检查中血小板计数、血小板功能、出、凝血检查及骨髓检查均正常。

3. C,消除致病因素是治疗过敏性紫癜时应优先考虑的。可引起过敏性紫癜的致敏因素甚多,要仔细查找并尽可能避免接触。

4. D,过敏性紫癜属血管异常性出血性疾病,血小板数量及功能检查及凝血功能一般均正常。

第三节　特发性血小板减少性紫癜

一、学习要点

掌握特发性血小板减少性紫癜概念、诊断及治疗原则。

熟悉特发性血小板减少性紫癜临床表现、分型及实验室检查。

了解特发性血小板减少性紫癜病因及发病机制。

二、重要知识点

(一)病因

1. 急性型发病与某些病毒感染有关。

2. 慢性型病因和发病机制与自身免疫因素、雌激素变化有关。

(二)临床特征

以皮肤与黏膜出血为主要表现,严重者可发生内脏出血,常反复发作。血小板减低。骨髓中巨核细胞明显增多,伴有成熟障碍。血小板寿命缩短。抗血小板抗体增高。

(三)分型

根据临床表现、发病年龄、病程长短、治疗效果及预后将其分为急性和慢性两型。

(四)诊断

以病史、出血症状、血小板减少、出血时间延长、脾不增大或轻度增大、骨髓巨核细胞增多伴成熟障碍、PAIg增高、PAC_3增高、血小板寿命缩短为主要诊断依据。

(五)治疗要点

1. 肾上腺糖皮质激素为首选药物。

2. 脾切除是治疗本病的有效方法之一。

3. 免疫抑制剂适用于肾上腺糖皮质激素和脾切除疗效不佳或不宜用肾上腺糖皮质激素及脾切除者。

4. 紧急治疗可采用　①血小板输注;②大剂量甲泼尼龙;③大剂量静脉滴注丙种球蛋白;④血浆置换。

三、强化练习题

(一)填空题

1. 特发性血小板减少性紫癜骨髓巨核细胞数量________,产血小板的巨核细胞数量________。

2. ITP患者血小板计数大于________,无手术、创伤,且不从事增加出血风险的工作和活动的患者,可嘱临床观察,暂不进行药物治疗。

(二)选择题

A1 型题

1. 治疗特发性血小板减少性紫癜应首选

A. 肾上腺糖皮质激素　　B. 脾切除　　C. 免疫抑制剂

D. 输血小板　　E. 静脉滴注大剂量丙种球蛋白

2. 以下不符合特发性血小板减少性紫癜的是

A. 血块回缩不良　　B. 脾脏轻度肿大　　C. 出血时间延长

D. 巨核细胞增加　　E. Coombs 试验阳性

3. 引起 ITP 患者出血的机制是

A. 血小板破坏过多或生成减少　　B. 血管通透性增高

C. 血小板功能异常　　D. 血小板消耗过多

E. 血小板数量增多

4. 慢性 ITP 血小板破坏的主要场所是

A. 肝脏　　B. 脾脏　　C. 肺脏　　D. 骨髓　　E. 血液循环

A3 型题

(5~7 题共用题干)

女性,20 岁,月经量多 2~3 年。检查:皮肤散在紫癜,血小板 $40\times10^9/L$,骨髓巨核细胞增多。

5. 最可能的诊断是

A. 血友病　　B. 再生障碍性贫血

C. 骨髓增生异常综合征　　D. 阵发性睡眠性血红蛋白尿

E. 特发性血小板减少性紫癜

6. 为进一步确诊需做的检查是

A. APTT　　B. 3P 试验　　C. 束臂试验

D. 骨髓检查　　E. 血小板功能检查

7. 根据诊断首选的治疗措施为

A. 雄性激素　　B. 肾上腺糖皮质激素　　C. 止血药物

D. 输新鲜血浆　　E. 骨髓移植

(三)思考题

如何诊断 ITP？并简述 ITP 的治疗原则。

四、参考答案

(一)填空题

1. 增多或正常;减少

2. $30\times10^9/L$

(二)选择题

1. A

2. E,Coombs 试验是诊断自身免疫性溶血性贫血的重要试验。

3. A

4. B

5. E，根据青年女性、病程长、有出血症状、血小板减少、骨髓巨核细胞增多等特征，最可能的诊断是 ITP。

6. D，骨髓检查是诊断 ITP 最基本的方法。

7. B，ITP 首选治疗为肾上腺糖皮质激素。

第四节　弥散性血管内凝血

一、学习要点

掌握弥散性血管内凝血概念、临床特征、诊断及治疗原则。

熟悉弥散性血管内凝血临床表现及实验室检查。

了解弥散性血管内凝血病因及发病机制。

二、重要知识点

（一）病因和发病机制

临床多种疾病均可导致 DIC，常见的病因有感染、肿瘤、病理产科、手术及创伤等。凝血酶和纤溶酶的过度生成是 DIC 发病机制中的关键因素，是血管内微血栓形成、血小板和凝血因子大量消耗、继发性纤溶亢进及微循环障碍等病理和病理生理变化的基础。

（二）临床特征

最常见的四大症状为出血、休克、栓塞及微血管病性溶血。

（三）实验室检查

诊断 DIC 的实验室项目甚多，常用的有：①有关血小板的检查：血小板数量、GMP-140、β-TG、PF4 和 TXB2；②有关凝血因子消耗的检查：PT、APTT、纤维蛋白原、Ⅷ：C 活性、AT-Ⅲ和 PC 活性；③有关纤溶亢进的检查：ELT 时间、PLG 和 PLG：Ag、PIC、FDP、3P 试验和 D-二聚体。

（四）诊断

DIC 的诊断包括 3 个方面：①有引起 DIC 的病因；②DIC 的临床表现；③实验室检查异常。常用的初筛试验有：血小板计数、PT、APTT、纤维蛋白原含量和 3P 试验等，有条件的还可做 FDP、D-二聚体和 AT-Ⅲ的检测。

（五）治疗要点

1. 去除病因　是 DIC 治疗中最主要的措施。

2. 抗凝治疗　肝素仍是治疗 DIC 的重要手段，主要用于 DIC 高凝期。

3. 补充凝血因子　在病情控制及使用肝素治疗后，可酌情补充凝血因子和血小板。

4. 抗纤溶治疗。

5. 抗血小板聚集药物。

三、强化练习题

（一）判断题

1. 在 DIC 的早期，以皮肤广泛出血为主要表现

2. DIC 时，抗凝治疗的目的在于阻断血管内凝血的病理过程

3. DIC 是指微血管内有广泛的纤维素性血栓形成
4. 多部位严重出血倾向是 DIC 的特征性表现
5. DIC 时应用常规止血药治疗效果明显

(二)填空题

1. DIC 一般分为三期:________、________和________。
2. DIC 的发生,实质上是________系统与________系统平衡关系被破坏所引起。
3. 列举 4 类常见的引起 DIC 的病因:________、________、________、________。

(三)选择题

A1 型题

1. 在下列检查结果中,不符合 DIC 的诊断的是
   A. 血小板减少　B. 凝血酶原时间延长
   C. 纤维蛋白原含量减少　D. 纤维蛋白原降解产物减少
   E. 3P 试验阳性
2. DIC 高凝期的治疗,除消除病因、治疗原发病外,应首先考虑
   A. 补充水与电解质　B. 应用抗血小板药物　C. 积极抗纤溶治疗
   D. 及早应用肝素　E. 输注全血或血浆
3. 不属于 DIC 发生机制的是
   A. 凝血物质被大量消耗　B. 继发性纤溶亢进　C. 组织损伤
   D. 血管壁损伤　E. 血管通透性增强
4. 下列不属于 DIC 病因的是
   A. 细菌感染　B. 恶性肿瘤　C. ARDS
   D. 严重挤压伤　E. 妊娠
5. DIC 出血最主要的因素是
   A. 多器官功能障碍　B. 凝血因子大量消耗　C. 血管通透性增高
   D. 肝脏合成凝血因子障碍　E. 微血管病性溶血性贫血

A3 型题

(6～7 题共用题干)

一产妇胎盘早剥,阴道出血不止,2 天内输血 2000ml,止血效果不佳,皮肤黏膜有广泛出血点。

6. 其出血不止的主要原因可能是
   A. 急性 ITP　B. 并发 DIC
   C. 并发急性再障　D. 肝功能受损所致的凝血功能障碍
   E. 急性白血病
7. 根据上一题的诊断,首选的治疗措施为
   A. 泼尼松　B. 尽快娩出胎盘　C. 输新鲜全血
   D. 保肝治疗　E. 化疗

B1 型题

(8～10 题共用备选答案)

   A. 血小板增加　B. 纤维蛋白原降低　C. PT 缩短
   D. 3P 试验阳性　E. 血红蛋白降低

8. DIC 高凝期
9. DIC 消耗性低凝期
10. DIC 继发性纤溶亢进期

（四）思考题

如何诊断 DIC？

四、参考答案

（一）判断题

1. ×　2. √　3. √　4. √　5. ×

（二）填空题

1. 高凝期；消耗性低凝期；纤溶亢进期
2. 凝血；纤溶
3. 感染；恶性肿瘤；病理产科；手术及创伤

（三）选择题

1. D
2. D，DIC 高凝期抗凝治疗是终止 DIC 病理过程、减轻器官损伤的重要措施。
3. E
4. E
5. B，DIC 时广泛微血栓形成使各种凝血因子和血小板大量消耗而明显减少，血液凝固性降低，是 DIC 出血的最主要因素。
6. B
7. B，去除病因是 DIC 的首要治疗措施。
8. C，DIC 早期由于凝血系统被激活，血液中凝血酶含量增多，临床上以血液高凝状态为主要表现，PT 缩短。
9. B
10. D，DIC 后期纤溶系统被激活后，大量的纤溶酶形成，降解纤维蛋白（原），产生 FDP，故 3P 试验阳性。

（赖悦云）

第七篇　内分泌和代谢疾病

第一章

总　　论

一、学习要点

掌握内分泌系统的反馈调节系统及反馈调节机制；内分泌系统疾病的诊断。

熟悉激素的作用、分类；内分泌系统疾病的分类、防治。

了解物质代谢过程。

二、重要知识点

(一)内分泌疾病的诊断原则

1. 功能诊断　主要根据：①临床表现；②实验室检查，对腺体功能作出判断。

2. 病理诊断　主要是确定病变部位和病变性质。可根据不同情况选择①影像学检查；②放射性核素检查；③细胞学检查等，以明确诊断。

3. 病因诊断　①自身抗体检测；②白细胞染色体检查以及 HLA 鉴定等。

(二)内分泌疾病的防治原则

1. 病因治疗　对病因明确者，针对病因采取积极治疗措施，可获根治。

2. 内分泌功能异常的治疗　纠正内分泌功能异常的措施包括：①对功能亢进的治疗：手术治疗；放射治疗；药物治疗等。②对功能减退的治疗：补充替代疗法；人工内分泌腺；内分泌腺或组织移植。

3. 一般治疗　加强营养，适当休息，对症治疗，对患者的指导。

4. 预防　对病因明确的内分泌疾病多数是可以预防的；对一些内分泌疾病的危象，只要能做到消除诱发因素和早诊断并给予及时有效的治疗，防止其发生或控制其发展是完全可能的。

三、强化练习题

(一)填空题

1. 激素分泌方式包括________、旁分泌、________胞内分泌及神经分泌。

2. 神经垂体贮存的激素是________、________。

3. 完整的内分泌疾病诊断应包括三方面________、________和________。

4. ________是内分泌系统的主要调节机制，________系统构成三级水平的调节轴。

5. 腺垂体在下丘脑激素的调节下分泌相应的激素，刺激靶腺合成和分泌激素，而后者又反作用于下丘脑和腺垂体，对其相应激素的合成起抑制作用者称为________，起兴奋作用者称为________。

（二）选择题

A1 型题

1. 下述哪种激素是由下丘脑产生的
   A. 泌乳素　B. 黄体生成素　C. 精氨酸加压素
   D. 促甲状腺素　E. 黑色素细胞刺激素

2. 腺垂体损伤时，哪种激素可不减少
   A. 促性腺激素　B. 促甲状腺素　C. 催产素
   D. 促肾上腺皮质激素　E. 生长激素

3. 激素测定用于诊断内分泌疾病，目的是为确定
   A. 病变部位　B. 病因　C. 病原体　D. 功能　E. 病理

4. 当进一步鉴别原发或继发性内分泌功能减低时，下述哪个试验对患者具有危险性
   A. TSH 兴奋试验　B. TRH 兴奋试验　C. LRH 兴奋试验
   D. CRH 兴奋试验　E. 胰岛素负荷试验

A2 型题

5. 关于激素的生理作用，下述哪一条是错误的
   A. 激素只对具有其受体的靶细胞起作用
   B. 调节机体的新陈代谢
   C. 调节细胞外液的量和组成成分，维持内环境稳定
   D. 不仅能影响细胞原有的代谢过程，还能创造或产生新的功能或反应
   E. 调节机体的生长发育和生殖功能

6. 下列哪个器官不含内分泌组织
   A. 胃肠　B. 脑　C. 骨　D. 心脏　E. 肾脏

7. 下列哪个因子不属于激素的第二信使
   A. cGMP　B. Ca^{2+}　C. DAG　D. cAMP　E. Mg^{2+}

8. 下列哪项检查不是内分泌疾病的病因学检查
   A. 激素受体抗体的测定　B. 针吸活检　C. 视野测定
   D. 受体功能研究　E. 激素或受体基因的分析

9. 下列哪两个物质之间不具有反馈关系
   A. 甲状旁腺与钙离子　B. 胰岛素与葡萄糖　C. 加压素与渗透压
   D. 醛固酮与钠离子　E. 甲状腺激素与钾离子

10. 对内分泌功能亢进的病因，下述哪个是错误的
    A. 内分泌腺破坏　B. 多内分泌腺瘤Ⅰ型　C. 激素受体突变
    D. 异位内分泌综合征　E. 内分泌肿瘤

11. 关于抗利尿激素，下述哪项是错误的
    A. 由下丘脑前部视上核和室旁核合成

B. 沿视上垂体束和视旁垂体束运输
C. 储存在垂体后叶
D. 参与血压、血容量和血浆渗透压的调节
E. 损伤下丘脑视上核和室旁核时，可发生部分性尿崩

12. 内分泌疾病检查方法中不属于定位诊断的检查是
A. MRI 或 CT 扫描　B. 超检查　C. 动脉插管造影术
D. 甲状腺[131]I 摄取率　E. 静脉导管分段取血

B1 型题

（13～15 题共用备选答案）
A. 内分泌功能亢进　B. 内分泌功能减退
C. 内分泌功能正常　D. 激素受体不敏感
E. 下丘脑-垂体-靶腺轴的反馈抑制所致功能减退

13. 甲状腺功能亢进症
14. 地方性甲状腺肿
15. 库欣综合征伴双侧肾上腺皮质萎缩是

（三）思考题

1. 以下丘脑-腺垂体-肾上腺轴为例说明内分泌系统负反馈调节机制。
2. 怎样确定内分泌系统疾病的功能诊断。

四、参考答案

（一）填空题

1. 内分泌；自分泌
2. 抗利尿激素；催产素
3. 病因诊断；定位诊断；功能诊断
4. 反馈调节；下丘脑-垂体-靶腺
5. 负反馈；正反馈

（二）选择题

1. C　2. C　3. D　4. E　5. D　6. C　7. E　8. C　9. E　10. A
11. E　12. D　13. A　14. C　15. E

（牛晓红）

第二章

腺垂体功能减退症

一、学习要点

掌握腺垂体功能减退症的临床表现及诊断。

熟悉腺垂体功能减退症的治疗。

了解腺垂体功能减退症的病因和发病机制。

二、重要知识点

(一)病因

包括:①垂体肿瘤是成人最常见原因;②希恩综合征、蝶鞍区手术、放疗和创伤;③垂体卒中;④其他如淋巴细胞性垂体炎等。

(二)临床表现

包括:①起病隐袭;②甲状腺功能减退;③性腺功能减退;④肾上腺皮质功能减退,但无色素沉着;⑤垂体危象。

(三)诊断和鉴别诊断

性腺功能减退、甲状腺功能减退症、肾上腺皮质功能减退等至少出现两种以上,有腺垂体功能及靶腺功能减退的实验室证据。注意与多发性内分泌腺功能减退症(如Schmidt综合征)、慢性消耗性疾病或精神厌食进行鉴别。

(四)治疗重点

1. 一般治疗　注意营养素平衡,避免镇静药物使用。

2. 病因治疗　查找病因并进行相应的治疗。

3. 激素替代治疗　先补充肾上腺皮质激素、再相应补充甲状腺激素和性腺激素。

4. 垂体危象处理　抢救的原则是尽快补充糖皮质激素和小剂量甲状腺激素、纠正低血糖循环衰竭和控制感染等诱因,禁用麻醉剂、镇静药、催眠药和降糖药。

三、强化练习题

(一)填空题

1. 腺垂体功能减退症是多种原因引起的腺垂体激素分泌减少,最常见的病因是________。生育后妇女因产后腺垂体缺血性坏死所致者称为________。

2. 腺垂体功能减退症主要表现为各靶腺功能减退,________、________、________缺乏为最早表现;TSH缺乏次之;然后可伴有ACTH缺乏。

（二）选择题

A1 型题

1. 垂体组织受损时，哪项激素缺乏的症状出现最早

A. 促性腺激素　　B. 促肾上腺皮质激素　　C. 促甲状腺激素

D. 泌乳素　　E. 催产素

2. 严重的腺垂体功能减退症易发生低血糖主要是缺乏

A. RL 及 LH　　B. RL 及 TSH　　C. RL 及 ACTH

D. GH 及 TSH　　E. GH 及 ACTH

3. 垂体危象时，下列何种情况最为多见

A. 低血糖性昏迷　　B. 低钾性麻痹　　C. 谵妄

D. 脑梗死　　E. 高钠高渗性昏迷

A2 型题

4. 下列哪项不是抢救垂体危象的措施

A. 静脉推注 50% 葡萄糖　　B. 补充葡萄糖盐水

C. 静脉滴注氢化可的松　　D. 抗感染治疗

E. β 受体拮抗剂

5. 下列哪项不是引起原发性腺垂体功能减退症的病因

A. 垂体大腺瘤　　B. 希恩综合征　　C. 真菌性垂体脓肿

D. 外伤性垂体柄断裂　　E. 垂体卒中

6. 女性，40 岁，闭经半年入院，疑垂体前叶功能减退，需做激素检查，请问下列哪一种是不属于垂体前叶分泌的激素

A. 促肾上腺皮质激素　　B. 催产素　　C. 促甲状腺激素

D. 泌乳素　　E. 生长激素

7. 关于腺垂体功能减退症患者的治疗，下列哪项不对

A. 给予左旋甲状腺素 50 ~ 150μg/d

B. 给予泼尼松 5.0 ~ 7.5mg/d

C. 性激素替代，可用人工月经周期

D. 感染时糖皮质激素用量可适当加大

E. 可放心使用镇静安眠药

8. 下列哪项对诊断腺垂体功能减退症无意义

A. 甲状旁腺素测定　　B. 甲状腺素测定　　C. 性腺激素测定

D. 皮质醇测定　　E. 泌乳素测定

A3 型题

（9 ~ 11 题共用题干）

35 岁，女性，6 年前分娩时失血过多伴晕厥，产后无乳汁，闭经 2 ~ 3 年伴怕冷乏力，体位性头晕，餐前经常手抖，心悸，饥饿感。查体：消瘦，嗓音低哑，毛发稀疏，双乳房萎缩，BP80/50mmHg，血糖 4.0mmol/L（正常 3.68 ~ 6.12mmol/L），血皮质醇、雌二醇均低，FSH、LH 基础值不低，B 超示：子宫体积小。

9. 最可能的临床诊断是

A. Addison 病　　B. 卵巢功能早衰　　C. 原发性性腺功能低减

D. 希恩病　　E. 黏液性水肿

10. 当进一步鉴别原发或继发性内分泌功能低减时，下述哪个试验对患者具有危险性

A. TSH 兴奋试验　　B. TRH 兴奋试验　　C. LRH 兴奋试验

D. CRH 兴奋试验　　E. 胰岛素负荷试验

11. 为纠正患者内分泌功能减低，下述哪种治疗最为理想

A. 靶腺激素替代　　B. 用促激素刺激靶腺

C. 应用促激素释放激素　　D. 抑制靶腺激素的拮抗激素

E. 补充靶腺激素所调节的物质

B1 型题

（12～13 题共用备选答案）

A. 垂体腺瘤压迫浸润　　B. 产后大出血　　C. 垂体卒中

D. 垂体瘤术后　　E. 下丘脑疾病

12. 引起继发性腺垂体功能减退症的是

13. 引起希恩综合征的是

（三）病例分析

刘×，女，48 岁。闭经、食欲减退、头晕、乏力 10 年，重伴心悸、手抖 2 小时。该患者 20 年前分娩时大出血，闭经、产后无乳，并逐渐出现食欲减退、头晕、乏力、怕冷，少动、懒言，未系统诊治。2 小时前突然出现心悸、手抖伴饥饿感、头晕加重、眼前发黑，无抽搐，无晕厥，来医院测血糖 2.0mmol/L，给予静脉补充葡萄糖后症状略见好转。为系统诊治入院。查体：血压 70/50mmhg，心率 45 次/分，神志清，声音低哑，问话反应迟钝，颜面苍白水肿，以眼睑为重，皮肤粗糙、脱屑，双肺未闻及啰音，双下肢非凹陷性水肿。辅助检查：心电图：心动过缓。血离子：K^+ 3.5mmol/L，Na^+ 113mmol/L，Cl^- 87mmol/L。空腹血糖 2.6mmol/L。分析该患者初步诊断，写出诊断依据，鉴别诊断，进一步检查，治疗原则。

（四）思考题

1. 腺垂体功能减退症患者各靶腺功能减退的临床表现。
2. 垂体危象的诱因及临床表现。
3. 腺垂体功能减退症患者应做哪些内分泌功能检查。

四、参考答案

（一）填空题

1. 垂体肿瘤；希恩综合征
2. Gn；GH；PRL

（二）选择题

1. A　2. E　3. A　4. E　5. D　6. B　7. E　8. A　9. D　10. E

11. A　12. E　13. B

（三）病例分析

分析步骤：

1. 诊断及诊断依据

（1）初步诊断：腺垂体功能减退症

（2）诊断依据：①20 年前产后大出血、产后无乳、闭经，10 余年前无明显诱因的出现食欲

减退，头晕乏力，怕冷，少动懒言。此次因低血糖入院；②查体：血压低、心率慢，反应迟钝，颜面苍白水肿，以眼睑为重，皮肤粗糙、脱屑，双肺未闻及啰音，双下肢非凹陷性水肿；③心电图：心动过缓。血离子：血钾正常，血钠、血氯低，血糖低。

2. 鉴别诊断

（1）多发性内分泌腺功能减退症

（2）慢性消耗性疾病

（3）神经性厌食

3. 进一步检查

（1）腺垂体功能测定：Gn〔包括尿促卵泡素（FSH）和黄体生成素（LH）〕、TSH、ACTH、PRL 及 GH。

（2）靶腺功能测定：血睾酮、雌激素、黄体酮；血清总 T_4（TT_4）和游离 T_4（FT_4）、总 T_3（TT_3）和游离 T_3（FT_3）；24 小时尿游离皮质醇、24 小时尿 17 羟皮质醇（17-OHCS）、血浆皮质醇。

4. 治疗原则　激素的替代治疗：首先补充肾上腺素糖皮质激素，然后补充甲状腺素及性腺激素。一般不必补充盐皮质激素。

（牛晓红）

第三章

尿崩症

一、学习要点

掌握尿崩症的临床表现及诊断、鉴别诊断。

熟悉尿崩症的治疗。

了解尿崩症的病因和发病机制。

二、重要知识点

(一)病因及分类

可分为中枢性尿崩症和肾性尿崩症。中枢性尿崩症又分为:①特发性尿崩症(占 1/3)为散发,病因不明;②继发性尿崩症(占 2/3)见于肿瘤、创伤等;③遗传性尿崩症极少数。

(二)临床表现

起病较急,烦渴、多饮、喜冷饮、多尿,每日尿量可达 5 ~ 10L,尿色淡如清水。可有颅内压迫症状。

(三)诊断

急性起病的多饮、多尿,持续性尿渗透压小于血浆渗透压,禁水-加压素试验有助于明确诊断。应注意与神经性烦渴、肾性尿崩症及慢性肾脏疾病相鉴别。

(四)治疗重点

1. 病因治疗　颅内肿瘤手术或放射治疗。

2. 对症治疗　适用于轻型尿崩症,可用氢氯噻嗪每次 25 ~ 50mg 口服,一日 2 ~ 3 次,可望使尿量减少一半,尿渗透压增加一倍以上。

3. 激素替代治疗　可用鞣酸加压素油剂深部肌内注射或去氨加压素口服。

三、强化练习题

(一)填空题

1. 尿崩症是指________又称________分泌不足,或肾脏对________反应缺陷而引起的一组临床综合征。

2. 尿崩症临床表现主要有________、烦渴、多饮、________和低渗尿。

(二)选择题

A1 型题

1. 尿渗透压降低常见于

A. 中枢性尿崩症　　B. 原发性甲状腺功能亢进症
C. 糖尿病　　D. 原发性醛固酮增多症
E. 腺垂体功能减退症

2. 下列禁水试验结果，哪项最符合完全性尿崩症诊断

	尿比重	尿渗透压（mOsm/L）
A.	<1.010	>300
B.	<1.010	<300
C.	1.100~1.020	<750
D.	>1.020	<750
E.	>1.020	>750

A3 型题

（3~5 题共用题干）

女性，37 岁。多尿、烦渴、多饮 1 月余。24 小时尿量 6000ml，多次查尿比重 <1.005。

3. 为明确诊断最需做哪项检查
A. 禁水-加压素试验　　B. 肾功能检查　　C. 垂体核磁
D. 血糖测定　　E. 肾脏彩超

4. 如果禁水试验尿比重不升高，但加压素试验尿比重、尿渗透压增加，诊断最可能是
A. 原发性烦渴　　B. 慢性肾衰竭　　C. 肾小管性酸中毒
D. 肾性尿崩症　　E. 中枢性尿崩症

5. 如果禁水后尿比重达 1.020，垂体 CT 检查未见异常，诊断最可能是
A. 原发性烦渴　　B. 慢性肾衰竭　　C. 肾小管性酸中毒
D. 肾性尿崩症　　E. 中枢性尿崩症

B1 型题

（6~8 题共用备选答案）

A. 注射加压素后尿量不减少，尿比重不增加
B. 注射加压素后尿量减少，尿比重增加
C. 禁水后尿量减少，尿比重增加
D. 多尿、多饮，血糖升高
E. 多尿、多饮，低血钾，高血氯，血 pH 低，尿 pH7~8

6. 垂体性尿崩症
7. 肾性尿崩症
8. 精神性烦渴

（三）病例分析

患者，男，46 岁。因“多尿、多饮半年”入院。该患者在半年前无明显诱因突然出现多尿、多饮症状，每日尿量达 7000ml 左右，饮水量与尿量相当，伴多汗及夜尿增多，每夜 7~8 次，于当地医院就诊未明确诊断，未用药物治疗。病程中无心悸、胸闷，无明显多食及体重减轻，无腹痛、腹泻，无头晕、头痛、视物模糊。既往无高血压、冠心病、糖尿病史，无手术外伤史。查体：血压 140/90mmHg，一般状态尚可，心肺腹查体无异常，双下肢无水肿，神经系统查体无阳性体征。辅助检查：血糖：4.8mmol/L。甲状腺功能三项正常。尿常规：尿比重 1.004。分析该患者初步诊断，写出诊断依据、鉴别诊断、进一步检查、治疗原则。

(四)思考题

1. 尿崩症的典型临床表现。
2. 禁水-加压素试验的原理及结果判断。
3. 尿崩症的诊断依据?

四、参考答案

(一)填空题

1. 精氨酸加压素(AVP);抗利尿激素;抗利尿激素(ADH)
2. 多尿;低比重尿

(二)选择题(可简要解析)

1. A　2. B　3. A　4. E　5. A　6. B　7. A　8. C

(三)病例分析

分析步骤:

1. 诊断及诊断依据

(1)初步诊断:尿崩症

(2)诊断依据:①突然起病,多尿、多饮为主要症状,每日尿量达7000ml左右。②尿比重1.004明显低于正常。③血糖、甲状腺功能未见异常。

2. 鉴别诊断

(1)原发性烦渴

(2)肾性尿崩症

3. 进一步检查

(1)禁水-加压素试验

(2)血浆AVP测定

(3)蝶鞍X线,头CT或MRI

4. 治疗原则

(1)激素替代疗法

(2)抗利尿药物

(牛晓红)

4 第四章

单纯性甲状腺肿

一、学习要点

掌握单纯性甲状腺肿的临床表现及诊断。

熟悉单纯性甲状腺肿的病因、治疗。

了解单纯性甲状腺肿的流行病学、病理

二、重要知识点

(一)病因

1. 缺碘　①饮食中长期缺碘;②碘的需要量增加。

2. 甲状腺激素合成或分泌障碍　①碘过多(高碘性甲状腺肿);②致甲状腺肿物质阻滞 TH 的合成;③先天性 TH 合成障碍。

(二)诊断与鉴别诊断

1. 诊断　①甲状腺肿大但无甲亢的临床表现;②甲状腺功能检查正常。

2. 鉴别诊断　①甲亢,特别是 GD,不但有弥漫性甲状腺肿大,而且有甲亢的临床表现和实验室检查的特点;②自身免疫性甲状腺炎:TGAb、TPOAb 测定呈明显增高,甲状腺细针穿刺细胞涂片可见成堆淋巴细胞等特征性改变;③甲状腺腺瘤和腺癌,甲状腺彩色超声、核素扫描或活检可帮助诊断。

(三)防治要点

1. 生理性者,一般不需特殊治疗。

2. 对缺碘所致者应补充碘剂。

3. 对摄碘功能障碍的患者,每日服用复方碘溶液 2~3 滴。

4. 先天性 TH 合成障碍的患者,应及早给予 TH 或甲状腺片治疗。

5. 对散发性甲状腺肿患者,可采用甲状腺制剂治疗。

6. 因摄入含有致甲状腺肿物质的食物或药物所致者,应停止摄入。

三、强化练习题

(一)填空题

1. 单纯性甲状腺肿,是由于多种原因引起的________或________甲状腺肿大,不伴甲状腺功能________或________表现。

2. 引起地方性甲状腺肿的主要原因是________。

(二)选择题

A1 型题

1. 单纯甲状腺肿的特点是甲状腺肿和

A. 抗甲状腺抗体阳性　B. 核素扫描为“热结节”　C. 摄^{131}I 率降低

D. 甲状腺功能正常　E. TSH 降低

2. 女性,17 岁,颈部增粗 1 年余,无疼痛,无甲状腺功能亢进症或甲状腺功能减退症的症状。查体:甲状腺弥漫性肿大 Ⅰ ~ Ⅱ 度。甲状腺功能:FT_4 90mmol/L(正常 65 ~ 169mmol/L),FT_3 1.9mmol/L(正常 1.1 ~ 3.1mmol/L),TSH 3μIU/L(正常 0.6 ~ 4μIU/ml)。对该患者以下哪条措施最适当

A. 放射性碘　B. 甲状腺次全切除术　C. 甲状腺素片

D. 滴剂 3 滴,每日 3 次　E. 不治疗

3. 女性,20 岁,学生,甲状腺弥漫性Ⅱ度肿大,无杂音,心率 80 次/分,T_3 100ng/dl(正常值 100 ~ 200),T_4 8μg/dl(正常值 2 ~ 12)。应诊断为

A. 亚急性甲状腺炎　B. 弥漫性毒性甲状腺肿　C. 碘源性甲亢

D. 桥本甲状腺炎　E. 单纯性甲状腺肿

A3 型题

(4 ~ 7 题共用题干)

女性,20 岁,无意中发现颈部肿大 1 周,无任何不适症状。查体:甲状腺Ⅱ度肿大,质软,无压痛,未触及结节。

4. 应考虑的诊断是

A. 桥本甲状腺炎　B. 单纯性甲状腺肿　C. 亚急性甲状腺炎

D. Graves 病　E. 结节性甲状腺肿

5. 应首先考虑下列哪项检查

A. FT_3、FT_4、TSH　B. ^{131}I 摄取率　C. TSAb

D. 血沉　E. TPOAb

6. 如果 FT_3、FT_4、TSH 结果正常,下列哪项检查最有意义

A. 甲状腺 B 超　B. 甲状腺 CT　C. 穿刺细胞学检查

D. 颈部 X 线片　E. 确切的体检

7. 如果 FT_3、FT_4、TSH 结果正常、B 超提示甲状腺弥漫性肿大,本例该如何治疗

A. 甲状腺次全切除术　B. 口服左甲状腺素治疗　C. 放射性碘治疗

D. 口服甲巯咪唑治疗　E. 不需用药,定期观察

(三)病例分析

女性,20 岁,发现颈部增粗 1 年余。该患者 1 年前无意中发现颈部增粗,无疼痛,无怕热、心悸、气短、多汗等症状,无水肿、食欲缺乏、体重增加等症状,无吞咽困难、声音嘶哑。查体:颜面无水肿,眼球不突出,甲状腺Ⅱ度肿大,无压痛,未触及结节,心率 76 次/分。辅助检查:T_3、T_4、TSH 均未见异常。分析该患者初步诊断,写出诊断依据,鉴别诊断,进一步检查,治疗原则。

(四)思考题

1. 单纯性甲状腺肿的临床特点。

2. 如何诊断单纯性甲状腺肿?

四、参考答案

（一）填空题

1. 非炎症性；非肿瘤性；减退；亢进

2. 缺碘

（二）选择题（可简要解析）

1. A　2. E　3. E　4. B　5. A　6. A　7. E

（三）病例分析

分析步骤：

1. 诊断及诊断依据

（1）初步诊断：单纯性甲状腺肿

（2）诊断依据：①20 岁女性，发现颈部增粗 1 年，无甲状腺功能亢进或减退表现。②甲状腺Ⅱ度肿大，无压痛，未触及结节。③甲状腺功能正常。

2. 鉴别诊断

（1）桥本甲状腺炎

（2）多结节性甲状腺肿

3. 进一步检查

（1）甲状腺 B 超

（2）甲状腺摄^{131}I 率

4. 治疗原则　不需特殊治疗

（牛晓红）

第五章

甲状腺功能亢进症

一、学习要点

掌握弥漫性毒性甲状腺肿（GD）的诊断、鉴别诊断和药物治疗的原则。

熟悉 GD 的病因分类，Graves 病的临床表现，熟悉浸润性突眼的诊断和治疗。

了解 GD 的发病机制及放射性碘治疗的适应证、并发症、禁忌证。

二、重要知识点

（一）病因和发病机制

GD 的病因发病机制尚未完全阐明，近年来的研究有新的进展，目前比较公认的是本病属器官特异性自身免疫病，遗传、感染、精神因素等与发病亦有重要关系。

（二）诊断和鉴别诊断

1. 功能诊断　典型病例根据病史和临床表现诊断不难，轻型或不典型病例，尤其是小儿、老年人或伴有其他疾病时容易被漏诊或误诊。在临床上，对一些病程较长且原因不明的低热、手抖、多言好动、失眠、心动过速、心房纤颤、肌无力、腹泻、消瘦、月经紊乱等均应考虑甲亢的可能。不典型甲亢的确诊有赖于甲状腺功能检查和其他必要的特殊检查。血 FT_3、FT_4（或 TT_3、TT_4）增高及 sTSH 降低（$\leqslant 0.1$mU/L）者符合甲亢；仅 FT_3 或 TT_3 增高而 FT_4、TT_4 正常可考虑为 T_3 型甲亢；仅有 FT_4 或 TT_4 增高而 FT_3、TT_3 正常者为 T_4 型甲亢；血 TSH 降低，FT_3、FT_4 正常，符合亚临床型甲亢。必要时可进一步行 TSH（或 uTSH）测定和（或）TRH 兴奋试验。

2. 病因诊断　在确诊甲亢基础上，应先排除其他原因所致的甲亢，再结合患者有眼征、弥漫性甲状腺肿，血 TSAb 阳性等，可诊断为 GD。

3. 鉴别诊断　GD 主要是与其他原因所致的甲亢做出鉴别，与其他不伴甲亢的疾病鉴别，一般通过甲状腺功能等实验室检查可资鉴别。①GD 与多结节性毒性甲状腺肿和甲状腺自主高功能腺瘤的鉴别：B 超可发现甲状腺肿瘤，而且简便；放射性核素扫描 GD 显示甲状腺呈核素均质性分布增强，而多结节性毒性甲状腺肿呈核素分布不均，增强与减弱区为灶状分布；甲状腺自主高功能腺瘤显示肿瘤区核素浓聚。②GD 与亚急性甲状腺炎伴甲亢的鉴别：亚急性甲状腺炎是一种与病毒性感染有关的自限性甲状腺炎，早期有甲状腺肿大伴疼痛和触痛，血清 TT_4、TT_3 升高，TSH 降低，但 ^{131}I 摄取率也减低（24 小时 $<2\%$），是本病特征性的改变，即血清甲状腺素水平和甲状腺摄碘能力的“分离现象”。因此，与 GD 鉴别不难，必要时可用甲状腺细针穿刺进行细胞学检查。③自身免疫性甲状腺炎：可出现甲亢，应与 GD 鉴别，但其甲亢为一过性，血清 TPOAb、TGAb 呈明显增高；甲状腺 ^{131}I 摄取率增高可被 T_3 所抑

制，可与 GD 相鉴别。另外，自身免疫性甲状腺炎的甲状腺细胞学检查可见大量淋巴细胞浸润、纤维增生、淋巴生发中心形成等。④甲状腺癌伴甲亢与 GD 的鉴别：可借助甲状腺 B 超、核素扫描和细胞学检查结果确定。⑤碘甲亢者有碘过量摄入史，甲状腺^{131}I摄取率降低，还可有 TT_4、rT_3升高而 TT_3不高的表现。⑥TSH 甲亢、异位甲状腺肿伴甲亢、异源性 TSH 综合征和 HCG 相关性甲亢，亦需与 GD 鉴别，主要根据病史、临床表现和相应的实验室检查资料综合判断。一般情况下，以上各种病症除本身应有的临床表现和实验室检查的证据外，无 GD 的甲状腺肿、突眼、血清甲状腺素水平增高及 TSH 减低，特别是 TRAb、TSAb 明显增高等特征性改变。

(三) GD 治疗方法的选择及评价

一般说来，GD 都可以通过 ATD、^{131}I和手术治疗三种疗法之一对其进行有效的治疗，三种方法的适应证之间也没有绝对的界限。在实际工作中究竟选择何种方法为好，要考虑多种因素，综合分析做出方案。如患者的年龄、病程长短、病情轻重及甲状腺肿大的程度等。年龄较小、病情较轻，甲状腺轻、中度肿大者应选择药物治疗。病情较重、病程较长，甲状腺中、重度肿大者应采用^{131}I或手术等治疗方法。甲状腺巨大和结节性甲状腺肿伴甲亢应首先考虑手术治疗。妊娠和哺乳期妇女绝对不能用^{131}I治疗。儿童患者先考虑用药物治疗，尽可能避免使用放射性碘治疗。

患者的意愿、文化程度和经济状况也应考虑。药物治疗虽最安全，但疗程较长、治愈率不甚高。如患者较急躁、缺乏耐心，迫切希望迅速治愈甲亢，则应用^{131}I或手术治疗。对药物治疗漫不经心，不能长期坚持服药者也应采用其他方法。相反，如患者有耐心，能长期配合治疗，期望得到最佳治疗效果者应选择药物治疗。^{131}I治疗方便、疗效较快，但治疗后甲状腺功能减退症的发生比率很高，且随着时间延长而增高，所以对治疗后不能定期随访或不愿接受终身服用甲状腺制剂的患者应用其他方法。手术治疗最快捷，治愈率在95%左右，复发率为0.6%～9.8%。其主要并发症是手术损伤致甲状旁腺功能减退与喉返神经损伤，发生率在2%～10%，其发生率的高低与医院条件和手术医生的经验有关。因此，治疗方法的选择也要结合医院的医疗条件和医生对治疗方法的掌握的熟练程度与经验情况。

(四) Graves 病的药物治疗原则

迄今为止，药物治疗仍是多数 Graves 病患者的首选治疗方法，目前临床上常用药物主要有甲巯咪唑(他巴唑)和丙硫氧嘧啶(PTU)和卡比马唑等。卡比马唑在体内逐渐水解游离出甲巯咪唑而发挥作用，故其疗效与不良反应与甲巯咪唑相似，上述药物均可抑制甲状腺激素的合成，丙硫氧嘧啶同时还有抑制 T_4向 T_3转化的作用。甲巯咪唑的半衰期约 6 小时，PTU 大约 1.5 小时，二者均可在甲状腺内聚集，单剂量的甲巯咪唑抗甲状腺作用可持续 24 小时以上，因此对于轻中度甲亢患者可每日 1 次服用。药物治疗的起始剂量分别为甲巯咪唑 10mg，每天 3 次或 PTU 100mg，每天 3 次，治疗 4～6 周，待甲状腺功能恢复正常后，逐渐减少药物剂量直至维持量，总疗程在 1～1.5 年。如病情不易控制，可适当增加药物剂量和延长疗程。

治疗初期，在抗甲状腺药物治疗同时，如无哮喘、慢性阻塞性肺病等禁忌证，可加用β受体拮抗剂如普萘洛尔或氨酰心胺等，以控制心动过速等交感神经兴奋表现。既往在抗甲状腺药物治疗的同时常加用甲状腺素制剂，曾有研究表明加用甲状腺素治疗对甲亢患者有免疫调节作用，可降低甲状腺自身抗体水平，减少甲亢复发。但后续多数研究不支持这一观点。在治疗过程中出现甲状腺功能低下或甲状腺明显增大时可加用左甲状腺素，主要目的是预防或纠正甲状腺功能低下。

1. 抗甲状腺药物治疗的适应证 ①症状较轻、甲状腺轻～中度肿大的患者。②青少年、儿童或老年患者。③妊娠妇女。④甲状腺手术后复发，又不适合放射性碘治疗者。⑤手术前准备。

2. 禁忌证 对抗甲状腺药物过敏或外周血白细胞持续低于 3×10^9/L 者。

3. 抗甲状腺药物治疗的不良反应 ①白细胞减少：多在抗甲状腺药物治疗 1～3 个月内发生，严重者发生粒细胞缺乏症（发生率 <1%），此时常伴有发热和咽痛，是抗甲状腺药物治疗最严重的并发症，死亡率较高。因此在抗甲状腺药物治疗初期应每周检查一次白细胞数，如低于正常，应严密观察，白细胞持续下降、中性粒细胞绝对计数小于 1500/μl 时，可停用抗甲状腺药物。如发生粒细胞缺乏症，应立即停用抗甲状腺药物，积极给予广谱抗生素及集落刺激因子等抢救治疗。②药疹：多为轻型，极少出现严重的剥脱性皮炎。一般药疹可给予抗组织胺药物，或改用其他抗甲状腺药物。出现剥脱性皮炎趋势时，应立即停药并应用肾上腺皮质激素。③其他：部分患者于服用抗甲状腺药物后，可出现血清转氨酶增高，一般可减少剂量并加用保肝药物，并在严密观察下继续治疗。严重者可考虑换用其他抗甲状腺药物或停用。④PTU 的少见副作用包括抗中性粒细胞胞浆抗体阳性的血管炎，也有少数导致肝坏死的报道。

（五）浸润性突眼的诊断、治疗

诊断：单侧突眼，尤其无明显甲亢者诊断时应注意除外眶内或颅内肿瘤，以及某些局部病变引起之突眼如球后出血、海绵窦或眼静脉血栓形成等。T_3 抑制试验在后者示正常抑制，而在本病则不受抑制。TRH 兴奋试验在眶内或颅内肿瘤者示正常兴奋曲线，而在本病示低平曲线，故 T_3 抑制试验及 TRH 试验在本病中具有诊断意义。此外，眼底检查、头颅、眶内 X 线摄片、CT，MRI 检查及甲状腺抗体如 TSI、TBII 测定也有助于鉴别。

治疗：

1. 一般治疗 高枕卧位，限制钠盐及用利尿剂，可减轻眼部水肿。戴有色眼镜。可用 1% 甲基纤维素眼液保持眼睛湿润，眼睑闭合不全者睡眠时可用盐水纱布或眼罩保护角膜。吸烟可加重突眼，应戒烟。

2. 糖皮质激素 突眼明显，球后眼外肌水肿、肥厚等活动性眼病者可使用泼尼松 40～60mg/d，分次口服，持续 2～4 周，然后每 2～4 周减量 2.5～10mg/d，总疗程 3～12 个月。严重病例可用甲泼尼龙 500～1000mg/d（12.5mg/kg·d）冲击治疗，每日或隔日 1 次，共三次为一疗程。如效果较好，可每月治疗一个疗程，共 3 个疗程。

3. 球后放射 与糖皮质激素联用可增加疗效。一般较少单独使用。

4. 眶减压手术 严重病例上述治疗无效，出现角膜感染及溃疡、压迫导致视网膜和视神经受损可能引起失明时可行眶减压手术。

在伴有浸润性突眼的 Graves 治疗时尽量避免出现甲状腺功能低下以免加重突眼，必要时在应用 ATD 同时加用左甲状腺素。^{131}I 治疗可能使活动性 Graves 眼病加重，但同时使用糖皮质激素可有效预防。因此，对活动性浸润性突眼患者如采用 ^{131}I 治疗甲亢，应同时使用糖皮质激素予以保护，以免突眼加重。

三、强化练习题

(一)填空题

1. 甲亢时心动过速,一般在休息和睡眠时心率仍________正常。
2. Graves 病发病机制中,引起甲状腺功能亢进占优势的抗体是________。
3. 甲亢突眼可分为________和________两种类型。

(二)选择题

A1 型题

1. 下列哪项临床表现为 Graves 病所特有
   A. 心悸、胸闷、多食、消瘦　B. 阳痿或月经量减少　C. 突眼、胫前黏液性水肿
   D. 心动过速、脉压增大　E. 肌萎缩、骨质疏松

A2 型题

2. 女,18 岁,临床上无突眼,有甲状腺肿大,易饥饿、消瘦,心率 120 次/分,手震颤。临床诊断最可能是哪种疾病
   A. 桥本甲状腺炎　B. 甲亢　C. 青春期甲状腺肿
   D. 帕金森病　E. 胃肠恶性肿瘤

A3 型题

(3～4 题共用题干)

女,27 岁,月经量减少,急躁,双侧甲状腺Ⅱ度肿大,甲状腺摄^{131}I 率 3 小时为 45%,24 小时为 50%,血 TT_3增高。

3. 此患者最可能的诊断是
   A. Graves 病　B. 碘甲亢　C. 单纯性甲状腺肿
   D. 桥本甲状腺炎　E. 结节性毒性甲状腺肿
4. 此患者应采取何种治疗
   A. 抗甲状腺药物　B. 补碘　C. 补碘 + 少量甲状腺片
   D. 补甲状腺片　E. 可的松治疗

B1 型题

(5～8 题共用备选答案)

A. 抑制甲状腺素合成　B. 抑制甲状腺素释放
C. 抑制甲状腺激素的外周作用　D. 抑制 5′脱碘酶
E. 破坏甲状腺滤泡细胞

5. 丙硫氧嘧啶
6. 复方碘溶液
7. 普萘洛尔
8. 放射性^{131}I

(三)病例分析

女性,38 岁,教师,因高热、烦躁、神志不清 1 日急诊入院。近 3 个多月来患者常感心慌胸闷、易饥多食、消瘦乏力,昨起发热、烦躁、进而神志不清。既往体健,无药物过敏史,个人和家庭史无特殊。查体:体温 39.8℃、脉搏 168 次/分、呼吸 28 次/分、血压 138/80mmHg,急性发热病容,谵妄,无皮疹,浅表淋巴结无肿大,颈软,巩膜无黄染,瞳孔两侧等大,直径 2mm,

气管居中，甲状腺Ⅱ度肿大，两侧对称，质偏中，可闻及血管杂音，两肺闻及散在干性啰音，叩诊心界不大，心率168次/分，律齐，S_1增强，未闻及病理性杂音，腹平软，肝肋下1.5cm，质软，脾肋下未及，病理反射未引出，四肢肌张力对称。辅助检查：Hb 120g/L，WBC 8×10^9/L，N 78%，L 22%，PLT 160×10^9/L；尿常规正常，FBG 6mmol/L；血 TT_3 6.8nmol/L，TT_4 286nmol/L，TSH 0.02mU/L；ECG示窦性心动过速；胸片正常。请分析该患者诊断及诊断依据，鉴别诊断，进一步检查，治疗原则。

（四）思考题

1. 甲状腺毒症的临床表现有哪些？
2. 诊断Graves病的依据是什么？

四、参考答案

（一）填空题

1. 快于
2. 甲状腺刺激性抗体（TSAb）
3. 非浸润性突眼；浸润性突眼

（二）选择题

1. C，均系自身免疫性病变。
2. B，患者有甲状腺肿大，伴高代谢、高兴奋、高动力症群，不符合其他几种疾病的临床表现。
3. A，该患者系双侧甲状腺肿大，非结节性甲状腺肿；摄^{131}I率升高，3h＞25%，24h＞45%，不符合碘甲亢、单纯性甲状腺肿和桥本甲状腺炎。
4. A，该患者宜用抗甲状腺药物治疗，不宜补碘或用可的松治疗。
5. A，抑制甲状腺素合成。
6. B，抑制甲状腺素释放。
7. C，抑制甲状腺素对外周组织的作用。
8. E，破坏甲状腺滤泡细胞。

（三）病例分析

分析步骤：

1. 诊断及诊断依据

（1）初步诊断：甲状腺功能亢进症并发甲亢危象。

（2）诊断依据：①心悸、胸闷、多食消瘦3个月，高热烦躁、神志不清1日；②甲状腺Ⅱ度肿大，闻及血管杂音，HR 168次/分；③血 TT_3 6.8nmol/L，TT_4 286nmol/L，TSH 0.02mU/L。

2. 鉴别诊断

（1）糖尿病：FBG 6mmol/L，正常。

（2）心血管系统疾病：心界不大、无病理性杂音、无冠心病、无高血压表现，仅窦性心动过速。

（3）中枢神经系统疾病：瞳孔两侧等大、颈软、无病理反射、无偏瘫征象。

3. 进一步检查

（1）血培养

（2）血电解质

（3）血气分析

4. 治疗原则

（1）大剂量抗甲状腺药物应用，如 PTU，抑制甲状腺素合成。

（2）碘剂应用，如复方碘溶液口服或碘化钠静脉滴注，抑制甲状腺素释放。

（3）β 受体拮抗剂应用，如普萘洛尔，降低周围组织对甲状腺素反应。

（4）糖皮质激素应用，如氢化可的松，提高机体应激能力，减少甲状腺素的释放和抑制 T_4转化为 T_3。

（5）对症和支持治疗，如镇静、降温、输氧、纠正水电解质和酸碱平衡，防治感染等。

（刘 阳）

第六章

甲状腺功能减退症

一、学习要点

掌握甲状腺功能减退症的补充替代治疗及黏液性水肿昏迷的治疗。

熟悉甲状腺功能减退症的临床表现及主要实验室指标。

了解甲状腺功能减退症的病因及发病机制。

二、重要知识点

(一)甲状腺功能减退分类

1. 根据病变的部位分类　①原发性甲状腺功能减退症(甲减):由甲状腺腺体病变引起,占全部甲减的95%以上;②中枢性甲减:由腺垂体病变引起者称为继发性(或次发性)甲减;由下丘脑病变引起者称为三发性甲减;③甲状腺素抵抗综合征:由于机体内存在结合甲状腺素的抗体或外周组织对甲状腺素不敏感,也称周围性甲减。

2. 根据病变的原因分类　大多数由自身免疫所致,其他有病毒、细菌感染或缺碘、肿瘤浸润及医源性甲减等。

3. 根据甲状腺功能程度分类　临床甲减和亚临床甲减。

(二)诊断要点

怕冷、乏力、表情淡漠,面色苍白或蜡黄、皮肤粗糙、颜面及肢体可呈非凹陷性黏液性水肿,舌大发音不清,言语缓慢,音调低沉,心动过缓,腹胀、便秘、反应迟钝、嗜睡、重者昏迷。血清 T_3、T_4降低,TSH 值与病因有关。对不典型者应与单纯性肥胖、贫血、肾病综合征、肾小球肾炎及泌乳素瘤等进行鉴别。

(三)治疗重点

1. 补充替代治疗　应用左甲状腺素或甲状腺片治疗,小剂量开始,逐渐增加。

2. 黏液性水肿昏迷治疗　①补充甲状腺激素,开始阶段最好静脉注射 L-三碘甲腺原氨酸;②氢化可的松静脉滴注,清醒后递减撤除;③给氧,保持呼吸道通畅及保暖;④适当补液,防治休克和感染等。

三、强化练习题

(一)填空题

1. 原发性甲减最常见的原因是________。

2. 中枢性甲减血清 TSH 是________的。

3. 甲减使用甲状腺制剂治疗应________剂量开始。

4. 中枢性甲减是由________和________病变引起。

5. 原发性甲减血清 T_3、T_4 值________，而 TSH 值________。

6. 典型黏液性水肿昏迷时体温________、呼吸________、血压________。

（二）选择题

A1 型题

1. 成年型甲减中哪一种类型最多见

A. 原发性甲减　B. 垂体性甲减　C. 下丘脑性甲减

D. 甲状腺素抵抗综合征　E. 医源性手术后甲减

A2 型题

2. 女性，42 岁，面部水肿、乏力、厌食、腹胀、便秘，血清 T_3、T_4 降低、TSH 增高、甘油三酯增高、尿蛋白（±）。此患者应考虑哪种疾病

A. 原发性甲减　B. 肾病综合征　C. 慢性胃炎　D. 高脂血症　E. 冠心病

A3 型题

（3～4 题共用题干）

女性，38 岁，3 年前因甲亢曾行甲状腺 ^{131}I 放射治疗，近半年有怕冷乏力，2 天前感冒后出现厌食、神志不清、体温 35℃，呼吸 12 次/分，心率 42 次/分，血压 70/30mmHg，血糖 5.2mmol/L。

3. 下列哪一种疾病应首先考虑

A. 感染性休克　B. 脑炎　C. 甲状腺性甲减

D. 低血糖昏迷　E. 急性肝炎

4. 化验检查血清 T_3、T_4 降低、TSH 增高、血糖 5.2mmol/L，首先应采取的最主要治疗措施是

A. 静脉注射 50% 葡萄糖液　B. 抗生素应用　C. 保肝治疗

D. 补充甲状腺激素　E. 输氧

B1 型题

（5～7 题共用备选答案）

A. 血清 TRH 测定　B. 血清 TPOAb、TGAb 测定

C. 静脉注射 L-三碘甲腺原氨酸　D. 甲状腺片

E. 血清 TSH 测定

5. 诊断下丘脑性甲减的检查项目是

6. 诊断由自身免疫性甲状腺炎引起的甲减检查项目是

7. 治疗黏液性水肿昏迷开始治疗最好应用的甲状腺激素制剂是

（三）病例分析

患者，女性，33 岁。因胸闷、气短 1 年，加重 1 个月入院。患者在入院前 1 年开始出现活动后胸闷、气短，休息后可缓解，症状呈逐渐加重趋势，静息时亦有发作，并出现双下肢及颜面部可凹性水肿，夜间不能平卧，食欲减退。曾在当地医院就诊，发现胸腔积液，具体治疗不详，口服药物后症状一度好转。近 1 月上述症状加重，出现干咳、憋喘不能平卧，就诊于外院，为进一步诊治收入院。患者起病以来怕冷，精神差，乏力，困倦喜睡，纳差，尿量变化不能描述，大便干燥，3 天至半月 1 次，体重有增加但不能详述，否认发热、皮疹、关节痛、盗汗等。入院查体 T 36.5℃，P 80 次/分，R 18 次/分，BP 80/50mmHg，表情淡漠，言语欠清，回答欠切

题，皮肤干燥粗糙。头发稀疏、干黄，脸圆，眉毛稀疏，甲状腺不大，胸廓呈盾状，双肺呼吸音粗，可闻及哮鸣音，左下肺可闻及粗湿啰音。心界向两侧稍扩大，心率60次/分，律齐，心音遥远、低钝，各瓣膜区未闻及杂音和心包摩擦音。腹平软，肝脾肋下未及，移动性浊音(-)，双下肢胫前轻度可凹性水肿。双下肢腱反射对称存在，病理征未引出。辅助检查：心电图检查，示低电压，窦性心动过缓，Q-T间期延长，ST-T异常。血肾功能和电解质：肌酐(Cr) 1.3mg/dl，血尿素氮(BUN)34mg/dl，K^+ 4.1mmol/L，Na^+ 137mmol/L，Cl^- 87mmol/L，甲状腺功能：T_3 0.19ng/ml(0.66~1.92)，T_4 0.66μg/dl(4.3~12.5)，FT_3 1.12pg/ml，FT_4 0.22ng/dl(0.81~1.89)。请分析该患者初步诊断及诊断依据，鉴别诊断，进一步检查，治疗原则。

四、参考答案

(一)填空题

1. 自身免疫
2. 降低
3. 小
4. 下丘脑；垂体
5. 降低；增高
6. 降低；减慢；偏低

(二)选择题

1. A，原发性甲减，由甲状腺本身病变引起的甲减，占全部甲减的95%以上。
2. A，原发性甲减血清T_3、T_4降低，TSH增高。
3. C，甲状腺性甲减，由服用^{131}I放射治疗所致。
4. D，补充甲状腺激素是最主要治疗措施。
5. A，下丘脑性甲减TRH降低。
6. B，自身免疫性甲减腺炎引起的甲减TPOAb、TGAb可阳性。
7. C，黏液性水肿昏迷开始治疗最好静脉注射L-三碘甲腺原氨酸。

(三)病例分析

1. 初步诊断：甲状腺功能减退症，甲减性心脏病。

诊断依据：

(1)胸闷、气短1年，加重1个月。

(2)头发稀疏、干黄，脸圆，眉毛稀疏，心界向两侧稍扩大，心音遥远、低钝，双下肢胫前轻度可凹性水肿。

(3) T_3 0.19ng/ml(0.66~1.92)，T_4 0.66μg/dl(4.3~12.5)，FT_3 1.12pg/ml

2. 鉴别诊断：

(1)由于呆小病症的特殊面容应注意和先天性愚呆(伸舌样痴呆称唐氏综合征)鉴别。

(2)黏液性水肿典型病例诊断不难，但早期轻症及不典型者常与贫血，肥胖，水肿，肾病综合征，低代谢率综合征，月经紊乱，垂体前叶功能减退症等混淆，需作有关甲状腺功能测定，以资鉴别。

3. 进一步检查：

(1)X线

(2)心脏彩超

(3)血脂

4. 治疗原则:

(1)激素替代治疗:甲状腺制剂终身替代治疗。早期轻型病例以口服甲状腺片或左旋甲状腺素为主。

(2)对症治疗:中、晚期重型病例除口服甲状腺片或左旋甲状腺素外,需对症治疗如升压、给氧、输液、控制感染、控制心力衰竭等。

(刘　阳)

第七章

甲 状 腺 炎

一、学习要点

掌握甲状腺炎临床表现及诊断、治疗。

了解本病的病因和发病机制。

二、重要知识点

(一)亚急性甲状腺炎

1. 病因和病理　亚急性甲状腺炎是与病毒感染有关的自限性甲状腺炎。其病理特征性的改变是多核巨细胞肉芽肿形成。

2. 临床表现　起病急,起病时常伴有上呼吸道感染的症状和体征,如畏寒、发热、乏力和食欲减退。特征性表现为甲状腺部位疼痛和压痛,可放射至下颌、耳部或枕骨,少数可以无疼痛。可出现心悸、神经过敏等甲状腺毒症症状,一般不超过2周。体格检查可发现甲状腺轻度肿大,常出现结节,质地较硬,有明显压痛,可位于一侧,过一定时间可消失,以后又可在另一侧出现。整个病程一般为2～3个月,大多均完全恢复,部分患者可出现一过性甲状腺功能减退,症状较轻,发生永久性甲状腺功能减退者很少见。

3. 实验室和其他检查　急性期血清 TT_3、TT_4升高,TSH受抑制,而甲状腺摄取^{131}I率明显降低,呈现"分离现象",也是本病的特征。甲状腺彩色多普勒超声无血流增加,可呈弥漫性或局灶性低回声。白细胞计数轻度～中度增高,血沉明显增快。甲状腺细针穿刺可见特征性多核巨细胞或肉芽肿样改变。在甲状腺功能减退期,血清 TT_3、TT_4降至正常水平以下,TSH回升至高于正常,^{131}I摄取率开始恢复。甲状腺功能恢复期,血清 TT_3、TT_4、TSH与^{131}I摄取率均恢复正常。

4. 诊断　有典型症状,发病前有上呼吸道感染病史,结合实验室检查一般较容易诊断。

5. 治疗　轻症病例用吲哚美辛(消炎痛)每次25mg口服,每天3次,疗程一般2周左右。

症状较重者,可给泼尼松每次10～20mg口服,每天1～2次,症状迅速控制,体温下降,疼痛消失,甲状腺结节也很快缩小或消失。1～2周后可逐渐减量,疗程一般为1～2个月。有甲状腺毒症者可服用普萘洛尔以控制症状。出现一过性甲状腺功能减退,如症状明显,可适当补充甲状腺制剂。

(二)自身免疫性甲状腺炎

1. 临床表现　30～50岁女性多见。临床发病缓慢,最早症状是乏力,常在无意中发现甲状腺肿,两侧可不对称,体积约为正常的2～3倍,表面基本光滑,质地坚韧有弹性如橡皮,也可呈结节状，但明显结节则少见。甲状腺局部一般无疼痛，个别患者因甲状腺肿大较快，可出现局部疼痛与压痛，与周围无粘连，可随吞咽运动活动，少数可出现轻度局部压迫症状。

本病发展缓慢，有时甲状腺几年内无明显变化，初期时甲状腺功能正常，有时也可出现甲亢，继而功能渐减退并发展至甲减。

2. 实验室和其他检查

(1)几乎所有患者的血清 TPOAb 滴度均明显增高，TGAb 也常明显升高。

(2)早期血清 TT_3 与 TT_4 在正常范围内，但血清 TSH 可升高，甲状腺 ^{131}I 摄取率正常或增高，但可被 T_3 所抑制，此点可与 Graves 病鉴别；后期甲状腺 ^{131}I 摄取率降低，血清 TT_4 也可降低，血清 TT_3 尚保持在正常范围，但最后也下降，此时出现明显甲状腺功能减退的症状。

(3)甲状腺核素扫描呈均匀弥漫性摄碘功能减低，但也可分布不均或表现为“冷结节”。

(4)细针穿刺活检可见典型的大量淋巴细胞浸润和(或)纤维增生，可有淋巴生发中心形成。

3. 诊断和鉴别诊断 中年妇女有较坚实的弥漫性甲状腺肿特别是伴有锥体叶的肿大，无论其甲状腺功能如何，均应疑为本病；结合 TGAb、TPOAb 测定呈明显增高，即可诊断。另外，核素扫描呈均匀弥漫性摄碘功能减低或分布不均；彩色超声可发现甲状腺内部不均匀低密度回声；甲状腺细针穿刺细胞涂片可见成堆淋巴细胞等特征性改变，均可帮助诊断和鉴别诊断。

4. 治疗 目前不能针对病因治疗。

早期患者如甲状腺肿大不显著或症状不明显者，可不给药物治疗，密切随访观察。

有血清 TSH 增高(亚临床甲减)而症状不明显者，或甲状腺肿大明显且有压迫症状而甲状腺功能正常者，均应予以甲状腺制剂治疗。

有甲减表现者，则必须用甲状腺制剂进行替代治疗。

不宜采用放射性 ^{131}I 或手术治疗。如甲状腺迅速肿大或伴疼痛、压迫症状者，可短期应用糖皮质激素，以较快缓解症状。

有压迫症状，经甲状腺制剂等药物治疗后甲状腺体积不缩小，或疑有甲状腺癌者，可考虑手术治疗，术后仍应继续补充甲状腺制剂。

三、强化练习题

(一)填空题

1. 亚急性甲状腺炎是与________有关的________甲状腺炎。特征性的病理改变是________。

2. 亚急性甲状腺炎特征性的临床表现为甲状腺部位________和________。

(二)选择题

A1 型题

1. 女性，42 岁。甲状腺部位疼痛，放射至下颌、耳部及枕部伴甲状腺毒症。体格检查：左甲状腺肿大，可及一 1.5cm × 1.5cm 结节，质地中等，压痛。诊断考虑亚急性甲状腺炎。下列哪项检查有助于诊断

A. FT_3、FT_4 ↑，TSH ↑

B. FT_3 ↓，TSH ↑

C. FT_3 ↑，甲状腺摄 ^{131}I 率明显 ↓，呈所谓“分离现象”

D. FT_3、FT_4↑，甲状腺摄^{131}I 率↑，但可被 T_3所抑制

E. 血沉检查

2. 用于鉴别原发性与继发性甲状腺功能异常的指标是

A. TSH　B. FT_4　C. TT_4　D. TT_3　E. FT_3

3. 女性，42 岁。乏力数年。体格检查：双侧甲状腺结节性肿大，质韧。诊断考虑慢性淋巴细胞性甲状腺炎。下列哪项检查有确诊价值

A. 甲状腺针刺活组织检查　B. T_4、T_3 正常，TSH↑

C. 甲状腺摄^{131}I 率↑　D. 甲状腺扫描呈均匀弥漫性改变

E. 甲状腺 B 超提示多结节样改变

A2 型题

4. 女性，27 岁，右颈部肿物伴低热 2 周，抗生素治疗无效，经查体临床诊断为亚急性甲状腺炎，下列哪项检查结果不支持诊断

A. 血沉快　B. FT_3 高，TSH 降低　C. FT_4 正常，TSH 降低

D. TSAb 阳性　E. 甲状腺摄取碘功能降低

A3 型题

（5～7 题共用题干）

女性，35 岁，1 周前曾因咳嗽、低热就诊，诊断为"上呼吸道感染"。近两天发现颈部疼痛，波及耳、颞、枕部。查体：体温 38℃，血沉 40mm/h，基础代谢率 +20%。

5. 下述哪项体征具有诊断意义

A. 心动过速　B. 皮肤温暖潮湿

C. 甲状腺轻度肿大，压痛明显　D. 双手震颤

E. 双眼裂增宽

6. 哪项检查对患者诊断最有意义

A. 血沉快　B. FT_4高

C. TSH 降低　D. TSAb 阳性

E. 甲状腺穿刺可见白细胞浸润和吞有颗粒的巨细胞

7. 患者明确诊断为亚急性甲状腺炎后，应选哪项治疗

A. 甲巯咪唑治疗　B. 普萘洛尔治疗　C. 泼尼松治疗

D. 放射性^{131}I 治疗　E. 手术治疗

B1 型题

（8～10 题共用备选答案）

A. 自身免疫性疾病　B. 病毒感染　C. 细菌感染

D. 血钙降低　E. 碘缺乏

8. 亚急性甲状腺炎可能是由于

9. 单纯性甲状腺肿是由于

10. 桥本甲状腺炎是由于

（11～12 题共用备选答案）

A. 眼球突出　B. 干燥综合征　C. 乏力

D. 皮肤紫癜　E. 发热伴甲状腺肿痛

11. 与桥本甲状腺炎有关的症状

12. 与亚急性甲状腺炎有关的症状

(三)病例分析

35岁女性,颈部疼痛、心悸、多汗2日。该患2周前受凉后出现咽痛、流涕未诊治。近2日出现颈部痛向耳部放散,吞咽时加重,伴咽部不适,周身酸痛,心悸,多汗。查体:T:37.3℃、P:106次/分,神清语明,咽部略充血,扁桃体无肿大。颈软,甲状腺Ⅱ度肿大,质地较硬,压痛明显,可触及结节感。双肺呼吸音清,无啰音,心率106次/分,律齐。腹软,双下肢无水肿。辅助检查:FT_3:20.3pmol/L(正常值3.8~6),FT_4:5.48ng/dl(正常值0.61~1.12),TSH:0.05μIU/ml(正常值0.34~5.6)。血常规WBC:9.6×10^9/L肝功正常。肾功能正常。甲状腺^{131}I摄取率24小时<2%(减低)。心电图正常。分析该患者初步诊断,写出诊断依据,鉴别诊断,治疗原则。

(四)思考题

1. 亚急性甲状腺炎的病因、临床特点。
2. 桥本甲状腺炎的病因及临床特点。

四、参考答案

(一)填空题

1. 病毒感染;自限性;多核巨细胞肉芽肿
2. 疼痛;压痛

(二)选择题(可简要解析)

1. C　2. A　3. A　4. D　5. C　6. E　7. C　8. B　9. E　10. A
11. C　12. E

(三)病例分析

分析步骤:

1. 诊断及诊断依据

(1)初步诊断:亚急性甲状腺炎

(2)诊断依据:①发病前2周患上呼吸道感染,颈部痛为主要表现,伴耳部放散痛、周身酸痛、心悸、多汗等症状。②甲状腺Ⅱ度肿大,压痛明显。③血清FT_3,FT_4水平与^{131}I摄取率呈分离曲线。

2. 鉴别诊断

(1)甲状腺腺瘤内出血

(2)甲状腺癌

3. 治疗原则

(1)非甾体抗炎药或糖皮质激素

(2)对症

(牛晓红)

8 第八章

慢性肾上腺皮质功能减退症

一、学习要点

掌握肾上腺皮质功能减退症典型临床表现及诊断、治疗原则；肾上腺危象的诊断和治疗。

熟悉慢性肾上腺皮质功能减退症的鉴别诊断。

了解慢性肾上腺皮质功能减退症的常见原因。

二、重要知识点

（一）病因

最常见原因是自身免疫和结核破坏肾上腺皮质。长期使用大剂量肾上腺皮质激素而突然停药、肾上腺手术切除、放射治疗，可引起医源性肾上腺皮质功能减退。

（二）临床表现

包括：①本病起病隐匿；②早期有易疲乏、无力、精神萎靡、食欲减退、体重下降等非特异性症状；③原发性者常表现为皮肤、黏膜色素沉着；④患者常有慢性失水现象、消瘦；⑤特征性表现为低血压、低钠血症、低血糖；⑥女性可出现闭经，男性多阳痿，男女毛发均可减少；⑦易患感冒和各种感染；⑧Addison 危象：常因应激、骤停激素治疗或结核恶化等诱因引起，临床表现为原有症状的急骤加重，可有高热、呕吐、腹痛、腹泻、失水、血压降低、心率增快、脉搏细弱、周围循环衰竭状态；神志模糊，甚至昏迷；可有低血糖、低钠血症，血钾偏高、正常或偏低等表现。

（三）诊断

缓慢起病者食欲下降、恶心、呕吐，伴有皮肤色素沉着、低血压、低血糖、低钠血症。ACTH 升高、血皮质醇降低。应除外继发性肾上腺皮质功能减退。

（四）治疗重点

1. 一般治疗　高碳水化合物、富盐饮食，预防感染。

2. 肾上腺皮质激素替代治疗　遵循长期坚持服药、个体化选择剂量、应激时增加剂量原则。

3. 肾上腺危象治疗　①补充糖皮质激素；②纠正失水和电解质紊乱；③纠正低血压、休克及控制感染等诱发因素，慎用镇静剂。

三、强化练习题

（一）判断题

1. 在典型的 Addison 病，肾上腺组织破坏一般达 90% 以上

2. 原发性肾上腺皮质功能减退症常表现为皮肤广泛严重色素沉着

3. 肾上腺皮质危象时应当持续大量补充糖皮质激素

4. 肾上腺皮质功能减退症的激素替代治疗的剂量任何时间都不能增加

5. 恶心、乏力、低血压、低血糖是补充皮质醇过量的结果

(二)填空题

Addison 病常是由于________自身免疫和结核破坏所导致的肾上腺皮质功能________,皮质醇和________测定对其诊断帮助最大。

(三)选择题

A1 型题

1. 女,28 岁,皮肤色素沉着,乏力 3 年,经常感冒,食欲差,偶尔恶心,呕吐,查体:P 100 次/分,BP 90/60mmHg,全身皮肤较黑,掌纹,乳晕色深,齿龈、颊黏膜可见色素沉着,余未见异常,该患者最可能的诊断是

A. 日光久晒性皮肤改变　B. 胰岛素瘤　C. 失血性休克
D. Addison 病　E. 甲状腺功能亢进

2. 女性 47 岁,肾上腺腺瘤术后 2 年,术后服用氢化可的松,早 25mg,下午 12.5mg,口服。1 天前淋雨后出现不明原因腹痛、恶心、呕吐、继之出现昏迷。入院后查血压 65/40mmHg,脉率 126 次/分。血钾 4.9mmol/L,血钠 113mmol/L,血糖 2.3mmol/L。以下哪项治疗措施是错误的

A. 立刻给予 5% 葡萄糖生理盐水静脉滴注
B. 补液的同时给予氢化可的松 50～100mg 加入 20ml 的生理盐水中 2～3 分钟内静脉注射
C. 继之 100mg 氢化可的松加入 5% 的葡萄糖生理盐水 500ml 内静脉滴注,每 6～8h 滴注一次
D. 第一个 24 小时给 400mg 氢化可的松,以后逐渐减量至 50mg/d
E. 为减轻糖皮质激素的副作用,一般在抢救成功后停止给予糖皮质激素

A2 型题

3. 有关肾上腺皮质功能减退症的病因的描述除哪一项外均是错误的

A. 当前最常见的病因是肾上腺皮质肿瘤
B. 肾上腺自身性免疫破坏主要累及到皮质,一般髓质结构变化不大
C. 肾上腺皮质结核多是肾结核直接破溃所致
D. 长期大量应用肾上腺皮质激素突然停药一般不引起本病
E. 肾上腺白血病细胞浸润、肿瘤转移不是本病病因

A3 型题

(4～6 题共用题干)

男性,42 岁,1 年前行双肾上腺切除术,术后泼尼松替代治疗,但是服药不规律,逐渐出现颜面、乳头、掌纹、腰带部位以及齿龈古铜色,经常感觉疲乏无力、头晕,时有心悸、出冷汗,食欲差,恶心,闭经、毛发少光泽。血压 90/40mmHg,心率 70 次/分;化验检查:血糖 4.2mmol/L,血钠 125mmol/L。

4. 该患者最可能的诊断是

A. 日光久晒性皮肤改变　B. 胰岛素瘤　C. 失血性休克
D. 甲状腺功能亢进　E. Addison 病

5. 替代治疗应用的药物选用

A. 氢化可的松　　B. 地塞米松　　C. 泼尼松

D. 甲泼尼松　　E. 泼尼松龙

6. 不符合该患者检查特点的是

A. 低氯血症　　B. 血糖低于正常　　C. 高钠血症

D. 血钙升高　　E. 中性粒细胞数目减少

B1 型题

（7～8 题共用备选答案）

A. 发热、咳嗽，咳黄痰　　B. 皮肤黄染

C. 头痛、视野缺失　　D. 膝关节红、肿、热、痛

E. 皮肤、齿龈色素沉着

7. 提示可能是继发性肾上腺皮质功能减退

8. 提示可能是原发性肾上腺皮质功能减退

（四）思考题

1. 原发性肾上腺皮质功能减退症的临床表现有哪些？

2. 如何识别肾上腺皮质危象？治疗原则是什么？

四、参考答案

（一）判断题

1. √　2. √　3. ×　4. ×　5. ×

（二）填空题

肾上腺；减退；ACTH

（三）选择题

1. D，低血压、低血糖、食欲差、皮肤古铜色色素沉着是 Addison 病特征性临床表现。

2. E，该患者是发生了肾上腺危象，在抢救成功后使用糖皮质激素应当逐渐减量恢复到每日维持量。

3. B，肾上腺皮质功能减退常见原因有肾上腺结核，是血道播散所致；两侧肾上腺皮质自身免疫性炎症，肾上腺髓质变化不大；白血病浸润；长期使用大剂量肾上腺皮质激素而突然停药等。

4. E，肾上腺切除术后发生低血压、低血糖、食欲差、皮肤古铜色色素沉着是 Addison 病特征性临床表现。

5. A，肾上腺切除术后服用糖皮质激素替代治疗，因氢化可的松符合生理需要，故为首选药物。

6. C，Addison 病常伴有低钠血症。

7. C，继发性肾上腺皮质功能减退常见病因是垂体或下丘脑肿瘤，常常伴随颅内压增高的表现。

8. E，由于肾上腺分泌皮质醇减少，垂体分泌 ACTH 增加。ACTH 与促黑色素激素（MSH）水平来源于同一基因转录产物，因此，MSH 水平升高，导致皮肤、齿龈色素沉着，是原发性肾上腺皮质功能减退症特征性表现。

（柳　波）

第九章

糖尿病

一、学习要点

掌握糖尿病的临床表现、并发症、诊断标准、治疗原则；糖尿病酮症酸中毒和糖尿病非酮症高渗综合征的诊断和处理原则。

熟悉糖尿病的鉴别诊断；各类口服降血糖药和胰岛素的作用机制、常用药物的剂量及其不良反应。

了解糖尿病的病因、发病机制，糖尿病的分类及长期良好控制糖尿病的重要意义。

二、重要知识点

（一）病因与机制

1 型糖尿病主要是在遗传因素加上胰岛 β 细胞的自身免疫性破坏，可由柯萨奇 B4 病毒、腮腺炎病毒、风疹病毒、巨细胞病毒、脑炎心肌炎病毒及传染性单核细胞增多症病毒等感染促发，病毒感染可直接损伤胰岛 β 细胞，或损伤胰岛 β 细胞而暴露其抗原成分并启动自身免疫反应进而破坏胰岛 β 细胞。2 型糖尿病发病除有较强的遗传易感性外，与肥胖、摄食过多、体力劳动强度减低、生活方式改变等环境因素密切有关。胰岛素抵抗和胰岛素相对缺乏是主要机制。

（二）糖尿病病因学分型

目前国际上通用 WHO 糖尿病专家委员会提出的病因学分型标准（1999）。

1. 1 型糖尿病 （β 细胞破坏，通常导致胰岛素绝对缺乏） ①免疫介导性：急性型及缓发型；②特发性：无自身免疫证据。

2. 2 型糖尿病 主要以胰岛素抵抗为主伴相对胰岛素不足，到胰岛素明显缺乏伴胰岛素抵抗。

3. 其他特殊类型糖尿病 ①胰岛 β 细胞功能遗传缺陷；②胰岛素作用的基因缺陷；③外分泌性胰腺疾病；④内分泌疾病；⑤药物或化学因素诱发；⑥感染；⑦免疫介导性糖尿病的少见形式；⑧有时伴有糖尿病的其他遗传综合征。

4. 妊娠糖尿病。

（三）糖尿病诊断标准

目前国际上通用 WHO 糖尿病专家委员会提出的诊断标准（1999 年）。糖尿病诊断标准为：糖尿病症状加任意时间血浆葡萄糖≥11.1mmol/L（200mg/dl），或空腹血糖≥7.0mmol/L（126mg/dl），或 OGTT 2 小时 PG≥11.1mmol/L，需重复一次确认，诊断才能成立，对于无糖尿病症状，仅一次血糖达到糖尿病诊断标准者，必须在另一天复查核实而确定诊断。如复查结果未达到糖尿病诊断标准，应定期复查。在急性感染、创伤或各种应激情况下可出现血糖暂时升高，不能以此诊断为糖尿病，应追踪随访。糖尿病症状指多尿、烦渴多饮和难以解释的体重减轻；空腹指至少 8 小时内无任何热量摄入；任意时间指一日内任何时间，无论上次时间及食物摄入。

（四）治疗糖尿病各类降血糖药的主要机制

1. 磺脲类主要促进内源性胰岛素分泌。

2. 双胍类主要促进肌肉等外周组织摄取葡萄糖，加速无氧糖酵解。

3. α-糖苷酶抑制剂主要竞争性抑制位于小肠上皮细胞刷状缘内的 α-糖苷酶，使肠道葡萄糖的形成及吸收减慢，降低餐后高血糖。

4. 噻唑烷二酮类主要提高外周组织对胰岛素的敏感性，调节糖脂代谢，称胰岛素增敏剂。

5. 格列奈类吸收和代谢迅速，主要使胰岛素快速释放，可有效地降低餐后高血糖，在每次进餐前即刻口服，有称之为餐时血糖调节剂。

6. 胰岛素主要系补充糖尿病患者胰岛素绝对不足或相对不足的补充替代疗法。

三、强化练习题

（一）判断题

1. 1 型糖尿病是由胰岛素抵抗引起的

2. 糖尿病诊断标准中必须有空腹血糖达标

3. 2 型糖尿病一旦确诊，就应进行药物治疗

4. 胰岛素类似物的部分氨基酸序列与人胰岛素不同，但二者的作用效果完全相同

5. 糖尿病酮症酸中毒只可见于 1 型糖尿病患者

（二）填空题

1. 糖尿病典型临床表现为三多一少症状指的是________、________和________。

2. 糖尿病诊断标准中空腹血糖（静脉血浆）________ mmol/L，糖负荷后 2 小时血糖________mmol/L。

3. 糖尿病现代综合治疗措施包括哪 5 个方面：________、________、________、________和________。

4. 糖尿病微血管病变主要包括________和________。

（三）选择题

A1 型题

1. 糖尿病性血管病变，最具有特征性的是

A. 合并高血压　B. 常伴冠状动脉粥样硬化　C. 微血管病变

D. 周围动脉硬化-下肢坏疽　E. 脑血管病变

2. 糖尿病性神经病变最常见的是

A. 周围神经病变　B. 脑神经病变　C. 自主神经病变

D. 中枢神经病变　E. 脊髓病变

3. 糖尿病饮食治疗中三大营养素（依次为碳水化合物、蛋白质、脂肪）含量占饮食总热量百分比分别为

A. 30% ~40%　50%　<20%　B. 40% ~50%　50%　10%

C. 50%～60%　15%　<30%　　D. 20%～30%　60%　20%

E. <15%　60%　30%

4. 糖耐量减低时的餐后静脉血浆血糖(mmol/L)是

A. <7.0　B. ≤7.0　C. 7.8～<11.1

D. <11.1　E. <5.6

5. 应用胰岛素治疗糖尿病不恰当的方法是

A. 从小量开始以避免Somogyi效应　B. 以饮食疗法为基本治疗

C. 血糖波动大可加用双胍类药物　D. 酮症酸中毒时首选普通胰岛素(RI)

E. 高渗昏迷宜选用鱼精蛋白锌胰岛素(PZI)

A2型题

6. 女性,55岁,2型糖尿病患者,近日来多尿、恶心、呕吐、腹痛、嗜睡,随后神志不清,血糖16.7mmol/L,血酮体2.4mmol/L,血乳酸1.3mmol/L。此患者可能是下列哪一种疾病

A. 脑出血　B. 急性胰腺炎

C. 糖尿病酮症酸中毒昏迷　D. 非酮症高渗性昏迷

E. 乳酸性酸中毒

7. 男性,26岁,明显的三多一少,症状10年,经胰岛素治疗,症状时轻时重,有明显的低血糖症状,近2个月眼睑及下肢水肿,乏力,腰痛,BP 160/100mmHg,尿蛋白(++),颗粒管型少许,尿糖(++)。应诊断为

A. 糖尿病肾病　B. 肾动脉硬化　C. 肾盂肾炎

D. 肾炎　E. 胰岛素副作用

8. 女性,20岁,有明显糖尿病症状,每日胰岛素用量36U,夜里出现多汗,心悸,手抖,晨起查血糖10.3mmol/L(186mg/dl),应给予

A. 增加晚餐用量　B. 调换胰岛素类型　C. 加大胰岛素用量

D. 减少早饭前胰岛素剂量　E. 减少晚餐前胰岛素用量

A3型题

(9～10题共用题干)

应用长效胰岛素治疗的患者,餐前发生出汗、抽搐、昏迷。

9. 下列哪一诊断应首先考虑

A. 癫痫　B. 脑出血

C. 糖尿病酮症酸中毒昏迷　D. 低血糖昏迷

E. 乳酸性酸中毒

10. 查体无瘫痪,血糖2.8mmol/L,血酮体0.48mmol/L,首先应采取的最主要抢救措施是

A. 输氧　B. 输液

C. 静脉注射50%葡萄糖液　D. 止痉

E. 静脉注射碳酸氢钠

B1型题

(11～13题共用备选答案)

A. 葡萄糖耐量试验　B. 尿糖定量　C. HbA1c

D. 空腹血糖　E. 胰岛素和C-肽释放试验

11. 诊断糖耐量减低最好的检查项目

12. 了解糖尿病近期控制程度的指标

13. 男性，45 岁，体胖，平素食欲佳。近 1 个月饮水量逐渐增多，每日约 1500ml，尿量多，空腹血糖 6.7mmol/L(120mg/dl)，尿糖(+)，应做哪些检查来确诊糖尿病

(四)病例分析

女性，55 岁，会计，因多尿、恶心、呕吐、嗜睡不醒 1 天入院。有多尿、多饮、多食、消瘦乏力 2 年余。查体：体温 37.2℃，脉搏 102 次/分，呼吸 28 次/分，血压 100/60mmHg，轻度昏迷，面颊潮红，口唇樱红，颈软，巩膜无黄染，瞳孔两侧等大，直径 2.5mm，对光反应存在，呼吸深大，呼气中有烂苹果气味，两肺闻及散在干性啰音，心率 102 次/分，心律齐，腹平软，肝脾肋下未及，病理反射未引出，四肢肌张力对称。实验室检查：血 RBC 3.9×10^{12}/L，Hb98g/L，WBC 8×10^{9}/L，血糖 17.8mmol/L，血酮体 2.2mmol/L，血 K^{+} 4.5mmol/L，肝功能正常。请分析患者初步诊断，进一步检查，治疗原则。

(五)思考题

1. 糖尿病口服降糖药物包括哪几类？

2. 如何诊断糖尿病酮症酸中毒？其治疗要点是什么？

四、参考答案

(一)判断题

1. ×　　2. ×　　3. ×　　4. ×　　5. ×

(二)填空题

1. 多尿；多饮；多食；体重减轻

2. ≥7.0；≥11.1

3. 饮食治疗；运动；药物治疗；血糖监测；糖尿病教育

4. 糖尿病肾病；糖尿病视网膜病变

(三)选择题

1. C，在糖尿病的并发症中微血管病变是特征性的变化。

2. A，糖尿病神经病变以周围神经损伤最为常见，尤其以下肢为重。

3. C，糖尿病饮食中碳水化合物占总热量的 50%～60%，约占总热量的 10%～15%，脂肪每日脂肪总量为 40～60g，占总热量的不超过 30%。

4. C，葡萄糖耐量试验 OGTT 中 2 小时 PG：①<7.7mmol/L(139mg/dl)为正常糖耐量；②7.8～11.0mmol/L(140～199mg/dl)为糖耐量减低(IGT)；③≥11.1mmol/L(200mg/dl)应考虑糖尿病。

5. E，初用胰岛素或有重度急性并发症及血糖波动大者采用普通胰岛素，以便探索剂量，快速控制病情。

6. C，患者近日来多尿、恶心、呕吐、腹痛、嗜睡，随后神志不清，血糖 16.7mmol/L，血酮体 2.4mmol/L 升高，均为糖尿病酮症酸中毒的表现。

7. A，糖尿病病史过程中出现眼睑及下肢水肿，乏力，腰痛，尿蛋白(++)，要考虑糖尿病肾病。

8. E，患者夜间手抖冷汗，空腹血糖高要考虑过量胰岛素治疗出现低血糖后又迅速出现代偿性高血糖的索莫基(Somogyi)现象，因此，应减少睡前胰岛素的剂量。

9. D，应用长效胰岛素治疗的患者，餐前发生出汗、抽搐、昏迷，应考虑低血糖昏迷。

10. C，低血糖昏迷应立即静脉注射50%葡萄糖液。

11. A，葡萄糖耐量试验可了解餐后2小时血糖代谢状态。

12. C，HbA1C可反映糖尿病患者近8~12周内总的血糖水平。

13. A，该患者空腹血糖受损，有口渴多饮，应做葡萄糖耐量试验了解餐后2小时血糖状态来协助诊断。

(四)病例分析

分析步骤

1. 诊断与诊断依据

(1)初步诊断：2型糖尿病并发酮症酸中毒昏迷。

(2)诊断依据：①"三多一少"症状2年，近日多尿、呕吐、昏迷；②血糖高17.8mmol/L，血酮体高2.2mmol/L。

2. 鉴别诊断

(1)中枢神经系统疾病：瞳孔两侧等大、颈软、无病理反射、无偏瘫。

(2)消化系统疾病：无腹泻、无黄疸、肝功能正常。

3. 进一步检查　监测血糖、血酮体、电解质、血气分析、血、尿常规、胸片等。

4. 治疗原则

(1)补液。

(2)胰岛素治疗：小剂量速效胰岛素治疗方案。

(3)纠正酸中毒及电解质紊乱。

(4)对症和支持治疗。

(柳　波)

10 第十章

高尿酸血症与痛风

一、学习要点

掌握高尿酸血症与痛风发作时的临床特点及诊断依据。

熟悉高尿酸血症与痛风关节炎期的药物治疗和防治。

了解高尿酸血症与痛风的病因和发病机制。

二、重要知识点

(一)痛风的病因和发病机制

痛风分原发和继发性两大类。原发性痛风有一定遗传性,约10%~20%有阳性家族史。继发性痛风由其他疾病引起,如肾脏病、某些药物引起尿酸排出减少,骨髓增生性疾病致尿酸生成增多或高嘌呤食物等引起。

(二)急性痛风性关节炎发作时的主要临床特点是

1. 起病急骤,多在午夜或凌晨,剧痛如刀割样或咬噬样。

2. 受累关节红、肿、热、痛和功能障碍,以单侧趾及第一跖趾关节最常见。

3. 秋水仙碱治疗后,关节炎症状可迅速缓解。

(三)痛风治疗的主要药物

1. 急性痛风性关节炎期 ①秋水仙碱;②非甾体类抗炎药,如吲哚美辛、双氯芬酸、布洛芬等;③糖皮质激素等。

2. 间歇期和慢性期 ①促尿酸排泄药:丙磺舒、苯溴马隆、磺吡酮;②抑制尿酸合成药:别嘌醇。

三、强化练习题

(一)填空题

1. 急性痛风性关节炎最常发生于________。

2. 急性痛风性关节炎发作期首先应用________治疗。

3. 痛风从病因和发病机制分两大类________和________。

4. 高尿酸血症的形成主要由于尿酸排泄________和尿酸生成________。

5. 急性痛风关节炎期应用的主要药物________和________。

(二)选择题

A1 型题

1. 急性痛风性关节炎发作时首选哪一种药物对缓解炎症,控制疼痛较为特效

A. 糖皮质激素　　B. 吲哚美辛　　C. 秋水仙碱
D. 别嘌醇　　E. 苯溴马隆

A2 型题

2. 男性,52 岁,已患痛风 6 年余。近 2 个月来,夜尿增多,尿比重 1.005,尿蛋白 + +,氮质血症,血压 150/90mmHg。根据临床表现,首先考虑什么病变

A. 尿崩症　　B. 肾病综合征　　C. 痛风性肾病
D. 尿路感染　　E. 高血压病

A3 型题

(3 ~4 题共用题干)

男性,46 岁,昨夜左趾及第一跖趾关节突发刀割样剧痛而惊醒,该关节红、肿、热、痛、活动受限。

3. 此患者初步诊断哪一种关节炎

A. 风湿性关节炎　　B. 类风湿关节炎　　C. 化脓性关节炎
D. 急性痛风性关节炎　　E. 创伤性关节炎

4. 检查 ASO 正常,RF 阴性,关节囊液无菌,并无外伤史,进一步检查哪一项目意义较大

A. 血尿酸测定　　B. 血培养　　C. 血沉
D. 抗 ENA 抗体　　E. C 反应蛋白

B1 型题

(5 ~7 题共用备选答案)

A. 血尿酸增高　　B. 别嘌醇
C. 苯溴马隆　　D. 尿尿酸排出增多
E. 偏振光显微镜下见双折光的针形结晶

5. 诊断高尿酸血症
6. 痛风性关节滑囊液或痛风石内容物检查尿酸盐结晶
7. 抑制尿酸合成药

(三)病例分析

夏某,男性,55 岁,干部。患者无诱因于 5 年前出现手指、足趾关节肿痛,以夜间痛为甚,患者于 5 年前经常出差,频频饮酒后时感手指、足趾肿痛,当时体检时查血尿酸增高,未曾介意。以后每于饮酒或劳累、受寒之后,即疼痛增剧,右手指关节及左足拇指内侧肿痛尤甚,以夜间痛为剧,患者近日饮酒后症状加重,随就诊。请分析患者初步诊断,进一步检查,治疗原则。

四、参考答案

(一)填空题

1. 单侧趾
2. 秋水仙碱
3. 原发性;继发性
4. 减少;增多
5. 秋水仙碱;非甾体类抗炎药、糖皮质激素

(二)选择题

1. C,秋水仙碱较为特效。

2. C,痛风性肾病;系尿酸结晶沉积于肾组织,引起慢性间质性肾炎。

3. D,急性痛风性关节炎,夜间发作,单关节受累。

4. A,急性痛风性关节炎,大多数有血尿酸增高。

5. A,血尿酸增高。

6. E,尿酸盐结晶用偏振光显微镜检查见双折光的针形结晶。

7. B,别嘌醇是抑制尿酸合成药。

(三)病例分析

1. 诊断 急性痛风性关节炎

诊断依据:(1)患者男,63岁,老龄。

(2) 5年前出现手指、足趾关节肿痛。

(3)有高尿酸血症病史。

(4)饮酒后症状加重。

2. 鉴别诊断

(1)类风湿关节炎:多见于青年女性,好发于手足近端小关节和腕、膝、踝、骶髂、脊柱等关节,表现为游走性、对称性多关节炎,可引起关节僵硬畸形。反复发作,易与痛风混淆,但血尿酸不高。

(2)化脓性关节炎与创伤性关节炎:痛风初发时常易与化脓性关节炎或创伤性关节炎混淆,但后两者血尿酸不高。

(3)蜂窝织炎:痛风急性发作时,关节周围软组织常呈明显红肿,若忽视关节本身的症状,极易误诊为蜂窝织炎,后者血尿酸不高。

(4)假性痛风:(血尿酸不高);银屑病关节炎;急性期须与红斑狼疮关节炎鉴别;慢性期须与肥大性关节病鉴别。

3. 下一步检查:血尿酸测定、尿液尿酸测定、滑囊液检查、X线检查。

4. 治疗

(1)急性发作期治疗:患者应卧床休息,抬高患肢,一般应休息到关节痛缓解72小时后始可恢复活动。药物治疗愈早愈好,早期治疗可使症状迅速缓解,而延迟治疗则炎症不易控制。①秋水仙碱:对本病有特效;②非甾体类药:吲哚美辛、布洛芬、萘普生、保泰松、ACTH及泼尼松(一般在秋水仙碱无效时用)。

(2)慢性期治疗:①饮食控制;②降低血尿酸药物的应用:羧苯磺胺(丙磺舒)、苯磺唑酮(保泰松的衍生物)、苯溴马隆(是强有力的利尿酸药)

(刘 阳)

第八篇 风湿性疾病

第一章 总论

一、学习要点

掌握常见风湿性疾病的临床表现特点。

熟悉风湿性疾病的分类。

了解风湿性疾病的病因和发病机制。

二、重要知识点

(一)风湿性疾病的临床特点

风湿性疾病是一组影响骨骼、关节及其周围软组织的疾病。其中,弥漫性结缔组织病常同时累及多系统,因此临床表现呈多样性、异质性和多变性等特点。

(二)风湿性疾病的分类

按美国风湿病协会(1983)分类方法,分为10大类。其中以弥漫性结缔组织病、脊柱关节病和骨关节炎等最常见。

(三)风湿性疾病的病因和发病机制

其病因可以是感染性、免疫性、代谢性、内分泌性、退行性、地理环境性、遗传性、肿瘤性等。弥漫性结缔组织病多为自身免疫性。

(四)风湿性疾病的诊断方法

问诊和体格检查,其次是血液学、免疫学特别是自身抗体检查、病理检查及影像学检查等。

(五)治疗重点

合理使用非甾类抗炎药、糖皮质激素、慢作用药物及免疫抑制剂、生物制剂等,合理应用理疗与关节局部治疗等。

三、强化练习题

(一)判断题

1. 风湿性疾病是一组自身免疫性疾病

2. 类风湿关节炎是最常见的风湿病
3. 骨关节炎主要病变部位是关节软骨
4. 急性风湿热成年人不常见
5. 自身免疫紊乱是弥漫性结缔组织病的发病机制

(二)填空题

1. 风湿性疾病是一组影响________、________及其________的疾病。
2. 风湿性疾病分为________大类。
3. 弥漫性结缔组织病的发病机制与________有关。
4. 骨关节炎属于________疾病。
5. 强直性脊柱炎属于________病。

(三)选择题

A1 型题

1. 以下疾病中那类不属于风湿性疾病
   A. 弥漫性结缔组织疾病　B. 脊柱关节病　C. 炎性肌病
   D. 桥本病　E. 硬皮病
2. 风湿性疾病是指
   A. 累及结缔组织为主的一大类疾病　B. 累及肌肉、血管的一大类疾病
   C. 累及关节的一大类疾病　D. 累及骨骼的疾病
   E. 累及骨、关节及周围软组织的一大类疾病
3. 下列哪项不是风湿性疾病
   A. 系统性血管炎　B. 假性痛风　C. 反应性关节炎
   D. 腕管综合征　E. 银屑病
4. 以下哪个关节炎起病急骤
   A. RA　B. SLE　C. AS　D. 痛风　E. OA
5. 以下哪个关节炎与老化和重力相关
   A. pSS　B. SLE　C. AS　D. 痛风　E. OA
6. 手的尺偏畸形常见于
   A. RA　B. SLE　C. AS　D. 痛风　E. OA
7. 骨性肥大常见病变关节是
   A. 近端指间关节　B. 远端指间关节　C. 掌指间关节
   D. 髋关节　E. 踝关节
8. 哪个疾病活动时 C_3 或 C_4 水平降低
   A. RA　B. SLE　C. AS　D. PM/DM　E. OA
9. 哪个不属于慢作用抗风湿药
   A. CTX　B. MTX　C. SASP
   D. 罗非昔布　E. 来氟米特
10. 抗磷脂抗体与哪个临床表现无关
    A. 血小板减少　B. 狼疮脑病　C. 血管栓塞
    D. 习惯性流产　E. 皮肤红斑

四、参考答案

（一）判断题

1. ×　　2. ×　　3. ×　　4. √　　5. √

（二）填空题

1. 骨；关节；周围软组织

2. 十

3. 自身免疫

4. 退行性

5. 脊柱关节

（三）选择题

1. D，桥本病：自身免疫性甲状腺炎。

2. E，累及骨、关节及周围软组织的一大类疾病。

3. E，慢性炎症性皮肤病。

4. D，痛风是尿酸盐结晶沉积引起的病变，急性痛风发作时表现为受累关节严重的疼痛、肿胀、红斑、僵硬、发热，且症状发生突然。

5. E，骨性关节炎，退行性变。

6. A，类风湿关节炎手的畸形有梭形肿胀、尺侧偏斜、天鹅颈样畸形、钮孔花样畸形等。

7. B，骨性肥大又称骨性关节炎指间关节最常受累，尤其是远端指间关节；类风湿关节炎受累关节以近端指间关节、掌指关节、腕、肘和足趾关节最为多见。

8. B，C_3或C_4水平降低，提示SLE活动，阳性率约为80%，特异性较高。

9. D，罗非昔布属非甾体类抗炎药；可用于增生性骨关节病和类风湿关节炎治疗。还用于缓解疼痛和治疗原发性痛经。

10. E

（向　阳）

第二章

类风湿关节炎

一、学习要点

掌握类风湿关节炎的临床表现、实验室检查、诊断及鉴别诊断、治疗原则。

熟悉类风湿关节炎的病理改变。

了解类风湿关节炎的病因及发病机制。

二、重要知识点

(一)类风湿关节炎的临床特点

关节炎:慢型性、小关节性、对称性、多关节性、毁损性关节炎。

关节外系统性损害:血管炎和肺间质病变等。

关节功能障碍:I级,能照常进行日常生活和各项工作;Ⅱ级,可进行一般的日常生活和某种职业工作,但参与其他项目活动受限;Ⅲ级,可进行一般的日常生活,但参与某种职业工作或其他项目活动受限;Ⅳ级,日常生活的自理和参与工作的能力均受限。

Felty 综合征:是指 RA 患者伴有脾大和中性粒细胞减少,有的甚至有贫血和血小板减少。RA 患者出现 Felty 综合征时并非都处于关节炎活动期,其中很多患者合并有下肢溃疡、皮下结节、色素沉着、关节畸形,以及发热、乏力、食欲减退和体重下降等全身表现。

(二)病因和发病机制

RA 是遗传易感因素、环境因素及免疫系统失调等各种因素综合作用的结果。目前认为,RA 是以活化的 $CD4^+$ T 细胞和 MHC-Ⅱ型阳性的抗原递呈细胞(antigen presenting cell, APC)浸润关节滑膜为特点的炎症反应性疾病。

(三)病理改变

RA 的基本病理改变是滑膜炎,绒毛(血管翳)是造成关节破坏、畸形、功能障碍的病理基础。

血管炎可发生在 RA 患者关节外的任何组织,为全层动脉炎。类风湿结节是血管炎的一种表现。

(四)诊断

按 ACR 和欧洲抗风湿病联盟(EULAR)新的 RA 分类标准和评分系统,评分大于等于 6 分,明确诊断为类风湿关节炎,小于 6 分者,不能分类为 RA,但可再次评价,可能会符合标准。

(五)治疗

治疗目标:主要是减轻关节症状、延缓病情进展、防止和减少关节的破坏、保护关节功能、最大限度地提高患者的生活质量。

治疗原则：早期、达标、个体化；密切监测病情，减少致残。

具体措施：包括非甾体抗炎药（NSAIDs）、改变病情抗风湿药（DMARDs）、糖皮质激素（glucocorticoid，GC）、生物制剂、植物药及外科治疗等。熟悉非甾类抗炎药与激素的使用原则；熟悉慢作用药物的联合用药基本原则。

三、强化练习题

（一）判断题

1. RA 患者血清 RF 均为阳性
2. RA 关节炎多累及大关节
3. RA 的基本病理改变是滑膜炎
4. RA 的治疗以激素为首选
5. RA 治疗时，为有效缓解疼痛，可用多个非甾类抗炎药联用

（二）填空题

1. RA 的最常受累关节为腕、掌指关节和________关节。
2. RA 晨僵时间常超过________。
3. RA 关节功能障碍可分为________级。
4. 类风湿结节的病理变化是________。
5. Felty 综合征是指 RA 患者伴有________和中性粒细胞减少。

（三）选择题

A1 型题

1. 类风湿关节炎下列关节外表现哪个不常见
   A. 类风湿结节　B. 肾炎　C. 肺间质病变
   D. 心包炎　E. 神经炎
2. 下列哪个不是类风湿关节炎关节表现特点
   A. 晨僵　B. 远端指间关节肿　C. 关节痛
   D. 关节压痛　E. 关节畸形
3. 类风湿关节炎晨僵时间一般大于
   A. 15 分　B. 30 分　C. 45 分　D. 60 分　E. 120 分
4. 下列哪项是类风湿关节炎的最早关节表现
   A. 晨僵　B. 关节肿　C. 关节痛　D. 关节压痛　E. 关节畸形
5. 下列哪个不是类风湿关节炎的关节痛特点
   A. 对称性　B. 持续性　C. 游走性　D. 反复性　E. 时轻时重
6. 对类风湿结节描述错误的是
   A. 类风湿结节是 RA 的一个最具特征的关节外病理损害
   B. 最常见于前臂受压的伸面
   C. 几乎所有伴有类风湿结节的 RA 患者均为 RF 阳性
   D. 类风湿结节形成初期的组织形态不具有肉芽组织的特征
   E. 质硬、无痛、对称分布
7. 下列哪个不是类风湿关节炎疾病活动指标
   A. 晨僵时间　B. 关节痛数　C. 关节肿数

D. 15 米步行时间　　E. 关节畸形数

8. 下列哪个不是类风湿关节炎特殊关节受累表现

A. 张口困难　B. 颈痛　C. 胸锁关节痛　D. 骶部痛　E. 肩部痛

9. Felty 综合征是指类风湿关节炎伴有除外下列哪项

A. 类风湿结节　B. 脾大　C. 中性粒细胞减少

D. 血小板减少　E. 贫血

10. 类风湿关节炎活动期,下列哪项不常见

A. 轻~中度贫血　B. 血小板减少　C. 血沉快

D. CRP 高　E. RF 高

11. 类风湿关节炎关节液特点

A. 白细胞明显增高　B. 中性粒细胞增高　C. 单个核细胞增高

D. 黏度差　E. 含糖低

12. 常规临床检测的是哪一型类风湿因子

A. IgA　B. IgG　C. IgE　D. IgD　E. IgM

13. 抗风湿药不包括

A. 青霉胺　B. 青霉素　C. 泼尼松　D. 双氯酚酸钠　E. 干扰素

14. 甲氨蝶呤不良反应包括

A. 口腔溃疡　B. 胃肠道反应　C. 骨髓抑制

D. 肝功异常　E. 以上均包括

15. NSAIDs 副作用不包括

A. 胃肠道反应　B. 凝血异常　C. 肾损害

D. 高血压　E. 抑制结肠,直肠癌细胞的生长

16. NSAIDs 的作用下列哪项表述不正确

A. 起效快,可迅速缓解关节与肌肉疼痛和晨僵

B. 可以阻止风湿病病程的进展

C. 停药不久即可出现“反跳”或症状再现

D. 副作用发生率高

E. 只适用于低度~中度疼痛,对内脏痛无效

17. 慢作用抗风湿药,下列哪项表述不正确

A. 起效时间长于 NSAIDs　B. 有控制病情进展可能

C. 一般与 NSAIDs 合用　D. 包括 MTX,CTX,SASP 等

E. 包括肾上腺皮质激素

A2 型题

18. 中年女性,双手不能紧握,关节痛半年。见双手对称性近指关节肿胀,压痛,首选诊断

A. 退行性关节炎　B. 痛风关节炎　C. 强直性关节炎

D. 类风湿关节炎　E. 风湿热

19. 女性,52 岁,患类风湿关节炎已 12 年,双膝、双髋关节严重屈曲畸形,四肢肌肉萎缩,不能行走,整天坐轮椅或卧床,四肢关节无肿胀,个别关节有疼痛,ESR10mm/h,血尿常规正常,X 线示双髋关节间隙明显狭窄,关节面不规整。该患者的治疗应选择

A. 雷公藤总苷　　B. 非甾类消炎镇痛药
C. MTX + 氯喹 + SASP　　D. 外科治疗,如关节置换等手术
E. 青霉胺 + MTX + 激素

A3 型题

(20 ~ 24 题共用题干)

中年男性,手膝关节痛 1 年,RF 1:32,阳性。见双手多个近指关节肿胀,压痛,双膝关节骨擦音。

20. 患者主要可能诊断
A. 退行性关节炎　　B. 痛风关节炎　　C. 强直性关节炎
D. 类风湿关节炎　　E. 风湿热

21. 患者可能并发诊断
A. 退行性关节炎　　B. 痛风关节炎　　C. 强直性关节炎
D. 类风湿关节炎　　E. 风湿热

22. 对主要可能诊断帮助最大的检查是
A. ESR 检查　　B. ASO 检查　　C. CRP 检查
D. 膝关节 X 线检查　　E. 双手 X 线检查

23. 治疗药物可选择
A. 双氯酚酸钠　　B. MTX　　C. SASP
D. 泼尼松　　E. 以上均可选择

24. 患者还发现有血压偏高,心电图示 ST-T 改变,请选择消炎镇痛药
A. 双氯酚酸钠　　B. 布洛芬　　C. 吲哚美辛
D. 泼尼松　　E. 塞来昔布

(25 ~ 26 题共用题干)

患者,男性,45 岁,对称性小关节肿痛伴晨僵 3 年。近 3 个月来症状加重,晨僵时间明显延长,并出现干咳,气短,活动后呼吸困难,无夜间阵发性呼吸困难。查体:双手腕关节,掌指关节肿胀,压痛(+),双手握力下降,双肘部发现无痛性皮下结节,两下肺可闻及 Velcro 啰音。

25. 可能的诊断是
A. 类风湿关节炎活动　　B. 类风湿关节炎活动伴肺间质病变
C. 类风湿关节炎活动 + 心功能不全　　D. 类风湿关节炎
E. 系统性红斑狼疮

26. 还需哪些检查进一步明确诊断
A. 抗核抗体谱
B. ESR,CRP,RF,皮下结节活检
C. 摄双手 X 片,胸部 CT,肺功能测定,ESR,CRP,RF,CIC,补体
D. 摄双手及胸部 X 片,RF,ESR,CRP,肺功能测定
E. 胸部 X 片,肺功能测定,RF

A4 型题

(27 ~ 30 题共用题干)

55 岁,女性,双手不能紧握,腕关节痛,见“鹅颈征”,低热,咽痛,外周血 WBC 12×10^9/

L，血小板 430×10^9/L，血红蛋白 89g/L，未查 RF。临床诊断类风湿关节炎。

27. 当此病例患者出现气促时，临床上应注意排除
    A. 低蛋白血症　B. 贫血加重　C. 肺间质性病变
    D. 合并肺炎　E. 心肌炎
28. 临床上所指“鹅颈征”，是指
    A. 腕关节　B. 手近指关节　C. 手远指关节
    D. 第一跖趾关节　E. 颈椎
29. 除查血沉外，还应查
    A. RF 定量　B. CRP　C. 抗 CCP 抗体
    D. 双手 X 线检查　E. 以上均可选择
30. 此病例患者的血象表现，主要因为
    A. 低热感染　B. 缺铁　C. 关节痛纳差
    D. 关节炎活动　E. 检查误差

B1 型题

（31～34 共用备选答案）
    A. 青年男性常见　B. 老年常见　C. 育龄妇女常见
    D. 青少年常见　E. 婴儿常见
31. 系统性红斑狼疮
32. 骨关节炎
33. 强直性关节炎
34. 风湿热

（35～39 共用备选答案）
    A. 非对称性下肢大关节炎　B. 对称性小关节炎
    C. 游走性大关节炎　D. 急性第一跖趾关节炎
    E. 慢性负重关节炎
35. 痛风性关节炎
36. 强直性关节炎
37. 退行性关节炎
38. 风湿热
39. 类风湿关节炎

（40～44 共用备选答案）
    A. 类风湿关节炎　B. 强直性关节炎　C. 系统性红斑狼疮
    D. 痛风性关节炎　E. 风湿性关节炎
40. dsDNA 阳性
41. RF 高滴度
42. HLA-B27 阳性
43. ASO 阳性
44. 尿酸结晶阳性

（四）病例分析

患者，女，59 岁，因“多关节疼痛 30 年余”入院。于 30 年前开始无诱因出现双手近指、

掌指、双腕关节疼痛，伴关节局部肿胀，晨僵持续1～2小时。劳动能力下降，仅能自理日常生活，病情时好时坏。3年来逐渐出现口干，进干食困难，眼干涩泪少。近1年来上二楼感气短，休息后可缓解，无咳嗽。BP 145/90mmHg。球结膜充血，口腔黏膜干燥，HR 72次/分钟，P_2略亢进。脾肋下2cm，双手尺偏，双腕肿胀，掌背屈均受限，伴压痛，双肘平伸受限130度，双肩压痛，上抬受限，双膝骨擦感明显，浮髌试验（+），双踝、双足跖趾关节压痛。实验室检查：WBC 2.7×10^9/L，HB 113g/L，PLT 67×10^9/L；ESR 73.0mm/h，CRP 56.3mg/L，IgG 28g/L；ANA（+），SSA（+），RF 1∶160（+）；RF定量965.7IU/ml；双膝X线骨密度L_2-2.7，wards-2.6。请分析：该患者的诊断是什么？还应做哪些检查？应如何安排治疗？

四、参考答案

（一）判断题

1. ×　2. ×　3. √　4. ×　5. ×

（二）填空题

1. 近端指间关节
2. 1小时
3. Ⅵ级
4. 血管炎
5. 脾大

（三）选择题

1. B	2. B	3. D	4. C	5. C	6. D	7. E	8. D	9. A	10. B
11. C	12. E	13. B	14. E	15. E	16. B	17. E	18. D	19. D	20. D
21. A	22. E	23. E	24. E	25. B	26. C	27. C	28. B	29. E	30. D
31. C	32. B	33. A	34. D	35. D	36. A	37. E	38. C	39. B	40. C
41. A	42. B	43. E	44. D						

（四）病例分析

1. 诊断

（1）类风湿关节炎（晚期）活动期，关节功能Ⅲ级。

依据：慢性病史（30年），多关节性（>10个关节）、对称性毁损性关节炎，RF高滴度阳性，ESR与CRP增高，积分10分；腕关节强直、双肘平伸受限等；仅能自理生活。

（2）继发性干燥综合征：依据：口干、眼干，球蛋白增高，SSA（+）。

（3）Felty综合征：依据：确诊的RA，脾大，白细胞减少，血小板减少。

（4）肺间质纤维化并肺动脉高压：依据：RA病史30年，劳力性气短，P_2亢进。

（5）继发性骨质疏松症　依据：BMD T值L_2-2.7，Wards-2.6。

2. 还应做的主要检查　①双手、肘、膝X线平片，明确关节损毁程度；②肺部X线平片、CT与肺功能：明确肺部病变性质与程度；③心脏超声与心电图：明确心脏病变及肺动脉高压；④肝、胆、胰、脾和门脉超声检查，排除肝脏病变；⑤必要时骨髓穿刺。

3. 治疗　小剂量激素；雷公藤多苷；羟氯喹；α-骨化醇、钙、双磷酸盐等；人工泪液；局部理疗和护理。

（向　阳）

第三章

系统性红斑狼疮

一、学习要点

掌握 SLE 的临床表现、实验室检查、诊断及鉴别诊断、治疗原则。

熟悉 SLE 的病理表现。

了解 SLE 的病因及发病机制。

二、重要知识点

(一)病因

遗传因素:有遗传倾向;有易感基因(HLA-Ⅲ类的 C2 或 C4 的缺损,HLA-Ⅱ类的 DR2、DR3 频率异常)。

环境因素:阳光;药物、化学试剂、微生物病原体;雌激素(女性多见)。

(二)发病机制

各种原因导致自身免疫 T 细胞活化,诱导 B 细胞过度活化,并产生大量不同类型的自身抗体,造成多部位、多器官组织损伤。

(三)病理改变

主要病理改变为因 IC 沉积或抗体直接侵袭而出现的血管壁的炎症和坏死,及管腔狭窄所致的局部组织缺血和功能障碍。

(四)SLE 的临床特点

好发于育龄妇女,女:男:7～9:1。

特征性皮肤表现:颊部红斑、亚急性皮肤型红斑狼疮、盘状红斑、狼疮性脂膜炎等。

多系统损害:多浆膜腔炎、关节炎、非特异性皮肤病变、口腔溃疡、肾损害、血液损害、神经精神改变、肺损害、心脏损害等。

(五)免疫学检查特点

自身抗体:多种自身抗体,是 SLE 诊断的标记、疾病活动性的指标及可能出现的临床亚型。常见而且有用的自身抗体依次为抗核抗体谱(ANA,dsDNA,Sm 等)、抗磷脂抗体和抗组织细胞抗体。

补体:补体低下,尤其是 C_3 低下常提示有 SLE 活动。

(六)诊断

SLE 国际协作组在美国风湿病学会 1997 年推荐的 SLE 分类标准基础上,于 2012 年发表了新的分类标准。该分类标准包括 11 项临床标准和 6 项免疫学标准。

临床标准

1. 急性或亚急性皮肤型狼疮
2. 慢性皮肤型狼疮
3. 口鼻部溃疡
4. 脱发
5. 关节炎
6. 浆膜炎　胸膜炎和心包炎。
7. 肾脏病变　尿蛋白肌酐比 >0.5mg/mg（随机），或尿蛋白定量（24 小时）>0.5g 或有红细胞管型。
8. 神经病变　癫痫、精神病、多发性单神经炎、脊髓炎、外周或脑神经病变、急性精神混乱状态。
9. 溶血性贫血
10. 白细胞减少　至少一次白细胞减少（ $<4\times10^9/L$ ）或淋巴细胞减少（ $<1\times10^9/L$ ）。
11. 血小板减少　至少一次血小板减少（ $100\times10^9/L$ ）。

免疫学标准

1. 抗核抗体阳性
2. 抗 dsDNA 抗体阳性（ELISA 方法需 2 次阳性）
3. 抗 Sm 抗体阳性
4. 抗磷脂抗体阳性　狼疮抗凝物阳性，或梅毒血清学实验假阳性，或高水平阳性的抗心磷脂抗体，或 B_2 糖蛋白 I 阳性。
5. 补体降低：C3、C4 或 CH5 降低。
6. 直接抗人球蛋白实验（Coombs）阳性（无溶血性贫血）。

满足以上 4 项，包括至少 1 项临床标准和 1 项免疫学标准；或肾活检证实狼疮肾炎，同时抗核抗体阳性或抗 dsDNA 抗体阳性，可诊断 SLE。SLE 应与下述疾病鉴别：RA、各种皮炎、癫痫病、精神病、特发性血小板减少性紫癜和原发性肾小球肾炎等，也需和其他结缔组织病作鉴别。有些药物如肼屈嗪等，如长期服用可引起类似 SLE 表现（药物性狼疮），但极少有神经系统表现和肾炎，抗 dsDNA 抗体、抗 Sm 抗体阴性，血清补体常正常，可资鉴别。

（七）治疗

1. SLE 的治疗原则　活动且病情重者，予强有力的药物控制；病情缓解后，则接受维持性治疗。
2. 治疗方法　包括糖皮质激素、免疫抑制剂、静脉注射大剂量免疫球蛋白（IVIG）、血浆置换、人造血干细胞移植、生物制剂等。应熟悉激素应用方法，免疫抑制剂种类及选择原则等。

三、强化练习题

（一）判断题

1. SLE 的自身免疫以细胞免疫为主
2. SLE 的多系统损害的基础是自身免疫性血管炎
3. SLE 多浆膜腔积液主要是低蛋白血症所致
4. 羟氯喹治疗 SLE 主要是针对关节炎
5. 激素联合免疫抑制剂是治疗 SLE 的最重要措施

（二）填空题

1. SLE 的病因主要有________，________，________。

2. SLE 的发病机制是各种诱因引发的自身免疫反应，其导致组织损伤的机制主要为________，________，________。

3. 神经精神狼疮严重者，可表现为________，________，________。

4. SLE 的标记性抗核抗体包括________，________等。

5. SLE 血液系统损害主要有________，________，________等。

（三）选择题

A1 型题

1. SLE 下列哪项表述不正确
   A. 是自身免疫病　B. 是弥漫性结缔组织病　C. 体内有自身抗体
   D. 女性约占九成　E. 高发年龄为老年妇女

2. 下列哪项不易诱发 SLE
   A. 紫外线　B. 苜蓿芽　C. 青霉胺　D. 鱼油　E. 避孕药

3. SLE 与遗传，下列哪项表述不正确
   A. 同卵双胞胎者发病率高 40%
   B. 异卵双胞胎者发病率 3%
   C. 患者家族中患 SLE 者，发病率可高达 13%
   D. 不同人种患病率差异不大
   E. 易感基因：HLA-DR2，DR3 等

4. 性激素与 SLE，下列哪项表述不正确
   A. 育龄期女性，约占九成
   B. 小于 13 岁，发病率显著减少
   C. 高于 55 岁，发病率显著减少
   D. SLE 男患者体内雌酮羟基化物不增加
   E. 妊娠可诱发 SLE

5. 活动期 SLE 的贫血，主要是
   A. 慢性贫血　B. 溶血性贫血　C. 缺铁性贫血
   D. 大细胞性贫血　E. 再生障碍性贫血

6. SLE 最典型皮疹是
   A. 盘状红斑　B. 蝶形红斑　C. 斑丘疹
   D. 水肿性紫红斑　E. 网状青斑

7. SLE 有肾病综合征表现，常见哪一型肾炎
   A. 系膜型肾炎　B. 局灶增殖型肾炎　C. 弥漫增殖型肾炎
   D. 膜性病变型肾炎　E. 肾小球硬化型肾炎

8. SLE 临床表现，下列哪项表述不正确
   A. 60% 病程中有慢性贫血　B. 80% 病程中有皮疹　C. 85% 病程中有关节痛
   D. 90% 病程中有发热　E. 100% 病程中有肾炎

9. 关于 SLE，下列哪项表述正确
   A. 蝶形红斑与盘状红斑均多见　B. 对称性关节痛，RF 常阳性

C. 肾均有病理变化　　D. 肌炎与肌痛均多见
E. 癫痫才是狼疮脑病

10. SLE 的神经系统表现,下列哪项表述不正确
A. 癫痫是狼疮脑病　　B. 精神分裂症是狼疮脑病
C. 偏头痛是狼疮脑病　　D. 顽固性失眠不是狼疮脑病
E. 有中枢神经系统表现者,预后不良

11. SLE 的特异性抗体,哪项敏感性较高
A. ANA　　B. 抗 dsDNA 抗体　　C. 抗 rRNP 抗体
D. 抗 SSA 抗体　　E. 抗 Sm 抗体

12. SLE 的实验室监测,下列哪项表述不正确
A. 抗磷脂抗体与流产有关　　B. C3、C4 降低,提示 SLE 活动
C. CH_{50}降低,提示 SLE 活动　　D. 抗 dsDNA 抗体增高,提示 SLE 活动
E. ANA 明显增高,提示 SLE 活动,有助于 SLE 诊断

13. 下列哪项不是 SLE 肾组织的活动病变
A. 肾小球坏死　　B. 透明血栓　　C. 坏死性血管炎
D. 纤维性新月体　　E. 肾间质炎症浸润

14. SLE 的治疗,下列哪项表述不正确
A. 关节痛,可用双氯酚酸钠　　B. 氯喹对光过敏有效
C. 氯喹对关节炎无效　　D. 关节炎,泼尼松有效
E. CTX 对肾炎有效

A2 型题

15. 30 岁,女性,全身关节痛伴反复发热 3 个月,咽喉痛,口腔溃疡,肌无力,尿蛋白(++),首选诊断
A. 类风湿关节炎　　B. 系统性红斑狼疮　　C. 多发性肌炎
D. 上呼吸道感染　　E. 风湿性关节炎

16. 患者,女性,40 岁,发热、干咳伴胸痛一周伴关节痛。无皮疹,无水肿。血象正常,尿常规:pro(++),ESR 72mm/h,谷丙转氨酶 60u/L,谷草转氨酶 90u/L,白蛋白 30g/L,球蛋白 39g/L,肝炎病毒检查阴性,胸片:右侧中等量积液,过去史:父亲有结核史,姐姐 10 年前死于 SLE。最可能的诊断
A. 结核性胸膜炎　　B. SLE　　C. 肺癌
D. 肾炎　　E. 慢性活动性肝炎

17. 患者,男性,32 岁,农民,面部水肿,乏力一月。双耳廓可见冻疮样皮疹,双手指、足趾掌侧可见充血性红斑,尿蛋白(++++),颗粒管型(++),ANA(+)H 型,抗 SSA 抗体(+)。最可能的诊断是
A. 干燥综合征　　B. 慢性肾炎　　C. 急进性肾炎
D. SLE　　E. SLE + 干燥综合征

18. 患者,女性,27 岁,诊断 SLE3 年,病情不稳定。近来无明显诱因下出现持续性严重头痛,血压正常,不发热,神志清醒,头颅 CT 未见异常,各种止痛治疗无效。最佳的治疗方案
A. 大剂量激素冲击　　B. 大剂量 CTX 冲击　　C. 口服激素加量
D. 甘露醇静滴　　E. NSAIDs

19. 女,18 岁,因蛋白尿 2 个月就诊,门诊检查发现中度溶血性贫血,曾有大关节肿痛,若加上下列哪项指标,患者即可诊断为 SLE

A. 抗 Sm(+)　　B. ESR > 60mm/h　　C. ASO(+)

D. ANCA(+)　　E. 抗 SSA

A4 型题

(20 ~ 22 题共用题干)

中年女性,关节痛 3 个月,发热,泡沫尿,纳差,双手双腿无力 1 个月,消瘦 10 斤。见蝶形红斑,双上睑红斑,上下肢近端肌力Ⅳ,血红蛋白 69g/L。

20. 临床首选诊断

A. 系统性红斑狼疮　　B. 风湿性关节炎　　C. 皮肌炎

D. 慢性肝病　　E. 慢性贫血

21. 血 GPT 88 IU/L,GOT 122 IU/L,CK 1234 IU/L,CK-MB34 IU/L,可能合并

A. 系统性红斑狼疮　　B. 风湿性关节炎　　C. 肌炎

D. 慢性肝病　　E. 慢性贫血

22. 泼尼松龙 80mg 静滴治疗,肌无力改善不明显

A. 激素剂量不足　　B. 未用免疫抑制剂　　C. 未输血

D. 应排除合并肿瘤　　E. 加强心理治疗

(23 ~ 25 题共用题干)

患者女性,20 岁,全身多关节反复游走性疼痛 3 年,时有发热,为 38℃,并伴有头痛,查体可见右脸颊蝶形红斑,口腔黏膜内有 2 个小溃疡,实验室检查类风湿因子(-),血沉 70mm/h,ANA(+),抗 Sm(+),抗双链 DNA(+),尿蛋白定量为 0. 27g/24h。

23. 根据以上资料判断患者的诊断是

A. 皮肌炎　　B. 风湿性关节炎　　C. 系统性红斑狼疮

D. 硬皮病　　E. 类风湿关节炎

24. 给予的护理措施中不正确的是

A. 每日晒太阳 30 分钟　　B. 卧床休息

C. 口腔溃疡处涂抹 1% 碘甘油　　D. 避免服用苯妥英钠

E. 高热时给予物理降温

25. 患者经治疗后病情控制可出院回家,护士对患者做如下指导,正确的是

A. 不生育者可口服雄性避孕药避孕

B. 长期用药,定期随访,不可擅自改变药物剂量或突然停药

C. 一旦怀孕即停服雄性激素以外的一切药物,并每日晒太阳 30 分钟以上

D. 自觉不适,自行增加激素用药,症状幻觉后自行减药

E. 患者病情已控制,无须用药

B1 型题

(26 ~ 29 共用备选答案)

A. 抗磷脂抗体　　B. 抗 SCL-70 抗体　　C. 抗 SSB 抗体

D. 抗 dsDNA 抗体　　E. 抗精子抗体

26. 狼疮肾炎相关的抗体

27. 硬皮病相关的抗体

28. 干燥综合征相关的抗体
29. 血小板减少相关的抗体

(30~34 共用被选答案)

A. 青霉胺　　B. CTX　　C. 塞来昔布
D. 氯喹　　E. 大剂量丙种球蛋白

30. 系统性硬皮病
31. 狼疮性肾炎
32. 蝶形红斑
33. 严重血小板减少
34. 老年人退行性关节炎

(35~38 共用被选答案)

A. 抗核抗体　　B. 抗 Sm 抗体　　C. 抗双链 DNA 抗体
D. 抗磷酯抗体　　E. 类风湿因子

35. 特异性高,但与 SLE 活动性无关
36. 特异性高,滴度随 SLE 病情缓解而下降
37. 哪种抗体阳性的 SLE 患者易形成动、静脉血栓
38. 是 SLE 的标准筛选试验,但特异性小

(四)病例分析

患者,女,17 岁,因"面部皮疹半年、双下肢水肿 1 月余,头痛、间断失明 2 天、发热 1 天"入院。无药物、食物及其他过敏史。查体:T 37.0℃,BP 133/90mmHg。谵妄,面部蝶形红斑,颈稍抵抗。双下肢凹陷性水肿。双下肢肌力 4 级。实验室检查:WBC 3.47×10^9/L,NEU 80.44%;24 小时尿蛋白定量 3.2g;ESR 97.0mm/h;CRP 53.22mg/L;白蛋白 12.4g/L;CK 263.0U/L,CK-MB 35U/L,LDH 239U/L;ANA(+),ARPA(+),抗 SSA(+),抗 Sm(+),U1-nRNP(+);抗心磷脂抗体(-);pANCA(-), cANCA(-)。请问:患者的诊断是什么?还应做哪些检查?如果确诊,应如何治疗?

四、参考答案

(一)判断题

1. ×　2. √　3. ×　4. ×　5. √

(二)填空题

1. 遗传;环境;雌激素
2. 致病性自身抗体;致病性免疫复合物;T 细胞和 NK 细胞功能失调
3. 脑血管意外;昏迷;癫痫持续状态
4. 抗 dsDNA 抗体;抗 Sm 抗体
5. 溶血性贫血;白细胞减少;血小板减少

(三)选择题

1. E	2. D	3. D	4. D	5. B	6. B	7. D	8. E	9. C	10. D
11. B	12. E	13. D	14. C	15. B	16. B	17. D	18. A	19. A	20. A
21. C	22. D	23. C	24. A	25. B	26. D	27. B	28. C	29. A	30. A
31. B	32. D	33. E	34. C	35. B	36. C	37. D	38. A		

(四)病例分析

1. 诊断

(1)系统性红斑狼疮:依据:年轻女性,病史半年,表现为多系统损害(面颊部红斑;肾脏损害;头痛,失明,谵妄,颈强;肌力下降,肌酶增高;白细胞减少);抗 dsDNA 阳性,抗 Sm 阳性。符合 SLE 分类标准。

(2)狼疮肾炎:依据:符合狼疮诊断,下肢凹陷性水肿,尿蛋白 3.2g。

(3)神经精神狼疮:依据:头痛,间断失明,谵妄,颈强。

(4)狼疮合并颅内感染?依据:发热、头痛、颈强、中性粒细胞增高,CRP 增高。

2. 主要检查

(1)腰穿脑脊液检查,排除或确诊颅内感染;

(2)脑 MRI 或 CT;

(3)肾活检,明确肾损害病理类型;

(4)血培养和脑脊液培养;

(5)超声与心电图、肌电图检查;

(6)免疫学检查,特别是补体水平测定。

3. 主要治疗措施　如已经确诊为狼疮脑病,并排除了颅内感染,则激素加环磷酰胺冲击治疗,必要时鞘内注射地塞米松和甲氨蝶呤。

(向　阳)

第九篇　神经系统疾病

第一章

总　　论

一、学习要点

掌握感觉传导通路、运动系统等各部位损害的主要症状、体征及其临床意义；神经系统疾病的常见病因；神经系统疾病的诊断原则和程序，强调定位、定性诊断；神经系统疾病病史的采集和神经系统的临床检查方法。

熟悉感觉和运动系统的有关解剖、生理学基础；脑神经损害的主要症状、体征及其临床意义；感觉障碍的临床分类及表现；腰椎穿刺及脑脊液检查、脑电图、CT、MRI 等主要辅助诊断的方法和意义。

了解神经系统疾病涉及的对象、方法和范围，以及学习的基本要求；脑神经的解剖生理；肌电诱发电位、TCD、PET、DSA 等辅助诊断的检查方法和意义。

二、重要知识点

（一）神经系统疾病的常见症状、体征及其临床意义

首先要掌握神经系统疾病的临床症状分类，根据其发病机制可分为四类：缺损症状、刺激症状、释放症状和断联休克症状等，其临床表现和体征主要涉及运动、感觉、反射、自主神经以及高级神经活动等方面的功能障碍。还要熟悉感觉传导通路、运动系统、脑神经等的解剖生理，各部位损害的主要症状和体征，尤其要注意各种感觉障碍的临床特征、上运动神经元和下运动神经元性瘫痪的鉴别、常见的不自主运动和共济失调、意识障碍、Broca 失语、Wernicke 失语、命名性失语、体象障碍、Gerstmann 综合征、同向偏盲、象限盲、动眼神经麻痹的表现、Horner 综合征等。

（二）病史采集

重点是要掌握病史采集的方法。一定要遵循实事求是的原则，要以耐心和蔼的态度接待患者，提问时要注重启发，避免暗示，让患者充分表述自己的真实情况。特别注意：①了解病史的对象，不仅是患者，而且应包括患者的亲属或知情人。因为，出现意识障碍的患者本身没有能力叙述病史，而且某些疾病患者（如癫痫等）对发病时的感受可能会与实际病情有

出入。②要注意患者的诉说与实际症状、体征及患者全身情况是否一致，临床医生要善于对患者描述的某些症状进行追问，分析其真正含义，如头晕可能被患者用来描述发生的晕厥、不稳感或真性眩晕；麻木可能是指感觉的完全丧失、麻痹或带有刺痛感等。阴性症状有时对于确定和排除某些疾病也有很重要的意义，不可忽视。③对头痛、疼痛、抽搐、瘫痪、感觉障碍、眩晕、视力障碍等常见的症状，应重点加以询问。

(三)神经系统检查

神经系统疾病患者的体格检查包括全身检查和神经系统检查。全身检查与内科体格检查相同。神经系统检查包括九部分内容：一般项目、意识、精神状态及语言功能、脑神经、感觉系统、运动系统、反射、脑膜刺激征、自主神经功能。神经系统体格检查一般应与全身体格检查同步进行。查体应按照一定的习惯和顺序进行，以免遗漏。检查顺序大体上可按照从上到下、从前到后的方法。通常，首先检查意识状态和精神状态；其次检查头部和脑神经，包括其运动、感觉、反射和自主神经等各个功能；然后依次查颈、上肢、胸、腹、下肢的运动系统和反射系统，其感觉系统和自主神经功能放在之后检查，习惯上四肢的检查按照从远端到近端的顺序进行；最后检查背部及立姿和步态。检查时应注意人体对称部位的对比。

(四)辅助诊断方法

重点要掌握腰椎穿刺的适应证、禁忌证和并发症，掌握腰椎穿刺方法和检查结果的临床意义，熟悉脑电图、CT、MRI 的适应证和结果判定，了解肌电诱发电位、TCD、PET、DSA、神经和肌肉组织活检的临床适用范围。要熟悉结合临床选择合适的辅助诊断技术，并能正确评价辅助检查结果在诊断和鉴别诊断中的意义。

(五)神经系统疾病的定位诊断和定性诊断

1. 诊断的过程和步骤包括三个方面：①收集可靠全面的临床资料；②定位诊断；③定性诊断。

2. 掌握神经系统疾病定位诊断的准则　在定位诊断的过程中，首先应明确神经系统病损的水平，即中枢性还是周围性；其次，要明确病变的空间分布为局灶性、多灶性、弥漫性还是系统性。定位诊断时通常要遵循一元论的原则，尽量用一个局限性的病灶来解释患者的全部临床表现。熟悉不同部位神经病损的临床特点，如肌肉病变、周围神经病变、脊髓病变、脑干病变、小脑病变、大脑半球病变、大脑半球深部基底节区损害等各自都有特定临床特点，要注意区别。

3. 掌握引起神经疾病的主要病因　目前较明确的病因种类有血管病变、感染、变性、外伤、肿瘤、脱髓鞘、遗传、中毒、先天性发育异常、代谢障碍、营养障碍和其他系统疾病继发神经损伤等。要了解每一种类病因可引起哪些疾病，如脑血管病变可导致脑梗死、脑出血等，反之，也要掌握哪些原因可引起脑血管病变。神经系统疾病与其他系统疾病联系密切，涉及面广，而课堂讲述的病种较少，所以需要不断熟悉掌握课堂未讲述的疾病，通常在定位诊断基础上，结合病史特点、体检所见及相关辅助检查结果，进行综合分析，提高诊断和鉴别诊断水平，明确病因。

三、强化练习题

(一)判断题

1. 浅昏迷时，意识丧失，不能唤醒，角膜反射、光反射、咳嗽反射、吞咽反射、腱反射均消失

2. 中枢性面瘫是指病变同侧下半部表情肌瘫痪

3. 肌张力减低见于锥体束病变和锥体外系病变

4. 腰椎穿刺常规压力测定，侧卧位压力 > 200mmH_2O 提示颅内压增高

5. MRI 能提供多方位和多层面的解剖学信息，图像清晰度高，对急性颅脑损伤、出血性病变急性期可作为首先检查手段

6. 小脑蚓部病变主要引起躯干的共济失调，小脑半球病变引起同侧肢体的共济失调

(二)填空题

1. 神经系统疾病的症状根据其发病机制可分为________、________、________、和________。

2. 上运动神经元(锥体系统)包括________及其下行轴突形成的________束和________束(合称锥体束)。下运动神经元包括________、________及其发出的神经轴突。

3. 浅感觉包括________、________和________；深感觉包括________和________；复合感觉包括________、________和________。

4. 中枢性舌下神经麻痹时，伸舌向________侧偏斜；一侧舌下神经麻痹时，伸舌向________侧偏斜，舌肌________萎缩，舌下神经核病变常可见舌肌________。

(三)选择题

A1 型题

1. 两足并拢站立闭目，此项检查为

A. Lasegue 征　B. Romberg 征　C. Kernig 征
D. Hoffmann 征　E. Babinski 征

2. 下列哪项是三叉神经检查内容之一

A. 闭眼　B. 皱额　C. 鼓腮、吹口哨
D. 咀嚼　E. 示齿

3. 上运动神经元是指

A. 红核　B. 脊髓前角细胞　C. 豆状核
D. 脑皮质锥体细胞　E. 粒细胞

4. 出现偏瘫、偏身感觉障碍、偏盲的病变部位是

A. 脊髓　B. 小脑　C. 丘脑　D. 内囊　E. 脑干

5. 下列哪项是锥体束征

A. 静止性震颤　B. 折刀样肌张力增高　C. 面具脸
D. 慌张步态　E. 运动减少而缓慢

6. 下列哪项是上运动神经元

A. 脊髓前角细胞　B. 前根　C. 神经丛
D. 周围神经系统　E. 皮质脑干束

7. 脑干一侧病损时瘫痪的特点是

A. 完全性均等性偏瘫　B. 单瘫　C. 截瘫
D. 交叉性瘫　E. 伴明显肌肉萎缩

B1 型题

(8～10 题共用备选答案)

A. 动眼神经损害　B. 展神经损害　C. 三叉神经损害

D. 面神经损害　　E. 舌下神经损害

8. 睁眼困难

9. 下颌偏斜

10. 眼球内斜视

（11～15 题共用备选答案）

A. 大脑皮质　B. 内囊　C. 脑干　D. 胸髓　E. 腰膨大

引起下列体征的病变部位是

11. 偏瘫

12. 交叉瘫

13. 单瘫

14. 双下肢痉挛性瘫

15. 双下肢弛缓性瘫

（四）思考题

1. 如何鉴别上运动神经元性瘫痪和下运动神经元性瘫痪？

2. 腰椎穿刺的适应证、禁忌证和并发症是什么？

3. 神经系统疾病诊断的基本步骤是什么？

四、参考答案

（一）判断题

1. ×　2. ×　3. ×　4. √　5. ×　6. √

（二）填空题

1. 缺损症状；刺激症状；释放症状；休克症状

2. 中央前回运动区；大锥体细胞皮质脊髓；皮质延髓；脊髓前角细胞；脑神经运动核

3. 痛觉；温度觉；触觉；位置觉；振动觉；实体觉；定位觉；图形觉

4. 病灶对；病灶同；明显；肌束颤动

（三）选择题

1. B，此项检查用以测试平衡性共济失调。睁眼站立较稳，闭眼时不稳，即为阳性，代表脊髓后索病变。

2. D，咀嚼肌由三叉神经支配。

3. D，上运动神经元是指中央前回运动区大锥体（Betz）细胞及其下行轴突形成的锥体束（包括皮质脊髓束和皮质脑干束）。

4. D，内囊是上、下行传导纤维集中的部位，有皮质脊髓束、皮质脑干束、脊髓丘脑束和视辐射等，损害后可出现"三偏"症状。

5. B，锥体束病变引起折刀样肌张力增高，锥体外系病变引起齿轮样或铅管样肌张力增高。

6. E，皮质脑干束属于锥体束（上运动神经元）。

7. D，脑干一侧病变损坏了同侧运动神经核和下行未交叉的皮质脑干束，引起病变同侧运动神经核支配肌群的下运动神经元瘫痪和对侧躯体的上运动神经元瘫痪。

8. A，动眼神经支配提上睑肌、上直肌、内直肌、下直肌和下斜肌，动眼神经损害后，同侧提上睑肌瘫痪，故睁眼困难。

9. C，三叉神经支配翼内肌、翼外肌，司下颌运动，瘫痪时引起下颌偏斜。

10. B，展神经支配同侧外直肌，瘫痪时出现同侧眼球内斜视。

11. B，内囊损伤常出现“三偏”症状。

12. C，见7题。

13. A，大脑皮质中央前回呈纵条状，面积较大，损害往往不完全，常出现局部运动障碍。

14. D，胸髓横贯性损害，破坏了支配双下肢的皮质脊髓束，导致双下肢的上运动神经元瘫痪。

15. E，腰膨大（$L_1 \sim S_2$）的前角细胞发出支配下肢运动的神经纤维，腰膨大病变引起下肢下运动神经元瘫痪。

（张振华）

第二章

周围神经系统疾病

一、学习要点

掌握吉兰-巴雷综合征的临床表现、诊断要点及治疗措施。
熟悉周围神经病理改变的类型。
了解多发性神经病的病因。

二、重要知识点

急性炎症性脱髓鞘性多发性神经病

(一)病因

病因尚未明确,目前认为GBS可能是一种免疫介导性疾病。

(二)临床特征

急性起病,主要表现为四肢对称性下运动神经元瘫痪,严重者累及呼吸肌,感觉障碍较轻,可合并脑神经损害,以面瘫最常见。

(三)诊断及鉴别诊断

主要根据临床特征及脑脊液呈蛋白-细胞分离。需与急性脊髓灰质炎、急性脊髓炎、重症肌无力、周期性瘫痪相鉴别。

(四)治疗重点

最主要的治疗是防治呼吸肌麻痹,应尽早使用大剂量丙种球蛋白静脉滴注,一旦发生应及时作气管切开,辅助呼吸。

三、强化练习题

(一)判断题

1. 原发性三叉神经痛除发作性短暂疼痛外,常出现面部感觉障碍
2. 面神经主要支配一侧面部的表情肌,包括眼轮匝肌,故受损时可出现患侧眼睑下垂
3. 延髓运动性核团包括舌咽神经、迷走神经、副神经、舌下神经及展神经运动核团
4. 坐骨神经痛其直腿抬高试验和"4"试验阳性
5. 吉兰-巴雷综合征脑脊液蛋白-细胞分离是指蛋白含量增高,细胞数正常,且在发病后即刻出现

(二)填空题

1. 三叉神经痛常固定于三叉神经某一分支区,以________支多见。
2. 一侧周围性面神经麻痹,表现患侧________、________、________、________、

________、________动作不能。

3. 一侧舌下神经支配________舌肌，当一侧舌下神经麻痹时，舌尖偏向________。

4. 坐骨神经分支胫神经损伤时引起足________不能，行走时足________着地；而腓总神经损伤时则引起足________不能，行走时足________着地。

5. 吉兰-巴雷综合征临床表现主要为________、________、________、________。

（三）选择题

A1 型题

1. 特发性和继发性三叉神经痛最主要的鉴别是

A. 疼痛性质　B. 疼痛部位　C. 疼痛时间　D. 疼痛伴发症状　E. 神经系统有无阳性体征

2. 周围性面神经麻痹，临床表现患侧

A. 皱额不能　B. 闭眼不能　C. 吹哨不能　D. 鼓颊不能　E. 上、下表情肌动作不能

3. 吉兰-巴雷综合征其周围神经病理特征是

A. 神经元变性　B. 轴突变性　C. 沃勒变性　D. 节段性脱髓鞘　E. 炎性细胞浸润

4. 根性坐骨神经痛最常见的病因是

A. 脊柱结核　B. 脊髓肿瘤　C. 脊柱外伤　D. 脊髓血管畸形　E. 腰椎间盘突出

5. 多发性神经病其感觉障碍的分布是

A. 节段性分布　B. 条块样分布　C. 散在性分布　D. 偏侧性分布　E. 四肢远端分布

6. 吉兰-巴雷综合征典型脑脊液改变是

A. 蛋白-细胞分离　B. 白细胞增高　C. 细胞-蛋白增高　D. 细胞-蛋白正常　E. 细胞-蛋白分离

A2 型题

7. 55 岁，男性，右侧面部反复闪电样剧痛 2 年，诊断特发性三叉神经痛，服用卡马西平，疗效不佳，长期发作后面部可能会遗留下

A. 面肌瘫痪　B. 面肌痉挛　C. 眼睑下垂　D. 咀嚼肌萎缩　E. 局部皮肤粗糙

8. 48 岁，男性，突然出现吞咽困难、饮水呛咳、声音嘶哑，诊断为真性延髓麻痹，其双侧脑神经运动核损害是

A. 展神经核　B. 延髓运动核　C. 面神经运动核　D. 三叉神经运动核　E. 动眼神经运动核

9. 28 岁，女性，因进行性四肢无力 7 天，加重伴呼吸困难 2 天入院。查体：呼吸表浅，四肢弛缓性瘫痪，应立即采取何种措施最为适宜

A. 地塞米松　B. 氯化钾　C. 血浆交换　D. 人体免疫球蛋白　E. 气管切开，辅助呼吸

10. 40 岁，男性，左下肢后部放射性疼痛半年，劳动或负重后症状加重。查体：左下肢小腿外侧感觉障碍，踝反射迟钝，Lasegue 阳性。初步诊断为

A. 坐骨神经痛　B. 腰肌劳损　C. 梨状肌综合征
D. 髋关节病变　E. 局限性肌炎

A3 型题

（11～12 题共用题干）

59 岁，女性，右侧口角反复刀割样剧痛，常放射至右外眦部，每次发作数秒钟，且常在说话、刷牙或咀嚼时触发。

11. 疼痛局限的神经支配区是
A. 舌咽神经　B. 枕大神经　C. 三叉神经眼支
D. 三叉神经上颌支　E. 三叉神经下颌支

12. 最可能的疾病是
A. 牙痛　B. 丛集性头痛　C. 上颌窦炎
D. 三叉神经痛　E. 血管性头痛

（13～14 题共用题干）

34 岁，女性，外出乘车，次日发现口角偏向右侧，饮水时水从左侧口角漏出。查体：外耳道无疱疹及感觉障碍，左侧鼻唇沟变浅，左眼闭合不严，露出白色巩膜，无味觉及听觉障碍。

13. 最可能的诊断是
A. 脑干炎　B. 延髓麻痹　C. 面神经炎
D. 三叉神经痛　E. 海绵窦血栓形成

14. 其病变的部位可能在
A. 茎乳孔以外　B. 膝状神经节
C. 鼓索支近端　D. 镫骨肌支近端
E. 茎乳孔与鼓索支近端之间

（15～16 题共用题干）

30 岁，女性，2 周前出现双下肢无力，1 天后感双上肢麻木、乏力，1 周后不能行走，双上肢不能抬举，双眼闭合不全。入院前 1 天病情加重，且伴声嘶、饮水呛咳、呼吸困难。

15. 最可能的诊断是
A. 重症肌无力　B. 周期性瘫痪　C. 多发性肌炎
D. 急性脊髓炎　E. 吉兰-巴雷综合征

16. 最重要的辅助检查
A. CT　B. 肌电图　C. 脑脊液
D. 颈椎摄片　E. 血生化检查

B1 型题

（17～21 题共用备选答案）

A. 三叉神经　B. 动眼神经　C. 面神经
D. 舌下神经　E. 吞咽、迷走神经

17. 张口
18. 伸舌
19. 眼球活动
20. 舌后 1/3 味觉
21. 舌前 2/3 味觉

（22～25 题共用备选答案）

A. 闪电样疼痛　B. 搏动性疼痛　C. 放射性疼痛
D. 牵涉性疼痛　E. 扩散性疼痛

22. 坐骨神经痛
23. 血管性头痛
24. 三叉神经痛
25. 内脏疾病

（四）病例分析

男性，32 岁，农民，因进行性四肢无力 8 天，加重伴呼吸困难 2 天入院。查体：体温 37.8℃，血压 150/95mmHg，呼吸表浅，面部轻度发绀，呼吸道分泌物多，双侧周围性面瘫，饮水呛咳，咳嗽无力，四肢肌力Ⅰ～Ⅱ级，肌张力低，腱反射消失，四肢远端肘、膝关节以下痛觉减退，深感觉正常，病理征阴性，脑膜刺激征阴性。辅助检查：血糖 5.2mmol/L，血 K^+ 4.8mmol/L，心电图为窦性心动过速。请分析该患者初步诊断，进一步检查，治疗原则。

（五）思考题

1. 周围性面瘫与中枢性面瘫如何鉴别？
2. 吉兰-巴雷综合征的临床表现及治疗原则是什么？

四、参考答案

（一）判断题

1. ×　2. ×　3. ×　4. ×　5. ×

（二）填空题

1. 二或三
2. 皱额；皱眉；闭眼；露齿；吹哨；鼓腮
3. 同侧；患侧
4. 跖屈；跟；背屈；尖
5. 运动障碍；感觉障碍；脑神经麻痹；自主神经功能障碍

（三）选择题

1. E，继发性三叉神经痛有明确的病因，如肿瘤、脱髓鞘性疾病等，常出现神经损害的症状及体征，应选 E。

2. E，中枢性面瘫表现病灶对侧面部下半表情肌瘫痪，周围性面瘫则病侧面部上半和下半表情肌瘫痪。故皱额、皱眉闭眼、露齿、吹哨、鼓腮均不能，应选 E。

3. D，GBS 病理特征是节段性脱髓鞘改变，故选 D。

4. E，根性坐骨神经痛最常见的病因是腰椎间盘突出。

5. E，多发性神经病其感觉障碍的分布是手套、袜套。

6. A，GBS 脑脊液特征性改变是蛋白-细胞分离。

7. E，三叉神经痛的临床特征是短暂、剧烈，且在面颊、口角、鼻翼、舌部为疼痛敏感区，轻触即可诱发，故患者不愿触及，造成面部及口腔不洁，长时间会造成面部粗糙。

8. B，延髓运动核包括舌咽、迷走、副神经及舌下神经运动核。

9. E，气管切开，辅助呼吸是降低 GBS 死亡率的主要措施。应选 E。

10. A

11. D,口外眦部皮肤感觉由三叉神经上颌支传导,故选 D。

12. D

13. C,根据体征属周围性面瘫,应选 C。

14. A,本病例无味觉及听觉障碍,故选 A。

15. E,本病例不仅出现四肢瘫,而且伴有面神经受累,无感觉传导束损害及大小便功能障碍,故最可能的诊断是 E。

16. C,参考题 4

17. A　18. D　19. B　20. E

21. C,舌后 1/3 味觉由舌咽、迷走神经传导,舌前 2/3 味觉由面神经传导,三叉神经运动支支配张口动作,动眼神经支配眼球活动,舌下神经支配舌肌运动。

22. C

23. B

24. A

25. D,内脏疾病时,在内脏相应的脊髓段所支配的皮肤出现疼痛,称牵涉性疼痛(如肝胆病变引起右肩痛等)。

(四)病例分析

分析步骤:

1. 诊断及诊断依据

(1)初步诊断:吉兰-巴雷综合征。

(2)诊断依据:①青壮年,急性起病,病情呈进行性加重;②四肢对称性下运动神经元瘫痪,伴有呼吸肌无力及脑神经损害;③四肢远端呈手套、袜套型感觉障碍。

2. 鉴别诊断

(1)急性脊髓灰质炎:多发生于儿童,病变多为单侧下肢瘫,无感觉障碍及脑神经受损。

(2)急性脊髓炎:主要表现脊髓横贯性损害,临床易鉴别。

(3)重症肌无力:症状呈波动性,无感觉障碍,新斯的明试验阳性。

(4)周期性瘫痪:常有反复发作史,无脑神经受损及感觉障碍,血清钾低,补钾症状迅速缓解。

(5)多发性周围神经病变:有较为明确的病因,起病多数较缓慢,感觉障碍较突出。

3. 进一步检查

(1)脑脊液检查。

(2)新斯的明试验。

(3)神经电生理。

4. 治疗原则

(1)保持呼吸道通畅,必要时作气管切开,辅助呼吸。

(2)免疫调节治疗包括大剂量丙种球蛋白的应用及血浆交换疗法。

(3)支持及对症治疗。

(4)防治并发症及早期康复治疗。

(张振华)

第三章

脊 髓 疾 病

一、学习要点

掌握脊髓横贯性损害的定位诊断;急性脊髓炎的临床表现、诊断与鉴别诊断、治疗原则。

熟悉脊髓的应用解剖和生理;脊髓压迫症的临床表现、诊断、鉴别诊断。

了解急性脊髓炎并发症的防治和护理。

二、重要知识点

(一)病因及发病机制

急性脊髓炎病因未明确,可能是病毒感染或疫苗接种后所诱发的一种自身免疫性反应;脊髓压迫症最常见病因是肿瘤,另外炎症、外伤、先天性疾病均可直接或间接的压迫脊髓,造成血液循环障碍。

(二)临床特征

1. 急性脊髓炎　急性起病,胸段多见,为完全横贯性脊髓损害,表现为损害平面以下肢体无力,感觉缺失,膀胱、直肠功能障碍。①运动障碍:病变平面以下肢体呈完全性弛缓性瘫痪,肌张力降低,腱反射消失,病理征阴性以及尿潴留;②感觉障碍:损害平面以下所有深浅感觉均减退或消失,在感觉消失区上缘可有一感觉过敏带或束带感;③自主神经功能障碍:脊髓休克期表现为尿潴留,休克期后表现为反射性膀胱。

2. 急性脊髓压迫症　出现急性脊髓横贯性损害,慢性脊髓压迫症经历神经根刺激期,表现为神经后根受到刺激,局限于该神经根所支配的皮节自发性放射性疼痛(根性痛),也可出现相应节段的肌萎缩、肌束颤动及腱反射减弱或消失;脊髓部分受压期,脊髓一侧受压,出现脊髓半切综合征;脊髓完全受压期,脊髓双侧受压,表现损害平面以下一切运动、感觉、括约肌功能障碍及皮肤、指(趾)甲营养障碍。

(三)诊断

1. 急性脊髓炎　发病前1~2周感染接种史;急性起病,表现为完全横贯性脊髓损害;脑脊液、影像学除外其他疾病。

2. 脊髓压迫症　据病因明确定性诊断,据体检和影像学检查明确定位诊断。

(四)治疗重点

1. 急性脊髓炎治疗　减轻脊髓损害、防治并发症和促进神经功能恢复。

2. 脊髓压迫症治疗　手术尽早去除脊髓受压的病因,对症止痛、防治并发症、早期实施康复措施。

三、强化练习题

（一）填空题

1. 急性脊髓炎主要临床表现为________、________、________。

2. 慢性脊髓压迫症分三期________、________、________。

3. 急性脊髓炎应与________、________、________、________、________等相鉴别。

4. 急性脊髓炎可累及脊髓的任何节段，以________最常见，其次为________和________。

5. 脑脊液蛋白含量超过10g/L时，流出后可自动凝结，称为________。

（二）选择题

A1 型题

1. 急性脊髓炎其病变节段多见于
A. 颈段　B. 胸段　C. 腰段　D. 骶段　E. 尾段

2. 脊髓压迫症患者，最重要的治疗是
A. 早期应用激素　B. 良好的护理　C. 病因治疗
D. 康复　E. 抗生素

3. 急性脊髓炎急性期最重要的治疗措施是
A. 精心护理　B. 大剂量抗生素　C. 大剂量维生素
D. 大剂量糖皮质激素　E. 大剂量人体免疫球蛋白

4. 急性截瘫伴尿潴留最常见于
A. 急性脊髓炎　B. 急性炎症性脱髓鞘多发性神经病
C. 脊髓蛛网膜炎　D. 硬膜外脓肿
E. 脊柱结核

5. 脊髓压迫症脑脊液常规生化检查最显著的改变是
A. 细胞数增高　B. 蛋白质增高　C. 氯化物降低
D. 糖含量降低　E. 细胞数及蛋白质增高

A2 型题

6. 女性，42 岁，双下肢进行性无力半年，加重伴大小便障碍 1 个月。查体：双下肢肌力Ⅱ级，脐平面以下感觉丧失，其脊髓病变应在哪一个节段
A. 胸 4　B. 胸 6　C. 胸 8　D. 胸 10　E. 胸 12

A3 型题

（7～9 题共用题干）

患者，男，20 岁，鼻塞、发热、头痛、全身酸痛，5 天后好转。一周后感觉双下肢无力，随后出现双下肢完全性瘫痪，大小便障碍。自胸 5 水平以下完全性感觉缺失。辅助检查腰穿脑脊液化验未见异常。

7. 患者可能的诊断
A. 脊髓硬膜外脓肿　B. 吉兰-巴雷综合征　C. 脊髓肿瘤
D. 脊髓出血　E. 急性脊髓炎

8. 该疾病的治疗，哪项是不必要的
A. 激素　B. 抗生素　C. 脱水药物

D. 预防并发症　　E. 康复治疗

9. 该疾病最常损害的节段是

A. 颈膨大部　　B. 胸 12～腰 2 节段　　C. 胸 3～5 节段

D. 腰膨大　　E. 圆锥部

（10～12 题共用题干）

男性，38 岁，右背痛，右下肢逐渐乏力 7 个月，加重伴左足麻木，并向上扩展 4 个月。查体：右下肢肌力Ⅲ级，肌张力增高，膝踝反射亢进，运动觉及振动觉丧失，左平乳头以下痛温觉消失，腰穿脑脊液蛋白 0.85g/L，椎管不全梗阻。

10. 脊髓病变节段平面的定位在

A. 颈 2　　B. 胸 2　　C. 胸 4　　D. 胸 5　　E. 胸 7

11. 脊髓病变横向定位在

A. 左侧髓内病变　　B. 右侧髓内病变　　C. 右侧髓外硬膜内病变

D. 左侧髓外硬膜内病变　　E. 左侧髓外硬膜外病变

12. 最可能的疾病是

A. 急性脊髓炎　　B. 多发性硬化　　C. 脊髓蛛网膜炎

D. 脊髓压迫症　　E. 脊髓血管畸形

（三）病例分析

男，24 岁，7 个月前无诱因缓慢出现左胸电击样疼痛，夜间加重。4 个月前左下肢进行性无力，近 1 个月右下肢无力，排尿困难。查体：双上肢正常，左下肢肌力 3 级、右下肢肌力 4 级，肌张力增高，腱反射亢进，双侧 Babinski 征（＋），胸 4 以下感觉减退。辅助检查：胸片、脊柱平片未见异常，脑脊液蛋白 1.25g/L，糖、氯化物及细胞数正常。分析该患者初步诊断，写出诊断依据，鉴别诊断，进一步检查，治疗原则。

（四）思考题

1. 脊髓压迫性病变常见的有哪些？

2. 急性脊髓炎的临床表现及治疗措施是什么？

3. 脊髓节段与脊椎相对应的关系如何？

四、参考答案

（一）填空题

1. 运动障碍；感觉障碍；自主神经功能障碍

2. 根性痛期；脊髓部分受压期；脊髓完全受压期

3. 急性硬脊膜外脓肿；急性脊髓压迫症；视神经脊髓炎；脊髓出血；周期性瘫痪

4. 胸髓 3～5；颈髓；腰髓

5. Froin 征

（二）选择题

1. B，急性脊髓炎最常受累是胸段，尤其是胸 3～5 节段，颈髓、腰髓次之。

2. C

3. A，急性脊髓炎目前药物疗效不肯定，故精心护理，防治各种并发症，减少致残率尤为重要。

4. A

5. B,脊髓压迫症脑脊液蛋白含量明显增高,一般阻塞越完全、平面越低,蛋白质含量越高。

6. D,脐平面所对应的是胸10节段。

7. E　　8. C　　9. C　　10. C　　11. C

12. D,乳头平面以下感觉障碍,故脊髓损害平面为胸4,根据病史及体征考虑脊髓压迫症髓外病变(右侧)。

(三)病例分析

分析步骤:

1. 诊断及诊断依据

(1)初步诊断:脊髓压迫症。

(2)诊断依据:①缓慢起病;②脊髓损害由部分逐渐向横贯性损害;③脑脊液蛋白含量明显增高。确定为脊髓压迫症后,需进一步了解病变部位,根据病史及体征其脊髓损害部位在胸10节段,且髓外硬膜内的可能性较大。

2. 鉴别诊断

(1)急性脊髓炎:急性起病,几乎同时出现损害平面以下的运动、感觉及自主神经功能障碍。

(2)脊髓蛛网膜炎:症状时轻时重,且常不对称,感觉障碍常呈节段性或斑片状不对称分布,椎管造影显示造影剂呈滴状或斑块状分布。

(3)空洞症:多无根痛,临床特征为节段性分离性感觉障碍、病变节段支配区肌萎缩及营养障碍,脑脊液检查多无异常。

3. 进一步检查

(1)脊髓造影。

(2)脊髓CT或MRI。

4. 治疗原则　一旦诊断明确后,应尽快手术治疗,解除病变对脊髓的压迫。

(尉杰忠)

第四章

脑 疾 病

第一节 概 述

略。

第二节 急性脑血管疾病

一、学习要点

掌握急性脑血管病的分类、危险因素及预防。
熟悉急性脑血管病的基本病因。
了解急性脑血管病的流行病学情况和解剖生理基础。

二、重要知识点

(一)分类

根据脑的病理性质改变,急性脑血管病可分为缺血性和出血性脑血管病两类,前者包括短暂性脑缺血发作和脑梗死(脑血栓形成、脑栓塞、腔隙性脑梗死等);后者包括脑出血和蛛网膜下腔出血。

(二)解剖生理基础

脑的血液由颈内动脉系统和椎-基底动脉系统供应,脑对缺血、缺氧性损害十分敏感。

(三)病因

高血压性动脉硬化和动脉粥样硬化导致血管壁病变最常见。

(四)危险因素

分为可干预和不可干预两大类。高血压是脑出血和脑梗死最重要的独立危险因素,糖尿病、血脂异常、吸烟和心脏病等也在脑血管病的发生和进展中有着重要的作用。

(五)预防

分为一级预防和二级预防。

1. 一级预防　核心是对社区人群进行健康教育及控制危险因素,使脑血管病不发生或推迟发病年龄。

2. 二级预防　是对已发生卒中的患者采取措施预防或降低复发率,减轻残疾程度。

三、强化练习题

(一)填空题

1. 根据脑的病理改变,缺血性脑血管病分为________和________;出血性脑血管病主要包括________和________。

2. 为有效降低脑卒中风险,高血压病应控制 BP < ________ mmHg;糖尿病调整空腹血糖 < ________ mmol/L,合并高血压时控制 BP < ________ mmHg。

(二)选择题

A1 型题

1. 脑血管疾病的流行病学特点是
   A. 发病率高、死亡率适中、伤残率高　B. 发病率高、死亡率高、伤残率高
   C. 发病率高、死亡率适中、伤残率低　D. 发病率高、死亡率低、伤残率高
   E. 发病率低、死亡率低、伤残率低

2. 供应大脑半球后 2/5 部分、丘脑、脑干和小脑血液的动脉是
   A. 颈内动脉系统　B. 大脑前动脉　C. 椎-基底动脉系统
   D. 大脑中动脉　E. 颈外动脉系统

3. 脑卒中最重要的独立危险因素是
   A. 高血压　B. 心脏病　C. 糖尿病
   D. 血脂异常　E. TIA 和脑卒中史

4. 心脏病患者服用阿司匹林预防缺血性卒中的目的是
   A. 降压　B. 降糖　C. 降脂
   D. 抗血小板聚集　E. 抗血管痉挛

(三)思考题

脑血管病有哪些危险因素?如何预防?

四、参考答案

(一)填空题

1. 短暂性脑缺血发作;脑梗死;脑出血;蛛网膜下腔出血

2. 140/90;7;130/80

(二)选择题

1. B,脑血管病的发病率、死亡率和伤残率都很高,随年龄增长而增加。

2. C,椎-基底动脉系统是大脑半球后 2/5 部分、丘脑、脑干和小脑主要的供血血管。

3. A,所有选项都是脑血管病的危险因素,但高血压不管与缺血性还是出血性卒中都有密切关系。

4. D,阿司匹林是抗血小板聚集剂的代表药物,有降低血栓形成风险的作用。

短暂性脑缺血发作(TIA)

一、学习要点

掌握 TIA 的基本概念、临床表现、诊断和治疗。

熟悉 TIA 的病因和鉴别诊断。

了解 TIA 的发病机制。

二、重要知识点

(一)概念

指因脑血管病变引起的短暂性、局限性脑功能障碍。

(二)病因和发病机制

动脉粥样硬化是最重要的原因,主要发病机制有微栓子形成、血流动力学改变等。

(三)临床特征

发病突然,持续时间最长不超过 24 小时,恢复完全,不遗留神经功能损害,常反复发作。临床上分为颈内动脉系统 TIA 和椎-基底动脉系统 TIA。

(四)诊断

发病突然、持续时间短暂,24 小时内完全恢复,可反复发作;神经功能障碍仅局限于某血管分布范围;常有高血压、糖尿病等脑血管病危险因素。

(五)治疗要点

1. 病因治疗　针对高血压、糖尿病、血脂异常、心脏病等进行治疗。
2. 药物治疗　①抗血小板聚集药物:阿司匹林、双嘧达莫及氯吡格雷等口服;②抗凝治疗:华法林、肝素、低分子肝素;③其他治疗:降纤、中医药等。
3. 外科治疗颈动脉内膜切除术、血管成形术等。

三、强化练习题

(一)填空题

TIA 的主要发病机制有________和________。

(二)选择题

A1 型题

1. 短暂性脑缺血发作的临床表现
   A. 血压突然升高,短暂意识不清,抽搐
   B. 眩晕、呕吐、耳鸣持续一日至数日
   C. 发作性神经功能障碍,24 小时内完全恢复
   D. 昏迷、清醒、再昏迷
   E. 一侧轻偏瘫,历时数日渐恢复
2. 治疗短暂性脑缺血发作下列不正确的是
   A. 降纤酶　B. 抗凝治疗　C. 中医药治疗
   D. 抗血小板聚集药物　E. 甘露醇降低颅内压
3. 颈内动脉系统短暂性脑缺血发作最常见的症状是
   A. 对侧上肢或下肢无力或轻偏瘫　B. 对侧偏身感觉障碍
   C. 失语　D. 同侧单眼失明
   E. 对侧偏瘫
4. 椎基底动脉系统短暂性脑缺血发作最常见的症状是
   A. 眩晕　B. 耳鸣和耳聋　C. 跌倒发作

D. 吞咽困难　　E. 复视

A2 型题

5. 女性,60 岁,突然眩晕发作,伴恶心、呕吐,10 分钟左右症状消失,次日再次复发,无抽搐,发作后未留任何症状及体征。查体:血压 150/95mmHg,神清语利,无神经系统定位体征。临床诊断最可能的是

A. 颈内动脉系统 TIA　　B. 椎-基底动脉系统 TIA　　C. 蛛网膜下腔出血
D. 小脑半球梗死　　E. 脑干出血

A3 型题

(6~7 题共用题干)

男性,56 岁,有高血压病史多年,2 天前进早餐时发现右手无力,中午时症状消失,今日再次出现上述类似症状,1 小时后症状又消失。查体:血压 160/90mmHg,神经系统检查正常。

6. 最可能的诊断是

A. 脑出血　　B. 脑栓塞　　C. 高血压脑病
D. 脑血栓形成　　E. 短暂性脑缺血发作

7. 下列不适合采用的治疗

A. 病因治疗　　B. 中医治疗　　C. 抗血小板聚集药物
D. 抗凝治疗　　E. 立即开颅手术

B1 型题

(8~10 题共用备选答案)

A. 椎-基底动脉系统 TIA　　B. 颈内动脉系统 TIA　　C. 猝倒发作
D. 短暂性全面遗忘症　　E. 癫痫持续状态

8. 突然抽搐、口吐白沫,意识不清持续 30 分钟以上

9. 眩晕

10. 短时间内记忆丧失,数分钟后可恢复

(三)思考题

颈内动脉系统和椎-基底动脉系统 TIA 的主要临床表现有何不同?

四、参考答案

(一)填空题

血流动力学改变;微栓子形成

(二)选择题

1. C,短暂性脑缺血发作的症状和体征持续时限以 24 小时为界。

2. E,短暂性脑缺血发作的药物治疗主要有抗血小板聚集剂、抗凝药物及降纤酶等,因颅内压不增高,不用脱水剂。

3. A　4. A　5. B　6. E　7. E

8. E,癫痫发作意识不清,持续 30 分钟以上,可诊断为癫痫持续状态。

9. A,脑干主要由椎-基底动脉供血,前庭系统缺血可引起眩晕。

10. D,脑边缘叶短暂性缺血,可引起一过性记忆丧失。

脑梗死(脑血栓形成)

一、学习要点

掌握脑血栓形成的病因、临床表现、诊断、鉴别诊断及急性期治疗。

熟悉本病的临床类型和主要动脉闭塞后的临床特点。

了解本病的病理、病生改变及治疗的新进展。

二、重要知识点

(一)病因和病理

最常见的病因是脑动脉粥样硬化,常伴有高血压、糖尿病和血脂异常。易发生于动脉分叉处,缺血改变经历的病理过程:超早期、急性期、坏死期、软化期和恢复期。

(二)临床表现

1. 一般特点　常在安静或睡眠中发病,起病急,局灶性症状在1~3天达高峰;一般意识清楚。

2. 临床类型　完全型、进展型、缓慢进展型和可逆性缺血性神经功能缺失。

3. 主要动脉闭塞后的临床特点　不同动脉闭塞可出现相应临床症状及综合征,如大脑中动脉主干闭塞出现三偏综合征,基底动脉分支闭塞发生交叉性瘫痪等。

4. 特殊类型　分水岭脑梗死,因血流动力学变化造成的低血压所致。

(三)诊断和鉴别诊断

静态发病,在数小时或3天内达到高峰,出现相应脑动脉供血区神经功能障碍表现,无明显意识障碍,CT检查在24~48小时后发现低密度梗死灶即可确诊。须与脑出血及颅内占位性病变等鉴别。

(四)治疗要点

1. 急性期治疗　①对症治疗:维持生命征、调整血压(血压>220/120mmHg或平均动脉压>130mmHg须降压)血糖(8.3mmol/L以下)、防治脑水肿、支持治疗及防治并发症;②改善脑血液循环:溶栓治疗(最好<3小时);抗血小板聚集、抗凝及降纤治疗;③手术治疗:血管内介入治疗、外科治疗;④脑保护治疗:钙通道拮抗剂、自由基清除剂、细胞膜稳定剂等;⑤中医治疗:活血化淤,通经活络。

2. 康复治疗。

三、强化练习题

(一)填空题

1. 颈内动脉闭塞可能因颈上交感神经节后纤维受损而出现Horner征,表现为________、________、________、________。

2. 小脑下前动脉闭塞引起的米勒德-克贝莱(Millard-Gubler)综合征,表现为病灶侧________和________,对侧________和________。

3. 脑血栓形成的临床类型有:________、________、________和________。

4. 脑血栓溶栓的治疗时间窗是起病________小时之内。

（二）选择题

A1 型题

1. 进行头部 CT 检查，诊断脑梗死阳性率较高的时间是
   A. 发病 6 小时以后　B. 发病 12 小时以后　C. 发病 18 小时之后
   D. 发病 48 小时之后　E. 发病 1 周以后
2. 急性脑梗死患者溶栓治疗下列不适合的情况是
   A. 发病 6 小时以内　B. CT 证实无出血灶　C. 患者无出血倾向
   D. 近期无重大手术史　E. 头部 CT 发现低密度灶
3. 下列最容易导致偏瘫的血管闭塞是
   A. 小脑后下动脉　B. 大脑中动脉　C. 脊髓前动脉
   D. 小脑前下动脉　E. 大脑前动脉
4. 腔隙性梗死最好发的部位是
   A. 中脑　B. 胼胝体　C. 基底核　D. 小脑皮质　E. 大脑皮质
5. 下列哪支血管闭塞最易导致偏瘫
   A. 小脑后下动脉　B. 大脑中动脉　C. 脊髓前动脉
   D. 小脑下前动脉　E. 大脑前动脉
6. 动脉粥样硬化性脑梗死最常发生于下列哪支动脉
   A. 大脑前动脉　B. 颈内动脉及大脑中动脉
   C. 基底动脉　D. 大脑后动脉
   E. 椎基底动脉
7. 一侧颈内动脉闭塞可以不出现临床症状，是由于
   A. 同侧颈外动脉未闭塞
   B. 对侧颈内动脉未闭塞
   C. 正常的脑底动脉环可迅速建立侧支循环
   D. 双侧椎动脉未闭塞
   E. 颅内血管变异
8. 脑血栓形成的最常见病因是
   A. 高血压　B. 脑动脉粥样硬化　C. 各种脑动脉炎
   D. 血压偏低　E. 红细胞增多症
9. 脑梗死不应出现的症状、体征是
   A. 意识不清　B. 肢体瘫痪　C. 头痛
   D. 癫痫发作　E. 脑膜刺激征
10. 大脑前动脉阻塞时出现尿失禁，是由于损害了
   A. 额极　B. 旁中央小叶　C. 胼胝体前 4/5
   D. 扣带回　E. 额叶底部
11. 患者发病后出现偏瘫、偏身感觉障碍及偏盲，最可能为下述哪条血管闭塞
   A. 大脑前动脉主干　B. 大脑中动脉主干　C. 大脑后动脉主干
   D. 内听动脉　E. 椎基底动脉
12. 大脑中动脉皮层支闭塞引起对侧偏瘫的特点是
   A. 不伴脑神经瘫　B. 偏瘫以下肢为重　C. 均等性轻偏瘫

D. 偏瘫以上肢为重　　E. 上下肢均为 0 级瘫

13. 导致延髓背外侧综合征的病变闭塞血管是

A. 大脑前动脉　　B. 大脑中动脉

C. 大脑后动脉　　D. 椎动脉或小脑后下动脉

E. 后交通动脉

14. 椎-基底动脉血栓形成不出现以下哪个症状

A. 眩晕　　B. 眼球运动障碍　　C. 吞咽困难

D. 失语　　E. 交叉性瘫痪

15. 对急性脑梗死患者，下列哪种情况不适于溶栓治疗

A. 发病 6 小时以内　　B. CT 证实无出血灶　　C. 患者无出血倾向

D. 出凝血时间正常　　E. 头部 CT 出现低密度灶

16. 颈内动脉系统与椎-基底动脉系统脑梗死不可能都出现的症状是

A. 交叉瘫　　B. 周围性面瘫　　C. 瞳孔改变　　D. 意识障碍　　E. 病理反射

A2 型题

17. 64 岁，男性，高血压病史 6 年，晨起出现复视，右侧肢体活动不灵。查体：血压 150/95mmHg，左眼睑下垂，外斜位，向上、下和内活动受限，右侧偏瘫，住院 2 日无明显好转。最可能的诊断是

A. 脑出血（基底节区）　　B. 短暂性脑缺血发作

C. 脑栓塞　　D. 椎-基底动脉系统血栓形成

E. 颈内动脉系统血栓形成

18. 54 岁，女性，脑动脉硬化症病史 3 年，突感眩晕、呕吐、言语不清。查体：声音嘶哑、吞咽困难、言语含混，左眼裂小、瞳孔小、水平眼震、左面部及右半身痛觉减退，左侧指鼻试验不准。最可能的诊断是

A. 左侧大脑前动脉血栓形成　　B. 右侧小脑上动脉血栓形成

C. 左侧小脑上动脉血栓形成　　D. 右侧小脑下后动脉血栓形成

E. 左侧小脑下后动脉血栓形成

A3 型题

（19～20 题共用题干）

女性，62 岁，晨起出现右侧肢体无力，不能讲话 3 小时急诊入院。查体：血压 165/90mmHg，神志清，不能讲话，但能听懂他人讲话内容，右侧偏瘫，右侧病理征阳性，头颅 CT 检查未见异常。

19. 最可能的诊断是

A. 脑出血　　B. 高血压脑病　　C. 蛛网膜下腔出血

D. 脑栓塞　　E. 脑血栓形成

20. 可采用的积极治疗措施为

A. 迅速降低血压　　B. 降低颅内压　　C. 加强康复锻炼

D. 溶栓治疗　　E. 心理治疗

B1 型题

（21～24 题共用备选答案）

A. 椎动脉或小脑后下动脉　　B. 旁中央小叶　　C. 内囊

D. 双侧枕叶　　　　　　　　　　E. 脑桥

21. 病损后出现双瞳孔针尖样缩小

22. 病损后出现延髓背外侧综合征

23. 病损后出现偏瘫、偏身感觉障碍、偏盲

24. 病损后出现尿便失禁

(三)病例分析

男性,64岁,农民,因左侧肢体麻木、瘫痪1周入院。患者1周前晨起时发现左侧肢体麻木,至中午吃饭时出现无力,不能活动,无头痛、头晕及恶心呕吐,无尿便障碍,于当地治疗无效而来就诊。既往高血压病史3年。查体:血压160/90mmHg,神清语利,左侧鼻唇沟浅,伸舌偏左,左侧肢体偏瘫,肌张力正常,左侧病理征阳性,左侧痛觉减退。辅助检查:血常规、血糖、血脂正常。请分析该患者初步诊断,进一步检查,治疗原则。

四、参考答案

(一)填空题

1. 同侧瞳孔缩小;眼裂变小;眼球内陷;可伴同侧面部少汗

2. 面神经;展神经麻痹;中枢性偏瘫;偏身感觉障碍

3. 完全性卒中;进展性卒中;缓慢进展型;可逆性缺血性神经功能缺失

4. 4~6小时

(二)选择题

1. D,脑血管闭塞后,缺血4~6小时,缺血区开始出现脑水肿,12小时细胞坏死,但梗死部分难与正常脑组织区分。大部分病例于最初24小时内查不出低密度改变,血管闭塞后第2天缺血区脑组织密度明显减低,2~3周密度相对增高而成为等密度。

2. E,急性脑梗死起病后及早期溶栓治疗是恢复梗死区血流的主要措施,可挽救半暗带区尚未死亡的神经细胞。目前公认的溶栓时间窗是起病3小时内,3~6小时可慎重选择病例,6小时后疗效不佳。头部CT出现低密度灶表示脑组织已变性坏死,梗死多超过24小时,此时溶栓有较大的出血危险。

3. B,大脑中动脉供应豆状核、尾状核以及内囊后肢前3/5的血液,内囊损害导致偏瘫。

4. C,腔隙性梗死主要引起脑动脉的深穿支闭塞,因此好发于壳核、丘脑、尾状核等基底核处。

5. B　6. B　7. C　8. B　9. E　10. B　11. B　12. D　13. D　14. D
15. E　16. B　17. D　18. E

19. E,老年患者,静态急性起病,偏瘫、失语符合急性脑血管病,血压165/90mmHg,可除外B。头颅CT未见异常,颅高压症状不明显,可排除A、B、C,无栓子来源病史,除外D,故正确答案为E。

20. D,患者发病3小时来诊,给予溶栓治疗最为适合,但应注意溶栓治疗的适应证及禁忌证。

21. E,脑桥损害影响缩瞳纤维,瞳孔可呈针尖样缩小。

22. A,椎动脉或小脑后下动脉闭塞引起延髓背外侧损害,称为延髓背外侧综合征。

23. C,内囊损害可出现三偏征。

24. B,旁中央小叶为尿便的高级中枢,受损后可出现尿便失禁。

（三）病例分析

分析步骤：

1. 诊断及诊断依据

（1）初步诊断：脑血栓形成。

（2）诊断依据：①老年男性，既往有高血压病史，发病急，静态下起病；②左侧肢体麻木，渐发展为无力，血压增高，但不明显；③左侧中枢性面、舌瘫，左侧偏瘫及偏身感觉障碍。

2. 鉴别诊断

（1）脑栓塞：起病最急，多有心脏病史。

（2）脑出血：多在活动时起病，可有头痛、呕吐、颅内高压表现，发病时多数血压升高明显，头颅 CT 为高密度影。

（3）蛛网膜下腔出血：多在动态下起病，有剧烈的头痛、呕吐、脑膜刺激征阳性，腰穿为血性脑脊液可确诊。

3. 进一步检查头颅 CT 为低密度影。

4. 治疗原则

（1）急性期治疗：维持生命体征、调整血压、防治并发症、抗血小板聚集、抗凝、脑保护治疗及中药治疗。

（2）康复治疗：病情稳定后早期进行。

脑梗死（脑栓塞）

一、学习要点

掌握脑栓塞栓子来源、诊断要点和治疗。

熟悉脑栓塞的病理、病生改变特点。

了解其原发病表现。

二、重要知识点

（一）病因

根据栓子来源不同，可分为：

1. 心源性　心源性栓塞是本病最常见的病因，特别是心房颤动患者。

2. 非心源性　主动脉弓及其他大血管的粥样硬化斑块脱落是重要原因。

3. 来源不明　少数病例找不到栓子来源。

（二）临床特征

活动中突然发病，局限性神经障碍症状多在数秒至数分钟内发展到高峰，是所有脑血管病中发病最快者。多属完全性卒中，症状取决于栓塞血管所支配的供血区的神经功能。可有原发病表现。

（三）诊断

根据骤然起病，数秒至数分钟到达高峰，出现偏瘫等局灶性神经功能障碍，有形成栓子来源的基础疾病表现或病史，即可作出临床诊断。CT 检查有助于明确诊断。

（四）治疗要点

1. 脑栓塞的治疗原则上与脑血栓形成相同。主张抗凝治疗及抗血小板聚集治疗，但发生出血性梗死时禁用。

2. 病因治疗目的在于去除栓子来源，防止复发。

三、强化练习题

（一）填空题

1. 脑栓塞根据栓子来源不同，可分为________、________、________。

2. 脑栓塞的治疗包括两个方面，即________和________。

（二）选择题

A1 型题

1. 脑栓塞常见的病因是

A. 动脉炎　　B. 心房颤动　　C. 心肌梗死

D. 动脉粥样硬化　　E. 感染性心内膜炎

A2 型题

2. 女性，38 岁，洗衣时突然发现右侧肢体活动不灵。查体：意识清，运动性失语，心律不齐，二尖瓣区可闻及双期杂音，右侧偏瘫，上肢重于下肢，右侧偏身感觉减退，首先考虑的诊断是

A. 脑血栓形成　　B. 脑栓塞　　C. 脑出血

D. 蛛网膜下腔出血　　E. 短暂性脑缺血发作

A3 型题

（3～4 题共用题干）

女性，54 岁，1 天前干家务时突然出现左半身麻木不能活动，既往有风心病合并房颤史。查体：血压 100/30mmHg，神志清，言语流利，脑神经检查未见异常，左侧肢体肌力Ⅲ级，肌张力正常，腱反射（＋），左侧 Babinski 征（＋），左侧痛觉消失。

3. 最可能的诊断是

A. 脑出血　　B. 短暂性脑缺血发作　　C. 脑血栓形成

D. 脑栓塞　　E. SAH

4. 以下辅助检查对明确诊断最有价值的是

A. 腰穿　　B. 脑电图　　C. 诱发电位

D. 肌电图　　E. 头颅 CT 检查

B1 型题

（5～8 题共用备选答案）

A. 风湿性心瓣膜病合并心房颤动　　B. 动脉瘤

C. 原发性高血压　　D. 脑动脉粥样硬化

E. 梗阻性脑积水

5. 脑出血

6. 脑栓塞

7. 脑血栓形成

8. 蛛网膜下腔出血

（三）思考题

蛛网膜下腔出血的常见并发症有哪些？如何预防？

四、参考答案

(一)填空题

1. 心源性;非心源性;来源不明

2. 脑部栓塞的治疗;原发病的治疗(病因治疗)

(二)选择题

1. B,导致脑栓塞的栓子主要来自心脏,约占 70%,而心房颤动形成左心房附壁血栓是心源性栓子的主要来源。

2. B,青年女性,有风心病合并心房颤动,动态中急性起病,有偏瘫失语,首先考虑为脑栓塞。

3. D,患者急性起病,左侧肢体偏瘫,偏身感觉障碍,首先考虑急性脑血管病,有风心病房颤病史,故首先考虑脑栓塞的可能性大。

4. E,CT 检查可明确栓塞的部位及范围,可见低密度梗死灶。

5. C,脑出血最常见的病因是原发性高血压。

6. A,风湿性心脏病合并房颤是脑栓塞最常见的心源性栓子来源。

7. D,脑动脉粥样硬化是引起脑血栓形成的主要原因。

8. B,蛛网膜下腔出血多见于颅内动脉瘤。

脑　出　血

一、学习要点

掌握脑出血的病因、临床表现、诊断、鉴别诊断及治疗。

熟悉不同部位脑出血的表现和相关辅助检查。

了解脑出血的病理改变和治疗的新动态。

二、重要知识点

(一)病因

最常见的病因是高血压合并小动脉硬化,其次是动脉瘤和动静脉血管畸形。

(二)病理

出血部位主要集中在基底节区,大脑中动脉深穿支豆纹动脉最易破裂。脑疝是各类脑出血最常见的直接致死原因。

(三)临床表现

1. 一般表现　常在体力活动和情绪激动时突然发病,病情发展迅速,意识障碍、脑膜刺激征明显。

2. 常见部位出血的表现　基底节区出血(轻型)表现特点有三偏综合征,小脑出血有共济失调等。

(四)辅助检查

CT 检查可发现脑内的出血部位呈高密度影。MRI 对检出脑干和小脑出血较敏感。考虑手术治疗时须行 DSA 检查。脑脊液压力增高、血性。

(五)诊断和鉴别诊断

根据活动中或激动时突然发病,迅速出现局灶性神经体征和头痛、呕吐等颅内高压症状,伴意识障碍,头颅CT见高密度影的血肿即可确诊。须与其他脑血管病和引起昏迷的全身疾病鉴别。

(六)治疗要点

1. 急性期治疗

(1)内科治疗:①一般处理:保持呼吸道通畅,严密观察生命体征变化等;②调整血压:血压≥200/110mmHg时,维持血压略高于发病前水平或180/105mmHg以下;③降低颅内压,减轻脑水肿;④止血药物;⑤亚低温治疗;⑥防治并发症。

(2)外科治疗:把握好手术适应证。常用的手术方法有:小骨窗血肿清除术、微创血肿清除术及脑室穿刺引流术等。

2. 康复治疗。

三、强化练习题

(一)填空题

1. 基底节区出血根据病情轻重不一,可分型为________、________、________。

2. 脑出血最常见的病因是________,其次是________、________,少数原因还有________或________等。

(二)选择题

A1型题

1. 高血压性脑出血最好发的部位是

A. 脑室　B. 脑桥　C. 小脑　D. 基底节　E. 皮质下白质

2. 脑出血患者的CT图像是

A. 起病后即可见高密度影　B. 起病后即可见低密度影

C. 起病后24小时仍无变化　D. 起病后24~48小时出现高密度影

E. 起病后24~48小时出现低密度影

3. 脑出血内科治疗最重要的是

A. 给氧　B. 给予止血剂　C. 降低血压

D. 抗生素治疗　E. 控制脑水肿

A2型题

4. 男性,58岁,有高血压病史,演讲时突发头痛、呕吐、右侧偏瘫,在急诊室检查时患者昏迷,左侧瞳孔大,光反射消失,临床诊断是

A. 蛛网膜下腔出血　B. 颈内动脉血栓形成　C. 脑出血、左颞叶钩回疝

D. 脑出血、右颞叶钩回疝　E. 脑出血、小脑扁桃体疝

5. 男性,60岁,活动中突感眩晕,枕部疼痛,呕吐,步行不稳,20分钟后昏迷,呼吸节律不整,诊断为脑出血,其部位是

A. 颞叶　B. 基底节区　C. 脑室　D. 脑桥　E. 小脑

A3型题

(6~8题共用题干)

女性,55岁,高血压20年,不规律服药。某日晨起突发头痛,意识不清,30分钟后送到

医院。查体：昏迷，血压220/120mmHg，双眼向右侧凝视，左足外旋位。

6. 最可能的诊断是

A. 晕厥　　B. 脑出血　　C. 心肌梗死

D. 脑血栓形成　　E. 蛛网膜下腔出血

7. 下列辅助检查对明确诊断最有价值的是

A. 腰穿　B. 脑电图　C. 脑超声　D. 头颅CT　E. 开颅探查

8. 其治疗使用白蛋白的主要目的是

A. 预防感染　　B. 补充营养　　C. 降低颅内压

D. 增强机体免疫　　E. 促进脑细胞能量代谢

B1型题

（9～12题共用备选答案）

A. 脑血栓形成　　B. 脑出血　　C. 蛛网膜下腔出血

D. 脑栓塞　　E. 脑膜炎

9. 男性，41岁，2小时前突然剧烈头痛，伴呕吐，四肢活动好，体温正常，克氏征阳性。

10. 女性，65岁，糖尿病史8年，突发右侧肢体无力，说话不流利10小时。查体：神清，混合性失语，血压正常，右侧鼻唇沟浅，伸舌右偏，右侧肌力0级，腱反射减弱，右侧病理征（+），头颅CT未见异常。

11. 女性，57岁，高血压6年，6小时前生气后突发头痛，呕吐，右侧肢体不能动。查体：血压180/120mmHg，右侧上下肢肌力Ⅱ级，右侧病理征（+），头颅CT提示左基底节区高密度影。

12. 男性，43岁，心脏病20年，心房颤动2年，1天前突发抽搐3分钟，发作时意识不清，10分钟左右清醒后左侧肢体不能动。查体：神清语利，左侧肌力0级，病理征（+），左侧痛觉丧失。

（三）病例分析

男性，68岁，退休工人。主因右侧肢体活动无力6小时，意识不清2小时急诊入院。患者6小时前因生气突发头痛，伴恶心、呕吐，右侧肢体不能动，2小时前病情加重，出现意识不清，小便失禁，无抽搐。既往高血压病史6年，不规律服药。查体：血压180/110mmHg，中度昏迷，双瞳孔2mm，对光反射迟钝，右侧鼻沟浅，右侧肢体无力。右侧膝反射减弱，右侧病理征（+）。实验室检查：血常规、血糖正常。请分析该患者初步诊断，进一步检查，治疗原则。

（四）思考题

脑出血的治疗原则是什么？

四、参考答案

（一）填空题

1. 轻型；重型；极重型

2. 高血压合并小动脉硬化；动脉瘤、动静脉血管畸形；血液病；梗死后出血；脑淀粉样血管病变

（二）选择题

1. D，脑出血多为脑动脉深穿支破裂所致，其中大脑中动脉的深穿支即豆纹动脉最为常

见,豆纹动脉走行于基底节区,因此,选 D。

2. A,血肿的 CT 值明显高于脑组织,血管一旦破裂就会形成血肿,头颅 CT 会立即发现高密度影。

3. E,颅内高压、脑疝是脑出血急性期的主要死因,因此,控制脑水肿、颅内高压是降低病死率的关键。

4. C,根据右侧偏瘫,定位在左侧大脑半球,结合病史考虑为脑出血,病情进展迅速,很快昏迷,左瞳孔散大,为左侧颞叶钩回疝形成。

5. E,小脑出血表现为眩晕、呕吐、共济失调,重者昏迷,颅内压增高,枕骨大孔疝形成而死亡,故选 E。

6. B,急性起病,头痛、昏迷、左侧肢体瘫,既往有高血压病史,查体血压较高,故考虑脑出血。

7. D,头部 CT 对脑出血最有诊断意义。

8. C,白蛋白能提高血浆胶体渗透压,消除脑水肿,降低脑疝发生危险。

9. C,急性起病,颅高压症状,有脑膜刺激征,体温正常,无感染史,故选 C。

10. A,急性起病,混合性失语,有糖尿病史,右侧偏瘫,CT 检查未见异常,故诊断为脑血栓形成。

11. B,动态发病,血压高,有头痛、呕吐和右侧偏瘫,头颅 CT 显示高密度影,诊断为脑出血。

12. D,有风心病房颤史,发病突然,有癫痫发作及左侧肢体瘫痪体征,诊断为脑栓塞。

(三)病例分析

分析步骤:

1. 诊断及诊断依据

(1)初步诊断:脑出血。

(2)诊断依据:①急性突然起病,有情绪激动诱因,伴头痛呕吐,意识不清;②血压 180/110mmHg,中度昏迷,右侧中枢性面瘫,右侧偏瘫,右侧病理征(+)。

2. 鉴别诊断

(1)蛛网膜下腔出血:动态急性起病,主要表现为头痛、呕吐,脑膜刺激征阳性,但无肢体瘫痪,血压增高不明显。

(2)脑血栓形成:多在静态下发病,发病时血压多数正常,颅内高压症状不明显,头颅 CT 呈低密度影。

(3)糖尿病昏迷:化验血糖正常,无糖尿病史,该病可除外。

(4)各类中毒所致昏迷:有相关服药史。

3. 进一步检查头颅 CT 可明确出血部位及出血量。

4. 治疗原则

(1)内科治疗:①一般处理:严密观察生命体征变化,保持呼吸道通畅,加强护理;②控制血压:观察血压变化,若继续升高可酌情给予降压药物;③降低颅内压、减轻脑水肿、早期给予甘露醇脱水剂防止脑疝形成;④止血药物:暂不用。

(2)防治并发症:预防感染,治疗消化性溃疡,加强皮肤护理等。

(3)外科治疗:根据头颅 CT 出血量、部位及年龄等多种因素而定,掌握手术适应证。

蛛网膜下腔出血(SAH)

一、学习要点

掌握SAH的病因、临床表现、诊断及治疗。

熟悉SAH的病理、病生改变。

了解本病的预后和治疗新进展。

二、重要知识点

(一)病因

先天性动脉瘤最常见,其次是脑血管畸形。

(二)病理

先天性动脉瘤好发于脑底动脉分叉处。血液进入蛛网膜下腔后可引起脑膜刺激、弥漫性颅内压增高、脑积水和血管痉挛等。

(三)临床表现

常在情绪激动、用力等后突然出现剧烈头痛,伴恶心、呕吐,有不同程度的意识障碍,脑膜刺激征明显,部分发生玻璃体下片状出血。可出现再出血、脑血管痉挛、脑积水等并发症。

(四)诊断

根据急骤出现剧烈头痛、呕吐、脑膜刺激征阳性、眼底玻璃体下片状出血,检查无局灶神经系统体征,CT证实蛛网膜下腔和脑池高密度出血影或CSF检查压力增高和呈均匀血性即可确诊。

(五)治疗要点

1. 一般治疗　绝对卧床4~6周,可适当选用镇痛剂、镇静剂和脱水剂。
2. 降低颅内压　常用20%甘露醇、呋塞米和白蛋白等。
3. 防止再出血　常用药物有氨基己酸、氨甲苯酸、巴曲酶(立止血)等。
4. 防治脑血管痉挛　①钙通道拮抗剂,常用;②3H疗法;③放脑脊液疗法。
5. 防治脑积水　口服乙酰唑胺,必要时脑室穿刺外引流或脑脊液分流。
6. 血管内介入或外科手术治疗　属病因治疗,是防止动脉瘤和动静脉畸形再出血的最佳方法。

三、强化练习题

(一)填空题

1. SAH最常见的病因是________,好发在________;其次是________,多分布在________。

2. 明确SAH病因的首选诊断方法是________。

(二)选择题

A1型题

1. 脑出血与SAH的主要鉴别是

A. CSF是否血性　　B. 有无神志不清　　C. 有无脑膜刺激征
D. 有无血压升高　　E. 有无神经系统定位体征

2. SAH患者出现一侧眼睑下垂，其动脉瘤的部位可能是

A. 大脑前动脉　B. 前交通动脉　C. 后交通动脉
D. 基底动脉　E. 眼动脉

3. 对多数SAH患者来说，防止其再出血的根本方法是

A. 卧床休息4～6周　B. 保持大便通畅
C. 不再从事剧烈运动或重体力劳动　D. 保持血压稳定
E. 对先天性动脉瘤或血管畸形行手术治疗

4. SAH患者应用尼莫地平的主要目的是

A. 降低血压　B. 防止再出血　C. 预防抽搐发作
D. 防止脑血管痉挛　E. 减轻心肌的损害

A2型题

5. 女性，35岁，剧烈头痛，呕吐，低热。查体：神清，颈部有抵抗。鉴别其为脑膜炎或SAH的主要措施是

A. 头颅CT　B. 眼底有无视乳头水肿
C. 脑血管造影有无动脉瘤　D. 腰椎穿刺检查脑脊液
E. 血常规有无白细胞增高

A3型题

（6～8题共用题干）

女性，50岁，农民。干重体力活时突然出现剧烈头痛，并恶心、呕吐24小时。既往体健。查体：体温37.6℃，血压135/85mmHg。右侧瞳孔直径约4～5mm，对光反射消失。右眼上睑下垂，眼球向上、下及内侧运动不能，颈项强直，克氏征阳性。头颅CT脑正中裂、枕大池、环池呈高密度影。

6. 该患者受累的脑神经是

A. 右侧滑车神经　B. 右侧三叉神经　C. 右侧动眼神经
D. 右侧展神经　E. 右侧面神经

7. 最可能的诊断是

A. 脑干出血　B. 脑室出血　C. SAH并发肺部感染
D. 小脑出血　E. SAH

8. 为进一步治疗及预防，最重要的检查是

A. 腰穿　B. 脑电图　C. 听觉诱发电位
D. 全脑血管造影　E. 头MRI

B1型题

（9～11题共用备选答案）

A. 再出血　B. 脑血管痉挛　C. 亚急性脑积水
D. 意识障碍　E. 低热

9. SAH发病后1～2周后常出现脑缺血表现是因为

10. SAH的主要致命性并发症是

11. SAH病后数周，出现痴呆，可能为

（三）病例分析

女性，57岁，工人。因头痛、恶心、呕吐2小时急诊入院。患者2小时前用力大便时突然

出现剧烈头痛，难以忍受，伴恶心、呕吐。头颅 CT 见双侧裂池、环池有高密度影。既往体健。查体：痛苦表情，双侧瞳孔等大等圆，直径 3.5mm，对光反射灵敏，眼底视乳头边界清，A∶V＝2∶3、颈部抵抗Ⅲ度，Kernig 征（＋），四肢无神经定位体征。请分析该患者初步诊断，进一步检查，治疗原则。

（四）思考题

蛛网膜下腔出血的常见并发症有哪些？如何预防？

四、参考答案

（一）填空题

1. 动脉瘤；脑底动脉分叉处；脑血管畸形；大脑中动脉和大脑前动脉分布区

2. DSA 检查

（二）选择题

1. E，脑出血如破入脑室亦有血性 CSF，脑出血量大有颅内高压时亦可出现脑膜刺激征，脑出血多有神经功能缺损的定位体征，而 SAH 少有。

2. C，眼睑下垂为动眼神经损害的表现，动眼神经由大脑脚间窝出脑，在大脑后动脉和小脑上动脉之间穿过后，与后交通动脉平行，故后交通动脉瘤破裂易损伤动眼神经。

3. E，SAH 最常见的病因为先天性动脉瘤，其次为脑血管畸形，因此，防止再出血的根本措施是手术治疗。A、B、C、D 选项均为避免继续出血或再出血的诱因。

4. D，口服尼莫地平被认为是 SAH 标准的治疗，有预防迟发性脑血管痉挛的作用。

5. D，腰穿 CSF 是鉴别脑膜炎和 SAH 最重要的方法，CSF 肉眼观为均匀一致血性，镜检红细胞满视野，考虑 SAH，而脑膜炎患者 CSF 镜检可有少量红细胞，是炎性改变。

6. C，动眼神经支配上睑提肌、上直肌、内直肌、下直肌、下斜肌、副交感纤维分布于瞳孔括约肌和睫状肌，损伤时可出现题中所述体征。

7. E，劳动中出现剧烈头痛、呕吐，脑膜刺激征阳性，头颅 CT 显示脑正中裂、枕大池、环池高密度影，即可诊断为 SAH，体温 37.6℃，为出血后吸收热。

8. D，全脑血管造影可明确动脉瘤或血管畸形的部位、大小及分布情况，术前须查。

9. B，迟发性脑血管痉挛发生在出血后 1～2 周，有脑梗死表现，也是导致 SAH 患者的死亡和致残的重要原因。

10. A，再出血 SAH 是主要的急性并发症和死亡的主要原因。

11. C，SAH 后可引起蛛网膜颗粒吸收障碍，发生亚急性脑积水，表现为智能障碍、精神症状、行走不稳和小便失禁。

（三）病例分析

分析步骤：

1. 诊断及诊断依据

（1）初步诊断：SAH。

（2）诊断依据：①用力大便后急性起病，剧烈头痛，伴呕吐；②查体：颈部抵抗（＋）；③辅助检查：头颅 CT 示双侧裂池、环池内有高密度影。

2. 鉴别诊断

（1）脑膜炎：起病较缓，常伴发热，腰穿脑脊液呈炎性改变，病原体或免疫学检查常可发现异常。

(2)脑出血:多有局灶定位体征,脑 CT 可鉴别。

3. 进一步检查

(1)CSF 检查:SAH 可见 CSF 为均匀一致血性。

(2)DSA:有助于确定有无动脉瘤及血管畸形等。

4. 治疗原则

(1)一般对症与支持治疗:密切监护、绝对卧床 4~6 周、保持大便通畅、镇痛镇静、调节血压等。

(2)降低颅内压。

(3)防止再出血。

(4)防治脑血管痉挛:钙通道拮抗剂。

(5)防治脑积水。

(6)手术治疗。

(潘 敏)

第三节 癫 痫

一、学习要点

掌握癫痫的治疗原则与癫痫持续状态的抢救。

熟悉癫痫的临床表现与诊断要点。

了解癫痫的病因与分类。

二、重要知识点

(一)病因

1. 遗传 特发性癫痫近亲患病率明显高于一般人群。

2. 脑损害 先天性畸形、围生期损伤、缺氧、代谢障碍(低钙血症、低血糖、维生素 B_6 缺乏症、苯丙酮尿症等)、感染、颅脑外伤、颅内占位病变、脑血管疾病、变性疾病等主要引起症状性癫痫。

3. 隐源性癫痫病因未明 约占全部癫痫患者的 60%~70%。

(二)发病机制

痫样放电是癫痫发病的基础。痫性放电若局限于某一脑区,临床上表现为单纯部分性发作;若传至丘脑和中脑网状结构,便出现意识丧失;扩散至双侧大脑皮质,可引起全面性强直-阵挛发作;放电传播至丘脑和中脑网状结构即被抑制,则出现失神发作;若痫性活动在边缘系统内传播,可引起复杂部分性发作。

(三)临床特点

1. 部分性发作

(1)单纯部分性发作:发作时意识始终存在、发作后能回忆是其主要特征。包括部分运动性发作、感觉性发作、自主神经发作及精神性发作。

(2)复杂部分性发作:发作的主要特征是有意识障碍和遗忘,出现自动症。

(3)部分发作继发全面性发作:先出现部分性发作,随后出现全身性发作。

2. 全面性发作

(1)全面性强直:阵挛发作(GTCS):以意识丧失、双侧强直发作后出现阵挛为主要特征。分三期:强直期、阵挛期、发作后期。

(2)失神发作:突然发生和迅速终止的意识丧失是失神发作的主要特征。

3. 癫痫持续状态　一次癫痫发作持续30分钟以上未能自行停止或连续多次发作,发作间期意识未完全恢复。任何发作类型均可出现癫痫持续状态,其中全面性强直-阵挛发作持续状态在临床最为常见和危险,是神经科常见急诊之一。

(四)诊断

1. 首先确定是否为癫痫　详尽和完整的病史是诊断的主要依据,脑电图是诊断癫痫最重要的辅助检查方法,有助于明确癫痫的诊断、分型和确定特殊综合征。

2. 其次判断癫痫发作的类型　旨在指导药物治疗。

3. 然后判断癫痫的病因　包括:①区别特发性和症状性癫痫;②鉴别脑部和全身疾病;③探讨脑部疾病的性质和病损部位。CT和MRI有很大价值。

(五)治疗重点

1. 病因治疗　有明确病因者应首先进行病因治疗,如脑肿瘤需行手术切除,中枢神经系统感染需行抗感染治疗等。

2. 控制发作　目前以抗癫痫药物治疗为主。

(1)发作间期药物治疗的原则:①确定是否用药:对多数患者而言,一旦癫痫诊断明确,就应该尽早选择合适的药物治疗以控制发作;②正确选择药物:抗癫痫药物的选择最主要的依据是癫痫发作的类型,全面强直-阵挛发作首选丙戊酸钠,其次选用卡马西平、苯妥英钠、苯巴比妥;部分性发作首选卡马西平,其次选用丙戊酸钠、苯妥英钠、苯巴比妥;失神发作首先乙琥胺或丙戊酸钠;③尽可能单药治疗:70%～80%的患者单一抗癫痫药治疗即可获得满意效果;④必要时联合用药;⑤合理的药物用法:规则用药、换药和停药遵循原则、坚持按时服药和长期服药、坚持门诊随访观察和个体化用药;⑥严格用药时程和停药指征。

(2)癫痫持续状态的治疗:处理的重点内容包括保证生命体征平稳、迅速控制发作、预防和控制各种并发症、明确病因并给予针对性治疗、对症和支持治疗等。发作控制后应给予适当的维持治疗。

迅速控制发作,选用地西泮10～20mg静脉注射,每分钟不超过2mg,如果无效,半小时可重复1次;如果有效,则地西泮60～100mg,加入5%葡萄糖液500ml中,12小时内缓慢静脉滴注。保持呼吸道通畅,吸氧,预防肺部感染,保持电解质平衡,有脑水肿者给予降颅压、脱水治疗。

(3)其他治疗方法:非药物辅助治疗的方法主要有外科手术治疗、迷走神经刺激术等。

三、强化练习题

(一)填空题

1. 全面性强直阵挛发作(GTCS)分________、________、________三期。

2. 癫痫的诊断程序一般包括________、________、________三个步骤。

3. 抗癫痫药物的选择主要的依据是癫痫发作的类型,全面强直-阵挛发作首选________,部分性发作首选________;失神发作首选________,________或________治疗。

(二)选择题

A1 型题

1. 诊断癫痫的首选检查是

A. MRI　B. 诱发电位　C. 脑电图　D. CT 扫描　E. CSF 检查

2. 关于特发性癫痫,下列哪项错误

A. 常在特殊年龄段起病　B. 具有特征性临床及脑电图表现

C. 可能有遗传因素　D. 无明显脑内器质性或功能性病变

E. 无明确诊断标准

3. 抢救癫痫持续状态,首选

A. 水合氯醛灌肠　B. 异戊巴比妥静脉注射　C. 地西泮静脉注射

D. 氯丙嗪肌内注射　E. 苯巴比妥钠肌内注射

4. 关于抗癫痫药物治疗,下列哪项正确

A. 根据发作频率选药

B. 药物初始剂量均自高限开始,1 ~ 2 周后逐渐减量

C. 应坚持门诊随访观察

D. 一般应联合用药

E. 发作控制即可停药,以免药物毒副作用

A2 型题

5. 男性,9 岁,在吃饭时筷子突然从手中掉下,两眼瞪视前方,呼之不应,持续数秒钟,过后对上述情况全无记忆。以后反复有类似发作,有时一日发作数次。患者可诊断为

A. 失张力发作　B. 失神发作　C. 局限性癫痫

D. 精神运动性发作　E. 肌阵挛发作

6. 男性,76 岁。突然出现右侧上肢和面部抽搐,从右侧拇指开始,向腕、臂、肩部及面部扩展,诊断最大可能是

A. GTCS　B. 精神运动性发作　C. 失神发作

D. Jackson 癫痫　E. 部分性感觉性癫痫

A3 型题

(7 ~ 9 题共用题干)

女性,26 岁。近两年间断有四肢抽搐发作,发作时呼之不应,每次持续数分钟后自行缓解,一直未就医诊治。今日清晨开始又有多次发作,发作间期意识不清。

7. 首先选用的治疗药物是

A. 地西泮 10mg 静脉注射　B. 苯妥英钠 0. 5g 肌内注射

C. 地西泮 20mg 肌内注射　D. 副醛 5ml 灌肠

E. 苯巴比妥钠 0. 2g 肌内注射

8. 最有可能的诊断是

A. 癫痫持续状态　B. 失神发作

C. 单纯部分发作继发全面性发作　D. 复杂部分发作继发全面性发作

E. 癫痫发作后昏睡期

9. 患者发作控制,清醒后首先应作何处理

A. 详细的病史询问和体格检查　B. 脑电图检查

C. 头颅 CT 检查　　　　　　　　　　D. 脑脊液检查

E. 确定一种抗癫痫药物维持治疗

B1 型题

(10～13 题共用备选答案)

A. 丙戊酸钠　　B. 卡马西平　　C. 乙琥胺　　D. 苯妥英钠　　E. ACTH

10. GTCS 首选

11. 失神发作首选

12. 复杂部分性发作首选

13. GTCS 合并失神小发作首选

(三) 病例分析

女性,27 岁,因抽搐发作,意识不清 5 小时,急诊入院。患者 5 小时前与家人生气后突然出现阵发性抽搐,眼球上窜、瞳孔散大、口吐白沫、口唇青紫、舌咬伤、尿失禁,持续约 3 分钟,约 5～10 分钟后又出现发作,发作间期意识不清。既往有癫痫发作史,其父有癫痫发作史。查体(发作间期):体温 38.2℃,脉搏 100 次/分,呼吸 20 次/分,血压 120/80mmHg,浅昏迷状态,双瞳孔等大等圆,直径约 3mm,对光反射灵敏。颈部抵抗Ⅱ度,双侧 Babinski 征(+)。请分析该患者初步诊断,进一步检查,治疗原则。

(四) 思考题

1. 简述癫痫发作间期治疗的基本原则是什么?

2. 单纯部分性发作与复杂部分性发作如何鉴别?

四、参考答案

(一) 填空题

1. 强直期;阵挛期;发作后期

2. 确定是否为癫痫;判定癫痫的类型;确定病因

3. 丙戊酸钠;卡马西平;乙琥胺;丙戊酸钠

(二) 选择题

1. C,脑电图有较大的诊断价值,阳性率达 10%～80%,长程脑电图监测阳性率可达 70% 左右。

2. E,特发性癫痫与遗传因素密切相关,常在特殊年龄段起病,具有特征性临床及脑电图表现,未见脑内有器质性或功能性病变,一般预后良好,有明确诊断标准。

3. C,静脉推注地西泮对成人和儿童各型癫痫持续状态均为最有效的首选药物,但需注意呼吸抑制。

4. C,发作间期药物治疗的原则之一应坚持门诊随访观察。

5. B,该患儿癫痫发作形式为典型的失神发作。

6. D,Jackson 癫痫属部分运动性发作,表现为发作自一处开始沿大脑皮质运动区分布顺序缓慢移动,如自一侧拇指沿腕部、肘部、肩部扩展,有时可导致全面运动性发作。

7. A,静脉推注地西泮可迅速控制发作,且比较安全,是癫痫持续状态的首选药物。

8. A,患者多次发作,发作间期意识不清,故选 A。

9. A,详细的病史询问和体格检查是诊断癫痫的主要依据。

10. A　11. C　12. B　13. A

以上选择药物的依据与癫痫类型、癫痫的发生机制及药物的作用机制有关。

(三)病例分析

分析步骤：

1. 诊断及诊断依据

(1)初步诊断:癫痫持续状态。

(2)诊断依据:①有癫痫发作病史,有家族史;②本次发作符合强直-阵挛发作的表现;③发作期间意识不清。

2. 鉴别诊断

(1)癔症发作时无瞳孔散大,舌咬伤及尿失禁等。

(2)低血糖昏迷可产生抽搐,但多有糖尿病病史。

3. 进一步检查抽搐控制后做下列检查

(1)脑电图检查可见慢波,尖-慢波或棘-慢波。

(2)头颅 CT 或头颅 MRI 检查,除外症状性癫痫。

4. 治疗原则

(1)对症处理:保持呼吸道通畅,进行生命体征监测,防止舌咬伤及坠床。有脑水肿者可给予降颅压及脱水治疗。

(2)迅速控制发作:首选地西泮 10mg,静脉推注,时间大于 5 分钟,可重复使用,24 小时不超过 100mg。可配合使用异戊巴比妥钠等。

(3)维持治疗:癫痫发作控制后,要注意保持水、电解质平衡,预防肺部感染、高热者可体表降温。如仍昏迷可鼻饲卡马西平或苯妥英钠,清醒后改口服。

(潘　敏)

第四节　帕金森病

一、学习要点

掌握帕金森病的临床表现、诊断标准及鉴别诊断、治疗原则。

熟悉帕金森病的病理、病理生理及各类药物治疗的药理机制。

了解帕金森病常见病因及发病机制。

二、重要知识点

(一)病因及发病机制

病因未明,可能有多种因素参与,主要包括年龄老化(黑质多巴胺能神经元及纹状体多巴胺含量随年龄增长而逐年减少)、环境因素(环境中 MPTP 类似物如工业或农业毒素可选择性破坏黑质,最终导致巴胺能神经元变性、坏死)及遗传因素(第 4 号染色体长臂 4q21-23 的 α-突触核蛋白基因突变)。

(二)临床特征

起病隐匿,缓慢进展,逐渐加剧。主要症状有静止性震颤、肌张力增高、运动迟缓、慌张步态等。

（三）诊断

中老年发病，缓慢进行性病程；四项主征（静止性震颤、肌张力增高、运动迟缓、慌张步态）中必备运动迟缓及其余至少一项；左旋多巴治疗有效；无眼外肌麻痹、小脑体征、直立性低血压、锥体系损害和肌萎缩。

（四）治疗重点

目前仍以药物治疗为主，首选复方左旋多巴。加强患者语言、进食、走路及日常生活的训练和指导，改善生活质量。对药物治疗不佳者可考虑立体定向手术及细胞移植治疗。

三、强化练习题

（一）填空题

1. 帕金森病治疗包括________、________、________。

2. 帕金森病的病理改变________，生化改变主要是________。

3. 抗胆碱能药物对________、________有一定效果；但对________疗效较差；适用于________症状突出且较年轻的患者。

4. 抗胆碱能药物的主要副作用包括________、________、________、________。

（二）选择题

A1 型题

1. 帕金森病的病变部位主要在

A. 蓝斑　B. 黑质　C. 中缝核
D. 丘脑底核　E. 迷走神经背核

2. 帕金森病不会出现的体征是

A. 手的搓丸样震颤　B. 齿轮样肌强直　C. 面具脸
D. 挤奶夫手法　E. 慌张步态

3. 不属于帕金森病的临床特点

A. 面具脸　B. 慌张步态　C. 扑翼样震颤
D. 写字过小症　E. 认知功能减退

4. 帕金森患者脑脊液中可发现

A. 多巴胺含量减少，高草香酸含量减少　B. 多巴胺含量增高，高草香酸含量增多
C. 多巴胺含量增高，高草香酸含量正常　D. 多巴胺含量正常，高草香酸含量减少
E. 多巴胺含量减少，高草香酸含量正常

A2 型题

5. 65 岁，男性，患帕金森病 3 年，服用多巴丝肼（美多巴）能自理生活，本病服药治疗预后判断上正确估计是

A. 可以完全自愈　B. 不会卧床不起　C. 可终生自理生活
D. 可以控制病情进展　E. 仅不同程度上减轻症状

A3 型题

（6～8 题共用题干）

男性患者，81 岁，双手抖动伴动作缓慢 8 年。查体：记忆力稍差，拇指与示指呈搓丸样静止性震颤，肌张力增高，手指扣纽扣、系鞋带等困难，书写时字越写越小，行走呈慌张步态。

6. 该患者最可能的诊断是
A. 特发性震颤　B. 肝豆状核变性　C. 帕金森病
D. 抑郁症　E. 老年痴呆

7. 下列哪项对诊断最有帮助
A. 病史和体格检查　B. 肝功能和血清铜蓝蛋白检查
C. 腰穿脑脊液检查　D. 抑郁和智能量表
E. 头颅影像学检查

8. 治疗此病最有效的药物是
A. 抗生素　B. 复方左旋多巴　C. 普萘洛尔
D. 抗胆碱酯酶药物　E. 抗胆碱能药物

(三)病例分析

患者,男性,65岁。因四肢不自主抖动伴运动不灵活6年入院。该患者于6年前无明显诱因出现左上肢疼痛及轻微震颤。2年后左下肢亦出现震颤,特别是在静止时明显,伴有左膝关节疼痛,左侧肢体活动欠灵活,动作迟缓。入院前2年患者右侧上、下肢亦相继出现震颤,并逐渐加重,以致终日震颤不止,情绪紧张时加剧,入睡后消失。与此同时,患者感到四肢僵硬,步距小而蹒跚,生活不能自理。查体:神志清楚,面具脸,讲话语音低微,吐字不清,口角时有流涎。脑神经检查未见异常,四肢肌力正常,肌张力呈齿轮样增高,深、浅反射及感觉系统正常,无病理反射。全身震颤,双手呈搓丸样动作,患者保持头部与躯干向前倾的特殊姿态。动作迟缓,起步艰难,有典型的"慌张步态"。辅助检查:血常规检查正常。类风湿因子阴性。肝功、血脂及血清铜、铜蓝蛋白检查无异常发现。脑脊液细胞学及生化检查正常。CT扫描示脑室对称性轻度扩大。分析该患者初步诊断,写出诊断依据,鉴别诊断和治疗原则。

(四)思考题

1. 帕金森病的主要临床特点有哪些?
2. 帕金森病应用左旋多巴治疗时应注意的事项有哪些?
3. 帕金森病的治疗原则是什么?

四、参考答案

(一)填空题

1. 药物治疗;外科治疗;康复治疗
2. 黑质变性;多巴胺缺乏
3. 震颤;强直;运动迟缓;震颤
4. 口干;视物模糊;便秘;排尿困难

(二)选择题

1. B,帕金森病其病理改变主要是黑质致密部DA能神经元变性、缺失,导致DA的产生减少,而乙酰胆碱功能相对亢进。

2. D,帕金森病典型的临床特征包括静止性震颤、肌强直、运动迟缓和姿势步态异常,而没有肌痉挛表现。

3. C,帕金森病表现为节律性震颤,在静止状态下更为明显,又称静止性震颤;扑翼性震颤则不同,主要表现为无规则,无节律,振幅较大的震颤,在静止时消失,主要见于肝性脑病。

4. A，帕金森病患者黑质 DA 能神经元变性丢失，DA 含量显著降低，DA 代谢形成高香草酸也减少。

5. E，复方左旋多巴只是被动补充脑内多巴胺水平，却不能真正解决病因，因此不可能阻止病情发展，只能减轻症状。

6. C　　7. A　　8. B

（三）病例分析

分析步骤：

1. 诊断及诊断依据

（1）初步诊断：帕金森病。

（2）诊断依据：①患者为老年男性；②震颤、四肢强直，查体面具脸、双手呈搓丸样动作，肌张力呈齿轮样强直，走路慌张步态；③自主神经系统出现功能障碍，表现为唾液腺和皮脂腺分泌增多，约 1/3 患者有肢体疼痛，患者常有不同程度的智能障碍，后期可呈严重痴呆。

2. 鉴别诊断

（1）特发性震颤：发病年龄早，1/3 患者有家族史，多为姿势性或运动性震颤，饮酒或服用普萘洛尔后症状减轻，无肌强直和运动迟缓。

（2）继发性帕金森综合征：有较明确的病因，如感染、外伤、中毒、药物、动脉硬化、卒中及其他脑部疾病等。有相应病因所致的原发性脑损害的临床表现及影像学证据。

3. 治疗原则　本病采取综合治疗，包括药物治疗、手术治疗、康复治疗、心理治疗等，其中以药物治疗为主，首选复方左旋多巴。加强患者语言、进食、行走及日常生活的训练和指导，改善生活质量。

（尉杰忠）

第五节　中枢神经系统感染

一、学习要点

掌握单纯疱疹病毒性脑炎的临床表现，诊断要点及治疗措施。

熟悉结核性脑膜炎的诊断要点及抗结核治疗的原则。

了解其他病毒感染性脑病或脑炎的临床特点。

二、重要知识点

单纯疱疹病毒性脑炎

1. 病因　由单纯疱疹病毒所引起，成人和儿童 90% 是由 I 型单纯疱疹病毒所致。

2. 临床特征　多急性起病，主要表现高热、精神症状、意识障碍及局灶性体征。

3. 诊断　主要依据临床特征、脑脊液、脑电图和头颅 CT 或 MRI 检查。

4. 治疗　重点首选阿昔洛韦。

三、强化练习题

(一)填空题

1. 单纯疱疹病毒性脑炎的脑电图表现是以________、________损害为主的脑弥漫性异常。

2. 单纯疱疹病毒性脑炎的诊断中重要的辅助检查是________、________、________、________。

3. 结核性脑膜炎临床主要特征是________、________、________。

(二)选择题

A1 型题

1. Ⅰ型单纯疱疹病毒感染途径主要是
   A. 血道感染　　B. 直接感染　　C. 消化道感染
   D. 呼吸道感染　　E. 神经干逆行感染

2. 结核性脑膜炎脑脊液典型改变是
   A. 仅细胞数增高　　B. 细胞数正常,糖和氯化物降低
   C. 细胞数增高,糖和氯化物增高　　D. 细胞数增高,糖和氯化物降低
   E. 细胞数正常、糖和氯化物增高

A2 型题

3. 38 岁,女性,因精神行为异常,小便失禁 7 天入院。查体:表情呆滞,四肢肌张力增高,腱反射亢进,双侧病理征阳性。脑脊液常规生化正常,下一步最适宜做哪项检查
   A. 脑电图　　B. CT 检查　　C. 血培养
   D. 脑干诱发电位　　E. 脑脊液免疫球蛋白

4. 32 岁,男性,因发热,持续性头痛、呕吐 1 个月入院。查体:意识模糊,四肢肌力正常,颈强直,克氏征、布氏征阳性。头颅 CT 正常,现最需要做哪项辅助检查
   A. 脑电图　　B. 胸片　　C. 痰液培养　　D. 血培养　　E. 脑脊液

A3 型题

(5 ~ 6 题共用题干)

42 岁,男性,因精神行为异常 8 天,加重伴抽搐 2 天入院。查体:神志不清,呈去皮层状态,四肢肌张力明显增高,腱反射亢进,双侧病理征(+),脑膜刺激征(-)。脑脊液细胞数 30 个,糖和氯化物正常,脑电图为弥漫性高波幅慢波。

5. 最可能诊断是
   A. 脑肿瘤　　B. 脑脓肿　　C. 多发性硬化
   D. 结核性脑膜脑炎　　E. 单纯疱疹病毒性脑炎

6. 本病最主要的治疗是
   A. 阿昔洛韦　　B. 硫唑嘌呤　　C. 抗惊厥药物
   D. 糖皮质激素　　E. 大剂量干扰素

(7 ~ 8 题共用题干)

28 岁,女性,因发热、头痛、呕吐 3 个月,加重 2 天入院。既往有肺结核史。查体:体温 39℃,浅昏迷,右上下肢肌力Ⅲ级,右侧病理征(+),脑膜刺激征(+)。CT 示轻度脑积水,脑脊液细胞数 218×10^6/L,蛋白 1.0g/L,糖 18mmol/L,氯化物 104mmol/L。

7. 最可能的诊断是
   A. 脑脓肿　　B. 化脓性脑膜炎　　C. 病毒性脑膜炎
   D. 结核性脑膜炎　　E. 非特异性脑蛛网膜炎
8. 本病最主要的治疗
   A. 呋塞米　　B. 地西泮　　C. 甘露醇
   D. 地塞米松　　E. 抗结核治疗

B1 型题

（9～10 题共用备选答案）
   A. 抗生素　　B. 阿昔洛韦　　C. 异烟肼
   D. 糖皮质激素　　E. 静脉推注地西泮
9. 结核性脑膜炎
10. 单纯疱疹病毒性脑炎

（11～13 题共用备选答案）
   A. 脑脊液改变：红色，细胞数增高
   B. 脑脊液改变：混浊，细胞数显著增高
   C. 脑脊液改变：黄色，细胞数正常，蛋白显著增高
   D. 脑脊液改变：无色，细胞数轻度增高，糖和氯化物正常
   E. 脑脊液改变：微混，细胞中度增高，糖和氯化物明显降低
11. 结核性脑膜炎
12. 细菌性脑膜炎
13. 病毒性脑膜炎

（三）思考题

单纯疱疹病毒性脑炎的临床特点是什么？如何治疗？

四、参考答案

（一）填空题

1. 颞区；额区
2. 脑电图；头颅 CT 或 MRI；脑脊液；病原学检查
3. 头痛；呕吐；脑膜刺激征

（二）选择题

1. E，单纯疱疹病毒性脑炎其病毒主要通过三叉神经主干逆行感染颅内。

2. D，结核性脑膜炎脑脊液外观呈毛玻璃样，细胞数增高，通常不超过 $500\times10^6/L$，糖和氯化物下降。

3. A，脑电图对诊断单纯疱疹病毒性脑炎有重要意义，主要表现为弥漫性高波幅慢波，以额、颞区为著。

4. E，脑脊液检查对结核性脑膜炎的诊断及鉴别诊断有重要意义。

5. E

6. A，单纯疱疹病毒性脑炎首选阿昔洛韦治疗。

7. D，化脓性脑膜炎脑脊液细胞数显著增高，并可发现大量脓性细胞。病毒性脑膜炎及非特异性脑膜炎脑脊液糖和氯化物正常。故可排除，应选 D。

8. E　9. C　10. B　11. E　12. B　13. D

（潘　敏）

第六节　偏　头　痛

一、学习要点

熟悉偏头痛的临床表现、诊断及鉴别诊断。

了解病因、发作类型及治疗。

二、重要知识点

（一）病因

病因尚不完全清楚。

（二）临床表现特征

多在青春期发病，女性多于男性，常有家族史；反复发作的一侧或双侧搏动性头痛，能自行缓解，间歇期正常；发作时常伴有恶心、呕吐，声、光刺激或日常活动均可加重头痛，休息和睡眠可减轻或缓解。

（三）诊断要点

具有偏头痛临床表现的特征；神经系统检查正常；头颅 CT、CTA、MRI、MRA 等检查排除颅内器质性疾病。

（四）治疗重点

发作期重症患者宜选麦角胺咖啡因或舒马普坦等缓解症状，间歇期可选用普萘洛尔、苯噻啶、氟桂利嗪等进行预防性治疗。

三、强化练习题

（一）填空题

偏头痛最常见的两大类型是________和________。

（二）选择题

A1 型题

1. 偏头痛最常见的类型是

A. 典型偏头痛　B. 普通型偏头痛　C. 偏瘫型偏头痛
D. 腹型偏头痛　E. 基底型偏头痛

A2 型题

2. 20 岁，女性，发作性左侧搏动性头痛 3 年，每次持续数小时缓解，常在发作前有闪光、暗点等先兆症状，每周发作 1 次以上。作为预防治疗采用以下哪种药物为宜

A. 去痛片　B. 麦角胺咖啡因　C. 舒马普坦
D. 地西泮　E. 普萘洛尔

A3 型题

（3 ~4 题共用题干）

22 岁，发作性双颞部搏动性疼痛 5 年，每次头痛常持续数小时至 1 天，伴有恶心、呕吐，

多在月经前后发作，发作前无先兆，有家族史。

3. 最可能的诊断是

A. 典型偏头痛　B. 紧张性头痛　C. 普通型偏头痛

D. 神经症　E. 丛集性头痛

4. 发作期头痛剧烈时应首选的药物是

A. 地西泮　B. 麦角胺咖啡因　C. 甘露醇

D. 地塞米松　E. 阿司匹林

四、参考答案

（一）填空题

典型偏头痛；普通型偏头痛

（二）选择题

1. B，偏头痛有多种类型，普通型偏头痛最常见。
2. E，偏头痛间歇期可使用β受体拮抗剂，5-HT受体拮抗剂及钙离子阻滞剂等，故选E。
3. C，根据临床表现可诊断为普通型偏头痛。
4. B，偏头痛急性期重症患者首选麦角胺咖啡因。

（潘　敏）

第五章

脱髓鞘疾病

一、学习要点

掌握多发性硬化的临床表现、诊断和治疗原则。
熟悉多发性硬化的临床分型。
了解多发性硬化的发病机制。

二、重要知识点

(一)病因及发病机制

尚未明确。多认为与病毒感染和自身免疫反应、遗传及环境因素等有关。

(二)临床特征

中青年女性多见,呈急性或亚急性起病。病变在空间上的多发性(即散在分布于中枢神经系统的多发病灶),及其在时间上的多发性(即病程中的缓解与复发),构成了本病病程及其临床表现的主要特点。临床表现有感觉和运动障碍、视力障碍、脑干和小脑症状、精神障碍、膀胱功能障碍。

(三)诊断

目前主要采用Poser(1983年)MS诊断标准和2005年,美国国立MS协会(NMSS)提出新的McDonald MS诊断标准。

(四)治疗重点

本病目前尚无特效治疗方法,治疗原则为控制发作,阻止病情发展,对症支持治疗。药物治疗中皮质类固醇激素是治疗MS急性发作期和复发时的主要药物。应保证营养,注意卧床休息,加强并发症的处理,应用康复治疗,针灸、体疗、保持适量运动。

三、强化练习题

(一)填空题

1. 多发性硬化的临床特点是:________的多发性以及________的多发性。

2. 多发性硬化的症状和体征不能用中枢神经系统________病灶来解释。

3. 多发性硬化累及的CNS部位包括________、________、________、________、________。

4. 多发性硬化患者的脑脊液IgG指数常常________,寡克隆IgG带阳性而血浆中寡克隆IgG带________。

（二）选择题

A1 型题

1. 多发性硬化最常见的临床类型是
   A. 复发-缓解型　　B. 继发进展型　　C. 原发进展型
   D. 进展复发型　　E. 良性型
2. 多发性硬化脑脊液特征性改变是
   A. 蛋白质轻度增高　　B. 细胞数明显增高　　C. 出现寡克隆抗体区带
   D. 糖和氧化物正常　　E. 血性脑脊液
3. MS 应用皮质类固醇治疗的方法是：
   A. 小剂量长期使用　　B. 缓解期仍应坚持用药
   C. 大剂量短程疗法　　D. 一般常用泼尼松
   E. 不必使用补钾、补钙及抑酸
4. 多发性硬化的典型临床表现特点为：
   A. 慢性起病后中枢神经上有多发病灶，病程中缓解复发
   B. 急性和亚急性起病后中枢神经上多发病灶
   C. 急性和亚急性起病后病情缓解和复发
   D. 慢性起病后，中枢神经上多发病灶，进行性加重
   E. 急性和亚急性起病后中枢神经上有多发病灶，病程中缓解复发

A2 型题

5. 一中年患者，因感冒半月后出现眼球震颤、声音嘶哑、共济失调和平衡障碍。最不可能的疾病是
   A. 脱髓鞘脑炎　　B. 多发性硬化
   C. Fisher 综合征　　D. 橄榄桥脑小脑萎缩（OPCA）
   E. 延髓背外侧（Wallenberg）综合征

A3 型题（6～7 题共用题干）

6. 患者，女，30 岁，既往体健，不明原因出现左面部麻木和眼球活动障碍 20 天。检查发现左面部感觉缺失，复视，水平运动仅右眼可外展。2 个月前有双侧视神经炎史。最可能的临床定位诊断是：
   A. 脑干、视神经　　B. 颅底　　C. 脑干
   D. 大脑白质　　E. 中脑、视神经
7. 多发性硬化急性发作或病情恶化时，应优先选用
   A. 抗生素　　B. 止痛药　　C. 维生素
   D. 肾上腺皮质激素　　E. 神经营养药

B1 型题

（8～9 题共用备选答案）

A. CT 扫描　　B. 脑血流图　　C. 体感诱发电位
D. 磁共振成像　　E. 脑脊液

8. 在检查多发性硬化临床机制及治疗对策方面具有无可取代的重要作用的是
9. 患者，女，27 岁，1 年前曾因双眼视力减退，震颤，双下肢麻木，大小便潴留就诊，经激素治疗好转，近半个月又出现步态不稳，共济失调。为明确诊断应首先检查的项

目是

(三)病例分析

患者,女,24岁,2年前无任何诱因突然出现左侧肢体无力,活动障碍,经对症治疗未见好转。头颅CT扫描示:右侧半球白质区有大片低密度影,外缘为高密度环。以"脑脓肿"行开颅手术,但未发现有脑脓肿。之后患者出现视物模糊,左侧肢体无力较前缓解。入院前2个月突然右侧肢体无力,头颅CT扫描结果如前,行第二次开颅探查手术,仍未见异常。查体:神志清楚,语言尚清,发音缓慢。双眼视力0.1,视野无明显缺损,视神经乳头边缘清,色泽淡。左侧鼻唇沟浅,伸舌居中,左上肢挛缩畸形,肘关节屈曲无法伸直,四肢肌张力高,腱反射亢进,双踝阵挛(+),双侧Babinski征(+)。右上肢肌力Ⅳ级,余肢体肌力Ⅲ级。可疑核间性眼肌麻痹。无感觉障碍,括约肌功能未见异常,双足背动脉搏动好,血压未见异常。辅助检查:头颅CT示:双侧大脑半球白质区有多发低密度影,中线结构未移位。脑电图未见异常。经2个月激素治疗,双下肢肌力恢复到Ⅳ级,能下床行动,半年后下肢肌力逐渐恢复为Ⅴ级,上肢肌力Ⅳ级。根据患者的病史和临床表现特点以及辅助检查的结果,该患者的诊断是什么?诊断依据有哪些?需要和哪些疾病进行鉴别?

(四)思考题

1. 多发性硬化的临床特点是什么?
2. 多发性硬化治疗主要原则和方法是什么?
3. 多发性硬化常用辅助检查中有哪些阳性结果?

四、参考答案

(一)填空题

1. 病灶;时间
2. 一个
3. 大脑半球;视神经;脊髓;脑干;小脑
4. 增高;阴性或缺如

(二)选择题

1. A,复发-缓解型MS最常见,疾病早期出现多次复发和缓解,之后可以恢复但多遗留部分轻微神经功能缺损,两次复发期间病情稳定。

2. C,采用琼脂糖等电聚焦和免疫印迹技术检测CSF寡克隆IgG区带(OB)是诊断MS的CSF免疫学常规检查。

3. C。

4. E,多发性硬化临床特征是病灶的多发性和病程中的缓解和复发交替出现。

5. D　6. A　7. D　8. E　9. D

(三)病例分析

1. 诊断及诊断依据

(1)初步诊断:多发性硬化。

(2)诊断依据:①发病急,病程长,有明显复发-缓解。②病灶多发,既有大脑半球又有视神经。大脑半球病变波及双侧,白质区受累。原发性视神经萎缩,视力差表明有视神经病变。③在发病高峰过后,肢体功能恢复不到发病前水平,但有不同程度自行恢复。④激素治疗有一定疗效。⑤头颅CT扫描及临床表现均不支持颅内其他性质病变。

2. 鉴别诊断

（1）非特异性脑动脉内膜炎，原发性视神经萎缩及病程有复发-缓解不支持。

（2）多发性大动脉核血栓闭塞性脉管炎性脑病，患者双足背动脉搏动好，四肢血压正常，无血管杂音，脑血管造影未发现特殊动脉改变，故不支持。

（尉杰忠）

第六章

神经系统变性疾病

一、学习要点

掌握肌萎缩侧索硬化的临床表现以及临床诊断依据。

熟悉运动神经元病与其他疾病的鉴别诊断。

了解运动神经元病的临床类型和病理特征。

二、重要知识点

(一)病因及发病机制

病因和发病机制不清楚。可能与遗传、氧化应激、金属中毒、慢病毒感染及外伤有关。

(二)临床特征

1. 肌萎缩性侧索硬化症　最多见,起病缓慢,一侧肢体开始缓慢进展为双侧上、下运动神经元受损。首发症状为手指活动不灵,逐渐发展为手部肌肉萎缩呈“鹰爪手”,之后前臂、上臂、肩胛带肌群、面肌和咽喉肌萎缩。查体可见双上肢肌力减退,肌张力不高,但腱反射活跃,霍夫曼征阳性(若侵犯颈膨大前角细胞,上肢腱反射减弱或消失),双下肢肌张力增高,动作不协调,膝、踝反射亢进,Babinski 征阳性。病程后期出现延髓麻痹,呼吸肌受累,生存期平均 3～5 年,最终因呼吸肌麻痹及肺部感染死亡。

2. 进行性肌萎缩症　缓慢进展,首发症状为对称性双上肢远端肌肉萎缩无力,逐渐波及前臂、上臂和肩部肌群,表现为肌肉肌束震颤。查体可见肌张力低,深反射减弱或消失,感觉正常,锥体束征阴性。后期发展至全身肌肉萎缩,病程可达 10 年以上,累及呼吸肌时出现呼吸困难或合并肺部感染而致死亡。

3. 进行性延髓麻痹　病变早期侵及延髓的舌下神经核、疑核,表现构音不清、声音嘶哑、饮水呛咳、吞咽困难等,检体可见舌肌萎缩、肌束颤动、咽反射消失。后期可侵犯脑桥的面神经核及三叉神经核,出现唇肌的萎缩,咀嚼无力。若皮质延髓束受损时,出现假性延髓麻痹症状。最终因呼吸麻痹或继发肺部感染而死亡。

4. 原发性侧索硬化症　罕见,进展缓慢,首发症状为双下肢对称性乏力、僵硬,行走时呈痉挛步态,逐渐波及双上肢。查体可见四肢肌张力增高,腱反射亢进,病理征阳性。生存期较长。

(三)诊断

①中年期隐匿起病,慢性进行性加重的病程;②表现为肌无力、肌萎缩、延髓麻痹及锥体束征等上、下运动神经元同时受累征象;③影像检查有脊髓、脑干萎缩,脑皮质脑血流异常和代谢降低;④肌电图为失神经源性损害。

(四)治疗重点

本病目前尚无有效的治疗方法。其主要采取病因治疗、对症支持治疗,可辅以针灸、理疗、按摩。对晚期有延髓麻痹患者应鼻饲，以保证营养及预防吸入性肺炎；有呼吸麻痹者应作气管切开及人工辅助呼吸。此外，疾病对患者心理容易产生消极悲观的情绪，应早期及时给予心理治疗尤为重要，对于伴发焦虑、抑郁等心理障碍的患者可给予抗抑郁药物。

三、强化练习题

（一）填空题

1. 运动神经元病主要分为________、________、________、________四型。

2. 原发性侧索硬化症其病变仅限于________部位。

3. 运动神经元病的病理特点是________、________、________、________的运动神经元选择性死亡。

（二）选择题

A1 型题

1. 运动神经元病最常见的类型是

A. 肌萎缩侧索硬化症　B. 进行性脊肌萎缩症　C. 原发性侧索硬化症
D. 进行性延髓麻痹　E. 进行性脊肌萎缩症或延髓麻痹

2. 进行性脊肌萎缩症病变仅限于脊髓哪个部位

A. 脊髓后角　B. 脊髓前角　C. 脊髓侧索
D. 脊髓后索　E. 脊髓灰质前连合

3. 肌萎缩侧索硬化的最常见的首发症状是

A. 双上肢无力　B. 双下肢无力　C. 一侧手无力
D. 延髓麻痹　E. 假性延髓麻痹

A2 型题

4. 运动神经元病不累及

A. 小脑蒲肯野细胞　B. 脑神经运动核　C. 大脑皮层运动神经元
D. 锥体束　E. 前角细胞

5. 不属于运动神经元病的是

A. 原发性侧索硬化　B. 进行性延髓麻痹　C. 遗传性共济失调
D. 进行性脊肌萎缩症　E. 肌萎缩侧索硬化

6. 肌萎缩侧索硬化不应有

A. 感觉障碍　B. 缓慢进行性病程
C. 上和下运动神经元性瘫痪并存　D. 延髓麻痹
E. 假性延髓麻痹

A3 型题

（7～9 题共用题干）

54 岁，男性，四肢进行性无力 1 年，无大小便功能障碍。查体：手和前臂有肌肉萎缩，舌肌颤动，四肢腱反射亢进，且双踝阵挛，右侧 Babinski 征阳性，深浅感觉无障碍。

7. 病变部位在

A. 脑干　B. 小脑　C. 锥体外系
D. 下运动神经元　E. 上、下运动神经元

8. 最可能的疾病是

A. 脑病　　B. 肌病　　C. 脊髓病
D. 周围神经病变　　E. 运动神经元病

9. 肌电图检查可能会发现
A. 电静息　　B. 多相波　　C. 纤维性颤动
D. 良好的募集现象　　E. 神经传导时间减慢

(10～11 题共用题干)

52 岁男性，四肢进行性无力约 8 个月，体检发现手和前臂有肌肉萎缩，舌出现明显的肌纤维自发性收缩，四肢腱反射亢进，右踝有明显阵挛，右足跖反射为阳性，无感觉系统异常。根据这个病例，回答下列问题：

10. 这名患者可能患有
A. 周围神经病　　B. 脑病　　C. 肌病
D. 脊髓病　　E. 运动神经元病

11. 此患者肌电图描记将会发现
A. 纤维性颤动　　B. 减慢传导时间　　C. 良好的募集现象
D. 多相波　　E. 电静息

B1 型题(12～13 题共用备选答案)
A. 多发性肌炎　　B. 进行性脊肌萎缩　　C. 肌萎缩侧索硬化症
D. 进行性延髓麻痹　　E. 原发性侧索硬化

12. 脊髓前角受损时见于哪种疾病
13. 锥体束受损时见于哪种疾病

(三)思考题

1. 运动神经元病各型的临床特点？
2. 运动神经元病特征性病理改变有哪些？

四、参考答案

(一)填空题

1. 肌萎缩侧索硬化症；进行性脊肌萎缩症；原发性侧索硬化症；进行性延髓麻痹
2. 锥体束
3. 皮质锥体细胞；锥体束；脑干运动神经核；脊髓前角

(二)选择题

1. A，运动神经元病最常见类型是肌萎缩侧索硬化症，表现为上、下运动神经元损害同时并存的特征。

2. B，进行性脊肌萎缩症其病损仅限脊髓前角运动神经元。

3. C，肌萎缩侧索硬化累及颈膨大处前角细胞，常先受累故首发症状为手指活动不灵，精细动作不准，手部肌肉萎缩呈“鹰爪手”。

4. A，运动神经元病病变累及皮质锥体细胞、锥体束、脑干运动神经核、脊髓前角的运动神经元。

5. C　6. A　7. E　8. E　9. C　10. E　11. A　12. B　13. E

(尉杰忠)

第七章

神经-肌肉接头与肌肉疾病

一、学习要点

掌握重症肌无力临床表现、诊断、治疗原则和重症肌无力危象处理原则；周期性瘫痪的治疗原则。

熟悉神经-肌肉接头疾病的病理生理

了解重症肌无力的常见病因及发病机制。

二、重要知识点

（一）病因及发病机制

1. 重症肌无力　已证实是细胞依赖、体液介导的一种自身免疫性疾病。神经-肌肉接头突触后膜 ACh 受体被自身抗体破坏导致突触后膜上 ACh 受体数目减少引起。

2. 低血钾型周期性瘫痪　目前认为是常染色体显性遗传性骨骼肌钙通道疾病，其发作与细胞内外 K^+ 的转运密切相关。

（二）临床特征

1. 重症肌无力　表现为受累骨骼肌病态疲劳，表现为活动后肌无力加剧，休息后减轻和“晨轻暮重”等特点。首发症状多为一侧或双侧眼外肌麻痹。如累及延髓支配肌肉和呼吸肌，影响换气功能时称为肌无力危象。可分为：①肌无力危象，由疾病发展和抗胆碱酯酶药物不足所引起，表现为吞咽困难、咳嗽困难、呼吸窘迫乃至停止。②胆碱能危象，因抗胆碱酯酶药过量所致，表现为瞳孔缩小、浑身出汗、肌肉跳动、肠鸣音亢进，肌注新斯的明后症状加重。③反拗危象，对抗胆碱酯酶药不敏感所致，对新斯的明试验无反应。

2. 低血钾型周期性瘫痪　发病前有诱发因素，如饱餐、酗酒、剧烈运动等，夜间入睡后发病，表现为四肢软瘫，肌张力降低，腱反射减弱或消失。持续 6～24 小时，有时长达 1 周以上。一般不累及脑神经支配肌及膀胱括约肌，感觉正常，可反复发作。

（三）诊断

1. 重症肌无力诊断要点　①受累骨骼肌病态疲劳、症状波动、晨轻暮重；②肌疲劳及抗胆碱酯酶药物试验阳性；③重复电刺激其动作电位幅度下降 10% 以上；④血清 ACh 受体抗体滴度增高。

2. 低血钾型周期性瘫痪诊断要点　①多为青壮年，在饱餐、剧烈运动等诱因下急性发作；②四肢弛缓性瘫痪，不伴意识、感觉及括约肌功能障碍；③血清 K^+ 低于 3.5mmol/L 及相应心电图改变；④补钾治疗后病情迅速好转。

（四）治疗重点

1. 重症肌无力治疗　应用抗胆碱酯酶药物、糖皮质激素、免疫抑制剂治疗，也可采用血浆置换法（能减少 ACh 受体抗体）和胸腺切除（适用于全身型重症肌无力且合并胸腺增生者）。针对重症肌无力危象的处理，一旦发生危象，应立即气管切开，呼吸机辅助呼吸，防止肺部感染。当发生肌无力危象时应用新斯的明注射，同时可予大剂量皮质类固醇激素；当发生胆碱能危象时，应输液促进排泄，静脉注射阿托品对抗；当发生反拗危象时，应停药改用其他疗法。

2. 低血钾型周期性瘫痪　发作时最好给予口服氯化钾，每日总量为 10g～15g。重症患者可用 10% 氯化钾 10～15ml 加入 500ml 生理盐水或林格液中静脉滴注，注意同时监测血钾及心电图，以免发生高钾血症造成危险，另外尽量避免发病的诱因。

三、强化练习题

（一）填空题

1. 重症肌无力危象分为________、________、________三种。
2. 重症肌无力患者________肌和________肌不受累。
3. 周期性瘫痪临床可分为三种类型，其中________型最为多见。
4. 重症肌无力病变主要累及________突触后膜上________。
5. 临床疑似周期性瘫痪，应尽快做________和________检查。
6. 重症肌无力的临床特点是主要侵犯________，症状呈________及________。

（二）选择题

A1 型题

1. 重症肌无力表现为
   A. 眼外肌、面肌、延髓支配各肌最常受累　B. 受累的肌肉持续无力
   C. 常有肌肉萎缩　D. 抗胆碱酯药物无效
   E. 血钾偏低
2. 重症肌无力患者，常合并疾病是
   A. 甲状腺炎　B. 胸腺增生或胸腺瘤　C. 甲状腺功能亢进
   D. 系统性红斑狼疮　E. 类风湿关节炎
3. 重症肌无力与急性炎症性脱髓鞘性多发神经病的鉴别点
   A. 起病急缓　B. 症状有无波动　C. 疲劳试验
   D. 新斯的明试验　E. 以上全部
4. 重症肌无力临床表现最主要的特征是
   A. 症状多样性　B. 无感觉障碍　C. 主要累及骨骼肌
   D. 括约肌不受影响　E. 症状具有波动性及晨轻暮重
5. 目前认为低钾血症型周期性瘫痪是属于哪类离子通道疾病
   A. 钙通道疾病　B. 钠通道疾病　C. 钾通道疾病
   D. 氯通道疾病　E. 慢通道疾病
6. 诊断多发性肌炎最重要的生化检查是
   A. 抗链“O”　B. 血沉　C. 血常规
   D. 抗核抗体　E. 血清肌酶

7. 重症肌无力患者出现危象，瞳孔缩小、分泌物增多、腹泻、多汗时如何处理

A. 肌内注射新斯的明　B. 做依酚氯铵试验

C. 保持呼吸道通畅，必要时行气管切开　D. 加强肢体的活动

E. 加强呼吸肌活动

A2 型题

8. 女性，32 岁，半个月前每日下午出现视物有双影，近一周下午睁眼困难。查体：双瞳孔 2mm，对光反应正常，双眼上睑下垂，左眼球上视、外展和下视无力，右眼上下视、内收及外展均无力，向各方向注视均有复视，其余神经系统未见异常，最可能的诊断是

A. 双眶上裂综合征　B. 动脉瘤　C. 海绵窦血栓形成

D. 重症肌无力　E. 肌营养不良

9. 女性，24 岁，眼睑下垂，四肢乏力 1 年，诊断重症肌无力，1 天前感冒、发热，应用抗生素时，最不宜选择

A. 青霉素类　B. 林可胺类　C. 氨基糖苷类

D. 大环内酯类　E. 头孢菌素类

10. 男性，29 岁，无诱因突发四肢无力 1 天，既往有类似发作 3 次。查体：四肢肌力Ⅱ级，无感觉障碍。血 K^+2.5mmol/L，此时最适宜治疗是

A. 补充钾盐　B. 针灸治疗　C. 肌注新斯的明

D. 口服乙酰唑胺　E. 静脉补充糖水

A3 型题(11～12 题共用题干)

患者，女，27 岁，左上睑下垂 3 年，全身无力(活动后加重，休息后减轻)、复视近 1 年。查体：左侧眼裂较右侧变小，左眼外展受限，瞳孔对光反射未见异常，四肢肌力Ⅳ级。应用抗胆碱酯酶药物实验性治疗有效。

11. 该患者可能的诊断是

A. 重症肌无力　B. Lambert-Eaton 综合征　C. 周期性瘫痪

D. 运动神经元病　E. 多发性肌炎

12. 患者发生下列哪些情况不会诱发肌无力危象发生

A. 肺部感染　B. 手术　C. 妊娠

D. 过度劳累　E. 应用抗生素

(13～14 题共用题干)

女性，25 岁，双眼睑下垂、视物呈双、四肢乏力半年，活动后加重，休息后减轻，症状具有波动性，表现晨轻暮重。3 天前因感冒症状加重，出现咳嗽、咳痰、呼吸困难、面色发绀、饮水呛咳。

13. 最急需的适当治疗是

A. 气管插管　B. 气管切开　C. 肌注洛贝林

D. 鼻饲　E. 肌注新斯的明

14. 重症肌无力被确定，应属于 Osserman 分型的

A. Ⅰ型　B. ⅡA 型　C. ⅡB 型　D. Ⅲ型　E. Ⅳ型

(15～16 题共用题干)

男性，21 岁，冬季户外劳动，晚上饱餐入睡，晨醒时四肢不能活动。查体：双上肢肌力Ⅲ级，双下肢肌力Ⅱ级，肌张力降低，腱反射迟钝，无感觉障碍，病理征阴性。

15. 为明确诊断应首选检查是

A. 脑脊液检查　B. 血清钾测定　C. 神经传导速度测定

D. 血清 T_3、T_4测定　E. 血清 AchR-Ab 测定

16. 最可能诊断是

A. 多发性肌炎　B. 周期性瘫痪　C. 急性脊髓炎

D. 重症肌无力　E. 吉兰-巴雷综合征

B1 型题(17～19 题共用备选答案)

A. 抗胆碱酯酶药物过敏　B. 抗胆碱酯酶药物不足　C. 抗胆碱酯酶药物过量

D. 抗胆碱酯酶药物不敏感　E. 胆碱酯酶被破坏

17. 重症肌无力反拗危象

18. 重症肌无力危象

19. 重症肌无力胆碱能危象

(20～24 题共用备选答案)

A. 阻碍 Ca^{2+}进入末梢神经

B. 突触后膜病变,使 AChR 数目减少

C. 胆碱酯酶活力极度抑制,Ach 作用过度延长

D. 毒素与 AChR 结合,阻断了 Ach 结合位点

E. 突触前膜病变,导致 Ach 合成和释放减少

以下疾病出现肌无力的发病机制

20. 重症肌无力

21. 美洲箭毒素

22. 有机磷中毒

23. 肉毒杆菌中毒

24. Lambert-Eaton 综合征

(25～27 题共用备选答案)

A. 补钾　B. 溶栓治疗　C. 糖皮质激素

D. 静滴尼莫地平　E. 人体免疫球蛋白

以下疾病适宜哪种治疗

25. 周期性瘫痪

26. 多发性硬化

27. 蛛网膜下腔出血

(三)病例分析

患者,男性,27 岁,因眼睑下垂,视物呈双 3 年,四肢无力 1 年,加重伴呼吸困难 1 周入院。查体:体温 38.0℃,脉搏 102 次/分,呼吸 32 次/分,血压 120/80mmHg。意识清楚,无智能障碍,言语欠清、声音低微,呼吸浅快,双眼球居中、向各方向活动受限,双瞳孔等大(3mm),光反应灵敏,无面舌瘫,四肢肌力Ⅲ～Ⅳ级,肌张力低,腱反射迟钝,无感觉障碍,病理征(-),脑膜刺激征(-)。辅助检查:ECG 窦性心动过速,电解质正常,血象白细胞及分类增高。分析该患者初步诊断,写出诊断依据,鉴别诊断,进一步检查,治疗原则。

(四)思考题

1. 重症肌无力的概念及临床特征?

2. 重症肌无力危象有哪几种？处理原则是什么？

3. 低钾型周期性瘫痪的临床表现是什么？如何诊断和治疗？

四、参考答案

(一)填空题

1. 肌无力危象;胆碱能危象;反拗危象

2. 平滑;膀胱括约

3. 低钾

4. 神经-肌肉接头;乙酰胆碱受体

5. 血清钾;心电图

6. 骨骼肌;波动性;晨轻暮重

(二)选择题

1. A,重症肌无力常见一侧或双侧眼外肌麻痹,也可累及延髓支配肌肉和呼吸肌。

2. B,重症肌无力其病因与胸腺异常(胸腺增生或胸腺瘤)有密切关系。

3. E,重症肌无力重要临床特征为起病隐袭,受累骨骼肌病态疲劳,表现为活动后肌无力加剧,休息后减轻和晨轻暮重等特点。

4. E

5. A,目前认为低钾型周期性瘫痪是一种常染色体显性遗传性钙通道疾病。

6. E,血清肌酶的增高对多发性肌炎的诊断有重要意义。

7. C,重症肌无力患者发生危象,应立即气管切开,呼吸机辅助呼吸,防止肺部感染。

8. D

9. C,氨基糖苷类抗生素能抑制突触前膜 ACh 的合成和释放,从而加重病情,甚至诱发危象。

10. A,周期性瘫痪急性期若补充糖水,可使糖原合成增加,导致血清钾进一步降低,使病情加重,应选 A。

11. A

12. E,诱发肌无力危象的发生多为感染、精神创伤、疲劳、妊娠、分娩等。

13. E,根据临床表现可能属肌无力危象,应肌注新斯的明,以缓解呼吸困难。

14. D,常病情重,延髓肌及呼吸肌多受累,属重症肌无力Ⅲ型。

15. B,血清钾及心电图对诊断周期性瘫痪有重要意义。

16. B　17. D　18. B　19. C

20. B,Lambert-Eaton 综合征属突触前膜病变,主要是 ACh 合成和释放减少;有机磷中毒主要为胆碱酯酶活力极度抑制,ACh 作用过度延长,而产生超极化传递障碍;肉毒杆菌中毒主要抑制钙离子进入神经末梢,属突触前膜病变;美洲箭毒素主要通过竞争性与 AChR 结合而导致肌无力。

21. D　22. C　23. A　24. E　25. A　26. C　27. D

(三)病例分析

分析步骤:

1. 诊断及诊断依据

(1)初步诊断:重症肌无力(Ⅲ型)。

（2）诊断依据：①壮年，起病隐袭，病程 3 年；②主要表现为眼外肌麻痹及四肢肌无力，有症状波动及晨轻暮重现象；③延髓肌及呼吸肌受累。

2. 鉴别诊断

（1）Lambert-Eaton 综合征：常见于老年男性，多伴有癌肿，脑神经支配的肌肉受累轻或无，疲劳试验及重复电刺激试验可助鉴别。

（2）吉兰-巴雷综合征：急性起病，症状无波动，可出现感觉障碍，脑脊液呈蛋白-细胞分离，新斯的明试验阴性。

（3）多发性肌炎：四肢近端肌无力，无波动性，常有肌痛、压痛，肌酶明显增高，肌肉活检可确诊。

3. 进一步检查

（1）肌疲劳试验或新斯的明试验；

（2）血清 AChR-Ab 测定、肌电图重复电刺激；

（3）脑脊液、血清肌酶检查；

（4）胸部 CT。

4. 治疗原则

（1）保持呼吸道通畅，若一般处理无好转，应尽早气管切开，呼吸机辅助呼吸；

（2）使用甲泼尼龙短程冲击治疗或大剂量免疫球蛋白；

（3）选用抗生素，以防治肺部感染。

（尉杰忠）

第十篇　精神疾病

第一章

总　　论

一、学习要点

掌握精神疾病及精神病学的概念，重性精神疾病的主要症状。

熟悉精神疾病的常见原因、常见的精神症状。

了解精神疾病的检查内容、诊断及分类。

二、重要知识点

（一）精神疾病概述

精神疾病又称精神障碍，是在各种生物学、心理学以及社会环境因素影响及作用下，导致人的大脑功能失调，致使人的认知、情感、意志行为等精神活动障碍为主要临床表现的疾病；是一类具有诊断意义的精神方面的问题，特征为认知、情绪、行为等方面的改变，可伴有痛苦体验和功能损害。

重性精神障碍或“精神病”是指以精神病性症状为主要表现，可造成社会功能障碍和现实检验能力下降的一组精神疾病。有明显的思维、情感及意志行为障碍，临床相多以幻觉、妄想为突出表现，患者多有严重脱离现实的情况，社会功能严重受损，对自己的疾病缺乏认识和判断能力，常拒绝治疗。在这一组疾病中，最为常见的是精神分裂症、偏执性精神障碍和急性短暂性精神病。

轻性精神障碍是指心理活动无明显紊乱，以神经症性症状为主要表现的一组精神疾病。患者没有持久的精神病性症状，多与现实保持接触，社会功能没有受损或轻度受损，能认识自己的病态而感到痛苦，并积极要求治疗。

精神病学是临床医学的一个分支学科，是研究精神疾病的病因、发病机制、临床表现、疾病发展规律以及治疗和预防的一门学科。

精神卫生也称心理卫生，是指维护和促进人类心理健康，预防精神疾病的预防保健措施。

精神卫生学是医学门类中预防医学的一个分支学科，研究精神障碍发生、治疗、预防、康复的特点和规律,以预防各种精神障碍的发生,维护和促进正常人群的心理健康水平。

(二)精神疾病的常见原因

生物学因素(遗传因素、神经发育异常、感染因素)。

心理、社会因素(应激、人格特征)。

(三)精神疾病的症状学

1. 精神症状的概念 异常的精神活动往往通过人的外显行为如仪表动作、言谈举止、神态表情及书写内容等表现出来。

2. 感知觉障碍 幻觉的定义:指没有现实刺激作用于感觉器官时出现的知觉体验,是一种虚幻的知觉。幻觉常见类型幻听、幻视、幻嗅、幻触、幻味及内脏性幻觉;幻听最常见。

3. 思维障碍 思维形式障碍思维奔逸、思维迟缓、思维贫乏、思维散漫、思维破裂、语词杂拌、思维不连贯、思维中断、思维被夺、思维插入、强制性思维、病理性赘述、思维化声、思维扩散、思维被广播、语词新作、象征性思维、逻辑倒错性思维、强迫思维

妄想的概念及特征:在病态推理和判断基础上形成的一种病理性的歪曲的信念。其特征是妄想内容与事实不符,缺乏客观现实基础,而患者坚信不移;妄想内容均涉及患者本人,总是与其个人利害有关;妄想具有个人独特性,并非集体信念;妄想内容因文化背景和个人经历而有所差异,常有浓厚的时代色彩。

临床上常见的妄想:关系妄想、被害妄想、夸大妄想、罪恶妄想、疑病妄想、钟情妄想、嫉妒妄想、非血统妄想、物理影响妄想、内心被揭露感;最常见的妄想是被害妄想。

4. 注意障碍 注意增强、减退、涣散、狭窄、转移的表现。

5. 记忆障碍 记忆增强、减退、遗忘、错构症、虚构症的表现。

6. 智能障碍 精神发育迟滞及痴呆的表现。

7. 情感障碍 情感高涨、低落、淡漠、倒错、矛盾及焦虑、恐惧的表现。

8. 意志行为障碍 意志增强、减退、缺乏及矛盾意向的表现;精神运动性兴奋,精神运动性抑制(木僵、蜡样屈曲、缄默症及违拗症),刻板动作、模仿动作及作态等表现。

9. 意识障碍 意识障碍的临床表现及常见意识障碍。

10. 自知力障碍

(1)自知力的概念:是指患者对自己精神状态的认识和判断能力。

(2)自知力障碍的临床意义:不同精神疾病自知力的损害程度是不同的,神经症患者的自知力一般保持完整,重性精神疾病患者的自知力一般是缺乏的,自知力缺乏是重性精神疾病特有的重要指标;临床上将有无自知力及自知力恢复的程度作为判定病情轻重和疾病好转程度的重要指标。自知力完全恢复是精神病病情康复的重要指标之一。

(四)精神疾病的检查

病史采集的原则:尽量客观、全面和准确;应该收集有关人格特点的资料;询问的顺序中门诊从现病史开始,住院从家族史、个人史、既往史开始;病史的记录:应如实描述,简明扼要,重要的症状可记录患者原话。要避免用医学术语,还应保密。

精神检查的内容:外表与行为,言谈与思维,情绪状态,感知,认知功能,自知力。

(五)精神疾病的诊断及分类

中国精神疾病分类及诊断标准第三版(CCMD-3)

三、强化练习题

（一）判断题

1. 轻性精神障碍是指心理活动无明显紊乱，以精神病性症状为主要表现的一组精神疾病
2. 错构就是指患者以想象的、未曾经历过的事件来填补记忆的缺损，并信以为真
3. 精神障碍的发生大多是由于心理因素导致的
4. 精神卫生学是医学门类中预防医学的一个分支学科。
5. 病史的记录中重要的症状可记录患者原话。可使用医学术语，还应保密。

（二）填空题

1. 功能性精神障碍又分为________和________。
2. 精神障碍是一类具有诊断意义的精神方面的问题，特征为________、________、________等方面的改变，伴有________和（或）________。
3. 异常的精神活动往往通过人的外显行为如仪表动作、言谈举止、神态表情及书写内容等表现出来，称之为________。
4. ________和________在精神障碍发生、发展中均起着重要作用，两者相互作用、相互影响，共同影响人类行为。

（三）选择题

A1 型题

1. 精神疾病的概念是
   A. 受精神创伤后的情绪悲观　　B. 未达到个人目的的内心矛盾
   C. 以精神活动失调为主要表现的疾病　　D. 精神疾病实际上是思想病
   E. 以上都不对
2. 幻觉的定义是
   A. 对客观事物的错误感受
   B. 对客观事物的歪曲
   C. 缺乏相应的客观刺激时的感知体验
   D. 客观刺激作用于感觉器官的感知体验
   E. 缺乏客观刺激时的思维过程
3. 关于妄想，下列说法正确的是
   A. 在意识障碍时出现的杂乱思维
   B. 在智力缺损时出现的离奇想法
   C. 在意识清晰的情况下的病理性歪曲信念
   D. 是可被说服的不现实想法
   E. 在意识中占主导地位的错误观念
4. 患者感到地球上各种客体都比原来小，是属于
   A. 幻觉　　B. 幻想　　C. 妄想
   D. 错觉　　E. 知觉综合障碍
5. 焦虑是一种具有紧张、恐惧的情感，常伴有
   A. 意识模糊　　B. 哭泣　　C. 自主神经反应

D. 自杀观念　　E. 疑病妄想

6. 精神分裂症最常见的幻觉是

A. 言语运动幻觉　　B. 虫爬样触幻觉　　C. 恐怖性视幻觉

D. 言语性听幻觉　　E. 难受的嗅幻觉

7. 患者终日愁眉不展,唉声叹气,对一切不感兴趣,伴有自责自罪,提示为

A. 情感焦虑　B. 情感淡漠　C. 情感不稳　D. 情感抑郁　E. 情感脆弱

8. 下列哪项不属于思维形式障碍

A. 思维迟缓　　B. 思维散漫　　C. 病理性赘述

D. 思维中断　　E. 关系妄想

9. 最常见幻觉为

A. 幻听　B. 幻视　C. 幻触　D. 幻味　E. 幻嗅

10. 患者呆坐于一旁,对医生的任何提问均不作回答,医生让其开口喝水时,患者却双唇紧闭,扭头逃避面前的杯子,该患者的症状可能是

A. 缄默症　B. 主动违拗　C. 被动违拗　D. 木僵　E. 作态

11. 患者感到生殖器痒痛不适,有小虫子在皮肤表面爬动,经过皮肤科反复检查却未发现任何异常,患者仍旧坚信不疑。这种症状可能是

A. 内脏性幻觉　　B. 内感性不适　　C. 幻触

D. 错觉　　E. 躯体化症状

12. 脑内突然涌现出大量异己的奇怪念头,患者对此也感莫名其妙,且不能控制,这种症状是

A. 思维奔逸　　B. 思维散漫　　C. 强制性思维

D. 强迫性思维　　E. 以上都不对

13. 患者最近数月一直非常害怕,称:“家中有窃听器、摄像机,马路上也有人在跟踪,要害他及他的家人”,你认为这是什么症状

A. 思维散漫　B. 被害妄想　C. 幻觉　D. 错觉　E. 关系妄想

(14~15 题共用备选答案)

A. 强迫性思维　　B. 思维奔逸　　C. 联想散漫

D. 强制性思维　　E. 思维插入

14. 患者反复出现一些想法,明知不必要或不合理,但无法控制。该症状为

15. 患者体验到脑内概念不断涌现,一个意念接着一个意念,该症状为

(16~17 题共用备选答案)

A. 思维被夺取　　B. 思维被洞悉　　C. 思维贫乏

D. 思维散漫　　E. 思维迟缓

16. 患者认真讲了一番话,但周围的医生们都不理解他要说什么问题,该症状为

17. 患者对医生的问题只能在表面上产生反应,缺乏进一步的联想,该症状为

(四)思考题

1. 精神疾病的常见原因有哪些?

2. 错觉和幻觉的概念及区别?

3. 妄想的特征有哪些?

4. 简述中国精神疾病分类及诊断标准第三版(CCMD-3)的主要分类?

四、参考答案

(一)判断题

1. ×　2. ×　3. ×　4. √　5. ×

(二)填空题

1. 重性精神障碍;轻性精神障碍
2. 认知、情绪、行为;痛苦体验;功能损害
3. 精神症状
4. 生物学因素;心理-社会因素

(三)选择题

1. C,以精神活动失调为主要表现的疾病。
2. C,缺乏相应的客观刺激时的感知体验。
3. C,在意识清晰的情况下的病理性歪曲信念。
4. E,知觉综合障碍。
5. C,自主神经反应。
6. D,言语性听幻觉。
7. D,情感抑郁。
8. E,关系妄想。
9. A,幻听。
10. B,主动违拗。
11. C,幻触。
12. C,强制性思维。
13. B,被害妄想。
14. A,强迫性思维。
15. B,思维奔逸。
16. D,思维散漫。
17. C,思维贫乏。

(肖曙辉)

第二章

器质性精神障碍

一、学习要点

掌握器质性精神障碍、脑器质性精神障碍及躯体疾病所致精神障碍的概念,常见的脑器质性综合征及处理原则。

熟悉阿尔茨海默病和血管性痴呆常见的临床表现,躯体疾病所致精神障碍的共同临床特征和基本处理原则。

了解器质性精神障碍的病因及诊断标准。

二、重要知识点

(一)器质性精神障碍、脑器质性精神障碍及躯体疾病所致精神障碍的概念、器质性精神障碍的诊断

器质性精神障碍是指由于脑部器质性疾病或者躯体器质性疾病所导致的精神障碍。前者称之为脑器质性精神障碍,后者称之为躯体疾病所致精神障碍。

器质性损害证据是器质性精神障碍和原发性精神障碍相鉴别的最重要依据。诊断器质性精神障碍时,其诊断应包括两方面的内容,即精神病综合征的诊断和基础疾病病因诊断。

(二)常见的脑器质性综合征

1. 谵妄　是一组以急性、一过性、广泛性的认知功能障碍为主要特征的综合征,由于急性起病、病程短暂、病变发展迅速,故又称为急性脑病综合征。

2. 痴呆　是指严重的、持续的认知障碍。

3. 遗忘综合征　是由脑器质性病理改变所导致的一种选择性或局灶性认知功能障碍。

(三)阿尔茨海默病、血管性痴呆的临床表现特点

(四)躯体疾病所致精神障碍的发病原因及常见类型

三、强化练习题

(一)判断题

1. 谵妄状态临床表现主要是意识障碍伴有感知、思维、情感、行为障碍

2. 痴呆患者有认知功能损害

3. 脑器质性精神病患者脑 CT 检查一定有阳性发现

(二)选择题

A1 型题

1. 脑器质性精神障碍是指

A. 内分泌功能紊乱所致的精神障碍
B. 继发于全身性疾病或障碍,使脑部间接受到“侵害”或影响的精神障碍
C. 脑部病理或病理生理学改变所致的一类精神障碍
D. 智力、记忆和人格的全面损害
E. 代谢障碍和营养缺乏所致的精神障碍

2. 谵妄状态最多见的幻觉是
A. 听幻觉 B. 视幻觉 C. 嗅幻觉 D. 内脏幻觉 E. 触幻觉

3. 有关遗忘综合征,下列哪种说法正确
A. 一种广泛性认知功能障碍 B. 以对既往经历的全面丧失为特征
C. 为一种半侧脑功能障碍 D. 常见病因为颅内感染
E. 一种选择性或局限性认知功能障碍

4. 老年痴呆的病程特征为
A. 只发作一次 B. 进行性发展加重 C. 缓慢发展,逐渐好转
D. 发作缓解型 E. 发作进展型

5. 有关阿尔茨海默病的临床表现以下哪项错误
A. 可表现多种精神症状
B. 由发病至死亡平均约 8～10 年
C. 认知功能减退为主要症状之一
D. 通常起病隐袭,波动性发展
E. 人格改变往往出现在疾病的早期,近记忆障碍常为首发症状

A2 型题

6. 81 岁的男性患者,近 2 天来夜间出现行为紊乱,说房间的地板上有老鼠、有蛇,表情恐惧、紧张,言语令人费解;白天则较安静、喜卧床,对夜间行为难以回忆,生活自理需协助。头颅 CT 示:顶枕叶片状梗死灶。考虑该患者目前处于
A. 痴呆状态 B. 幻觉妄想状态 C. 谵妄状态
D. 抑郁状态 E. 木僵状态

7. 一个患者思维清晰,智能相对良好,但有近事记忆障碍和言谈虚构倾向,最可能的综合征是
A. 谵妄状态 B. 慢性脑病综合征 C. 急性脑病综合征
D. 痴呆状态 E. 遗忘综合征

(三)病例分析

患者张某,男,37 岁,工人。5 天前因车祸昏迷入住医院神经外科。患者发生车祸时撞伤头部,当时出现意识障碍,不省人事。神经外科诊断为:颅骨骨折,颅内血肿。3 天前行颅内血肿清除术。术后次日晚上出现失眠、胡言乱语,说自己是日本人,10 多年前来中国做某汽车公司顾问,患者说医院是别墅,说自己的母亲是秘书,有时候自言自语,有时又说病房里面有很多鬼怪,极度害怕,紧张恐惧,将输液器扯掉。患者上述症状白天较轻,晚上较重。辅助检查:入院后头部 CT 示颅骨骨折、颅内血肿、脑水肿。电解质 Na^+ 165mmol/L, K^+ 2.5mmol/L,血气分析 pH 7.55,$T\text{-}CO_2$ 53mmol/L,血常规 WBC 13.4×10^9/L,N 90%。

精神检查:患者表情紧张,喃喃自语,定向力差,意识不清,思维不连贯,有视幻觉、错觉,被害妄想,无自知力。请分析该患者初步诊断,进一步检查,治疗原则。

(四)思考题

1. 什么是谵妄？谵妄的常见原因、临床特征、治疗有哪些？

2. 痴呆的主要临床表现有哪些？

3. 阿尔茨海默病的临床表现特点有哪些？

四、参考答案

(一)判断题

1. √　　2. √　　3. ×

(二)选择题

1. C,脑器质性精神障碍指脑器质性疾病所致的精神障碍,而非躯体疾病所致。

2. B,视幻觉。

3. E,一种选择性或局灶性认知功能障碍。

4. B,进行性发展加重。

5. D,通常起病隐袭,波动性发展。

6. C,谵妄状态。

7. E,遗忘综合征。

(三)病例分析

分析步骤:

1. 诊断及诊断依据

(1)初步诊断:谵妄状态。

(2)诊断依据:①患者为青年男性,有明确的头颅外伤史,入院后行颅内血肿清除术。②头部CT示颅骨骨折、颅内血肿、脑水肿。电解质、血气分析、血常规异常。③临床表现包括:意识障碍,思维不连贯,被害妄想,有错觉、幻视,内容生动逼真,带有恐怖性,症状昼轻夜重。行为冲动,生活不能自理。

2. 鉴别诊断　精神分裂症:患者有明显的思维行为紊乱,丰富的错觉幻觉等精神症状,但患者在明确的头颅外伤手术后出现意识障碍和精神症状,故可排除精神分裂症。

3. 进一步检查　血常规、电解质,必要时复查头颅CT。

4. 治疗原则

(1)积极治疗原发病,防治颅内水肿。

(2)支持疗法,包括维持水电解质及酸碱平衡、充足的营养供应、抗感染等。

(3)小剂量使用抗精神病药物喹硫平75mg/d或奥氮平1.25~2.5mg/d,起始剂量要低,根据病情变化可适当增加剂量,当症状控制后,应逐渐减少剂量,不需要维持治疗。

(4)护理:安静、安全的治疗环境,减少声光刺激,因患者有冲动行为,要防止意外的发生,必要时可予以保护性约束。

(肖曙辉)

第三章

精神活性物质所致精神障碍

一、学习要点

掌握精神活性物质、依赖、耐受性的概念。

熟悉戒断状态的共同表现及治疗,鸦片类药物依赖的主要临床表现,药物依赖的治疗原则,急性酒中毒的主要临床表现,慢性酒中毒的临床表现。

了解精神活性物质的主要种类,酒精性震颤谵妄的处理。

二、重要知识点

(一)精神活性物质、依赖、滥用、耐受性、戒断状态的概念,精神活性物质的主要种类

(二)阿片类药物所致精神障碍

1. 药理作用,戒断反应。

2. 治疗　脱毒治疗;防止复吸、社会心理干预。

(三)酒精所致精神障碍

1. 急性酒精中毒的表现。

2. 戒断反应

3. 记忆及智力障碍。

4. 治疗　治疗原则、戒断症状的处理、酒精性震颤谵妄的处理、戒酒、支持治疗、心理治疗。

三、强化练习题

(一)判断题

戒断状态是指停止或减少使用药物后所出现的特殊心理生理综合征

(二)填空题

阿片类物质依赖的治疗方案是________,________,________。

(三)选择题

A1 型题

1. 下列不属于阿片类物质的是

A. 海洛因　　B. 丁丙诺啡　　C. 吗啡　　D. 美沙酮　　E. 苯丙胺

2. 长期大量饮酒者如突然停止饮酒,震颤谵妄常出现在停止饮酒

A. 72 小时后　　B. 48 小时后　　C. 24 小时后

D. 12 小时后　　E. 8 小时后

3. 在终止饮酒2天后，患者出现激越症状，凭空听到其他患者称他是同性恋，而意识清晰，定向力完整。患者出现的症状为

A. 精神分裂症　　B. 震颤谵妄　　C. 乙醇性幻觉症

D. 药物中毒　　E. 焦虑障碍

（四）病例分析

李某，男，55岁，小学文化，农民，因饮酒30年，停止饮酒后手抖、恶心、凭空闻人语2天入院。患者30年前开始饮酒，每天喝白酒半斤左右，经常喝醉，但平时仍坚持下地干活，后酒量逐渐增加，每天都要喝，最多每天喝高度酒1斤，近4年患者喝酒后出现四肢无力、胃口差、失眠、记忆力下降，常在喝酒后睡觉不出去干农活。1周前，家人将酒藏起后患者大发脾气，自己悄悄买酒继续喝。4天前患者被家人关在没有酒的房子里，2天前出现手抖、恶心、呕吐数次，呕吐物为胃内物，说听见有人在耳边说话，在议论他，说他的坏话，有时候看见屋里有很多“鬼”，有时候还看见有人站在墙上。患者自言自语，口齿不清，烦躁不安，步态不稳，并有大汗淋漓。家人遂将其送医院住院治疗。

患者生长发育史与同龄人无明显差异，平素体健，无重大疾病史，性格内向。家族中无精神病及癫痫患者。

查体：面色潮红，营养欠佳，双手粗大震颤，共济失调，病理征未引出。

辅助检查：肝功能AST、ALT增高，血常规示血红蛋白100g/L，尿常规、心电图正常。

精神检查：定向力差，情绪激动，口齿不清，有错觉、视幻觉、听幻觉，关系妄想、被害妄想，无自知力。请分析该患者初步诊断，进一步检查，治疗原则。

（五）思考题

1. 试述阿片类物质戒断反应的表现。

2. 试述震颤谵妄的表现。

四、参考答案

（一）判断题

√

（二）填空题

急性期的脱毒治疗；脱毒后防止复吸；社会心理康复治疗

（三）选择题

1. E，苯丙胺。

2. B，48小时后。

3. A，精神分裂症。

（四）病例分析

1. 初步诊断　酒精所致精神障碍。

2. 治疗原则　首先要取得患者的合作，克服来自患者的“否认”。其次，要积极治疗原发病和并发症，如人格障碍、焦虑障碍、抑郁障碍、分裂症样症状等。还要注意加强患者营养，补充机体所需的蛋白质、维生素、矿物质、脂肪酸等物质。

（肖曙辉）

第四章

精神分裂症

一、学习要点

掌握精神分裂症的主要临床表现、抗精神病药物治疗。

熟悉精神分裂症的诊断标准、鉴别诊断、心理与社会干预。

了解精神分裂症的流行病学、病因和发病机制及临床分型、病程与结局。

二、重要知识点

1. 精神分裂症的概述、流行病学、病因

2. 精神分裂症的临床表现　阳性症状、阴性症状特点及偏执型、紧张型、青春型、单纯型的主要表现。

3. 精神分裂症 CCMD-3 诊断标准、与器质性精神障碍以及其他功能性精神障碍的鉴别诊断。

4. 精神分裂症的病程、结局及预后良好的影响因素。

5. 精神分裂症的治疗原则。

三、强化练习题

(一)判断题

1. 精神分裂症发病期的主要治疗方法是认知心理治疗

2. 情感高涨对诊断精神分裂症有重要价值

3. 偏执型是精神分裂症中最常见的一种类型

4. 对诊断精神分裂症有特征性意义的听幻觉有:评议性幻听、争论性幻听、入睡前幻听、噪声性幻听等

5. 起病形式、症状特点、维持治疗、病前的社会功能水平等都是影响精神分裂症预后的因素

(二)填空题

1. 精神分裂症的终生患病率约为________。

2. 妄想是精神分裂症最常见的精神症状之一,以________妄想最为多见。

3. 精神分裂症的阳性症状包括________,________,________;而最常见的阴性症状是________,________。

4. 20% ~40% 的精神分裂症患者出现自杀企图,约________的患者最终死于自杀。

(三)选择题

A1 型题

1. 以下有关精神分裂症的定义不正确的是
   A. 一组病因未明的精神疾病
   B. 具有思维、情感、行为等多方面的障碍
   C. 慢性患者可有意识障碍
   D. 多起病于青壮年、常缓慢起病且病程迁延
   E. 一般智能无明显损害
2. 精神分裂症最多见的幻觉是
   A. 视幻觉　B. 听幻觉　C. 触幻觉　D. 嗅幻觉　E. 内脏幻觉
3. 在意识清晰的基础上,下列何种症状对精神分裂症最有诊断意义
   A. 被害妄想　B. 嫉妒妄想　C. 牵连观念　D. 思维散漫　E. 夸大妄想
4. 精神分裂症的情感障碍主要表现为
   A. 情绪低落　B. 情绪不稳　C. 情绪高涨
   D. 情感不协调　E. 欣快
5. 听幻觉最常见于
   A. 躁狂症　B. 抑郁症　C. 精神分裂症　D. 癔症　E. 强迫症
6. 关于精神分裂症青春型,不正确的说法是
   A. 思维联想散漫　B. 片段的幻觉妄想　C. 幼稚愚蠢行为
   D. 常急性或亚急性起病　E. 妄想具有一定的现实性
7. 关于精神分裂症紧张型,不正确的说法是
   A. 常急性发病　B. 可表现精神运动型兴奋　C. 可出现木僵
   D. 对电抽搐治疗反应较好　E. 发病多在中老年期
8. 关于精神分裂症偏执型的特征,错误的是
   A. 起病年龄较晚,常在 40 岁左右　B. 以妄想为主要表现
   C. 缓慢发病者多　D. 幻觉少见
   E. 及时治疗效果较好
9. 关于精神分裂症单纯型不正确的是
   A. 多在青少年期发病　B. 病程进展缓慢　C. 社会退缩行为
   D. 幻觉妄想较为明显　E. 预后较差

A2 型题

10. 青年女性,家人诉其近 2 年来逐渐变得少语少动,不与人交往,孤僻离群,对亲友冷淡,不讲究个人卫生,有时发呆。此患者最可能的诊断是
    A. 青春型精神分裂症　B. 品性障碍　C. 单纯型精神分裂症
    D. 偏执型精神病　E. 人格障碍
11. 患者,男,24 岁,近一年来日显懒散,不修边幅,记忆下降,注意力不集中,失眠,常诉自己的想法已被人知道,且常独居不与外界接触。最可能的诊断是
    A. 抑郁症　B. 神经症　C. 精神分裂症
    D. 器质性精神病　E. 心身疾病
12. 女性,30 岁,干部,近 2 个月来经常呆站,呆立,不语,不食,失眠,伴查体肌张力稍增

高，表情平淡。最可能的诊断是

A. 神经衰弱　B. 精神分裂症　C. 抑郁症
D. 情感性精神病　E. 症状性精神病

13. 患者女性，30 岁，干部，医生请其读报，患者边读边讲："朝即朝廷的朝，革命不是改朝换代，我家的门就是坐北朝南，朝字上十，有两个十字，中间一个日字"。该症状属于

A. 持续言语　B. 思维奔逸　C. 病理性赘诉
D. 思维破裂　E. 象征性思维

14. 男，18 岁，医生问这是什么地方，患者说："是医院，我在卖药，又在买药，心中有毒。我想回家，这么多蚊虫，我不晓得，好奇怪"。该症状属于

A. 持续言语　B. 思维奔逸　C. 病理性赘诉
D. 思维破裂　E. 象征性思维

A3 型题

（15～17 题共用题干）

男性，21 岁，近半年来常外出不归，不在家用餐，只喝饮料不喝家里的水，怕对身体有伤害，晚上和衣而睡，床边放有菜刀一把，一日突然冲出门外，闯入邻居家，将对方打伤，急诊入院。

15. 根据病史，该患者精神检查中最可能出现的症状是

A. 关系妄想　B. 物理影响妄想　C. 被害妄想
D. 罪恶妄想　E. 内心被洞悉感

16. 精神检查患者神清，对病史的内容能回忆，并称有声音叫他干掉邻居逃跑，最可能的诊断是

A. 急性躁狂发作　B. 精神分裂症　C. 偏执性精神病
D. 反社会人格障碍　E. 以上都不是

17. 入院后给予氟哌啶醇肌注（10mg），10 分钟后出现脖子转向一侧，不能张口，吐词不清，双眼向一侧凝视，流涎，最可能的诊断是

A. 癫痫发作　B. 迟发性运动障碍　C. 帕金森综合征
D. 急性肌张力障碍　E. 运动不能

B1 型题

（18～21 题共用备选答案）

A. 乙醇中毒　B. 抑郁症　C. 药物依赖
D. 精神分裂症偏执型　E. 精神分裂症青春型

18. 饮酒后所致精神和躯体障碍

19. 患者为青年，急性发病，表现为他所说的话别人无法理解，思维怪异，行为幼稚、作态，暴饮暴食、性欲亢进，并有片段耳闻远方朋友的声音

20. 患者 30 余岁，近半年来总觉有人跟踪，屋内有窃听器而不敢大声讲话。常听见有人在议论如何对付他，继而出现闷闷不乐，整天闭门不出，写信到公安局要求保护

21. 患者因失恋后出现情绪低落、郁郁寡欢、悔恨沮丧，对生活缺乏兴趣，对未来失去信心，动作迟缓，言语、动作少，注意力不能集中，记忆力减退，易疲乏，便秘，食欲减退，体重减退，早醒，有消极念头，情绪低落昼重夜轻

（四）病例分析

陈某，男，26岁，7个月前无明显原因出现失眠，记忆力减退，工作能力下降，常迟到，经常受批评，仍不改正。3个月前患者感觉厂里的同事，邻居，街上不认识的人都在议论他，公安局要抓他，领导要整他。每当听见电风扇转的声音，能同时听见一个男人的声音在说："你这么蠢，还不如去死了"，当电风扇停止后，说话声消失，感觉脑子被人安装了芯片，脑子里面也有声音讲话，被人控制了；1周前拒食，称有人在饭里面下毒药害他。有自杀行为。病前性格内向，其母亲有精神病史。体格检查及辅助检查均未见明显异常。

精神检查：意识清楚，表情淡漠，有言语性幻听、味幻觉，关系妄想、被害妄想及被控制体验，无自知力，智力正常。请分析该患者初步诊断，进一步检查，治疗原则。

（五）思考题

1. 偏执型精神分裂症的临床表现？
2. 简述精神分裂症抗精神病药物治疗的一般原则？
3. 精神分裂症预后良好的影响因素有哪些？

四、参考答案

（一）判断题

1. ×　　2. ×　　3. √　　4. ×　　5. √

（二）填空题

1. 1%
2. 被害
3. 幻觉；妄想；怪异；情感平淡；言语缺乏
4. 5%

（三）选择题

1. C，慢性患者可有意识障碍。
2. B，听幻觉。
3. D，思维散漫。
4. D，情感不协调。
5. C，精神分裂症。
6. E，妄想具有一定的现实性。
7. E，发病多在中老年期。
8. D，幻觉少见。
9. D，幻觉妄想较为明显。
10. C，单纯型精神分裂症。
11. C，精神分裂症。
12. B，精神分裂症。
13. B，思维奔逸。
14. D，思维破裂。
15. C，被害妄想。
16. B，精神分裂症。
17. D，急性肌张力障碍。

18. A,乙醇中毒。
19. E,精神分裂症青春型。
20. D,精神分裂症偏执型。
21. B,抑郁症。

(四)病例分析

分析步骤:

1. 诊断　精神分裂症(偏执型)。
2. 治疗　抗精神病药物,心理与社会干预。

(肖曙辉)

5 第五章

心 境 障 碍

一、学习要点

掌握心境障碍的概念，抑郁发作的临床表现、诊断标准。

熟悉抑郁发作的鉴别诊断、治疗原则、抗抑郁药治疗和预防。

了解心境障碍的分类，躁狂发作的典型临床症状及治疗。

二、重要知识点

1. 心境障碍的概述、流行病学、病因

2. 抑郁发作的临床表现　情绪低落、思维迟缓、意志活动减退、认知功能损害、躯体症状。

3. 躁狂发作的临床表现　情绪高涨、思维奔逸、言语活动增多、躯体症状。

4. CCMD-3 躁狂发作、抑郁发作的诊断标准及其与器质性精神障碍和其他功能性精神障碍的鉴别。

5. 躁狂发作、抑郁发作的药物治疗、预后及预防。

三、强化练习题

（一）判断题

1. 心境障碍的主要疾病亚型可分为抑郁障碍、双相障碍、躁狂发作、木僵、环性心境障碍、恶劣心境障碍

2. 躁狂发作的临床特征有心境高涨，自我感觉好；思维奔逸，音联意联；思维被洞悉感；行为怪异

3. 抑郁发作的患者只需接受心理治疗

4. 抑郁发作的患者一般不会出现妄想，但部分患者会出现幻觉，以幻听多见

（二）填空题

1. 躁狂发作的典型症状是________，________，________。

2. 严重的抑郁症患者出现“三无”症状，即________，________，________；并产生“三自”症状，即________、________、________。

3. 我国的精神疾病流行病学调查显示，2009 年的心境障碍的终生患病率________。

4. 抗抑郁药治疗包括三环类及四环类抗抑郁药如阿米替林、多塞平（多虑平）、丙咪嗪和氯米帕明（氯丙咪嗪），________，其他抗抑郁药如苯乙肼、异丙肼，盐酸文拉法辛，米氮平，曲唑酮，噻奈普汀等。

(三)选择题

A1 型题

1. 关于心境障碍的血缘关系与患病率的关系,下面哪种说法正确

A. 血缘关系与患病率高低无关　　B. 血缘关系越远,患病率越高

C. 血缘关系越近,患病率越高　　D. 血缘关系越近,患病率越低

E. 以上都不是

2. 关于躁狂症的临床表现,你认为哪项说法错误

A. 情绪高涨　　B. 思维奔逸　　C. 意志活动增强

D. 主被动注意力均有增强　　E. 没有精神病性症状

3. 关于抑郁发作的生化研究结果,目前多数学者认为是

A. 5-羟色胺降低　　B. 5-羟色胺升高

C. 去甲肾上腺素的活性升高　　D. NE 代谢产物浓度降低

E. 尿中 MHPG 明显升高

4. 躁狂发作睡眠障碍的特点是

A. 入睡困难　　B. 多梦　　C. 早醒

D. 睡眠需要减少　　E. 易惊醒

5. 抑郁发作睡眠障碍主要表现为

A. 入睡困难　　B. 睡眠过多　　C. 早醒　　D. 多梦　　E. 易惊醒

A2 型题

6. 患者男,32 岁,未婚。近半月来自觉聪明过人,能力非凡,精力旺盛,逢人打招呼,整天喜气洋洋。每天早起出门,很晚回家。乱买东西送人,喜欢唱歌、跳舞,喜欢结交朋友,尤其喜欢接近异性。交谈时,滔滔不绝,自觉思维加快,脑子里一个念头接一个念头出现,写文章一挥而就。好管闲事,做事虎头蛇尾,举止轻浮,不顾后果,情绪不稳,常为小事而勃然大怒。该患者最可能的诊断为

A. 精神分裂症　　B. 神经症　　C. 人格障碍

D. 创伤后应激障碍　　E. 躁狂发作

7. 问患者几岁时,患者答:“三十三,三月初三生,三月桃花开,开花结果给猴吃,我是属猴的。”这个回答说明患者有何症状

A. 音联意联　　B. 病理性象征性思维　　C. 思维散漫

D. 强制性思维　　E. 虚构

8. 患者女,29 岁,已婚。近 3 周来无明显诱因出现情绪低落,晨重夜轻,兴趣缺乏,精力减弱,言语减少,动作迟缓,自觉脑子笨,觉得前途暗淡,悲观失望,早醒,食欲减退,便秘,性欲减退,自责,自己认为有罪,多次自杀未遂。该患者最可能的诊断为

A. 神经衰弱　　B. 创伤后应激障碍　　C. 精神分裂症

D. 抑郁发作　　E. 精神活性物质所致精神障碍

A3 型题

(9 ~11 题共用题干)

张某,48 岁,话少流泪,整天唉声叹气两个月。活动比以前减少,也不愿出门,以前喜欢的活动也不感兴趣了。无食欲,体重也明显下降;睡眠差,入睡困难,总在半夜醒来,再入睡困难。谈到病情时,流着泪说:“活着没意思,还不如死了,我有时候想一头撞死在墙上”。

9. 该患者应诊断为

A. 强迫症　B. 创伤后应激障碍　C. 睡眠障碍

D. 抑郁症　E. 精神分裂症

10. 诊断的主要依据是

A. 情绪低落，兴趣缺乏　B. 失眠　C. 存在消极念头

D. 无端落泪　E. 强迫思维

11. 药物治疗选择

A. 碳酸锂　B. 帕罗西汀　C. 氟哌啶醇　D. 奥氮平　E. 氯丙嗪

B1 型题

（12～14 题共用备选答案）

A. 阿普唑仑　B. 碳酸锂　C. 氟西汀　D. 利培酮　E. 哌甲酯

12. 用于治疗抑郁发作的药物

13. 用于控制躁狂发作的药物

14. 用于治疗精神分裂症的药物

（四）病例分析

李某，女，47 岁，情绪低落，活动减少 6 个月。6 个月前，无明显诱因变得沉默寡言，心情不愉快，不愿出门，活动减少，以前每晚参加社区的跳舞活动也没兴趣，整天在家唉声叹气，很少与家人交流；不愿出门买菜、洗衣服，觉得气提不起来，怀疑自己患了癌症，在当地医院做了肝、胆、胰、肾及血、尿常规等相关检查均无异常；回家后仍觉得身体不适，入睡困难，早醒，食欲也下降，称没胃口。并感觉自己拖累家人，觉得生活没有意思，1 周前服安眠药自杀未遂。其父有抑郁自杀行为。既往史、查体、实验室检查未见特殊。精神检查：意识清楚，对答切题，注意力不集中，表情忧郁，情绪低落，思维迟缓，兴趣索然，言语动作减少，自知力不全，有明显消极自杀意念，智力正常，社会功能明显受损。请分析该患者初步诊断，进一步检查，治疗原则。

（五）思考题

1. 试述抑郁发作的临床表现？

2. 试述抑郁症的治疗原则？

四、参考答案

（一）判断题

1. ×　2. ×　3. ×　4. ×

（二）填空题

1. 情感高涨；思维奔逸；活动增多。

2. 无望；无助；无用；自责；自罪；自杀

3. 6.1%

4. 选择性 5-羟色胺再摄取抑制剂（SSRIs）如氟西汀、帕罗西汀、舍曲林、氟伏沙明、西酞普兰及艾司西酞普兰等。

（三）选择题

1. C，血缘关系越近，患病率越高。

2. E，没有精神病性症状。

3. A,5-羟色胺降低。
4. D,睡眠需要减少。
5. C,早醒。
6. E,躁狂发作。
7. A,音联意联。
8. D,抑郁发作。
9. D,抑郁症。
10. A,情绪低落,兴趣缺乏。
11. B,帕罗西汀。
12. C,氟西汀。
13. B,碳酸锂。
14. D,利培酮。

(四)病例分析

分析步骤:

1. 诊断 心境障碍抑郁发作。
2. 治疗 SSRIs 类药物抗抑郁药物,电抽搐治疗,心理治疗,维持治疗。

(肖曙辉)

第六章

神经症性障碍

一、学习要点

掌握神经症的概念、共同特点及诊断标准；焦虑性障碍的概念、临床表现及诊断标准；强迫症的概念、临床表现及诊断标准。

熟悉分离（转换）性障碍的临床表现。

了解其他神经症性障碍的临床表现。

二、重要知识点

（一）焦虑性障碍

1. 临床表现　临床上常见有广泛性焦虑及惊恐发作两种表现形式。

2. 治疗原则　①心理治疗：放松治疗、行为治疗；②药物治疗：苯二氮䓬类、非苯二氮䓬类、β 肾上腺素阻断剂、抗抑郁药物。

（二）强迫症

1. 临床表现　①强迫观念：包括强迫联想、强迫回忆、强迫疑虑、强迫性穷思竭虑、强迫对立思维；②强迫意向；③强迫行为：包括强迫洗涤、强迫检查、强迫询问、强迫性仪式动作。

2. 诊断要点　符合神经症的诊断标准，并以强迫症状为主，病程 3 个月，排除其他精神障碍的继发性强迫症状；排除脑器质性疾病，特别是基底节病变的继发性强迫症状。

3. 治疗原则　①心理治疗：如行为治疗、认知治疗、精神分析治疗等；②药物治疗：三环类抗抑郁、SSRIs 类。

（三）分离（转换）性障碍

1. 临床表现　①分离性障碍：包括分离性遗忘、分离性漫游、分离性身份识别障碍、其他分离性障碍；②转换性障碍：包括运动障碍、感觉障碍。

2. 诊断要点　有心理社会因素作为诱因；有下列表现之一者：分离性遗忘；分离性漫游；分离性双重或多重人格；分离性运动和感觉障碍；其他癔症形式；社会功能受损；有充分根据排除器质性病变和其他精神病。

3. 治疗原则　①心理治疗：如行为治疗、催眠疗法、暗示治疗等；②药物治疗：对伴有焦虑、抑郁、疼痛、失眠等症状有效。

三、强化练习题

（一）判断题

1. 神经症患者无自知力

2. 神经症一般没有幻觉、妄想等精神病性症状
3. 惊恐发作中伴濒死感或失控感以及严重的自主神经功能紊乱症状
4. 多数惊恐发作患者因担心发病时得不到帮助而产生回避行为，发展为场所恐惧症
5. 分离（转换）性障碍有心理社会因素作为诱因

（二）填空题

1. 神经症性障碍的共同特点：________；________；________；________；________。
2. 焦虑性障碍最常见的表现形式是________。
3. 焦虑性障碍应与________、________、________、________、________等器质性疾病相鉴别。
4. 强迫症的诊断标准中，其病程标准是符合症状标准至少________个月。
5. ________是治疗分离（转换）性障碍的经典方法。

（三）选择题

A1 型题

1. 在神经症的症状中，不包括
   A. 情绪症状　B. 感觉过敏　C. 妄想
   D. 躯体不适症状　E. 精神易兴奋
2. 神经症的诊断标准中，其病程标准是（除了惊恐发作另有规定外）
   A. 符合症状标准至少 3 个月　B. 符合症状标准至少 1 个月
   C. 符合症状标准至少 6 个月　D. 符合症状标准至少 12 个月
   E. 符合症状标准至少 4 个月
3. 在 CCMD-3 中，关于广泛性焦虑症的病期要求是
   A. 至少 6 个月　B. 至少 3 个月　C. 至少 1 个月
   D. 至少 10 个月　E. 至少 1 年
4. 以下哪种疾病较少出现焦虑症状
   A. 心脏疾病　B. 甲状腺疾病　C. 药源性焦虑
   D. 精神疾病所致焦虑　E. 慢性精神分裂症
5. 关于强迫症的描述哪项不对
   A. 强迫观念　B. 强迫意向
   C. 强迫行为　D. 有意识的自我强迫和反强迫
   E. 病前癔症性格多见
6. 恐惧与焦虑的区别
   A. 有无惊恐发作　B. 有无具体的环境或情境　C. 有无精神焦虑
   D. 有无焦虑情绪　E. 有无回避行为
7. 诊断分离（转换）性障碍最重要的是
   A. 症状呈发作性　B. 暗示治疗有效　C. 有癔症性格
   D. 排除器质性疾病　E. 有精神刺激

A2 型题

8. 女性，32 岁，患神经衰弱近 1 年，未治疗，现来就诊，应首先选择下列哪种药物
   A. 抗焦虑药　B. 抗抑郁药　C. 抗躁狂药
   D. 抗精神病药　E. 催眠药

9. 男性,40 岁,1 年前提拔到领导岗位,近半年出现脑力活动效率明显下降,体力易疲劳,有时回忆和联想增多而控制不住,兴奋伴有不快感,但无言语运动增多,易激惹,肢体肌肉酸痛,醒后感到不解乏,不愿上班。最可能患有

A. 躁狂症　　B. 焦虑症　　C. 神经衰弱
D. 抑郁症　　E. 恐惧症

10. 女性,28 岁,工人,系突然性胸闷,气促,有濒死感,气不够用。心慌、出汗。上腹部不适,每次持续数小时,多次发作。此次发作难以忍受故来急诊。该患者最可能的诊断是

A. 恐惧性神经症　　B. 焦虑性神经症　　C. 疑病性神经症
D. 抑郁性神经症　　E. 强迫性神经症

11. 女性,21 岁,平素感情丰富,好幻想,自幼家里娇惯,4 个月前在与家人发生矛盾后,突然出现夸张行为,有时作小孩状,不认识家人,用歌谣的形式回答问题,有时自言自语,多是与父母发生矛盾的内容,持续约半小时,后反复发作多次,均有精神诱因。最可能的诊断是

A. 急性应激反应　　B. 创伤后应激障碍　　C. 恐惧症
D. 分离性障碍　　E. 焦虑症

A3 型题

(12 ~ 13 题共用题干)

女性,32 岁,初小文化,已婚,乡村干部。2 年前行绝育术,手术顺利,患者回忆术中听到医生说了一句“夹断了”的话,之后即感到全身无力,双腿不能走路,曾经过针灸等治疗而有所好转,但某日听另一医生说“半年不下床,好腿也会瘫的”后,病情又逐渐加重以致双腿不能活动。既往史、家族史及生长发育无特殊,病前性格争强好胜。神经系统检查未引出病理征。实验室检查未见明显异常。

12. 该患者的诊断应考虑

A. 多发性硬化　　B. 重症肌无力　　C. 隐匿性抑郁症
D. 转换性障碍　　E. 心因性精神障碍

13. 最有效治疗是

A. 脑手术　　B. 氯丙嗪　　C. 大脑代谢剂
D. 心理治疗　　E. 电休克治疗

B1 型题

(14 ~ 15 题共用备选答案)

A. 焦虑症　　B. 恐惧症　　C. 强迫症
D. 神经衰弱　　E. 分离(转换)障碍

14. 精神易兴奋、脑力和体力易疲劳

15. 常伴有头晕、胸闷、心悸、呼吸困难等躯体症状

(四)病例分析

董某,女,34 岁,已婚,销售员。因“紧张、坐立不安、怕疯、怕死 6 个月”入院治疗。

患者 8 年前结婚,婚后多年不孕,四处求医。6 个月前做诊断性刮宫,术中无明显不适,术后出现阴道流血,患者十分恐慌,听周围人说有癌症的可能,更加紧张,心慌,气促。两周后,出血停止,但患者仍担心患有不治之症,失眠、烦躁、易怒,但尚能坚持工作和操持家务。3 个月前症状加重,并出现发作性烦躁、时有头晕、胸闷、心悸、出汗、坐立不安、呼吸急促、手

脚麻木，自觉会发疯、变傻，有要死的感觉，每次发作持续半小时至一小时不等，几乎每天皆有发作，发作间歇期仍有烦躁，担心再发，但尚能控制自己。1个月前症状进一步加重，且无明显间歇期，整日处于惶恐不安之中，有明显的自杀企图，主要是因为"太难受了"，但同时又怕死，也不愿去精神病院看病。工作和操持家务能力严重受损，生活难以自理。

既往史、家族史、体查、实验室检查未见特殊。

精神检查：意识清楚，对答切题，双眉紧锁，焦虑，恐惧，躯体不适较多，求治心切，有继发性抑郁，自知力好，智力正常。请分析该患者初步诊断，鉴别诊断，进一步检查，治疗原则。

（五）思考题

1. 神经症的共同特征。
2. 焦虑性障碍与恐惧症的鉴别要点。
3. 试述神经症应与哪些主要内科疾病相鉴别。

四、参考答案

（一）判断题

1. × 2. √ 3. √ 4. √ 5. √

（二）填空题

1. 患者病前多有一定的易患素质基础和个性特征；疾病的发生与发展常受社会心理因素的影响；临床呈现出精神和躯体方面的多种症状，但无相应的器质性基础；除部分癔症患者外，一般意识清楚，与现实接触良好，人格完整，无严重的行为紊乱；病程迁延，自知力完整，有求治要求
2. 广泛性焦虑/慢性焦虑
3. 急性心肌梗死；阵发性心动过速；二尖瓣脱垂；嗜铬细胞瘤；甲状腺功能亢进
4. 3
5. 暗示治疗

（三）选择题

1. C，神经症主要表现为脑功能失调症状、情绪症状及多种躯体不适等。
2. A，CCMD-3有关神经症的诊断标准。
3. A，CCMD-3中，关于广泛性焦虑症的病期要求是至少6个月。
4. E，与器质性疾病的鉴别。
5. E，为分离（转换）性障碍病前的性格特点。
6. E，恐惧症的临床特点是有回避行为。
7. D，诊断分离（转换）性障碍的诊断标准。
8. A，神经衰弱抗焦虑药治疗有效。
9. C，符合神经衰弱的临床表现。
10. B，符合焦虑性神经症的临床表现。
11. D，符合分离性障碍的临床表现。
12. D，符合转换性障碍的临床表现。
13. D，心理治疗是分离（转换）性障碍的主要治疗方法。
14. D，符合神经衰弱的临床表现。
15. A，符合焦虑症的临床表现。

(四)病例分析

分析步骤:

1. 诊断及诊断依据

(1)初步诊断:焦虑性障碍。

(2)诊断依据:①患者表现有精神焦虑症状,如紧张、烦躁、怕发疯、怕死等;躯体症状,如胸闷、心悸、坐立不安、呼吸急促、手脚麻木等症状;②患者病前有明显的诱发因素,担心癌症,病前有性格基础;③病程 6 个月,自知力好,社会功能有一定受损。

2. 鉴别诊断

(1)与躯体疾病伴发的焦虑症状鉴别:患者青年女性,表现有胸闷、心悸、呼吸急促等躯体症状,但心电图、电解质、甲状腺功能检查均无特殊,可与急性心肌梗死、冠心病、甲状腺功能亢进等相鉴别。

(2)与重性精神病伴发的焦虑症状的鉴别:精神分裂症也可伴发焦虑症状,但患者无幻觉、妄想等精神病性症状,有自知力。

(3)与其他神经症鉴别:患者无明显脑力活力减弱及既兴奋又疲劳症状,无特定恐惧对象及回避行为,可与神经衰弱及恐惧症相鉴别。

3. 进一步检查脑电图、头颅 CT、心理测试等。

4. 治疗原则　药物治疗合并心理治疗。SSRIs 的帕罗西汀合并苯二氮䓬类的阿普唑仑效果好。心理治疗如支持性心理治疗、放松疗法。

(邓雪松)

第七章

心理因素相关生理障碍

一、学习要点

掌握心理因素相关生理障碍概念，失眠症的临床表现、诊断及治疗。
熟悉夜惊、梦魇的临床表现和诊断。
了解其他睡眠障碍的临床表现。

二、重要知识点

1. 心理因素相关生理障碍及睡眠障碍的概念
2. 常见睡眠障碍的表现和治疗

三、强化练习题

（一）判断题

1. 夜惊常见于幼儿，表现为睡眠中惊叫并伴有惊恐表情和动作，事后遗忘
2. 失眠症可用抗精神病药物并辅以认知行为疗法予以改善
3. 患者在经历灾难性应激事件后常可发生梦魇

（二）填空题

心理因素相关生理障碍指以________为主要病因，临床上以________为主的一组疾病。

（三）思考题

心理因素相关生理障碍的概念及常见睡眠障碍的特点。

四、参考答案

（一）判断题

1. √　2. ×　3. √

（二）填空题

心理社会因素；生理功能障碍

（邓雪松）

第八章

应激相关障碍

一、学习要点

掌握急性应激障碍和创伤后应激障碍的临床表现和治疗原则。
熟悉适应障碍的临床表现和治疗原则。
了解引起应激障碍的因素。

二、重要知识点

(一)应激相关障碍定义及引起应激相关障碍的社会心理因素

(二)应激相关障碍的临床表现

1. 急性应激障碍　木僵状态,朦胧状态,反应性兴奋状态,急性应激性精神病。
2. 创伤后应激障碍　反复闯入性重现,持续性回避,警觉性增高,情感麻木及其他症状。
3. 适应障碍　抑郁心境、焦虑或烦恼等情感症状。

(三)急性应激障碍和创伤后应激障碍的诊断

(四)应激相关障碍的治疗原则

心理治疗为主,药物治疗为辅。

三、强化练习题

(一)判断题

1. 创伤后应激障碍(PTSD)多在事后数日或数月后发病,病程大于6个月,可长达数年
2. 在应激源消除后,急性应激障碍大多历时短暂,预后良好,缓解完全
3. 引起应激相关障碍的社会心理因素主要是生活事件和灾难事件

(二)选择题

A1 型题

1. 关于急性应激障碍,下列错误的是
   A. 初期可表现为“木僵”　　B. 多数人预后不良
   C. 由对个体影响重大的事件引起　　D. 可伴有心悸、出汗等交感神经兴奋表现
   E. 可有意识障碍
2. 以下哪项符合 PTSD 的临床表现
   A. 木僵状态,朦胧状态,反应性兴奋状态是其三大核心症状
   B. 症状常有昼重夜轻的节律变化
   C. 反复重现创伤性体验是 PTSD 最特征性的表现

D. 很少出现情感麻木的表现

E. 多数人预后良好

3. 下列关于适应性障碍错误的是

A. 病程一般不超过一年

B. 不良个性特征的人易患

C. 症状以情绪障碍为主

D. 以抑郁为主者，表现情绪不高、生活无兴趣

E. 儿童常表现为尿床、吸吮手指

4. 关于应激障碍的治疗，正确的是

A. 药物是根本治疗方法

B. 是否脱离应激环境与治疗效果没有太大关系

C. 对 PTSD 患者，尽量不用药物干预治疗

D. 对应激障碍患者，应尽早施行药物治疗

E. 心理治疗为主

A2 型题

5. 某女，18 岁，大学一年级新生。因不愿与人交往、烦躁、情绪低落 2 个月余求诊。患者自幼和父母生活，在家基本不做家务事。入大学后，生活自理能力差，患者渐出现情绪低落，不愿与同学交往，常独自一人在宿舍里唉声叹气、哭泣，失眠，心烦，食欲减退，体重减轻，上课注意力不能集中，告诉父母想退学。自知力好，既往史、家族史无特殊，精神检查无异常。患者最可能的诊断是

A. 急性应激障碍 B. PTSD C. 心境障碍抑郁状态

D. 适应障碍 E. 神经衰弱

(三)病例分析

张某，女，35 岁，都江堰人。2008 年四川大地震时，患者丈夫遇难。1 个月后患者开始出现不跟家里人说话，包括对自己 12 岁的儿子也是不理不问，感觉对一切事情都没有兴趣。家人给她安慰，但患者不予理睬，也不愿说话，把自己封闭起来，常常念叨的话就是："我害了老公"，非常内疚。患者去老家陪丈夫的父母和家人，希望这样可以"赎罪"，让自己的痛苦减少些。5 个月后，每当听见别人谈论地震事情时，容易发脾气，并尽量回避。晚上睡眠差，常做噩梦，梦见地震又来了，惊叫，有时候床一摇动就跳起来往屋外跑。工作能力下降。性格谨慎小心。

既往史、家族史、体查、实验室检查未见特殊。

精神检查：意识清楚，对答欠切题，注意力不集中，表情紧张，可引出焦虑抑郁情绪，反复诉说噩梦多，警觉性增高，对地震有关情景及活动尽量回避，记忆力下降，智力正常，社会功能明显受损。请分析该患者初步诊断，鉴别诊断，进一步检查，治疗原则。

(四)思考题

创伤后应激障碍(PTSD)的主要临床表现和治疗原则。

四、参考答案

(一)判断题

1. × 2. √ 3. √

（二）选择题

1. B，急性应激障碍在离开应激源，几小时或几天即可恢复正常，可部分或全部遗忘，预后良好。

2. C，PTSD 的主要临床表现是反复闯入性重现，持续性回避，警觉性增高，情感麻木。

3. A，适应障碍一般病程为 1～6 个月，随时间推移，可自行缓解，或转化为更为严重的其他精神障碍。

4. E，应激障碍治疗原则是首先脱离应激环境，以心理治疗为主，同时可辅以药物治疗。

5. D，本例患者有生活环境改变的诱因，表现为烦恼、情绪不高、睡眠障碍、食欲减退及轻度行为变化，但没有精神病性症状，自知力完好，故考虑为适应障碍抑郁为主。

（三）病例分析

1. 诊断及诊断依据

（1）初步诊断：PTSD。

（2）诊断依据：①重大精神刺激后 1 个月起病；②精神症状：反复重现与地震场景有关的噩梦，持续性回避，警觉性增高，情感麻木；③符合症状标准 3 个月以上；④社会功能受损。

2. 鉴别诊断

（1）心境障碍抑郁发作：患者有明显的焦虑抑郁情绪，兴趣缺乏，但起病有明确的重大精神刺激，PTSD 症状典型并与精神刺激密切相关，故可排除此病。

（2）神经症性障碍：有一定的社会心理因素及性格基础，起病隐匿，病程较长，一般大于 6 个月，社会功能影响相对较轻，无 PTSD 的典型临床表现。

3. 进一步检查　脑电图，心理测试。

4. 治疗原则　心理治疗（前期采用支持性心理治疗，情绪稳定后结合认知心理治疗）；药物治疗：抗焦虑药物，抗抑郁药物如 SSRIs 的帕罗西汀、舍曲林等。

（邓雪松）

第九章

精神发育迟滞

一、学习要点

掌握精神发育迟滞的诊断标准。

熟悉精神发育迟滞的临床表现。

了解精神发育迟滞的病因、治疗及预防。

二、重要知识点

(一)精神发育迟滞的定义

个体在18岁以前的发育阶段,由于生物学、心理、社会等各种因素所引起的,临床表现以智力低下和社会适应困难为主要特征的发育障碍性疾病。

(二)精神发育迟滞的诊断

必须具有三点:

1. 智力明显低于同龄人的平均水平,智力测试时智商在70以下。
2. 社会适应能力不足。
3. 起病于18岁以前。

(三)精神发育迟滞的等级划分

1. 轻度　约占该病的85%以上,智商在50~69,最终心理年龄9~12岁。
2. 中度　约占该病的10%,智商在35~49,最终心理年龄6~9岁。
3. 重度　约占该病的3%~4%,智商在20~34,最终心理年龄3~6岁。
4. 极重度　约占该病的1%~2%,智商在20以下,最终心理年龄约在3岁以下。

三、强化练习题

(一)判断题

1. 一学生学习成绩差、测试智商65,拟考虑诊断为精神发育迟滞
2. 一名20岁患者重度脑外伤后出现智力低下、社会适应能力差拟考虑诊断为痴呆

(二)填空题

1. 精神发育迟滞的诊断标准为________,________和________。
2. 精神发育迟滞的主要治疗方法是________。

(三)思考题

简述精神发育迟滞的可能病因和治疗原则。

四、参考答案

(一)判断题

1. ×　　2. √

(二)填空题

1. 智商小于 70;社会适应能力不足;起病于 18 岁以前
2. 教育和训练

(邓雪松)

第十章

精神障碍的药物治疗和非药物治疗

一、学习要点

掌握治疗精神障碍的四类药物及其特点。
熟悉药物治疗分类;电抽搐治疗。
了解非药物治疗种类。

二、重要知识点

(一)药物治疗分为

抗精神病药物、抗抑郁药物、心境稳定剂、抗焦虑药物。

(二)抗精神病药物、抗抑郁药物(三环类、SSRIs)主要的不良反应及处理

(三)电抽搐治疗的适应证、禁忌证

三、强化练习题

(一)判断题

1. 抗精神病药物治疗精神分裂症的用药原则是小剂量开始,逐渐加量,缓解后需继续维持治疗

2. 失眠症可用苯二氮䓬类药物并辅以认知行为疗法予以改善

3. 经颅磁刺激治疗是利用一定的时变磁场在脑内诱发电场,通过感应电流影响脑内代谢及电活动的一种检测和治疗技术,它对于精神分裂症有肯定的疗效

(二)填空题

1. 典型抗精神药物又称________,治疗中可产生锥体外系症状和催乳素升高。代表药物有________、________。

2. 抗精神病药物副作用中锥体外系症状主要包括________、________、________、________四种表现。

3. 抑郁症的非药物治疗中具有肯定疗效的主要有________、________等方法。

4. 常用非典型抗精神病药物有________、________、________、________等。

(三)选择题

A1 型题

1. 传统抗精神病药物最常见的不良反应是

A. 肝功能损害　　B. 粒细胞减少　　C. 惊厥
D. 锥体外系综合征　　E. 恶性综合征

2. 长期服用可出现依赖症状的是

A. 氯丙嗪　　B. 丙咪嗪　　C. 碳酸锂　　D. 氟哌啶醇　　E. 地西泮

3. 三环类抗抑郁药物主要副作用是

A. 锥体外系综合征　　B. 肝毒性　　C. 粒细胞减少

D. 抗胆碱能反应　　E. 药物过敏

4. 既有抗抑郁又有抗强迫症的药物是

A. 阿米替林　　B. 丙咪嗪　　C. 氯米帕明　　D. 多塞平　　E. 马普替林

A2 型题

5. 男性,30 岁,近 5 个月来觉得邻居都在议论他,常不怀好意地盯着他,有时对着窗外大骂,自语、自笑,整天闭门不出,拨 110 电话要求保护。治疗应首先选用

A. 碳酸锂　　B. 三环类抗抑郁药　　C. 电休克

D. 苯二氮䓬类　　E. 氯丙嗪

(四)思考题

1. 抗精神病药物的锥体外系反应及其处理方法?

2. SSRIs 常见的代表药物有哪些?其临床应用的特点是什么?

四、参考答案

(一)判断题

1. √　2. √　3. ×

(二)填空题

1. 传统抗精神病药;氯丙嗪;氟哌啶醇

2. 急性肌张力障碍;静坐不能;类帕金森症;迟发性运动障碍

3. 电休克治疗;心理治疗

4. 利培酮;奥氮平;喹硫平;阿立哌唑

(三)选择题

1. D,锥体外系反应最为常见,肝功能损害、粒细胞减少、惊厥及恶性综合征均较少见。

2. E,地西泮属苯二氮䓬类药物,长期使用可产生依赖性。

3. D,三环类抗抑郁药最常见抗胆碱能副作用,如口干、便秘、视物模糊等。

4. C

5. E,根据其有妄想的症状表现,首先考虑为精神分裂症,故应选用抗精神病药物氯丙嗪。

(邓雪松)